국제수면장애분류

International Classification of Sleep Disorders

ICSD 3

제3판 한글판

대한수면연구학회
KOREAN SLEEP RESEARCH SOCIETY

American Academy of Sleep Medicine

International classification of sleep disorders, 3rd ed.
ISBN: 0991543416

The 3rd edition of the International Classification Sleep Disorder (ICSD-3) was originally published in English by American Academy of Sleep Medicine (AASM). This book is a Korean translation of ICSD-3 by Korean Sleep Research Society under the permission of AASM. The translation is for reference purpose only.

제3판 국제수면장애분류는 미국수면의학회에서 영문으로 출판되었음. 이 책은 대한수면연구학회에서 미국수면의학회 허가를 받고 출판한 제3판 국제수면장애분류의 한국어 번역판임. 번역은 참조의 목적으로 사용되어야 함.

국제수면장애분류 제3판 한글판

International Classification of Sleep Disorders, 3rd ed

발　행 2020년 12월 05일 인쇄
2020년 12월 10일 발행
지 은 이 American Academy of Sleep Medicine
옮 긴 이 대한수면연구학회(Korean Sleep Research Society)
발 행 인 홍 성 혁
발 행 처 신흥메드싸이언스
디 자 인 박 은 경
주　소 서울시 강서구 마곡중앙1로 10, 907~908호
(마곡동, 한일노벨리아타워)
전　화 02-6956-8670
팩　스 02-6956-8671
홈페이지 www.shmed.co.kr
I S B N 978-89-6498-073-6 93510
정　가 70,000원

발간사

미국수면의학회 (American Academy of Sleep Medicine, AASM)에서 발행한 제3판 국제수면장애분류(International Classification of Sleep Disorders-3rd edition, ICSD-3)를 한국어로 발간하게 되어 매우 기쁘게 생각합니다. 수면의학을 공부하고 연구하면서 2005년 발간된 ICSD-2와 2014년에 발간된 ICSD-3는 많은 도움이 되었습니다. 2000년대부터 국내에서도 수면에 대한 관심이 높아지고 수면의학이 급격히 발전하면서 수면의학에 관심이 있는 학생, 전공의, 연구 입문자, 수면관련 기사들의 한글 참고도서가 있었으면 하는 바람이 있어왔습니다. 영문판을 직접 참고해도 좋겠지만 한글로 쉽게 읽을 수 있는 책이 꼭 필요하다고 생각되어 ICSD-3 한글판을 출간하게 되었습니다. 이 책은 AASM의 판권을 얻고 번역위원회를 구성하여 많은 시간과 정성을 들였습니다만 아직 수면관련 용어들이 통일되어 있지 않고 많은 분들이 참여하다 보니 문장이나 문체가 일정하지 않은 부분이 있을 수도 있습니다. 그러나 처음 만든 번역판으로 최선을 다하였으며 부족한 부분은 추후 보완되기를 기대합니다.

바쁘신 중에도 이 책의 출간을 흔쾌히 수락하시고 번역위원장을 맡아 주신 주민경 교수, 번역위원회 간사를 맡아 주신 최윤호 교수와 위원들, 그리고 감수를 해주신 정기영, 김지현 교수께 깊은 감사의 마음을 전합니다. 아무쪼록 이 책이 수면의학에 관심이 있는 많은 분들께 도움이 되기를 바랍니다.

대한수면연구학회장
김 지 언

Acknowledgement

The translators would like to express appreciations to professors who participate in the Korean translation of ICSD-3.

Chang-Ho Yun
Department of Neurology, Seoul National University Bundang Hospital, Seoul National University College of Medicine

Daeyoung Kim
Department of Neurology, Chungnam National University Hospital, Chungnam National University School of Medicine

Eun Yeon Joo
Departments of Neurology, Samsung Medical Center, Sungkyunkwan University School of Medicine

Hoo-Won Kim
Department of Neurology, Chosun University School of Medicine

Ho-Won Lee
Department of Neurology, Kyungpook National Univesity Chilgok Hospital, School of Medicine, Kyungpook National University

Hyang Woon Lee
Department of Neurology, Ewha Womans University Mokdong Hospital, Ewha Womans University College of Medicine

Hye-Jin Moon
Department of Neurology, Soonchunhyang University Bucheon Hospital

Hyeyun Kim
Department of Neurology, International St. Mary's hospital, Catholic Kwandong University College of medicine

Jee Hyun Kim
Department of Neurology, Ewha Womans University Seoul Hospital, Ewha Womans University College of Medicine

Jee-Eun Yoon
Department of Neurology, Seoul National University Bundang Hospital, Seoul National University College of Medicine

Ji Hyun Kim
Department of Neurology, Korea University Guro Hospital, Korea University College of Medicine

Jung-A Park
Department of Neurology, Daegu Catholic University, School of Medicine

Jung-Hwan Oh
Department of Neurology, Jeju National University Hospital, Jeju National University School of Medicine

Jung-Ick Byun
Department of Neurology, KyungHee Medical Center at Gangdong, KyungHee University School of Medicine

Kee Hyung Park
Department of Neurology, College of Medicine, Gachon University Gil Medical Center

Ki-Young Jung
Department of Neurology, Seoul National University Hospital, Seoul National University College of Medicine

Kwang Ik Yang
Department of Neurology, Soonchunhyang University College of Medicine, Cheonan Hospital

Kwang Ki Kim
Department of Neurology, Dongguk University Ilsan Hospital

Kyoung Jin Hwang
Department of Neurology, School of Medicine, Kyung Hee University

Kyung Wook Kang
Department of Neurology, Chonnam National University Hospital

Min Kyung Chu
Department of Neurology, Severance Hospital, Yonsei University College of Medicine

Seong Taek Kim
Department of Orofacial Pain & Oral Medicine, Yonsei University College of dentistry

Seo-Young Lee
Department of Neurology, Kangwon National University School of Medicine

Soo Hwan Yim
Department of Neurology, Gangneung Asan Hospital, University of Ulsan College of Medical

Sun Jung Han
Department of Neurology, Wonkwang University Sanbon Hospital, Wonkwang University School of Medicine

Tae-Joon Kim
Department of Neurology, Ajou University School of Medicine

Wonchul Shin
Department of Neurology, KyungHee Medical Center at Gangdong, KyungHee University School of Medicine

Won-Joo Kim
Department of Neurology, Gangnam Severance Hospital, Yonsei University College of Medicine

Yong-Won Cho
Department of Neurology, School of Medicine, Keimyung University

Young-Soo Kim
Department of Neurology, Gyeongsang National University Hospital

Yun Ho Choi
Department of Neurology, Incheon St. Mary's Hospital, College of Medicine, The Catholic University of Korea

감사의 말

제3판 국제수면장애분류 한국어판 번역에 참여하신 교수님들께 감사드립니다.

강 경 욱 전남대학교 전남대학교병원 신경과

김 광 기 동국대학교 일산병원 신경과

김 대 영 충남대학교 충남대학교병원 신경과

김 성 택 연세대학교 치과대학병원 구강내과

김 영 수 경상대학교 경상대학교병원 신경과

김 원 주 연세대학교 강남세브란스병원 신경과

김 지 현 고려대학교 구로병원 신경과

김 지 현 이화여자대학교 서울병원 신경과

김 태 준 아주대학교 아주대학교병원 신경과

김 혜 윤 가톨릭관동대학교 국제성모병원 신경과

김 후 원 조선대학교 조선대학교병원 신경과

문 혜 진 순천향대학교 부천병원 신경과

박 기 형 가천대학교 길병원 신경과

박 정 아 대구가톨릭대학교 대구가톨릭대학교병원 신경과

변 정 익 경희대학교 강동경희대학교병원 신경과

신 원 철 경희대학교 강동경희대학교병원 신경과

양 광 익 순천향대학교 천안병원 신경과

오 정 환 제주대학교 제주대학교병원 신경과

윤 지 은 서울대학교 분당서울대학교병원 신경과

윤 창 호 서울대학교 분당서울대학교병원 신경과

이 서 영 강원대학교 강원대학교병원 신경과

이 향 운 이화여자대학교 목동병원 신경과

이 호 원 경북대학교 칠곡경북대학교병원 신경과

임 수 환 울산대학교 강릉아산병원 신경과

정 기 영 서울대학교 서울대학교병원 신경과

조 용 원 계명대학교 동산병원 신경과

주 민 경 연세대학교 세브란스병원 신경과

주 은 연 성균관대학교 삼성서울병원 신경과

최 윤 호 가톨릭대학교 인천성모병원 신경과

한 선 정 원광대학교 산본병원 신경과

황 경 진 경희대학교 경희대학교병원 신경과

편집자에 관해서

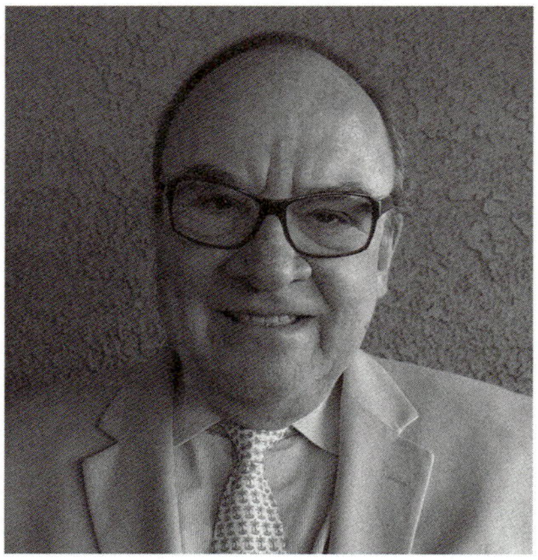

Michael Sateia는 Dartmouth의 Geisel 의과대학 정신과 교수이다. 그는 수면의학에서 다양한 리더십 역량을 발휘했고 미국수면의학회(American Academy of Sleep Medicine)의 회장을 역임했다. Sateia교수는 *임상수면의학저널(Journal of Clinical Sleep Medicine)*의 부편집장을 역임했으며 수면전문가연합회(Associated Professional Sleep Societies)의 과학프로그램위원회 위원장을 맡았다. 그는 National Center on Sleep Disorders Research의 연구자문위원회 위원으로 National Heart, Lung, and Blood Institute에서 5년 학술상을 수상했다. 그는 수면의학 대학원 의학교육 자문위원회, 미국내과정책위원회 인증위원회와 수면의학 시험위원회에서 일했다. 그는 제2판 국제수면장애분류, 수면의학 교과서, 불면증: 진단 및 치료의 편집을 맡았다. 2009년에 그는 미국수면의학회로부터 Nathaniel Kleitman상을 받았다. 그는 현재 제3판 국제수면장애분류의 위원회 의장과 편집장이며, 불면증 약물치료의 위원회 의장이다. 그는 수면의학, 특히 불면증과 수면 전문교육에 중점을 둔 많은 과학 논문을 저술하였다.

편집자 주

많은 사람들이 이 매뉴얼의 개발에 기여하였다. 개별 작업 그룹의 의장이기도 한 제3판 국제수면장애분류 위원회 구성원들은 각 작업 그룹의 구성원과 마찬가지로 수많은 시간과 지칠 줄 모르는 헌신을 기울였다. 다수의 검토자 또한 내용을 개선하는 데 도움이 되는 신중한 권고안들을 제공했다. 다음 페이지에서 이 사람들에 대하여 개별적으로 감사를 표한다.

미국수면의학회(American Academy of Sleep Medicine, AASM)의 많은 직원이 이 작업에 공헌하였다. 우리는 이 프로젝트의 모든 측면을 감독한 미국수면의학회의 코딩 및 규정준수 이사인 Carolyn Winter-Rosenberg의 근면, 헌신 및 결정에 대해 특별히 감사한다. 그녀가 없었다면 이 출판물은 불가능하였을 것이다.

미국수면의학회 이사회에 깊은 감사를 드린다. 프로젝트 초기의 미국수면의학회 회장이었던 Nancy Collop에게 개인적으로 감사드린다. 또한 수정 과정에서 다수의 초안을 검토하는데 전문지식과 시간을 제공한 다음의 이사회 구성원에게도 감사의 말씀을 전한다. Amy Aronsky, DO; M. Safwan Badr, MD; Kelly Carden, MD; Ronald Chervin, MD, MS; Nancy Collop, MD; Samuel Fleishman, MD; Timothy Morgenthaler, MD; Susan Redline, MD; Ilene Rosen, MD; Steven Shea, PhD; Patrick Strollo, Jr., MD; Nathaniel Watson, MD, MS; Terri Weaver, PhD, RN; Merrill Wise, MD.

국제적인 검토 노력은 세계수면연맹(World Sleep Federation, WSF)에 의해 조직화되었다. 이 측면에서 도움을 준 세계수면연맹의 회장인 Clete Kushida, MD, PhD에게 감사드린다. DSM-5 수면장애 작업그룹의 의장인 Charles Reynolds, MD는 분류체계 간의 일치성을 극대화하려는 우리의 노력에서 귀중한 연락업무를 제공하였다.

또한 정신장애에 대한 전문지식을 제공한 David Neubauer, MD와 Ruth Benca, MD, 그리고 운동장애 챕터의 개발에 도움을 준 Maria Carra, PhD에게도 감사의 말씀을 드린다.

마지막으로, 우리는 이 매뉴얼을 실현하는 데 필요한 오랜 시간에 대한 인내, 지원 및 이해를 제공해 준 동료들과 가족들에게도 감사한다.

Michael Sateia, MD, 편집자

Acknowledgement

ICSD Revision Task Force

Michael Sateia, MD, *Chair*
Geisel School of Medicine at Dartmouth, Lebanon, NH

Richard Berry, MD
University of Florida Health Science Center, Gainesville, FL

Michel Cramer Bornemann, MD
HealthEast Care Systems of Minnesota, Maplewood, MN

Karl Doghramji, MD, Psychiatric Representative
Thomas Jefferson University, Philadelphia, PA

Jack Edinger, PhD
National Jewish Health, Denver, CO

Richard Ferber, MD, Pediatric Representative
Harvard Medical School, Boston, MA

Gerald Rosen, MD, Pediatric Representative
Children's Hospital of Saint Paul, Saint Paul, MN

Michael Silber, MB, ChB
Mayo Clinic, Rochester, MN

Arthur Walters, MD
Vanderbilt University Medical Center, Nashville, TN

Phyllis Zee, MD, PhD
Northwestern University Medical School, Chicago, IL

ICSD Revision Workgroups

INSOMNIA

Jack Edinger, PhD, *Chair*
National Jewish Health, Denver, CO

Daniel Buysse, MD
University of Pittsburg School of Medicine, Pittsburg, PA

Kenneth Lichstein, PhD
University of Alabama, Tuscaloosa, AL

Jodi Mindell, PhD, *Pediatric Representative*
Saint Joseph's University, Philadelphia, PA

Charles Morin, PhD
Universite Laval, Quebec, Canada

CIRCADIAN RHYTHM SLEEP WAKE DISORDERS

Phyllis Zee, MD, PhD, *Chair*
Northwestern University Medical School, Chicago, IL

Judith Owens, MD, *Pediatric Representative*
Children's National Medical Center, Washington, DC

Robert Auger, MD
Mayo Clinic, Rochester, MN

Makoto Uchiyama, MD, PhD
Nihon University School of Medicine, Tokyo, Japan

Kenneth Wright, PhD
University of Colorado, Boulder, CO

James Wyatt, PhD
Rush University Medical Center, Chicago, IL

Steven Lockley, PhD, Advisor
Harvard Medical School, Boston, MA

SLEEP RELATED BREATHING DISORDERS

Richard Berry, MD, *Chair*
University of Florida Health Science Center, Gainesville, FL

Teofilo Lee-Chiong, MD
National Jewish Health, Denver, CO

Carole Marcus, MBBCh, Pediatric Representative
Children's Hospital of Philadelphia, Philadelphia, PA

Stuart Quan, MD
Harvard Medical School, Boston, MA

PARASOMNIAS

Michel Cramer Bornemann, MD, *Chair*
HealthEast Care Systems of Minnesota, Maplewood, MN

Carlos Schenck, MD
Hennepin County Medical Center, Minneapolis, MN

Gerald Rosen, MD, Pediatric Representative
Children's Hospital of Saint Paul, Saint Paul, MN

Mark Pressman, PhD
Lankenau Medical Center, Wynnewood, PA

HYPERSOMNOLENCE

Michael Silber, MB, ChB, Chair
Mayo Clinic, Rochester, MN

Isabelle Arnulf, MD
Hopital Pitie Salpetriere, Paris, France

Suresh Kotagal, MBBS, Pediatric Representative
Mayo Clinic, Rochester, MN

Thomas Scammell, MD
Beth Israel Deaconess Medical Center, Boston, MA

Sebastiaan Overeem, MD, PhD
Radboud University Nijmegen Medical Center, Nijmegen, Netherlands

MOVEMENT DI SORDERS

Arthur Walters, MD, *Chair*
Vanderbilt University Medical Center, Nashville, TN

Ronald Chervin, MD, MS
University of Michigan Health System, Ann Arbor, MI

Stephen Duntley, MD
Critical Care Pulmonary and Sleep Associates, Lakewood, CO

Giles Lavigne, DMD, PhD
University of Montreal, Montreal, Canada

Daniel Picchietti, MD, *Pediatric Representative*
Carle Foundation Hospital, Urbana, IL

Denise Sharon, MD, PhD
Tulane University School of Medicine, Destrehan, LA
Marco Zucconi, MD
San Raffaele Hospital, Milan, Italy

APPENDIX A

Members of the Movement
Disorders Work Group

Sean Caples, DO
Mayo Clinic, Rochester, MN

Susan Harding, MD
University of Alabama, Birmingham, AL

International Society Reviewers

ASIAN SLEEP RESEARCH SOCIETY

Masako Okawa, MD, PhD
Makoto Honda, MD, PhD
Yuhei Kayukawa, MD
Yuichi Inoue, MD, PhD

AUSTRALASIAN SLEEP ASSOCIATION

Shantha Rajaratnam, PhD
Leon Lack, PhD
Nick Antic, PhD

CANADIAN SLEEP SOCIETY

Charles Samuels, MD
Atul Khullar, MD
James MacFarlane, PhD
Manisha Witmans, MD

EUROPEAN SLEEP RESEARCH SOCIETY

Claudio Bassetti, MD
Ludger Grote, MD, PhD
Dieter Reimann, PhD

FEDERATION OF LATIN AMERICAN SLEEP SOCIETIES

Darwin Vizcarra, MD
Stuart Franklin Escobar-Córdoba, MD, MFP, PhD
Dalva Poyares, MD, PhD

SLEEP RESEARCH SOCIETY

Ronald Szymusiak, PhD
Kingman Strohl, MD
Phillip Gehrman, PhD

Reviewers

Alon Avidan, MD
Richard Allen, PhD
Richard Bootzin, PhD
Christopher Drake, PhD
Umakanth Khatwa, MD
Sanjeev Kothare, MD
Lois Krahn, MD
Leon Lack, PhD
Mark Mahowald, MD
Raman Malhotra, MD
William Ondo, MD
James Parish, MD
David Rapoport, MD
Eve Rogers, MD
Carol Rosen, MD
Katherine Sharkey, PhD
Arthur Spielman, PhD
Michael Thorpy, MD

AASM Staff

Jerome Barrett,
Executive Director

Kathleen McCann,
Assistant Executive Director

Derek Claussen,
Graphic Design Manager

Jon Wendling,
Publications Production Editor

Jason Wilbanks,
Programmer

Carolyn Winter-Rosenberg,
Director of Coding and Compliance

Steve Van Hout,
Director of Information Technology

목 차

소개

(Introduction)

질병의 분류는 의학에서 몇 가지 중요한 역할을 한다. 이들 중 가장 익숙한 것은 임상의가 특정 질병 상태를 확인할 수 있게 하는 안내서 역할을 한다는 것이다. 이를 통해 분류체계는 임상의에게 병인, 예후, 진행 및 유전성을 포함한 많은 관련 요인에 관한 중요한 정보를 제공한다. 더욱이, 치료적 중재는 임상의에 의해 대부분 결정된다. 결과적으로, 이들 질병 상태의 치료 반응에 관한 누적된 정보는 질병 분류학을 더욱 정제하기 위해 이용된다. 또한, 분류체계는 특정 지식 분야의 영역을 정의하는 역할을 하며, 많은 관련 전문분야에 영향을 미치는 수면의학에서 특히 중요한 요소이다. 마지막으로, 분류체계는 관련 병리학들 사이의 불확실성 및 중복 영역을 규명함으로써 미래의 연구 의제를 인도하는 데 결정적인 역할을 하며, 이는 각 장애에 대한 임상 특징, 병태생리학 및 치료 반응에 대한 지식과 이해를 향상시킬 것이다.

35년 전의 초창기로부터, 1979년 미국수면질환협회의 수면 및 각성장애 진단분류로 시작하여 수면의학 분야는 분류문제에 특히 주의를 기울여 왔다. 이후로 수면장애에 관한 우리의 지식과 이해가 점차 깊어졌고 분류체계의 개정에 몇 가지 다른 구조적인 접근법이 사용되어 결국 제2판 국제수면장애분류가 만들어졌다. 2판의 구성은 제한점이 없지 않으나 효과적이고 사용자 친화적인 것으로 판명되었으며 현재 개정판에서 유지되고 있다.

분류체계는 주로 병태생리학에 기반하여 만들어진다. 그러나, 이러한 접근법은 주어진 분야 내에서 질병 또는 장애의 다양한 병태생리학에 관한 적절한 지식에 의존한다. 여러 진단적 체계의 경우와 마찬가지로 많은 수면장애의 병태생리학에 대한 현재 우리의 지식과 이해가 충분하지 않다. 결과적으로, 제3판 국제수면장애분류(ICSD-3)는 이전 모델과 비슷하게 병태생리학을 이용하는 하이브리드 접근법을 사용하였을 뿐 아니라 현상학 및 기관체계 접근법에 의존하여 만들어졌다. 이러한 단점에도 불구하고, 이 접근법은 수면의학 임상의에게 친숙하고 실행가능한 것으로 입증된 방법이다.

급속도로 발전하는 분야에서 통용과 관련성의 필요성을 인식한 미국수면의학회(American Academy of Sleep Medicine, AASM) 이사회는 2011년 제2판 국제수면장애분류의 개정안을 승인했다. 의장/편집자의 임명에 따라 매뉴얼의 각 주요 부서에 대한 개별 작업 그룹 의장으로 구성된 위원회가 두 명의 소아 자문위원과 함께 선정되었다. 2011년 6월에 주요 구조 및 내용의 쟁점에 관한 정보를 얻고자 특별 전문가 그룹이 소집되었다. 이 피드백을 바탕으로 개별 작업 그룹은 각 진단에 대해 제안된 기준뿐만 아니라 섹션에 포함될 장애 목록을 정의하기 시작했다. 이 과정에는 모든 잠재적 진단과 주요 특징에 대한 포괄적인 문헌 검색이 포함되었다. 이 작업에서 만들어진 진단기준의 초안은 미국수면의학회 이사회와 (작업 그룹 의장과 소아 자문위원으로 구성된) 위원회에 의해 검토되고 수정되었다. 편집된 기준은 각 분야에 대한 전문지식을 갖춘 외부 동료검토자 및 미국수면의학회의 국제사회 및 회원 섹션에 의견을 구하기 위해 배포되었다. 이 검토는 신중하게 고려되었으며 이 조언을 기반으로 수정되었다. 그 후, 본문 개정이 시작되었고 본문 초안이 완성된 후 동일한 검토 과정과 수정 작업이 진행되었다. 개정판을 완성하기 전에 미국수면의학회 이사회의 권고에 따라 추가 수정이 이루어졌다. 이 과정의 모든 시점마다 최대한 현재의 과학적 증거에 근거하는 노력이 이루어졌다. 그러나 많은 영역에서 가용한 증거가 부족하기 때문에 질병분류학에 관한 결정은 종종 작업 그룹, 위원회 및 검토자 들의 합의에 따라 이루어졌다.

ICSD-3 사용

위에서 언급했듯이, 현재 판의 일반적인 구조는 두 번째 판의 구조와 매우 유사하여 주요 임상 분류는 변경되지 않은 상태로 유지되었다. 제2판 국제수면장애분류와 마찬가지로 소아에서의 진단은 *'소아 폐쇄수면무호흡'*을 제외하고는 주요 임상 진단에 완전히 통합되었다. 소아에서 진단기준의 변형이 요구되는 경우, 이러한 변형은 기준 부문에 명시되어 있다. 발달에 특정한 장애의 임상 특징을 더 잘 식별하기 위해 각 진단에 대해 '발달 문제'에 대한 본문 제목이 추가되었다. 특정 ICD 코드(9-CM 및 10-CM)가 진단의 시작에 표시된다. 국제수면장애분류 진단과 ICD체계의 복잡성과 차이점으로 인해 코드 할당이 쉽지 않다. 이 문제는 아래에서 부연 설명된다.

분류체계는 본질적으로 가장 구체적인 용어를 사용하여 장애를 정의하려 하지만, 임상의는 특정 진단의 기준을 모두 만족시킬 수 없는 임상 양상의 변동성이 있을 수 있음을 반드시 인식해야 한다. 따라서 이러한 진단기준을 적용하면서 어느 정도의 판단이 요구된다. 이러한 예외를 염두에 두고, 달리 명시되지 않는 한, 나열된 모든 기준은 주어진 진단의 확립을 위해 일반적으로 충족되어야 한다. 임상의는 국제수면장애분류 내의 대부분의 진단은 임상적 중요성(예를 들어 장애 증상, 심각한 결과, 하나 이상의 기능 영역에서의 고통 또는 장애)을 함축하는 기준이 포함된다는 점을 유의해야 한다. 이러한 기준이 없으면 수면-각성과 관련된 많은 현상이 임상적 관심과 치료가 필요한 정도로 심각하지 않기 때문에 이 기준은 특히 중요하다. 주석은 기준 적용과 관련된 필수 정의와 세부 정보를 제공하므로 사용자는 *'주석'* 부문에 특히 주의를 기울여야 한다.

임상의는 이전 판보다 여러 가지 중요한 내용이 변경되었음을 알 수 있다. 이 변화 중 가장 두드러진 것은 모든 만성불면증 진단들이 단일 *'만성불면증장애'* 진단으로 변경된 것이다. 이에 대한 근거는 '불면증' 장애의 소개 부문에 기술되어 있다. *'단기불면증'*에 대한 별도의 진단은 유지된다. *'과다졸림의 중추장애'* 부문에서 기면병의 명명법이 *'기면병 1형*과 *2형'*으로 변경되었다. 이 수정은 해당 부문의 소개에서 논의된다. 또한 *'수면관련 호흡장애'*에서 몇 가지 새로운 진단이 만들어졌다. *'중추수면무호흡증후군'* 내에서 *'치료중발생 중추무호흡'*의 진단이 추가되었다. 이 용어는 광범위하게 사용되던 *'복합수면무호흡'*보다 선호되는데, 이는 폐쇄수면무호흡의 기도양압 치료 과정에서 중추무호흡이 발생하고 다른 원인에 기인하지 않는다는 더욱 구체적이고 잘 정의된 장애로 설명하기 때문이다. 체인-스톡스호흡 또는 물질유발중추수면무호흡과 같은 식별 가능한 병인과 관련된 중추수면무호흡은 치료-신생으로 분류되지 않는다. *'수면관련 저환기장애'*의 진단을 위해서는 증가된 동맥이산화탄소분압($PaCO_2$), 동맥혈가스의 직접 측정 혹은 보다 일반적으로 호흡종기 또는 경피 이산화탄소 대리 측정이 확인되어야 한다. 동맥산소포화도(SaO_2)의 지속적인 감소가 있지만 동맥이산화탄소분압이 측정되지 않은 경우에는 *'수면관련 저산소혈증장애'*의 새로운 진단이 적용되어야 한다. 사건수면 부문 내에서 단일한 일반기준과 통일된 본문으로 이제 비렘수면으로부터 각성장애를 설명하지만, 이 부문 내에서 진단을 위한 추가적인 특정 기준과 별도의 코딩이 유지된다(즉, 혼돈각성, 몽유병, 야경증). 다소 덜 중요한 진단의 삭제와 재할당도 이번 개정판에 나타난다. 제2판 국제수면장애분류에 *'단독 증상 및 정상 변형'*에 대한 별도의 장이 유지되었다. 이 중 소수의 진단은 현재 정식 진단 자격이 있다고 판단되어 관련 부문으로 이동되었다. 다른 증상 및 변형은 가장 적합한 장의 마지막에 나타난다(예, *'코골이'*는 *'수면관련 호흡장애'*로, *'길게 자는 사람'*은 *'과다졸림의 중추장애'*로, 운동관련 변형은 *'수면관련 운동장애'* 부문으로).

각 진단에 대한 풍부한 정보는 각 진단 부문 내 별도의 제목에 포함되어 있다. 아래 개요는 각 본문 제목에서 찾을 수 있는 특정 내용 중 일부를 자세히 설명한다. 이 용어들은 이 매뉴얼의 인쇄물에 색인되어 있지 않다. 이러한 용어와 관련된 정보는 특정 진단 내에서 관련 본문 제목을 참조해야 한다.

대체 이름

진단기준

필수 특징

관련 특징

임상 및 병태생리 아형

인구통계 : 유병률, 성별 편향, 인종/민족 편향, 문화적 이슈 포함

선행 및 유발요인 : 위험인자 포함

가계 양상 : 유전, 가족 집단 포함

발병, 경과 및 합병증 : 의학적, 신경과적, 정신/사회학적 포함

발달 문제 : 소아, 노인 포함

병리와 병태생리

객관적 소견 : 수면일지(Sleep logs), 활동기록기(Actigraphy), 설문지, 수면다원검사(Polysomnography), 수면잠복기반복검사(Multiple sleep latency test), 신경계(뇌파, 뇌척수액, 신경영상, 근전도, 자율신경), 내분비, 유전검사, 신체소견, 호흡(동맥혈가스, 폐기능, 환기반응), 심장(심전도, 심초음파, 심장도관삽입), 혈청화학검사(Serum chemistry) 포함

다른 분류체계와의 관계

역사적으로 수면장애에 대한 세 가지 주요 분류체계가 있었다. 국제수면장애분류체계는 수년 동안 수면의학 전문가들에게 일차적으로 사용된 질병 분류학이었으나, 미국정신의학협회 (American Psychiatric Association)의 정신장애진단통계편람(Diagnostic and Statistical Manual of Mental Disorders, DSM)과 세계보건기구(WHO)의 국제질병분류(ICD)도 수면장애를 분류했다. 불행히도 이러한 경쟁 체계들은 수년 동안 구조와 내용이 크게 달랐다. 국제수면장애분류는 대상 사용자가 다르므로 필연적으로 DSM보다 더 높은 수준의 세부사항을 포함할 것으로 생각된다. 국제수면장애분류 매뉴얼을 개발하는 동안 DSM-5의 개발이 진행 중이었고 이 두 체계 간에 가능한 최대의 일치를 달성하기 위한 노력이 이루어졌다. 차이점은 여전히 존재하지만 이 목표는 많은 부분 달성되었다. 이 새로운 체계 내에서 *'불면증'* 부문에 대한 주요 변화(즉, 단일 *'만성불면장애'* 진단의 확립)는 DSM-5와 유사하다. *'과다졸림의 중추장애'* 진단은 DSM분류에서 조금 다르게 구성되며 기면병의 진단기준도 약간 상이하다. DSM에 *'시차장애'*가 포함되지 않는다는 점을 제외하면 *'하루주기리듬수면각성장애'*의 진단은 두 체계에서 동일하다. '수면관련 호흡장애'는 DSM-5보다 국제수면장애분류에서 훨씬 더 상세하지만 이 부문의 조직 구조는 매우 유사하다. '수면관련운동장애' 및 '사건수면'은 마찬가지로 비슷하지만 DSM-5 내에서 전반적인 진단이 적다.

제2판 국제수면장애분류의 발행으로 ICD-9-CM 내에서 수면관련 진단을 확장하고 재구성하기 위한 주요 노력이 이루어졌다. 이러한 노력으로 ICD-9-CM에 많은 추가 수면관련 진단이 주로 신경계질환 부문 내에 포함되었다. "기질" 및 "비기질" 장애의 구시대적 구별은 역사적으로 ICD의 기본 원칙이 되어, 수면장애 진단은 신경과적 및 정신과적 범주 모두에 전파되었다. 가장 최근의 변경 이후 채택된 ICD-9-CM 범주에 익숙한 임상의는 여기에 지정 할당된 진단 코드와 최신 버전의 ICD-9-CM 간에 일반적인 일치를 찾을 수 있다. 수면장애에 대한 ICD-9-CM 코드는 기본적으로 ICD-10-CM으로 이어졌다. 그러나, 제3판 국제수면장애분류의 특정 내용 개정(예, 만성불면장애)은 ICD-9-CM와 제2판 국제수면장애분류에서 사용된 코딩 접근법과 분명히 달라졌음을 알 필

요가 있다. 이는 아래에서 자세히 설명된다.

코딩

ICD-9-CM 및 ICD-10-CM 진단에 대한 관련 진단 코드는 각 진단 부문의 시작 부분에서 찾을 수 있다. 미국에서는 ICD-10-CM의 시행일(2015년 10월 1일) 이전까지는 ICD-9-CM이 채택되었고 그 이후에는 ICD-10-CM 코드가 사용되었다. 이미 언급했듯이 임상의는 제3판 국제수면장애분류(ICSD) 진단 코드와 ICD에 지정된 진단 코드 사이가 정확하게 일치하지 않음을 알아야 한다. 국제수면장애분류체계의 변경사항은 수년간 ICD체계에 반영되지 않았다. 또한, 수면장애의 ICD 분류는 역사적으로 ICSD(특히 미국에서 사용되는 임상수정[Clinical Modification, CM] 버전을 사용하지 않는 국제 사용자의 경우)보다 덜 상세하다. 따라서 임상의는 이 매뉴얼에 할당된 코드가 ICD 코드와 아주 가깝게 일치하지 않는 영역들을 발견할 것이다. 특히 만성불면증 진단들이 제3판 국제수면장애분류에서 단일장애로 변경되었고 이 진단에 할당된 코드는 307.42(ICD-9-CM) – "수면개시 또는 유지의 비기질 지속장애" 및 F51.01(ICD-10-CM) – "일차불면증"이다. 다양한 다른 불면증 진단들은 ICD체계에 계속 유지되겠지만, 권장되는 분류 및 코딩 변경으로 인해 수면의학 임상의에게는 실제로 사용되지 않을 것이다. 요약하면, 이 판에서 할당된 코드는 해당 ICD 코드에 대한 "최상의 근사치"를 나타내지만 두 체계 간에 어느 정도의 차이가 존재할 것이다.

불면증

(Insomnia)

단독 증상 및 정상 변형

이 단원은 주로 불면증을 특징으로 호소하는 수면장애를 포함한다. 불면증은 적절한 수면 기회와 환경에도 불구하고 지속적으로 발생하는 수면의 시작, 기간, 공고화(consolidation) 또는 질에 대한 어려움으로 정의하며, 이로 인하여 주간에 장애를 일으킨다. 불면증의 세 가지 구성 요소(지속적인 수면 어려움, 적절한 수면기회, 관련된 주간 기능장애)를 종합적으로 '불면증'이라는 용어로 통칭한다. 불면증이 있는 성인의 경우, 가장 일반적인 수면호소 증상은 수면을 시작하거나 유지하는 데 어려움이 있는 것이다. 야간에 장시간 동안 깨어있는 것, 불충분한 야간 수면시간 또는 나쁜 수면의 질에 대한 우려들이 이러한 증상과 동반된다. 주간 장애를 동반하지 않는 수면관련 증상을 호소하는 개인의 경우, 교육 및 안심시키는 것 이외의 임상적 관심을 필요로 하는 불면장애가 있는 것으로는 간주되지는 않는다. 소아의 불면증은 돌보는 사람들에 의해 종종 보고되며 잠을 안 자려고 하거나, 빈번한 야간 각성 그리고/또는 혼자서 잠을 잘 수 없다는 것이 특징이다. 야간 수면 증상의 정확한 특성과 관계없이, 야간 수면장애로 인하여 또는 수면과 각성 동안의 흔하지만 밝혀지지 않은 기전으로 인한 주간 장애가 보고된다. 주간 증상으로는 일반적으로 피로, 기분저하나 과민성, 전반적인 무력감 및 인지장애가 포함된다. 성인의 만성불면장애는 사회 또는 직업 기능을 손상시키고 삶의 질을 떨어뜨릴 수 있는 반면, 어린이의 경우 학교성적 저하, 주의력 저하 및 행동장애로 이어질 수 있다. 일부 환자의 경우 불면증 때문에 근육긴장, 심계항진 또는 두통과 같은 신체적 증상이 나타날 수도 있다. 더 심한 형태의 불면증이 있는 사람에서는 정신장애, 심혈관계 질병뿐만 아니라 자동차와 작업장 사고의 위험이 증가할 수 있다. 불면증은 종종 의학적 질환, 정신과적 질환 및 기타 수면장애를 동반한다. 또한 특정 물질의 사용, 남용 또는 노출과 관련하여 발생할 수 있다. 불면증이 이러한 상황들과 동반되어 발생하는 것이 지속적이고 특징적인 경우에는 별도의 불면증 진단이 필요하다.

이 단원에 제시된 불면증 개념은 이전의 제2판 국제수면장애분류의 불면증 분류 시스템에서의 개념적 틀과 상대적 단순성 측면에서 현저한 차이를 나타낸다. 국제수면장애분류의 이전 불면증 개념은 불면증이 일차수면장애로 존재할 수 있거나 *일차적으로* 정신과적, 의학적 또는 약물남용장애와 관련되어 이차적인 형태의 수면장애로 발생할 수 있다는 개념에서 발전되었다. 그러나, 소위 일차 및 이차불면증의 많은 증상과 동반된 특징들이 겹쳐서, 불가능하지는 않다고 하더라도 하위 유형 간의 구별이 어려워졌다. 불면증이 다른 상태에 의해서 "이차성"으로 발생하더라도, 시간이 경과하여 일차상태가 적절하게 치료되어도 독립적으로 진행되는 경우가 많으며 임상적으로 중요한 상태로 남아있을 수 있다는 인식이 높아지고 있다. 불면증이 치료되지 않으면 동반질환의 결과에 악영향을 줄 수 있다는 증거가 있다. 또한, 불면증치료는 수면장애와 동반질환의 예후를 향상시킬 수 있다. 이러한 관찰을 통해 불면증은 별도의 임상적 관심 동반질환으로 간주된다

일차 및 이차불면증의 구별에 추가하여, 국제수면장애분류의 이전 판은 여러 "일차불면증" 진단의 하위 유형을 묘사했다. 구체적으로, 1990년판 국제수면장애분류와 제2판 국제수면장애분류는 심리생리학적 불면증, 특발불면증, 부적절한 수면 위생 및 역설적 불면증과 같은 일차불면증 하위 유형을 개별적 진단으로 설명했다. 실제 경험적으로 이러한 하위 유형 중 하나에 대한 진단기준만을 충족하는 환자는 드물다. 실제로, 이러한 하위 유형에 대해 묘사된 많은 진단기준은 불면증의 일반적인 특성(예: 수면을 방해하는 습관, 수면 시간의 과소평가, 조건각성의 증거)을 나타내며, 이러한 하위 유형 간 또는 이러한 하위 유형과 "이차성" 불면증으로 추정되는 것들 사이의 식별은 용이하지 않다.

임상경험과 경험적 연구결과가 증가함에 따라, 이전 판의 국제수면장애분류에서 사용된 진단의 차이점은 확실하게 확인하기 어렵고 타당성에 의문이 있었다. 이러한 면에서, 본 매뉴얼은 보다 전반적이고 방어적인 질병 분류를 위해 기존 국제수면장애분류 1판과 2판에 기술된 복잡하고 특화된 불면증 분류체계를 바꾸었다.

이 매뉴얼에는 불면증에 대한 세 가지 진단 범주인 만성불면장애, 단기불면장애 및 기타 불면장애가 포함된다. 이러한 진단은 동반질환이 잠재적으로 수면장애를 유발할 수 있는 질환 여부에 관계없이, 동반질환이 있거나 없는 환자에게 적용된다. 만성불면장애는 주간 수면장애와 관련된 만성적인 수면의 시작 그리고/또는 수면유지의 불편함이 특징이며, 임상적으로 유의한 이환율과 관련이 있는 것으로 보이는 최소 빈도 및 기간의 역치를 초과하는 수면장애를 보이는 경우에만 해당한다. 단기불면장애는 만성불면장애의 최소 빈도 및 기간 기준을 충족시키지 못하는 수면/각성의 어려움이 특징이다. 그럼에도 불구하고, 단기불면장애는 임상적으로 유의한 수면 불만족 또는 각성장애와 관련이 있다. 다른 불면장애는 단기불면장애에 대한 기준을 충족시키지 못하지만 임상

적 관심을 가지기에 충분한 불면증 증상이 있는 것으로 여겨지는 드문 경우에 해당된다.

만성불면장애

Chronic Insomnia Disorder

ICD-9-CM code: 307.42 **ICD-10-CM code: F51.01**

대체 이름

만성불면증(chronic insomnia), 일차불면증(primary insomnia), 이차불면증(secondary insomnia), 동반불면증(comorbid insomnia), 수면개시 및 유지장애(disorder of initiating and maintaining sleep), 소아의 행동불면증(behavioral insomnia of infant), 수면개시연관장애(sleep-onset association disorder), 제한설정수면장애(limit-setting sleep disorder).

진단기준

◇ 기준 A-F가 모두 충족해야 함

A. 환자는 다음 중 하나 이상을 보고하거나 환자의 부모 또는 돌보는 사람이 관찰한다:[1]
  1. 수면개시의 어려움.
  2. 수면을 유지하기 어려움.
  3. 원하는 시간보다 일찍 깨어남.
  4. 적절한 시간에 취침하는 것에 대한 저항.
  5. 부모나 돌보는 사람 없이 수면개시의 장애.

B. 환자는 야간 수면장애와 관련되어 다음 중 하나 이상을 환자가 자기보고하거나 환자의 부모 또는 돌보는 사람이 관찰한다:
  1. 피로/권태.
  2. 주의, 집중 또는 기억장애.
  3. 사회, 가족, 직업 또는 학업 수행 장애.
  4. 기분장애/과민성.
  5. 주간졸림.
  6. 행동문제(예: 과잉행동, 충동성, 공격성).
  7. 동기/에너지/기획력 감소.
  8. 오류/사고 발생 경향.
  9. 수면에 대한 우려 또는 불만족.

C. 보고된 수면/각성 호소 증상이 불충분한 기회(즉, 충분한 시간이 수면에 할당됨) 또는 부적절한 환경

(즉, 환경이 안전하고 어둡고 조용하며 편안함)으로 설명할 수 없음.

D. 수면장애 및 관련 주간 증상이 최소 일주일에 3회 이상 발생.

E. 수면장애 및 관련 주간 증상이 최소 3개월 이상 지속.[2]

F. 수면/각성장애가 다른 수면장애로 더 잘 설명되지 않음.

◇ 주석

1. 수면개시나 유지의 어려움 또는 너무 일찍 일어나는 증상은 모든 연령에서 보일 수 있다. 적절한 일정에 따라 자러 가지 않고 부모나 돌보는 사람 없이 잠을 잘 수 없는 경우가 어린이 또는 상당한 기능장애(예: 치매 환자)로 인해 간병인의 보호가 필요한 노인에게 가장 흔하게 나타난다.
2. 만성불면장애가 있는 일부 환자는 수 년 동안, 몇 주 동안 지속되는 수면 및 각성장애가 재발되는 삽화를 보일 수 있지만, 그러한 단일 삽화가 3개월 기간 기준을 충족시키지 못하는 경우가 있다. 그럼에도 불구하고, 이 환자들은 장기간 간헐적인 수면장애가 지속되는 경우에 만성불면장애로 진단을 받아야 한다.
3. 수면제를 정기적으로 사용하는 일부 환자는 약물을 복용할 때 잘 자므로 불면장애의 기준을 충족시키지 못할 수 있다. 그러나 그러한 약물을 복용하지 않을 경우 이들은 상기 기준을 충족시킬 수 있다. 이 진단은 특히 환자들이 수면제 없이 잠을 잘 수 없다는 임상 증상과 환자가 우려를 나타낼 때 적용된다.
4. 만성통증장애 또는 위식도역류병(GERD)과 같은 많은 동반질환을 가지고 있는 경우에 수면 및 각성의 문제를 호소할 수 있다. 이러한 상태가 수면장애의 유일한 원인인 경우 별도의 불면증 진단이 적용되지 않을 수 있다. 그러나, 많은 환자에서 이러한 상태는 만성적이며 수면장애의 유일한 원인은 아니다. 별도의 불면증으로 진단하기로 한 결정의 주요 요인은 다음과 같다: "동반질병(예: 통증 또는 위식도역류병)에 기인한 요인으로 인해 수면 어려움이 얼마나 많이 발생하는가?" 또는 "이러한 요인이 없어도 수면 및 각성의 문제가 발생되는 경우가 있는가?", "지속적인 인지 또는 행동요인(예: 부정적인 기대, 조건각성, 수면방해 습관)이 발생하여 진행 중인 불면증이 자율적인 면이 있는가?" 환자의 수면 및 각성의 문제가 의학적 상태에 의한 것이 아니라는 증거가 있고 이러한 수면 및 각성의 문제를 별도의 치료와 주의를 기울여야 할 것 같으면 만성불면장애를 진단해야 한다.

필수 특징

만성불면장애(chronic insomnia disorder)의 필수적인 특징은 빈번하고 지속적인 수면개시나 유지의 어려움으로 전반적인 수면에 불만족을 일으키는 것이다. 수면문제는 가족, 사회, 직업, 학업 또는 기타 중요한 기능영역에서의 수면부족 그리고/또는 장애에 대한 고민을 동반한다. 또한, 매일 밤 필요한 수면을 취하기에 충분한 시간과 환경이 있음에도 불구하고 수면장애 및 동반되는 각성 증상이 발생한다. 만성불면장애는 단독으로 또는 정신과적 장애, 의학적 상태 또는 약물 사용과 동반하여 발생할 수 있다.

만성불면장애를 구성하는 수면 증상에는 수면개시 문제 또는 수면유지 문제가 포함될 수 있다. 후자의 호소 증상은 밤에 깨어 다시 잠들기가 어렵거나 원하는 기상시간보다 훨씬 일찍 일어나 더 이상 잠이 들지 않는 것을 포함할 수 있다. 만성불면장애는 단독으로 수면개시 또는 수면유지 문제 또는 더 흔하게는 두 가지 유형의 증상을 모두 호소하는 것으로 특징지어 질 수 있다. 또한, 개인의 수면호소 증상은 시간이 지남에 따라 변화하여 수면개시 증상이 있는 사람에서 나중에 수면 유지 증상을 진행할 수 있으며 그 반대도 마찬가지이다. 또한, 처음에 수면개시와 수면유지의 어려움을 겪는다고 호소한 사람들도 나중에 이러한 어려움 중 한 가지만 가진 것으로 입증되는 경우가 있을 수 있다. 수면의 질이 좋지 않거나, 상쾌하지 않거나 비회복수면에 대한 증상은 종종 수면 시작과 수면유지 문제를 동반하지만, 유일한 수면 증상으로 발생할 때 불면장애를 정의하기에는 충분하지 않다.

만성불면장애를 진단하는 데 필요한 수면장애 정도는 주로 개인의 주관적인 수면호소 증상에 의존한다는 점에서 다소 임의적이다. 또한, 임상적 의의를 나타내는 데 필요한 수면장애의 정도는 연령 그룹에 따라 다르다. 그럼에도 불구하고, 일반적으로 수면잠복기와 입면후깨어있는시간이 20분을 초과하면 소아 및 젊은 성인에서는임상적으로 유의한 수면장애를 의미한다. 중년 및 노인의 경우, 일반적으로 입면시간과 입면후깨어있는시간이 30분 이상이면 임상적으로 유의하다. 이른 아침 각성에 대한 증상은 잘 정의되어 있지 않지만 일반적으로 원하는 기상시간보다 최소 30분 전에 각성되며, 불면증이 생기기 전과 비교하여 총수면시간이 줄어드는 것이다. 이른 아침 각성이 일어나는 정확한 시간은 일반적인 취침시간에 따라 상당히 다를 수 있다. 예를 들어, 새벽 4시에 완전히 잠에서 깨어나는 증상이 평상시의 취침 시간이 오후 11시인 경우 임상적으로 의미가 있으나, 평상시 취침 시간이 오후 9시이면 의미가 없다.

수면장애는 주간 증상을 동반하며, 이는 정상적인 활동에 장애를 초래한다. 일반적인 주간 증상은 피로, 동기부여 감소, 집중력, 주의력 및 기억력 감소, 과민 또는 기분저하를 포함한다. 주관적인 주간졸림을 호소하는 경우가 흔하지만, 과다수면을 가진 환자와 다르게 낮잠을 잘 수 없으며 일부에서만 의도하지 않은 수면삽화를 보인다. 직장이나 학교에서의 성적 저하 또는 사회기능장애에 대한 보고도 흔하다. 영향을 받는 개인 중 일부는 직장에서 실수나 사고의 원인을 수면장애로 돌리기도 한다. 두통이나 위장관 기능장애와 같은 신체 증상도 때때로 수면장애로 인해 발생하기도 한다.

불면증 환자의 피로는 주로 활력의 부족이나 활동을 줄이거나 활동정도를 제한하려는 열망으로 나타난다. 이 증상은 주관적 졸림 및 의도하지 않은 수면삽화와는 차별화되어야 한다. 불면증 환자는 일반적으로 주관적인 졸림을 호소하는데, 이는 정신이 명료하지 않다고 느끼면서 수면을 취하고 싶고 수면을 취해야 할 필요가 높다고 느끼는 증상으로 특징지어진다. 그러나 그들은 의도하지 않으면서 저절로 잠들지는 못한다. 낮잠을 자고 싶어하지만 불면증이 있는 많은 사람들은 그렇게 할 수 없다. 빈번하고 의도하지 않은 주간 수면삽화는 수면중이상호흡, 기면병, 특발과다수면 등과 같은 다른 유형의 수면장애의 특징이다.

소아의 경우 잠들기가 어렵거나 수면유지가 어려운 경우 또는 두 경우 모두가 부적절한 수면연관(sleep association) 또는 불충분한 제한-설정에 의하여 발생한다. 부적절한 수면연관은 소아가 수면을 시작하거나 각성 후 수면으로 돌아가기 위하여 특정 자극, 물건 또는 설정에 대한 의존성으로 인해 발생하여, 이러한 조건이 없으면, 수면잠복기가 상당히 지연된다. 이 증상은 일반적으로 밤에 자주 깨거나 밤에 혼자 잠을 자고 있다는 두려움과 불안으로 나타난다. 잠이 드는 과정은 특정 형태의 자극(예: 흔들어줌, 텔레비전 시청), 물건(예: 분유병, 과도한 수유) 또는 환경 설정(예: 조명이 있는 방, 부모님이 방에 남아있거나 부모의 잠자리로 데려간 아이)과 관련이 있다. 그러한 조건이 없다면 취침시간이나 정상적인 야간 각성 이후에 잠이 들기 어려움을 겪는다. 잠드는데 관련된 조건이 충족되면, 아이는 비교적 빨리 잠이 든다. 입면과 관련된 조건들은 어린아이들에게는 매우 흔하며, 그 현상은 (1) 조건에 문제가 많거나 까다로운 경우(예: 오랫동안 흔들어줌 자동차 타기); (2) 관련되는 조건이 없으면 입면이 현저하게 지연되거나 수면이 방해되는 경우; (3) 입면의 개시 또는 재개를 돕기 위해 돌보는 사람의 개입이 종종 요구되는 경우이다. 제한-설정 문제는 돌보는 사람이 부적절하게 제한을 제대로 설정하지 않음으로 인해 발생하고 강화되는 취침시간을 미루거나 취침시간을 거부하는 것으로 특징 지어진다. 수면문제는 돌보는 사람이 전혀 또는 거의 제한을 설정하지 않거나, 제한이 일관성이 없거나 예측할 수 없을 때 발생한다. 제한-설정 문제는 야간에 돌보는 사람의 반응에 따라 야간에 깨어있는 시간을 증가시킨다.

일부 소아에서 수면을 위한 특정 조건이 필요하거나 취침에 대해 저항하는 것은, 잠재되어 있는 불안이나 두려움을 반영하는 것 일 수도 있다. 혼자 자거나, 어둠 속에 있거나, 악몽을 꾸는 것에 대한 두려움 때문에 일부 소아는 특정 수면촉진 조건(침실에 부모가 있음)을 요구하거나 반복적으로 취침시간을 지연시킬 수 있다.

일시적이고 단편적인 형태의 불면증이라도, 수면장애가 일주일에 적어도 세 번 발생하고 3개월 이상 지속될 때, 임상적으로 유의한 불면증의 주간 증상 및 더 장기적으로 심각한 동반질환이 이 전형적으로 발생한다. 이러한 이유로 만성불면장애의 진단은 빈도와 기간 기준을 충족해야 한다. 그러나 보다 급성과 삽화 형태의 불면증도 심각한 고통과 기능장애를 유발할 수 있으므로 임상적인 관심이 필요하다. 만성불면장애의 빈도 또는 기간 기준을 제외한 모든 기준을 충족하는 경우에는 단기불면장애로 진단되어야 한다.

관련 특징

만성불면장애가 있는 개인은 일반적으로 행복감 감소와 전반적인 권태를 느낀다. 또한, 지속적인 수면장애와 이와 관련된 주간 증상에 대해 지나치게 집중하고 걱정하는 것이 일반적이다. 수면장애에 대한 생각은 하루 종일 발생할 수 있으며 취침시간이 가까워질수록 증폭될 수 있다. 수면에 대한 수행불안이 흔하다. 불면증이 있는 많은 사람들이 불안하고 걱정이 많은 것처럼 보일 수도 있지만, 불안과 걱정은 주로 수면장애에 초점을 맞추고 있다. 불안과 걱정이 더 다양하고 수면문제에만 초점을 맞추지 않는 경우, 동반된 불안장애가 있을 수 있다. 많은 만성불면장애 환자들은 침실에서의 환경적 단서 또는 수면을 시작하려는 의식적인 노력에 대한 반응으로 조건각성의 양상을 나타낸다. 이들은 잠들려고 노력하지 않을때는 침실 밖에서는 쉽게 잠들 수 있지만, 잠들려고 잠자리에 누워있을 때는 인지, 생리적인 각성 양상을 보인다. 이 양상을 가진 일부 환자는 집에 있을 때 보다 외부에 있을 때 잠을 더 잘 잔다. 정상적으로 수면하는 사람과는 다르게 만성 불면장애가 있는 환자는 종종 의식적으로 의도하며, 과도하게 수면을 취하려고 노력하지만, 실제로는 수면을 시작하기가 어렵다.

소아의 경우 수면장애에 주간 행동문제와 낮 동안의 제한설정에 어려움이 동반될 수 있다. 또한 야간 수면장애로 인해 종종 부모의 수면이 저하되고 주간 장애가 발생한다. 수면문제에 대응하거나 개입하는 방법에 대해 부부간의 갈등이 발생할 수도 있다. 부모는 그들의 수면을 방해하고 주의가 필요한 아이에게 부정적인 감정을 가질 수 있다.

임상 및 병태생리 아형

불면증의 다양한 임상 그리고 병태생리 하위 유형이 이전의 질병분류에서 설명되었다. 미국정신과협회의 정신장애진단통계편람 4판 텍스트 개정판(DSM-IV-TR)과 제2판 국제수면장애분류는 독립적으로 발생하는 일차불면증을 기술하고 있다. 국제적인 용어인 *일차불면증*은 DSM-IV-TR에서는 정신과적 장애, 의학적 질환 또는 약물 사용/남용장애로 더 잘 설명되지 않는 모든 형태의 불면증에 적용된다. 제2판 국제수면장애분류에서 여러 일차불면증의 아형이 기술되어 있다. 이전 제2판 국제수면장애분류에서 나열된 특정 일차불면증 아형에는 다음이 포함된다.

정신생리불면증은 일차적으로 각성이 고조되어 있고 학습된, 수면방해연관(sleep-preventing association)의 결과로 불면증을 호소하는 것이 특징이다. 이러한 유형의 불면증이 있는 것으로 추정되는 환자는 집에서 평소의 수면환경에서 잠을 자려고 할 때 종종 수면장애가 있지만, 새로운 수면환경에서 또는 잠을 자려고 노력하지 않을 때는 쉽게 잠들 수 있다. 또한 과도하게 수면에 대해 걱정하고 관심을 보이며, 특히 취침시간에 인지와 신체의 각성수준이 높아져서 불편해한다.

특발불면증은 유아기 또는 이른 소아기 때 점차적으로 시작하여 장기간 수면장애를 호소하는 증상이 특징이다. 알 수 없는 원인으로 유아기 또는 이른 소아기에 발생하고 호전되는 기간 없이 지속된다. 이른 시기에 발생하고, 시간적인 변화가 없으며 평생 지속되는 과정을 고려할 때, 이 장애는 유전적으로 결정되거나 선천적인 이상 또는 두 가지 모두로 인한 뇌의 수면유도 또는 각성 계통의 이상으로 발생하는 것으로 생각된다. 이 상태로 고통받는 환자들에서 일관된 유전자 표식이나 신경병리가 확인되지 않았다.

역설불면증은, 이전에 수면상태오해라고 불렀던 수면장애로, 수면방해 정도의 확실하고 객관적인 증거없이 심각한 수면장애를 호소하는 증상이다. 이런 형태의 수면장애가 있는 것으로 추정되는 사람들은 실제로 취하는 수면의 양을 과소 평가하는 경향이 있다. 본질적으로, 그들은 실제 수면시간을 각성으로 인식하는 것으로 생각된다. 많은 환자들이 표준수면다원검사로 측정하면 정상적인 수면시간을 가지고 있지만, 다른 불면장애와 같은 수면/각성 문제를 호소한다. 신경영상 또는 수면뇌파(EEG) 스펙트럼 분석 기술을 사용한 일부 연구에서는 그러한 개인의 변경된 수면/각성 시스템이 기존의 객관적인 수면평가와 주관적인 수면보고 사이의 명백한 불일치를 설명할 수 있다고 제시하였다.

부적절한 수면위생은 양질의 수면과 정상적인 주간 각성을 유지하는데 맞지 않는 일상 생활활동을 유지함으로 발생한다고 추정된다. 이 형태의 불면증 환자는 주간 낮잠, 매우 불규칙한 수면/각성 일정, 수면을 방해하는 제품(카페인, 담배, 알코올)을 취침시간에 지나치게 가까운 시간에 주기적으로 복용하거나 취침시간 직전에 정신, 육체 활동 또는 정서적으로 화나게 하는 활동, 수면 이외의 활동을 침대와 침실에서 하거나 편안한 수면환경을 유지하지 못하여 지속적인 수면과 각성장애가 발생한다.

소아의 행동불면증은 부모나 돌보는 사람의 부적절한 수면훈련이나 제한에 기인하는 것으로 추정된다. 이 광범위한 진단 내에서 여러 하위 유형이 기술되었다. *수면개시연관유형*은 아동이 *수면개시 연상 유형*은 소아가 특정 자극, 대상 또는 입면을 하거나 각성 후 다시 입면하는데 필요한 특정 자극, 물건설정에 대한 의존성을 특징으로 한다; 이러한 조건이 없으면 입면이 상당히 지연된다. *제한설정 유형*은 돌보는 사람이 부적절한 제한 설정의 결과로 취침시간 지연이나 또는 취침 거부를 특징으로 한다. *혼합 유형*은 수면개시연관의 어려움과 취침시간의 거부가 특징으로 이 진단 범주 내에서 세 번째 아형이 된다.

DSM-IV-TR 및 제2판 국제수면장애분류는 동시에 발생하는 일차적 또는 원인되는 조건에 의하여 생기는 소위 *이차불면증*을 설명한다. 이들은 다음과 같다.

(다른)정신과적 장애으로 인한 불면증은 동시에 발생한 정신적인 상태에 의하여 또는 이차적으로 발생한다고 추정된다. 불면증은 특히 기분장애와 불안장애가 있는 환자들에게 공통적인 호소 증상이다. 마찬가지로, 수면장애는 정신병스펙트럼장애(psychotic spectrum disorder)와 다양한 Axis II(인격)장애인 사람들에게서 흔하게 관찰된다. 역사적으로 정신과적 장애으로 인한 불면증을 가지고 있는 사람들에게, 불면증은 정신장애 자체에 의한 이차적 증상으로 여겨져 왔다.

의학적 상태로 인한 불면증은 동시에 발생한 의학적 상태에 의하여 이차적으로 발생한다고 추정된다. 정신과적 장애과 마찬가지로, 많은 의학적 질환에서 지속적인 불면증 호소가 관련되어 있다. 특히, 지속적인 통증이나 불편, 이동제한 또는 호흡장애를 유발하는 상태는 흔하게 불면증이 발생한다. 역사적으로 의학적 상태로 인한 불면증을 가지고 있는 사람들에게 불면증은 의학적 상태에 의한 이차적 증상으로 여겨져 왔다.

약물 또는 물질로 인한 불면증은 약물 또는 마약의 사용이나 금단에 의하여 또는 이차적으로 발생한다고 추정된다. 여러 형태의 처방약과 비처방약, 마약 그리고 기타 일반적으로 사용되는 물질들은 사용하는 기간 또는 금단 기간에 수면장애를 유발할 수 있다. 이러한 영향을 고려할 때, 이러한 물질의 사용이 중단된 후에 불면증이 발생할 수 있다. 역사적으로 약물이나 마약으로 인해 불면증을 가지고 있는 사람들에게 불면증은 약물이나 마약에 의한 이차적 증상으로 여겨져 왔다.

다양한 아형의 경험적인 호소에도 불구하고, 임상 진료에서 이들을 구별하는 것은 어렵다. 조건각성, 부적절한 수면위생과 수면시간의 과소 평가와 같은 소위 일차불면증 아형의 정의된 특징 중 많은 부분이 불면증 환자들 사이에서 흔하게 존재하며, 하나의 아형에만 국한되지는 않는다. 이것은 소위 일차불면증 아형들과 언급된 모든 일차 그리고 이차불면증의 아형을 고려하였을때도 마찬가지이다. 일차불면증 하위 유형간뿐만 아니라 일차와 이차불면증 사이에도 상당히 많은 증상이 중복된다. 또한, 불면증을 가진 많은 개인들은 여러 의학적 질환과 정신과적 장애를 동반하고 있어 한 가지 요인을 원인으로 정하기 어렵다. 결과적으로, 이러한 아형의 구별이 현재의 정의와 확인가능한 방법을 감안할 때 어려운 것으로 판명되었다. 또한 불면증이 언제나 동반된 신체, 정신과적 장애 또는 약물사용장애의 결과라는 것도 분명하지 않다. 불면증은 종종 이러한 상태의 발생보다 우선할 수 있으며, 그러한 조건에 의해 유발될 때에도 불면증은 시간이 지남에 따라 부분적으로 또는 완전히 독립적으로 진화하고 발생하기도 한다. 이같은 상황에서에서 이차불면증이라는 용어는 부적절해 보인다. 현재 만성불면증에서 기계론적인 경로에 대한 이해가 제한되어 있기 때문에 불면증과 동시 발생하는 조건의 관련성이나 인과관계의 방향에 대한 확실한 결론을 도출하는 것은 불가능하다. 또한, 뚜렷한 동반질병에서 요구되는 특정 치료 이외에, 불면증에 대한 효과적인 치료는 일반적으로 불면증 아형 범위에 걸쳐 유사하다. 마지막으로, 위에서 논의된 다양한 특정 아형의 신뢰성과 타당성에서 연구들은 매우 제한적인 결과를 제공했다.

제2판 국제수면장애분류에서는 별도의 소아영역의 진단이 기술되었다. *소아의 행동불면증*은 부모나 돌보는 사람에 의하여 부적절한 수면연관 또는 불충분한 제한설정에 의하여 발생하는 수면장애를 특징으로 한다. 어린 소아에서소아에서 더 흔하지만 나이가 든 집단에서도 부적절한한 수면연관이 발생할 수 있다. 예를 들어, 불면증이 있는 성인은 조용하고 어두운 환경에 불편함을 호소하고 텔레비전이 켜져 있지 않으면 잠들지 못할 수 있다. 마찬가지로, 제한설정 문제가 오직 어린 소아의소아의 수면장애와 관련이 있는지는 분명하지 않다. 의지로 취침시간을 지연할 수 있는 청소년기 동안 이러한 수면의 어려움이 나타날 수 있다. 이와 비슷하게, 인지기능의 장애가 있는 노인들에게 그들의 간병인이 낮잠을 자유롭게 자도록 하면 야간에 깨어나서 돌아다니는 증상이 생길 수 있다. 이 소아의 불면증 아형과 관련된 수면/각성장애의 여러 특징들은 포괄적인 불면장애와 실질적으로 겹친다. 이러한 고려 사항을 감안할 때 별도로 소아 불면증을 진단할 가치가 있는지 의문이다.

이러한 다양한 아형에 더하여, 특징적 아형으로 *객관적으로 짧은 수면시간 불면증*이 최근에 기술되고 있다. 이 군은 객관적으로 입증된 야간 6시간 미만의 평균 수면 시간과 높은 동반질환의 위험과 함께 불면증을 호소하는 특징을 가지고 있다. 이 불면증을 뒷받침하는 증거는 현재 제한되어 있기 때문에, 이 시점에서 이러한 임상 양상에 대해 별도의 불면증 범주로 묘사하는 것은 시기상조이다.

이러한 모든 고려사항을 감안할 때 만성불면장애 환자의 진단을 위해 보다 포괄적이고 방어적인 접근 방식이 선택되었다. 특히, 만성불면장애의 단일 진단은 잠재적으로 수면에 지장을 줄 수 있는 정신과적 장애, 신체질환 또는 약물 사용 유무와 상관없이 지속적이고 빈번한 불면을 가진 모든 환자에게 적용된다.

인구통계

만성불면장애의 전체 임상 양상을 보이는 경우는 전체 인구의 약 10%에서 나타나지만 일시적 불면증 증상의 유병률은 훨씬 더 높다(인구의 30%- 35%). 만성불면장애는 신체/정신과적 장애/약물 장애가 있는 여성과 사회경제적 지위가 낮은 사람에서 더 흔하다. 모든 연령에서 발생하지만 노인에서 더 흔하게 진단되는데, 이는 연령과 연관된 수면연속성(sleep continuity)의 악화와 불면증의 위험을 높이는 동반 신체질환과 약물사용의 증가 때문이다.

취침시간에 대한 제한설정의 어려움으로 발생하는 불면증과 함께 취침시간 그리고/또는 야간에 부모/간병인이 함께 있지 않으면 잠을 자지 못하는 불면증은 정확한 진단기준을 적용했을 때 소아의 10%-30%에서 발생하는 것으로 추정된다. 만성질환이나 신경발달장애를 가진 어린이를 포함한 특정 그룹에서 불면증의 유병률이 더 높다. 아이들은 3-6개월이 될 때까지 규칙적으로 밤새 이어서 잠을 못 자기 때문에, 이보다 더 이른 나이에 잠을 못 자는 것이 아주 뚜렷하지 않는 한, 만성불면장애를 진단하기 적절한 나이는 6개월부터이다. 또한 수면개시관련(sleep-onset associations)과 제한설정문제(limit-setting problems)는 보호자의 행동, 취침시간과의 상호작용(bedtime interactions) 그리고 문화와 강하게 연관되어 있다. 따라서 야간 각성과 부모의 접촉에 대한 요구의 해석은 가족과 문화적 맥락에서 고려되어야 한다. 소아와 청소년의 수면문제에 대한 해석은 종종 특수한 문화적 정의에 기초한다. 청소년에 대한 연구는 사용된 진단기준에 따라 3-12%의 유병률을 나타내며 사춘기 후 소년보다 소녀에서 더 높은 빈도를 보인다.

선행 및 유발요인

스트레스가 많은 시기에 수면에 어려움을 겪거나 평소 얕은 잠을 자는 사람들은 만성불면증이 유발될 가능성이 높다. 일시적으로 잠을 못 잔 이전의 경험이 있는 경우 만성불면장애의 발병 위험을 높인다. 직업과 관련된 스트레스와 사랑하는 사람의 사망, 이혼, 현저한 업무 일정 변경, 실직 그리고 기타 주요 삶의 변화와 같은 요인은 종종 만성불면장애의 유발요인이 된다. 만성불면장애가 있는 사람들은 불면증에 의한 주간 장애에 대해 과도한 집착을 보이고 수면을 촉진하는 행동으로 생각되는 것들에 특별한 노력을 기울이기 때문에 건강, 웰빙(well-being) 또는 주간 기능에 대해 과도하게 염려하는 성격이 유발요인이 될 수 있다. 감정의 불안을 억제(repression)하거나 내재화(internalization)하는 특성을 가진 심리 경향은 만성불면장애가 있는 사람들의 특징이며 또한 선행소인(trait)이 될 수 있다. 자녀에 대해 비현실적인 수면 기대를 하는 부모는 자녀를 너무 일찍 잠자리로 보내거나 매일 밤 잠자리에서 너무 많은 시간을 보내도록 함으로써 불면증을 유발할 수 있다.

동반 정신장애, 특히 기분과 불안장애는 만성불면장애의 위험 증가와 관련이 있다. 마찬가지로, 하지불안증후군, 위식도역류병와 같은 신체질환, 만성통증, 호흡곤란 또는 움직이지 못하는 상태 등도 만성불면장애의 위험 증가와 관련이 있다. 알코올 의존성/남용의 양상과 카페인 또는 기타 자극제의 과도한 복용은 만성불면장애의 위험을 증가시킬 수 있다. 어린이의 불면증은 종종 기질적인 문제뿐만 아니라 동반된 다른 신체와 정신과적 장애와 관련이 있다. 불안정한 가정환경, 안전문제와 가정학대도 어린이와 성인 모두에게 중요한 위험 요소가 될 수 있다. 보호자와의 관계 요인도 고려해야 한다. 또한, 현재 또는 과거 의학적 문제의 병력이 있는 아이의 부모는 죄의식과 함께 소아가 취약할 것이라는 생각 또는 심리적 상처를 입는 것에 대한 걱정으로 인해 제한설정에 어려움을 겪을 수 있다. 부모 또는 다른 형제자매와 방을 함께 사용하는 어린이, 집에 대가족 또는 다른 사람들의 존재 그리고 비좁은 생활 공간과 같은 환경요인은 부정적인 수면개시관련과 부족한 제한설정에 기여할 수 있다.

가계 양상

불면증의 가족력은 잘 보고되어 있지 않다. 그럼에도 불구하고, 불면증의 유병률은 이란성 쌍둥이에 비해 일란성 쌍둥이에서 더 높다. 또한 일반 인구보다 직계친척에서 유병률이 더 높다. 연관성은 어머니와 딸이 더 강하다. 가족력이 어느 정도나 공유된 유전적 소인, 공유된 환경, 학습된 행동(예: 부모 행동의 관찰) 또는 정신병리학의 부산물에 의한 것인지 아직 확실치 않다.

발병, 경과 및 합병증

불면증의 발병은 서서히 발생하거나 급성일 수 있다. 전자의 경우, 주로 어릴 때 또는 청년기에 불면 증상을 호소한다. 불면증의 발생은 일상의 중요한 사건(예: 별거, 사랑하는 사람의 사망), 경미한 매일의 스트레스 요인 또는 수면 일정의 변화와 관련이 있다.

불면증의 과정은 상황에 따라, 반복적이거나 지속적일 수 있다. 특정 유형의 수면문제도 시간이 지남에 따라 변경될 수 있다. 처음에는 잠들기가 어렵다고 불평하는 사람들도 후에는 잠을 유지하는 데 어려움을 겪을 수 있고, 그 반대의 경우도 있을 수 있다. 불면증의 유발사건이 해결되거나 개인이 적응하면 단기불면증은 종종 완화되지만, 초기 유발요인이 사라진 후에도 수면장애가 지속될 수 있다. 치료받지 않으면 불면증이 지속되어 점차 불량한 수면, 주간 기능장애, 불면증에 대한 우려와 수면장애의 악순환이 발생할 수 있다. 선행요인이 있는 사람들 중에서도 불면증은 스트레스가 많은 생활 사건과 관련되어 반복되는 삽화와 함께 간헐적으로 나타나는 경우도 있다. 지속적인 불면증을 가진 경우에도 밤마다 큰 차이를 보이기도 하는데, 며칠을 못 자는 날과 하루쯤 잘 자는 날이 섞이기도 한다. 한 시점에 불면증을 가졌던 환자의 약 70%가 1년 후에도 지속적으로 불면증을 호소하고, 50%는 3년 후에도 불면증이 지속된다. 지속적인 불면증의 합병증은 우울증, 고혈압, 업무장애, 처방전이 필요하거나 필요하지 않은 수면제의 장기간 복용 등이다.

소아 중에서 만성불면장애는 유아기 말기부터 소아기 어느 때라도 발병할 수 있다. 소아의 만성불면장애의 과정은 불면증의 이유에 따라 다르며 다양하다. 제한설정 요인과 부정적인 수면개시관련이 해결되면 수면은 종종 향상된다. 나이가 들어 감에 따라 독립성과 사생활이 더욱 중요해지고 수면장애가 줄어들 수 있다. 합병증은 불면증의 결과로 나타난 수면부족으로 인해 발생할 수 있으며 과민과 주의력결핍, 학교 성적 저하 등이다. 가족간 긴장이 증가되고 보호자의 수면부족도 나타날 수 있다. 유년기 동안 불면증이 발생하는 일부 사람들은 성인까지 만성불면증이 지속된다.

발달 문제

분리 불안과 연령/발달단계(milestone)의 지연과 같은 발달문제는 소아에서 수면문제를 일으키는 선행요인이 될 수 있다. 예를 들어, 어린이가 요람에서 기어 나올 수 있을 정도로 자라거나 침대에서 생활을 하게 된 후 또는 언어 능력이 향상되고, 더 큰 독립성을 원하게 되었을 때에 제한설정문제가 더 자주 나타난다. 아이들은 3-6개월이 될 때까지 규칙적으로 밤새 이어서 잠을 못 자기 때문에, 이보다 더 이른 나이에는 잠을 못 자는 것이 아주 뚜렷하지 않는 한, 만성불면장애를 진단하기 적절한 나이는 6개월부터이다. 그러나 수면장애가 영아기임에도 지속적이고 뚜렷한 경우는 근본적인 기저 의학적 질환을 고려해야 한다(예: 수면중이상호흡, 위식도역류증, 통증).

선행과 유발요인뿐만 아니라 만성불면장애의 특징적인 증상은 연령대에 따라 다양할 수 있다. 이러한 변화는 청소년기와 청년기의 내인성 하루주기리듬의 단계 지연이나 건강한 노인에서도 종종 나타나는 하루주기리듬의 전진 그리고 증가된 각성 횟수와 같은 성인기의 발달 변화를 부분적으로 반영할 수 있다. 역학연구에 따르면 만성불면장애가 있는 젊은이들의 경우 입면의 어려움과 비회복수면이 가장 흔하고, 수면유지불면증과 이른 아침의 각성은 중년과 노인에게 더 흔하다. 객관적인 주간졸림은 불면증이 있는 젊은 성인에게는 흔하지 않지만 노인에게는 흔하다. 그러나, 객관적으로 수면유지가 더 안 됨에도 노인들에서는 젊은 사람들보다 수면에 대한 불만족이 적을 수 있다. 또한, 만성불면장애에 대한 유발인자는 성인의 연령에 따라 변할 수 있으며 신체질환과 약물요인은 노인에서 더 큰 역할을 할 것이다. 마찬가지로, 지속요인은 연령대가 다른 성인의 생활환경에 따라 다를 수 있다. 한 가지 일반적인 예는 은퇴 후 잠자리에서 많은 시간을 보내는 노인의 경우, 수면 연속성에 대한 나이의 영향을 악화시킬 수 있다. 마지막으로 의학적 질환, 증상(예: 통증, 호흡곤란, 이동 장애) 그리고 약물은 종종 젊은 성인과 비교하여 노인의 불면증에서 더 크게 영향을 미친다. 수면제는 노인들에게 더 많이 처방되는데, 효과가 제한적이고 반동불면(rebound)이나 금단불면을 일으킬 가능성이 있다.

병리와 병태생리

만성불면장애의 병태생리에 대한 연구는 수면 혹은 각성 상태에서 생리적 과다각성(hyperarousal)에 초점을 맞추었다. 이러한 연구들은 중요한 동반질환이 없는 불면증 환자 집단의 다양한 생리학적 측정치를 건강한 대조군과 비교하였다. 이 연구들의 많은 수가 표본수가 적고 동일한 결과가 재현되지 않았다. 이러한 연구들의 종합적 결과는 불면증 환자에서 심박수 증가, 심박변이(heart rate variability) 증가, 전신대사속도 증가, 코티솔과 부신피질자극호르몬, 그리고 CRF 농도(특히 수면개시 근처)의 증가, 체온증가, 비렘수면 중 고주파(high frequency) 뇌파활동이 증가한 소견을 제시하여 생리적 각성이 상승한다는 것을 보여주었다. 이 연구들은 교감신경계와 시상하부-뇌하수체-부신 축의 상승된 활동이 수면과 각성의 기능장애를 지속시키는 것을 시사한다. 또한 일부 증거는 불면증이 있는 특정 그룹(예: 극도의 주관적-객관적인 수면불일치가 있거나 객관적으로 짧은 수면시간 불면증을 가진 사람)에서 생리적 조절장애가 더 분명할 수 있음을 시사한다. 그리고 위의 소견들은 정신과적 장애와 동반된 불면증의 경우에는 일반화할 수 없다는 증거들이 있어, 다른 병태생리가 있음을 시사한다.

불면증 환자의 대부분은 뇌의 특정한 구조적인 병리가 없다. 불면증 환자가 뇌졸중, 뇌 외상 그리고 다발경화증과 같은 신경계질환을 동반할 경우 뇌병변을 확인할 수 있지만 불면증이 유일한 신경학 증상은 아닐 것이다. 최근의 한 연구는 해마 또는 전측띠이랑(anterior cingulate)의 부피 감소와 연관이 있다고 보고하였는데, 다른 대부분의 연구는 동일한 결과를 발견하지 못했다.

객관적 소견

불면증의 일반적인 평가에서 수면다원검사는 포함되지 않지만, 만성불면장애의 기준을 만족하는 일부 환자에서 다른 수면장애(예: 수면관련 호흡장애)를 배제하는 데에는 유용할 것이다. 다른 수면장애가 없는 경우, 만성불면장애가 있는 환자의 수면다원검사 결과는 같은 연령대의 정상인에 비해 수면잠복기 그리고/또는 입면후깨어있는시간이 증가함을 보여줄 것이다. 비록 침대에서 1-2시간 정도 각성 상태로 있는 것은 드물지 않지만, 수면잠복기 또는 입면후깨어있는시간은 흔히 30분을 초과한다. 일부 환자들은 하루 밤에 6시간 미만으로 수면시간이 단축되어 있다. 일부 환자는 N1 수면 단계가 증가하고, 수면이 감소하는 서파수면이 감소되는 변경된 수면구조를 보여준다. 집에서 조건화된 뚜렷한 수면장애가 있는 환자는 수면검사실에서 첫날 밤은 반대로 잘 자는 결과를 보일 수 있다(즉, 첫 번째 밤이 두 번째 밤에 비해 더 잘 잔다). 그러나 일부 환자는 수면다원검사에서 정상적인 수면시간을 보이고, 수면개시 또는 수면유지에 어려움이 없는 것으로 나타난다. 일부 불면증 환자는 수면에 문제가 없는 개인과 비교할 때 수면 뇌파의 전력밀도측정(power density measures) 값에 변화가 있었다. 구체적으로 이들 환자는 고주파(베타 와 감마 범위) 대역폭에서 비교적 큰 전력을 보였다. 일부 보고에 따르면 수면 측정에서 주관적-객관적 불일치가 현저한 불면증 환자를 수면문제가 없는 개인과 비교했을 때 높은 고주파 전력이 불면증 환자의 특징이라고 보고했다.

수면다원검사 혹은 활동기록기(actigraphy)를 사용한 연속적인 모니터링에서 잠자리로 가는 시간과 기상시간뿐만 아니라 모든 수면 측정값이 밤마다 현저하게 다르다는 것을 확인했다. 이러한 변화는 좋은 수면을 유지하는 사람과 비교해서 일반적으로 더 크다.

불면증 환자는 수면다원검사에서 측정된 실제 수면시간을 과소평가하고 일부는 실제 기록된 수면시간보다 훨씬 짧은 수면을 취한다고 호소한다. 후자의 그룹은 이전에 수면상태오해(sleep state misperception) 또는 역설불면증으로 분류되었다. 일반적으로 불면증 환자는 수면시간을 과소평가하고 수면잠복기와 각성을 과대평가하는 반면, 좋은 잠을 자는 사람은 수면다원검사 결과와 비교해서 수면시간을 과대 평가하고 수면잠복기와 각성을 과소 평가하는 경향이 있다. 이 주관적-객관적 불일치는 생리적 과다각성과 관련이 있고, 불면증의 핵심 특징 중 하나이다.

수면잠복기반복검사(Multiple Sleep Latency Test, MSLT) 결과는 일반적으로 정상적인 주간 각성도(alertness)를 보여준다. 여러 연구에서 불면증 환자는 대조군과 비교하여 평균 MSLT값이 더 길어서 과다각성도(hyperalertness) 혹은 과다각성(hyperarousal)을 시사한다. 소수의 불면증 환자, 특히 불면증이 있는 노인은 평균 MSLT 값이 감소하여 졸림이 증가했음을 나타낸다. 이러한 결과는 폐쇄수면무호흡과 같은 다른 수면장애가 동반되어 있는지를 고려해야 한다.

어린 아이들은 일반적으로 보호자가 있고 검사실에서 적절한 제한설정이 가능하다면 수면다원검사에서 전형적으로 정상적인 수면을 보인다.

수면다원검사와 MSLT는 일반적으로 불면장애의 진단을 결정하는 데 도움이 되지 않지만 특정 환자의 경우 이 검사가 필요한 상황이 있다. 수면다원검사는 수면파트너로부터 수면호흡장애 또는 주기사지운동증이 보고되면 고려해야 한다. 불면증 증상과 함께 주간과다졸림이 동반될 경우, 특히 기면병이 의심되기 때문에 수면다원검사와 MSLT를 고려해야 한다. 잘 확립된 불면증 치료를 적절하게 따랐지만 치료 반응을 보이지 않는 환자는 수면다원검사를 통해 동반된 다른 수면장애를 배제해야 한다.

마지막으로, 불면증 환자와 대조군을 대상으로 한 수면과 각성 동안의 기능적영상연구가 일부 시행되었다. 이들 연구는 대조군과 비교하여 불면증 환자에서 상대적으로 국소 부위의 포도당 대사가 증가되는 결과를 제시했다. 특징적으로, 불면증 환자에서 수면/각성 조절 영역인 시상(thalamus), 상부뇌간(upper brainstem), 전측띠이랑(anterior cingulate), 변연피질(limbic cortex)에서 각성에 비해, 비렘수면 단계에서 감소되는 포도당 대사율이 더 적은 것을 확인하였다. 또한, 주관적으로 보고하는 수면분절과 객관적 수면분절은 이러한 영역들에서의 상대적인 대사 증가와 관련이 있다. 이러한 연구 결과는 스트레스유발 불면증 동물모델에서 수면 중 국소적인 활성화 양상과 비슷하다. 핵자기공명분광법(nuclear magnetic resonance spectroscopy)을 사용한 다른 연구 결과 수면연속성의 객관적인 측정과 관련이 있는 불면증의 수면 조절 영역에서 감마아미노부티르산(GABA) 신호감소를 확인했다. 혈액산소화수준의존적 기능적자기공명영상(blood oxygenation level dependent functional magnetic resonance imaging, BOLD fMRI) 패러다임을 사용하는 혈류의 작업 관련 변화를 조사한 연구는 정상적인 수면 대조군과 비교할 때 불면증 개인은 기준 수준에 비해 활성화가 감소한 것으로 나타났다. 작업-관련 활성화(task-related activation)는 인지행동치료 후 "정상화" 방향으로 변화한다.

감별진단

수면개시에 어려움이 있는 만성불면장애는 *지연수면각성위상장애*(delayed sleep-wake phase disorder)와 구별되어야 한다. 후자는 개인의 내인성하루주기리듬(endogenous circadian rhythm)이 원하는 수면일정에 비해 늦어져 있기 때문에 수면개시가 원하는 것보다 일관되게 늦다. 개인이 내인성하루주기리듬보다 일찍 혹은 시기에서 벗어난 취침시간과 기상시간을 선택하면 수면 시작의 어려움은 지속되고 수면시간은 줄어든다. 그러나, 지연수면각성위상장애 환자는 늦은 취침시간과 기상시간을 선택함으로써 내인하루주기리듬이 지연된 상태에 맞추어 잠을 잘 때는 잠들기가 수월하고 정상적인 수면시간을 유지할 수 있다. 반면에 만성불면장애가 있는 사람은 종종 원하는 취침시간에 졸림을 느끼지만 취침시간과 기상시간에 상관없이 잠들기가 어렵다. 또한, 불면장애의 경우 수면문제가 밤마다 다른 경향을 보인다. 십대와 젊은 성인들에서 지연성수면각성위상장애의 유병률을 고려할 때, 수면개시 때에 불면 증상이 있는 이러한 연령의 환자를 평가할 때 이 질환으로 인한 불면인지 또는 동반된 경우인지 고려하는 것이 특히 중요하다.

이른 아침 기상시간과 함께 수면유지장애를 보이는 만성불면장애는 *전진수면각성위상장애*(advanced sleep-wake phase disorder)와 감별되어야 한다. 후자는 젊은 성인과 어린이보다 노인에서 더 흔하다. 전진수면각성위장애 환자는 개인의 내인하루주기리듬이 원하는 수면 일정에 비해 전진되어 있어 수면개시가 원하는 취침시간보다 일관되게 빠르다. 그러나, 총수면시간은 개인의 전진된 내인하루주기리듬과 일치하는 이른 취침과 기상시간을 선택했을 때 적절하다. 반면 만성불면장애가 있는 사람들은 선택한 수면일정에일정에 관계없이 수면유지에 어려움이 있고 아침에 일찍 깬다.

만성불면장애와 *전진 그리고 지연수면각성위상장애* 사이에는 약간의 중복이 있을 수 있다. 수면 패턴이 지연된 환자는 원하는 시간에 수면을 시작 못하는 것에 대해 만성적으로 좌절하거나 불안해할 수 있으며, 이러한 좌절과 불안은 내인하루주기리듬에 의해 촉진된 수면시간 이후에도 수면을 방해하고 수면개시를 지연시킬 수 있다. 이른 아침 각성은 마찬가지로 수면위상이 전진된 경우에서 수면 방해 효과를 보일 수 있다. 이러한 상황에서는 하루주기리듬수면각성장애(circadian rhythm sleep wake disorder) 진단과 만성불면장애의 진단이 모두 적용될 수 있고, 진단되어야 한다.

만성불면장애는 또한 *수면을 방해하는 환경*으로 유발되는 상황에 따른 수면장애와 구별되어야 한다. 과도한 소음이나 빛 또는 극한의 온도를 포함한 다양한 환경은 대부분 개인의 수면을 방해한다. 또한, 안전에 대한 위협이나 위험이 임박한 지역에서 잔다는 것도 수면을 방해할 수 있다. 큰 소리로 코를 골거나 수면 중에 과도하게 움직이거나 사건수면이 있는 파트너도 수면을 방해할 수 있다. 환자가 수면을 방해하는 환경에 대해 호소하면 만성불면장애를 진단해서는 안 된다. 만성불면장애는 수면에 도움이 되는 환경에서도 수면의 어려움을 호소하거나 불면증 증상이 환경요인과 독립된 경우에 진단되어야 한다. 환경이 수면장애와 그로 인한 주간 기능저하의 주요 원인인 경우, *기타 수면장애*(other sleep disorders) 진단을 고려해야 한다.

만성불면장애는 *만성자발적수면제한*(chronic volitional sleep restriction; insufficient sleep syndrome) 양상과 구별되어야 한다. 일부 개인들은 지나치게 무리한 주간일정을 계획하거나 원하는 취미 또는 사회활동에 참여하기 위해 수면을 자발적으로 지연시켜 과도한 주간졸림, 피로와 수면 감소를 호소할 수 있다. 그러나 충분한 수면시간을 허용하면 쉽고 정상적인 수면을 시작하고 유지할 수 있다. 만성불면장애가 있는 사람들은 수면을 하기 위해 일상적으로 충분한 시간을 기적으로 할당하더라도 오랜 시간 깨어있으며 수면시간이 단축되는 경향이 있다. 더욱이, 만성불면장애는 전형적으로 과도한 주간졸림과 의도하지 않은 주간 수면삽화가 없으며, 이런 현상은 자발적 수면제한 환자에서 종종 관찰된다.

불면증 증상은 *수면무호흡 또는 하지불안증후군*(restless legs syndrome)과 같은 다른 수면장애와 동반될 수 있다. 만성불면장애는 다음과 같은 경우에 진단된다. (1) 불면증은 함께 나타난 수면장애의 다른 증상으로부터 시간적으로 어느 정도 독립적으로 나타나거나 시간이 지남에 따라 증상의 변화가 있을 때 또는 (2) 공존하는 다른 수면장애의 증상이 현저하게 개선된 적절한 치료에도 불구하고 불면증 증상이 지속될 때 진단된다. 공존하는 수면장애의 효과적인 치료가 불면증 증상을 해결했다면 만성불면장애 진단은 적용되지 않는다.

소아에서는 아이가 분리된 방에서 혼자 자야 할 때 수면장애가 발생할 수 있지만, 아이가 부모와 함께 자거나 부모가 아이의 침실에 함께 있을 때는 수면장애가 없는 경우가 있다. 후자의 상황에서 수면장애가 없다고 해서 불면증 자체가 해결된 것은 아니다. 아이가 지속적이고 독립적으로 잠을 잘 수 있을 때 더 이상 불면증 문제가 없다고 할 수 있다. 일부 어린이의 경우 부모가 없을 때 수면장애가 지속되면 분리불안 또는 불안장애와 같은 기저 질환이 있음을 시사할 수 있다.

소아의 경우 수면장애는 위식도역류와 같은 신체질환 뿐만 아니라 운동, 언어, 인지 발달과 같은 발달단계의 결과일 수 있다. 소아, 청소년 그리고 성인은 신체 또는 정신장애가 동반된 만성불면장애가 발생할 수 있다. 불면증은 다른 수면장애, 신체질환 또는 수면장애에 영향을 주는 정신과적 장애의 결과로 발생할 수 있다. 만성불면장애의 진단은 다음과 같은 경우에 적용된다. (1) 불면증은 공존하는 수면장애, 의학적 또는 정신과적 장애의 증상으로부터 시간적으로 어느 정도 독립적으로 나타나거나 시간이 지남에 따라 증상의 변화가 있다. 또는 (2) 공존하는 수면장애, 의학적 또는 정신과적 장애의 증상이 현저하게 개선된 적절한 치료에도 불구하고 불면증 증상은 지속되어야 한다. 불면증 증상은 종종 시간이 지나면서 어느 정도 독립적으로 나타나므로 만성불면장애 진단은 불면증이 만성 의학적 또는 정신과적 장애와 관련하여 지속될 때까지 기다려야 진단할 수 있다. 함께 나타난 수면장애, 의학적 또는 정신과적 장애의 효과적인 치료가 불면증 증상을 해결할 때 만성불면장애 진단은 적용되지 않는다.

미해결 문제 및 향후 방향

불면증으로 이어지는 근본적인 병태생리학적 경로는 무엇인지, 불면증이 단일 장애로 분류되어야 하는지 또는 몇 가지 아형으로 세분화되어야 하는지 결정하기 위해서는 알아야 할 내용이 많이 남아 있다. 분명 이러한 문제는 서로 밀접하게 연관되어 있다. 불면증으로 이어지는 병태생리학적 경로를 명확하게 하는 추가 연구는 궁극적으로 만성불면장애의 현재 진단기준에 합당한 사람들이 단일 질환을 가진 것인지 아니면 비슷한 증상을 보이는 다수의 개별 질환을 가진 것인지밝혀 낼 것이다. 이와 관련하여 해결되지 않은 문제는 현재의 전반적인 분류가 불면증치료를 포괄적으로 적용하게 해서 궁극적으로 일부 불면증 아형에 대한 특정한 치료를 제공하지 못하는 것이다. 아마도 전반적인 분류체계는 일반적으로 제공되는 치료법과 다른 특별한 치료를 요구하는 독특한 불면증 아형을 간과할 것이기 때문이다.

과거 국제수면장애분류의 경우 비회복(nonrestorative)수면에 대한 불만이 있는 환자에게 불면증 진단을 허락했다. 즉, 수면개시 또는 수면유지에 관한 증상 호소가 없는 상태에서 수면의 질이 좋지 않거나 회복이 안 되는 수면을 가진 환자도 이전 분류에서는 불면증 진단을 받을 수 있었다. 개정판에서는 그러한 환자는 불면증 진단 범주에서 제외한다. 이 결정은 몇 가지 고려 사항을 기반으로 한다. 대부분의 불면증 환자는 수면개시 또는 유지의 어려움에 대한 불만이 있다. 회복이 안 되는 수면에 대한 불만만을 호소하는 적은 수의 환자그룹이 있지만 대부분 이 불만은 더 흔하게 다른 불면증 증상과 관련되거나 수면호흡장애, 다른 수면장애 또는 특정 만성질환(예: 섬유근육통 또는 만성피로증후군)과 관련하여 발생한다. 다양한 역학 연구에서 불면장애가 있는 것으로 추정되고 수면이 회복되지 않는다는 불만이나 수면이 상쾌하지 않다는 불만이 있는 아형을 발견했지만 이러한 연구에는 일반적으로 숨어있는 수면장애를 원인으로 배제하는 데 필요한 수면다원검사가 시행되지 않았다. 마지막으로, 비회복수면은 수면장애의 형태뿐만 아니라 피로와 무기력 같은 수면부족의 주간 증상을 반영하는 개념도 내포하고 있어 정의가 명확하지 않다. 비회복수면의 정의에 대해 추가적인 연구가 불면증에서 임상적 의의를 찾기 위하여 필요할 것이다. 이러한 고려사항을 감안할 때, 비회복수면에 대한 증상은 본 안내서에 기술된 불면장애의 진단적 정의의 일부로 받아들이지 않았다.

❖ 참고문헌

Baglioni C, Battagliese G, Feige B, et al. Insomnia as a predictor of depression: a meta-analytic evaluation of longitudinal epidemiological studies. J Affect Dis 2011;135;10–9.

Bastien CH, St-Jean G, Morin CM, Turcotte I, Carrier J. Chronic psychophysiological insomnia: hyperarousal and/or inhibition deficits? An ERPs investigation. Sleep 2008;31:887–98.

Beaulieu-Bonneau S, LeBlanc M, Mérette C, Dauvilliers Y, Morin CM. Family history of insomnia in a population-based sample. Sleep 2007;30:1739–45.

Billows M, Gradisar M, Dohnt H, Johnston A, McCappin S, Hudson J. Family disorganization, sleep hygiene, and adolescent sleep disturbance. J Clin Child Adolesc Psychol 2009;38:745–52.

Bonnet MH, Arand DL. 24-hour metabolic rate in insomniacs and matched normal sleepers. Sleep 1995;18:581–8.

Bonnet MH, Arand DL. Heart rate variability in insomniacs and matched normal sleepers. Psychosom Med 1998;60:610–5.

Bonnet MH, Arand DL. Hyperarousal and insomnia: State of the science. Sleep Med Rev 2010;14:9–15.

Buysse DJ, Angst J, Gamma A, Ajdacic V, Eich D, Rössler W. Prevalence, course, and comorbidity of insomnia and depression in young adults. Sleep 2008;31:473–80.

Dohnt H, Gradisar M, Short MA. Insomnia and its symptoms in adolescents: comparing DSM-IV and ICSD-II diagnostic criteria. J Clin Sleep Med 2012;8:295–9.

Edinger JD, Wyatt JK, Stepanski EJ, et al. Testing the reliability and validity of DSM-IV-TR and ICSD-2 insomnia diagnoses: results of a multi-method/multi-trait analysis. Arch Gen Psychiatry 2011;68:992–1002.

Krystal AD, Edinger JD, Wohlgemuth WK, Marsh GR. Non-REM sleep EEG frequency spectral correlates of sleep complaints in primary insomnia subtypes. Sleep 2002;25:630–40.

Lack LC, Wright HR. Treating chronobiological components of chronic insomnia. Sleep Med 2007;8:637–44.

Lichstein KL. Secondary insomnia. In: Lichstein KL, Morin CM, eds. Treatment of late-life insomnia. Thousand Oaks, CA: Sage, 2000:297–319.

Mindell JA, Kuhn B, Lewin DS, Meltzer LJ, Sadeh A. Behavioral treatment of bedtime problems and night wakings in infants and young children. Sleep 2006;29:1263–76.

Mindell JA, Sadeh A, Wiegand B, How TH, Goh DY. Cross-cultural differences in infant and toddler sleep. Sleep Med 2010;11:274–80.

Morgenthaler TI, Owens J, Alessi C, et al. Practice parameters for behavioral treatment of bedtime problems and night wakings in infants and young children. Sleep 2006;29:1277–81.

Morin CM, Bélanger L, LeBlanc M, et al. The natural history of insomnia: a population-based 3-year longitudinal study. Arch Intern Med 2009;169:447–53.

Nofzinger EA. Functional neuroimaging evidence for hyperarousal in insomnia. Am J Psychiatry 2004;161:2126–31.

Nofzinger EA, Nissen C, Germain A, et al. Regional cerebral metabolic correlates of WASO during sleep in insomnia. J Clin Sleep Med 2006;2:316–22.

Ohayon MM. Epidemiology of insomnia: what we know and what we still need to learn. Sleep Med Rev 2002;6:97–111.

Ohayon MM, Caulet M, Lemoine P. Comorbidity of mental and insomnia disorders in the general population. Compr Psychiatry 1998;39:185–97.

Ohayon MM, Roberts RE. Comparability of sleep disorders diagnoses using DSM-IV and ICSD classifications with adolescents. Sleep 2001;24:920–5.

Perlis ML, Smith MT, Andrew PJ, Orff H, Giles DE. Beta/gamma EEG activity in patients with primary and secondary insomnia and good sleeper controls. Sleep 2001;24:110–7.

Riemann D, Voderholzer U, Spiegelhalder K, et al. Chronic insomnia and MRI-measured hippocampal volumes: A pilot study. Sleep 2007;30:955–8.

Riemann D, Spiegelhalder K, Feige B, et al. The hyperarousal model of insomnia: A review of the concept and its evidence. Sleep Med Rev 2010;14:19–31.

Roberts RE, Roberts CR, Chan W. Persistence and change in symptoms of insomnia among adolescents. Sleep 2008;31:177–84.

Sánchez-Ortuño MM, Carney CE, Edinger JD, Wyatt JK, Harris A. Moving beyond average values: assessing the night-to-night instability of sleep and arousal in DSM-IV-TR insomnia subtypes. Sleep 2011;34:531–9.

Stepanski E, Zorick F, Roehrs T, Young D, Roth T. Daytime alertness in patients with chronic insomnia compared with asymptomatic control subjects. Sleep 1988;11:54–60.

Vgontzas AN, Liao D, Bixler EO, Chrousos GP, Vela-Bueno A. Insomnia with objective short sleep duration is associated with a high risk for hypertension. Sleep 2009;32:491–7.

Winkelman JW, Buxton OM, Jensen JE, et al. Reduced brain GABA in primary insomnia: preliminary data from 4T proton magnetic resonance spectroscopy (1H-MRS). Sleep 2008;31:1499–506.

Winkelman JW, Benson KL, Buxton OM, et al. Lack of hippocampal volume differences in primary insomnia and good sleeper controls: an MRI volumetric study at 3 Tesla. Sleep Med 2010;11:576–82.

Zhang J, Li AM, Kong AP, Lai KY, Tang NL, Wing YK. A community-based study of insomnia in Hong Kong Chinese children: Prevalence, risk factors and familial aggregation. Sleep Med 2009;10:1040–6.

단기불면장애*

Short-Term Insomnia Disorder

ICD-9-CM code: 307.41 **ICD-10-CM code: F51.02**

대체 이름

급성불면증(acute insomnia), 적응불면증(adjustment insomnia).

진단기준

◆ 기준 A-E가 모두 충족해야 함

A. 환자는 다음 중 하나 이상을 보고하거나 환자의 부모 또는 간병인이 다음 중 하나 이상을 관찰함:[1]
  1. 수면개시의 어려움.
  2. 수면을 유지하기 어려움.
  3. 원하는 것보다 일찍 깨어남.
  4. 적절한 시간에 잠자리에 들지 않으려고 함.
  5. 부모 또는 간병인 개입없이 자기가 어려움.

B. 야간 수면장애와 관련된 다음 사항 중 하나 이상을, 환자가 자기보고하거나 환자 부모 또는 간병인이 관찰함:
  1. 피로/권태.
  2. 주의, 집중 또는 기억장애.
  3. 사회, 가족, 직업 또는 학업 수행 장애.

4. 기분장애/과민성.
5. 주간졸림.
6. 행동문제(예: 과잉행동, 충동성, 공격성).
7. 동기/에너지/기획력 감소.
8. 오류/사고 발생 경향.
9. 수면에 대한 우려 또는 불만족.

C. 보고된 수면/각성 불만은 기회(즉, 충분한 시간이 수면에 할당됨)가 충분하지 않거나 또는 수면에 대한 환경(즉, 환경이 안전하고 어두우며 조용하고 편안함)이 적절하지 않음에 의해 완전히 설명될 수 없음.
D. 수면장애와 동반된 주간 증상은 3개월 미만으로 나타남.
E. 수면장애는 다른 수면장애에 의해 잘 설명되지 않음.

◇ 주석

1. 전 연령대에서 수면을 시작하거나, 수면을 유지하는 데 어려움이 있거나, 너무 일찍 일어난다는 보고가 있다. 적절한 일정에 따라 잠을 자지 못하거나, 부모 또는 간병인의 개입 없이는 잠을 잘 수 없는 경우는 상당한 수준의 기능장애(예: 치매를 가진 사람들)로 인해 보호자의 지도가 필요한 어린이와 노인들에게서 가장 흔하게 나타난다.
2. 단기불면증이 있는 환자는 평균 주당 3회 미만의 수면/각성의 어려움을 겪지만, 환자의 증상에 대한 임상적으로 특별한 관심과 임상적 주의가 필요하다.
3. 슬픔, 급성통증 또는 다른 심각한 급성 스트레스과 같은 다양한 상태는 수면부족과 관련이 있다. 이러한 조건이 수면장애의 유일한 원인인 경우, 별도의 불면증 진단이 적용되지 않을 수 있다. 단기 또는 적응불면증 진단의 적용을 결정하는 주요 요인은 수면장애가 개인에게 중요한 관심이 되거나/그리고 독립적인 임상적인 관심이 필요한 경우이다.

필수 특징

단기불면장애(short-term insomnia)의 필수 특징은 단기간의 수면을 시작하거나 유지하는 어려움으로 인해 전반적인 수면에 대한 불만족을 초래하는 것이다. 수면불만은 수면부족으로 인한 주간의 고통이나 또는 가족, 사회, 직업, 학업 또는 기타 중요한 영역에서 기능장애가 동반된다. 또한, 필요한 수면을 취하기 위해 매일 밤 적절한 시간과 환경을 가지고 있음에도 불구하고 수면장애와 이와 동반된 주간 증상이 발생한다. 단기불면증은 단독 또는 정신과적 장애, 의학적 질환, 또는 물질 사용에 대한 동반질환으로 발생할 수 있다. 대부분의 경우에 단기불면장애는 3개월 미만으로 지속되며, 확인할 수 있는 유발요인이 있다. 다른 경우, 불면증은 단편적으로 발생할 수 있으며, 종종 불면증을 일으키는 주간 스트레스와 함께 발생한다.

만성불면장애와 마찬가지로, 단기불면증의 수면불만은 수면을 시작하는 데 어려움이 있거나 수면을 유지하는 데 어려움을 포함한다. 후자의 불만은 야간에 잠에서 깨어 다시 잠들기 힘들거나, 원하는 기상시간보다 일찍 너무 일찍 일어나는 증상을 포함할 수 있다. 단기불면증은 수면개시의 어려움만 있거나, 수면유지의 어려움만 있거나 또는 보다 흔하게 두 가지 어려움이 같이 나타날 수 있다. 한 개인의 수면불만도 어떤 밤은 수면개시의 어려움이 현저하나 다른 밤은 수면유지의 어려움이 현저하는 등과 같이 변화할 수 있다. 나쁜 수면의 질, 개운하지 않음 또는 회복되지 않는 수면에 대한 불만은 수면개시 또는 수면유지의 어려움이 동반될 수 있으나, 수면에 대한 불만만 발생할 때는 단기불면증 정의를 만족하지 못할 수 있다.

관련 특징

수면장애는 단기불면증의 주요 특징이지만, 만성불면장애와 유사한 각성 증상이 동반된다. 피로, 주의와 집중력 저하, 기억력 저하, 과민 반응, 수면부족에 대한 고통과 같은 증상이 흔하다. 사랑하는 사람의 죽음, 주요 질환 또는 이혼과 같은 스트레스가 많은 일상의 사건에 대한 반응으로 불면증이 발생할 때는, 불안, 걱정, 반복적인 생각, 슬픔 또는 우울증이 특정 스트레스 요인과 관련하여 동반하여 나타날 수 있다. 개인이 술, 불법 약물 또는 자가 치료 약물을 사용하는 경우, 이러한 물질과 관련된 추가 증상이 관찰될 수 있다.

임상 및 병태생리 아형

없음.

인구통계

단기불면장애는 모든 연령에서 발생할 수 있다. 그러나 유아에서는 스트레스 요인과 수면장애의 관계를 파악하기가 어렵기 때문에 진단이 힘들 수 있다. 단기불면장애의 정확한 유병률은 알려지지 않았다. 성인의 단기불면증 1년 유병률은 15-20% 사이로 나타난다. 만성불면장애와 마찬가지로, 단기불면장애는 남성보다 여성에서, 노년층에서 더 흔하다.

선행 및 유발요인

단기불면장애에 걸린 사람은 가벼운 수면 또는 스트레스를 받는 기간의 수면장애를 평생 느낄 수 있다. 불안이나 우울 증상의 이전 병력은 개인에게 단기불면장애의 선행요인으로 작용할 수 있다. 소아에서는 불면증을 가진 부모, 부모의 규칙적인 수면/각성 일정에 대한 지도가 부족한 가정에 사는 경우가 선행요인이 될 수 있다.

급성의 확인 가능한 사건 또는 스트레스는 이러한 형태의 불면증을 흔히 유발한다. 흔한 유발

사건으로는 대인관계, 직업스트레스, 개인적인 손실, 사별, 새로운 신체질환의 진단 또는 시작, 새로운 장소의 방문 또는 이동, 수면 환경 또는 수면 일정의 변화 등이 포함된다. 긍정적인 감정으로의 변화나 스트레스도 유발요인으로 작용할 수 있다. 어린이 또는 보호를 받는 성인의 경우에는, 간병인이 소아또는관리인이 소아 또는 성인의 수면 습관이나 일정을 갑작스럽게 변경할 때 이러한 불면증이 발생할 수 있다. 만성불면장애의 경우와 마찬가지로, 부모 또는 다른 형제와 함께 방을 공유하는 어린이, 친적이나 외부인의 존재, 그리고 혼잡한 주거환경등의 환경요인이 있는경우는, 소아에게 부정적인 수면개시관련또는 부적절한 제한설정을 만들 수 있다.

가계 양상

가계 양상은 만성불면장애 진단기준을 충족하는 사람들에 비해 단기불면장애의 경우에는 잘 알려지지 않았다. 그럼에도 불구하고 만성불면장애가 발견되는 가족에서는, 개인이 일시적 형태의 불면증이 나타날 위험이 더 클 것으로 예상된다. 최근 자료는 스트레스 요인에 대한 반응으로 나타나는 정신생리학적 각성에서, 특정 개인의 유전적 배경이 기여함을 시사한다. 이것은 단기 또는 조절불면증에서 특정 개인의 체질이 기여함을 시사한다.

발병, 경과 및 합병증

단기불면장애를 경험하는 많은 사람들은 시간이 경과함에 따라 불면 증상이 완화됨을 경험한다. 이것은 시간이 지남에 따라 유발요인으로 인한 스트레스가 감소하거나 스트레스 인자가 사라지기 때문이다. 그러나 단기불면장애를 처음 경험하는 사람들의 일부는 만성적인 형태로 되어, 이후에는 만성불면장애로 변화된다. 이러한 사람들은 만성불면장애의 과정과 합병증을 겪게 된다.

발달 문제

만성불면장애의 경우와 마찬가지로 단기불면장애는 소아의 나이가 생후 6개월 이상 될 때까지 고려되지 않는다.

스트레스에 반응하여 수면장애를 경험하는 경향은 청년과 노인에서 급성불면증의 성향을 가지게 한다. 만성불면장애의 경우와 마찬가지로 단기불면증에서도 젊은 성인에서는 수면개시의 어려움이 가장 흔하다. 수면유지의 문제와 아침에 일찍 깨는 것은 중년과 노년층에서 더 흔하다. 객관적 주간졸림은 단기불면장애가 있는 젊은 성인에게는 흔하지 않지만, 노년층에서는 더 흔하다. 일과 가족스트레스 요인은 젊은 성인과 중년의 간헐적인 단기불면증의 발생에 기여할 수 있다. 반대로, 은퇴한 노년층에서는 만성질환의 악화 또는 사랑하는 사람들과의 사별과 관련된 단기불면장애가 나타날 수 있다.

병리와 병태생리

단기불면장애의 병리와 병태생리에 대한 연구는 현재 충분하지 않는데, 대부분의 연구가 불면장애 환자에 초점을 맞추기 때문이다.

감별진단

단기불면장애는 만성불면장애와 많은 특징을 공유한다. 두 가지 조건의 주요한 차이점은 단기불면장애는 만성불면장애의 진단에 필요한 기간과 빈도 기준을 충족하지 못하는 것이다. 또한 단기불면장애는 교대근무 또는 *시차*에 의한 *하루주기리듬수면각성장애*와 감별해야 한다. 후자의 경우에는, 수면장애는 내인*하루주기리듬*과 조정된 수면-각성리듬과의 불일치(예: 야간이 아닌 주간에 수면을 취해야하는 일정)로 인해 발생한다. 단기불면장애에서는 그러한 불일치가 존재하지 않는다. 그럼에도 개인은 수면개시 또는 유지에 어려움을 겪는다.

❖ 참고문헌

Agnew HW Jr, Webb WB, Williams RL. The first night effect: an EEG study of sleep. Psychophysiology 1966;2:263–6.

Angst J, Vollrath M, Koch R, Dobler-Mikola A. The Zurich Study. VII. Insomnia: symptoms, classification and prevalence. Eur Arch Psychiatry Clin Neurosci 1989;238:285–93.

Healey ES, Kales A, Monroe LJ, Bixler EO, Chamberlin K, Soldatos CR. Onset of insomnia: role of lifestress events. Psychosom Med 1981;43:439–51.

Morin CM, Rodrigue S, Ivers H. Role of stress, arousal and coping skills in primary insomnia. Psychosom Med 2003;65:259–67.

Roehrs T, Zorick F, Roth T. Transient and short-term insomnias. In: Krieger MH, Roth T, Dement WC, eds. Principles and practice of sleep medicine, 3rd ed. Philadelphia: WB Saunders, 2000:624–32.

Tachibana H, Izumi T, Honda S, Takemoto TI. The prevalence and pattern of insomnia in Japanese industrial workers: relationship between psychosocial stress and type of insomnia. Psychiatry Clin Neurosci 1998;52:397–402.

기타 불면장애
Other Insomnia Disorder

ICD-9-CM code: 307.49 **ICD-10-CM code: F51.09**

이 진단은 수면개시와 유지에 어려움이 있지만 만성불면장애 또는 단기불면장애에 대한 기준을 완전히 충족시키지 못하는 개인을 위해 준비되었다. 만성불면장애 또는 단기불면장애 진단을 확립하기 위해 더 많은 정보가 필요할 때, 이 진단은 잠정적으로 할당될 수 있다. 이 진단은 비특이적 특성으로 인해 드물게 사용될 것으로 예상된다.

단독 증상 및 정상 변형

잠자리에서의 과도한 시간
Excessive Time in Bed

어떤 사람은 밤 동안 잠드는데 시간이 오래 걸리거나 장시간 밤에 깨어 있는 등의 단독의 불면 증상이 나타날 수 있지만 불면증을 호소하거나 주간 장애를 보이지 않는다. 어린이의 경우, 이 양상은 부모나 보호자가 아이의 필요한 수면에 대해 비현실적인 기대를 하고 매일 밤 아이가 잠자리에서 너무 많은 시간을 할당할 때 나타날 수 있다. 성인의 경우 침대에서 일상적으로 수면에 필요한 시간보다 훨씬 더 많은 시간을 보내면서, 불편감을 호소하지 않는 집단에서 가장 흔하게 나타날 수 있다. 예를 들어, 직장에서 퇴직하거나 현재 고용되지 않은 일부 사람은 매일 밤 침대에서 과도한 시간을 보내면서도 일상적으로 겪는 길어진 깨어있는 시간에 의해 고통받지 않는다. 현재 역학과 실험연구에서는 건강에 좋지 않은 결과에 주관적으로 인지한 수면 어려움/불만족이 더 밀접한 관련이 있는지 또는 수면시간, 수면잠복기 그리고 수면연속성의 특정 객관적인 지표가 더 관련되어 있는지 확인할 수 없었다.

짧게 자는 사람
Short Sleeper

어떤 사람은 평균적으로 매일 밤 평균 6시간 미만의 수면을 취하지만 수면/각성에 대한 불편감은 없다. 그러한 사람은 수면장애에 대한 불편감이 없고 명백한 주간 기능장애가 없는 경우에는 정상적인 짧게 자는 사람으로 간주된다. 이들 중에서 관찰된 비교적 적은 평균 수면시간은 수면부족증후군과 같이 의도된 만성적인 수면제한으로 인한 것이 아니라, 수면요구의 감소에 의한 경우를 시사한다. 만성적인 짧은 수면시간의 임상적 중요성과 하위 유형의 식별은 여전히 의문의 여지가 남아 있다. 다양한 연구에서 짧은 수면시간이 대사, 심혈관과 기타 형태의 발병과의 관계를 밝혔다. 그러나 이러한 연구는 일반적으로 불면증 또는 다른 수면장애와 관련하여 잠을 잘 수 없는 사람, 자발적으로 수면을 제한하는 사람 그리고 원래 적게 자는 사람을 구분할 수 없다. 다른 원인으로 인한 짧은 수면은 다른 병태생리학적 특성을 가질 수 있다. 현재, 하룻밤에 6시간 미만의 수면을 보이는 사람들은 여기에 기술된 불면증 하위 유형중 하나에 대한 기준을 충족하지 않는 한 불면증 진단을 받지 않아야 한다.

❖ 참고문헌

Fernandez-Mendoza J, Calhoun S, Bixler EO, Pejovic S, Karataraki M, Liao D. Insomnia with objective short sleep duration is associated with deficits in neuropsychological performance: a general population study. Sleep 2010;33:459–65.

Hartmann E. Sleep requirement: long sleepers, short sleepers, variable sleepers, and insomniacs. Psychosomatics 1973;14:95–103.

Ohayon MM, Caulet M, Guilleminault C. How a general population perceives its sleep and how this relates to the complaint of insomnia. Sleep 1997;20:715–23.

Roehrs T, Zorick F, Roth T. Transient and short-term insomnias. In: Krieger MH, Roth T, Dement WC, eds. Principles and practice of sleep medicine, 3rd ed. Philadelphia: WB Saunders, 2000:624–32.

Vgontzas AN, Liao D, Bixler EO, Chrousos GP, Vela-Bueno A. Insomnia with objective short sleep duration is associated with a high risk for hypertension. Sleep 2009;32:491–7.

Webb WB, Friel J. Characteristics of "natural" long and short sleepers: a preliminary report. Psychol Rep 1970;27:63–6.

수면관련 호흡장애

(Sleep Related Breathing Disorders)

폐쇄수면호흡장애

중추수면무호흡증후군

수면관련 저환기장애

수면관련 저산소혈증장애

단독 증상 및 정상 변형

수면관련 호흡장애는 수면 중 호흡사건을 특징으로 하며 각성 중 호흡장애를 동반하는 경우도 있다. 폐쇄수면무호흡(obstructive sleep apnea, OSA), 중추수면무호흡(central sleep apnea, CSA), 수면관련 저환기장애(sleep related hypoventilation disorder), 수면저산소혈증장애(sleep related hypoxemia disorder)로 분류하지만 한 환자에서 두 가지 이상의 호흡장애, 특히 폐쇄수면무호흡과 중추수면무호흡이 동시에 존재하는 경우가 많다. 주로 호흡사건을 기준으로 진단하지만, 같은 환자에서 밤마다 혹은 질환 경과에 따라 수면호흡사건 양상이 변할 수 있다. 또한, 중추수면무호흡이 상기도 폐쇄를 수반하거나 호흡구동(ventilatory drive)이 낮아질 때 폐쇄수면무호흡이 시작하는 양상으로 병태생리기전이 겹치기도 한다.

이어지는 장에서 개별 호흡사건(예, 무호흡, 저호흡, 저환기)의 정의는 소개하지 않는다. 대신 각 호흡사건의 정의와 평가는 미국수면의학회(American Academy of Sleep Medicine, AASM)가 발간한 책자(Manual for the Scoring of Sleep And Associated Events) 최신판을 참조하였다. 이 책자는 성인과 소아를 구별하여 폐쇄/중추무호흡과 저호흡의 정의와 체인-스톡스호흡(Cheyne-Stokes Respiration, CSR)과 저환기 평가기준을 포함한다.

폐쇄수면무호흡은 증상 발현, 진단기준, 경과 및 합병증의 차이로 성인과 소아를 구별한다. 폐쇄수면무호흡은 수면 중 (적어도 무호흡 발생 기간의 일부라도) 호흡 노력은 유지된 채 상기도 협착 또는 폐쇄에 의한 호흡 소실이 특징이다. 이번 ICSD-3는 성인 폐쇄수면무호흡 진단기준에 대해, 뇌파(electroencephalography, EEG)없이 제한된 센서들로 시행하는 간이이동수면검사(out-of-center sleep testing, OCST)에 대한 내용을 포함하였다.

중추수면무호흡은 호흡구동의 감소 또는 소실로 인한 호흡 저하 또는 중단이 특징이다. 중추성무호흡이나 저호흡은 주기적으로 또는 간헐적으로 나타난다. 다양한 원인의 중추수면무호흡 환자에서 폐쇄수면무호흡이 관찰되기도 한다.

일차중추수면무호흡은 아직 그 원인이 확인되지 않은 특발(idiopathic) 수면관련 호흡장애다. 각성 중 동맥이산화탄소분압(arterial partial pressure of carbon dioxide, $PaCO_2$)은 정상이거나 낮고, 다른 중추수면무호흡장애 진단기준에 맞지 않는다. 체인-스톡스호흡 동반 중추수면무호흡에서는 점진적 호흡양의 증가와 감소(crescendo-decrescendo respiration)가 중추무호흡 또는 저호흡에 의해 분리되어 주기적으로 나타난다. 이런 호흡장애 환자의 대부분은 심박출 감소 또는 보전형 울혈심부전(congestive heart failure)을 동반한다. 간혹 뇌졸중이나 다른 신경학적 장애와 관련되어 발생하기도 한다. 고지주기호흡(high-altitude periodic breathing)은 고지에 갑작스럽게 노출될 때 발생한다. 주기적인 호흡 양상은 고지에서 발생 가능한 것으로 수면관련 호흡장애로서 진단하려면, 반드시 이로 인한 증상이 있어야 한다. 의학 또는 신경계 이상에 의한 중추수면무호흡(체인-스톡스호흡 제외)는 주로 중추신경계 구조적 병변에 의해 발생한다. 일차중추수면무호흡 진단을 위해서는 이런 장애가 배제되어야 한다. 약물이나 물질에 의한 중추수면무호흡은 아편유사제(opioids) 또는 기타 호흡억제제가 호흡 중추에 영향을 주어 발생한다.

치료중발생 중추수면무호흡(treatment-emergent central sleep apnea)이 국제수면장애분류(International Classification of Sleep Disorders)에 새로 추가되었다. 치료중발생 중추수면무호흡은 수면다원검사 시 주로 폐쇄무호흡 또는 혼합무호흡과 폐쇄저호흡과 같은 폐쇄호흡장애가 발생하지만 보완호흡수(backup rate)가 설정되지 않은 양압기 사용으로 중추무호흡이나 중추저호흡이 발생하거나 지속되고, 이들이 주된 남은 수면호흡장애이다(폐쇄수면무호흡은 해결됨). 치료중발생 중추수면무호흡은 중추수면무호흡이 다른 질환(예: 다른 중추수면무호흡장애)으로 설명되지 않을 때 진단된다.

수면관련 저환기장애는 수면 중 동맥 이산화탄소분압($PaCO_2$)의 비정상적 증가를 특징으로 한다. 저환기장애 진단은 성인과 소아에서 서로 다른 기준이 적용된다. 성인의 경우, 10분 이상 동맥혈 PCO_2 (또는 대리표지자, surrogate)가 55 mmHg를 초과하거나 각성상태의 동맥혈 PCO_2 보다 10 mmHg 이상 증가하면서 동시에 50 mmHg 초과된 상태가 최소 10분 이상인 경우로 정의한다. 소아의 경우, 동맥혈 PCO_2 (또는 대리표지자, surrogate)가 50 mmHg 초과된 상태가 전체 수면시간 중 25% 이상 지속되는 경우로 정의한다.

국제수면장애분류의 이번 개정판에서는 수면관련 저환기장애 분류에 많은 변경이 있다. 비만저환기증후군(obesity hypoventilation syndrome)은 유병률이 높고 임상적 특징도 뚜렷해 별도의 장애로 등재되었다. 다른 수면관련 저환기장애와 달리, 비만저환기증후군 진단은 각성 중(주간) 저환기($PaCO_2 > 45$ mmHg)가 필수적이다. 이 범주의 다른 질환의 진단에는 각성 중 저환기가 꼭 필요하지는 않다.

국제수면장애분류의 이전 판에서는 저환기장애군은 수면저환기/저산소혈증장애로 분류되었다. 제 3판 국제수면장애분류에서는 저환기장애군은 수면 중 저산소혈증(동맥혈산소포화도 저하)만 특징으로 하는 장애군과 분리되었다. 단순히 저산소혈증을 동반하는 것보다 수면저환기 여부가 진단 및 치료에 중요하다. 수면저산소혈증장애는 수면 중 일정 기간 동안 유의한 산소헤모글로빈 포화도 감소를 특징으로 한다. 이 진단 범주는 수면저환기가 없거나 명확하지 않을 때 사용된다. 수면저산소혈증은 저환기, 환기-관류 불균형, 저산소분압, 단락, 또는 이러한 요소의 복합으로 발생할 수 있으며 다양한 병인과 연관될 수 있다. 저환기나 저산소혈증을 유발하는 의학적, 신경학적 병리에 대한 별개의 진단 범주는 이제 사용하지 않는다. 제2판 국제수면장애분류에서는 하기도 폐쇄, 폐실질 및 혈관병리, 신경근육 및 흉벽장애로 하위 분류하였으나, 제3판 국제수면장애분류에서는 의학적, 신경학적 질환에 의한 수면저환기 또는 수면저산소혈증으로 진단 분류에 따라 특이적 폐장애나 신경학적 장애는 별도로 진단되어야 한다.

❖ 참고문헌

Badr MS, Toiber F, Skatrud JB, Dempsey J. Pharyngeal narrowing/occlusion during central sleep apnea. J Appl Physiol 1995;78:1806–15.

Berry RB, Brooks R, Gamaldo CE, Harding SM, Lloyd RM, Marcus CL and Vaughn BV for the American Academy of Sleep Medicine. The AASM Manual for the Scoring of Sleep and Associated Events: Rules, Terminology and Technical Specifications, Version 2.0.3. www.aasmnet.org. Darien, IL: American Academy of Sleep Medicine, 2014

Tkacova R, Niroumand M, Lorenzi-Filho G, Bradley TD. Overnight shift from obstructive to central apneas in patients with heart failure: role of PCO_2 and circulatory delay. Circulation 2001;103:238–43.

Tkacova R, Wang H, Bradley TD. Night-to-night alterations in sleep apnea type in patients with heart failure. J Sleep Res 2006;15:321–8.

폐쇄수면무호흡장애
Obstructive Sleep Apnea Disorders

성인 폐쇄수면무호흡
Obstructive Sleep Apnea, Adult

ICD-9-CM code: 327.23 **ICD-10-CM code: G47.33**

대체 이름

폐쇄수면무호흡증후군(OSA syndrome), 수면무호흡(sleep apnea), 수면무호흡증후군(sleep apnea syndrome), 폐쇄무호흡(obstructive apnea), 수면이상호흡(sleep disordered breathing), 폐쇄수면무호흡저호흡증후군(obstructive sleep apnea hypopnea syndrome).

'상기도저항증후군'(upper airway resistance syndrome, UARS) 용어도 이 진단명에 포함되는데, 이는 폐쇄수면무호흡과 병태생리가 크게 다르지 않기 때문이다. 피크위크증후군(Pickwickian syndrome) 용어는 폐쇄수면무호흡 환자뿐 아니라 비만 환자 및 비만저환기증후군 환자에서 무분별하게 사용되었기 때문에 사용을 지양한다.

진단기준

◆ 기준 A와 B가 모두 충족하거나 C가 충족해야 함, (A and B) or C

A. 다음 중 한 가지 이상 존재함:
   1. 졸림, 비회복수면(nonrestorative sleep), 피로 또는 불면 증상을 호소함.
   2. 숨을 멈추거나, 숨을 헐떡거리거나, 숨이 막히면서 잠에서 깸.
   3. 수면파트너나 다른 관찰자가 수면 중 습관적 코골이, 호흡중지를 확인함.
   4. 고혈압, 기분장애, 인지저하, 관상동맥질환, 뇌졸중, 울혈심부전, 심방세동, 제2형 당뇨병의 진단.

B. 수면다원검사(polysomnography, PSG) 또는 이동간이수면검사(OCST)[*]에서 다음이 확인됨:
   1. 폐쇄수면호흡 삽화2(폐쇄 및 혼합무호흡, 저호흡, 또는 호흡노력관련각성[respiratory effort related arousal, RERAs])[3]가 시간당 5회 이상.

   또는

C. 수면다원검사 또는 이동간이수면검사[1]에서 다음이 확인됨:
   1. 폐쇄수면호흡 삽화(폐쇄 및 혼합무호흡, 저호흡, 또는 RERAs)[3]이 시간당 15회 이상.

◆ 주석

1. 이동간이수면검사는 뇌파로 확인되는 실제수면시간이 기록되지 않기 때문에 시간당 폐쇄무호흡 횟

수가 수면다원검사에 비해 적게 측정된다. 전체수면시간 대신 모니터링 시간을 바탕으로 호흡삽화 빈도를 나타내기 위해 호흡사건지수(respiratory event index, REI)라는 용어를 사용할 수 있다.

2. 호흡사건은 수면과 관련사건 스코어링을 위한 미국수면의학회 매뉴얼의 최신판에 의해 정의한다.
3. 이동간이수면검사의 경우 뇌파기준에 따른 각성이 확인되지 않기 때문에 각성과 연관된 RERAs와 저호흡은 평가할 수 없다.

필수 특징

폐쇄수면무호흡(obstructive sleep apnea)은 수면 중 주기적 상기도의 완전(무호흡) 또는 부분적(저호흡) 협착으로 인한 산소포화도 감소와 잦은 각성을 특징으로 한다. 무호흡 또는 저호흡은 최소 10초 이상 지속되어야 한다. 호흡삽화는 대부분 10-30초 정도로 발생하지만 1분 이상 지속되기도 한다. 모든 수면 단계에서 발생할 수 있으나 N3보다는 N1, N2, 렘수면 단계에서 빈번하게 발생한다. 렘수면과 앙와위자세(supine position)에서 호흡삽화 지속기간이 더 길고 산소포화도 저하가 더 심하다. 산소포화도는 대개 정상호흡으로 회복 시 기저 수준으로 회복되지만, 무호흡이나 저호흡이 매우 빈번하고 길어지는 경우나 기저 폐질환이 있는 경우에는 산소포화도는 낮게 유지될 수 있다. 무호흡 사이의 코골이는 종종 수면파트너가 목격하며, 그 외 수면을 방해하는 헐떡거림(gasping)이나 숨막힘, 움직임 또한 그러하다. 대부분의 환자는 침대에 있었던 시간의 길이와 무관하게 아침에 피곤하고 개운하지 않다고 호소한다. 무호흡, 저호흡, 코골이는 음주 및 수면 전 진정제 복용, 체중 증가 시 악화될 수 있다.

대부분의 환자는 과도한 졸림을 주로 호소한다. 졸림은 대부분 이완된 상황이나 휴식 상태에서 발생하지만, 졸림이 극심한 경우 활발하게 대화하거나 먹거나 걷거나 운전하는 동안에도 발생할 수 있다. 여성에서는 과도한 졸림을 호소하는 경우는 드물며 주로 불면, 수면의 질 저하, 피로가 주된 호소이다. 일반적으로 개운하지 않은 수면, 졸림, 피로가 삶의 질에 나쁜 영향을 끼친다. 수면파트너 또한 수면의 분절 및 연관된 증상들을 호소한다. 수면 중 무호흡과 저호흡 빈도는 주간 증상의 중증도 및 삶의 질과 음의 상관 관계가 있다. 어떤 경우에는 환자는 증상을 호소하지 않거나 수면파트너에 의해 관찰된 증상도 부인한다.

관련 특징

폐쇄수면무호흡 환자에서 고혈압은 흔하다. 비만이나 흡연과 같은 다른 인자와 무관하게 폐쇄수면무호흡이 고혈압 발생에 유의한 위험인자임을 시사하는 임상적, 역학적 보고가 상당하다. 폐쇄수면무호흡은 관상동맥질환, 심방세동, 뇌경색과 흔히 동반되며 독립적 위험인자이기도 하다.

폐쇄수면무호흡은 제2형 당뇨병과도 연관이 있으며 제2형 당뇨병 발병의 위험인자이다. 병적 비만이나 만성폐쇄폐질환(chronic obstructive pulmonary disease, COPD)과 같은 동반질환에 인해 주간 고이산화탄소혈증이 있는 폐쇄수면무호흡 환자에서는 폐동맥고혈압과 폐심장증 발생 위험이 높아진다. 확장심근병증이나 허혈심장질환과 폐쇄수면무호흡과 함께 있는 경우, 기저 심장질환과 울혈심부전 소인이 악화될 수 있다. 폐쇄수면무호흡 환자에서 때때로 위식도역류 증상, 유뇨증, 기분장애, 발기부전을 호소한다. 폐쇄수면무호흡은 다음과 같은 운동 사건수면(motor parasomnia)과도 관련있다: 일차각성장애(혼돈각성, 몽유병, 야경증)와 유사한 폐쇄수면무호흡으로 인한 비렘수면으로부터의 각성; 렘수면행동장애(REM sleep behavior disorder)와 유사한, 폐쇄수면무호흡으로 인한 렘수면으로부터의 각성; 폐쇄수면무호흡 치료로 비강지속양압호흡기(continuous positive airway pressure, CPAP)를 시작하는 동안 서파수면반동(slow wave sleep rebound)과 관련된 비렘수면으로부터의 각성장애; 수면식이장애(sleep related eating disorder)와 연관된 폐쇄수면무호흡으로 인한 각성; 현저한 움직임이 동반되는 폐쇄수면무호흡으로 인한 야간발작(nocturnal seizures) 또는 대뇌무산소발작(cerebral anoxic attacks).

무호흡과 저호흡 빈도 또는 저산소혈증 정도로 결정되는 폐쇄수면무호흡 중증도와 증상성 졸림(symptomatic sleepiness)은 관련이 있다. 졸림을 평가하는 척도로 엡워스졸림척도(Epworth Sleepiness Scale)와 같은 졸림중증도를 자기보고하는 주관적 평가방법과 수면잠복기반복검사(Multiple Sleep Latency Test, MSLT)와 같은 객관적 평가방법은 서로 연관이 없기 때문에 졸림 평가는 어렵고 상대적으로 신뢰하기 어렵다. 또한 환자는 점점 졸림에 적응하므로 이를 보고해야 할 문제로 생각하지 못할 수도 있다. 수면파트너가 확인한 호흡정지와 심한 코골이가 환자의 졸림 호소와 항상 동반되지는 않는다. 마지막으로 졸림은 가능한 병인이 많고 다양한 특성이 있다는 점에 유의하는 것이 중요한다(감별진단 참고).

임상 및 병태생리 아형

무호흡과 저호흡은 병태생리 및 그 결과가 유사하므로 무호흡이 주된 환자와 저호흡이 주된 환자를 구분하는 것은 임상적으로 중요하지 않다. 때때로 렘수면에만 무호흡 또는 저호흡이 나타날 수 있는데, 별개의 임상적, 병태생리학적 하위 유형임을 주장하는 일치된 의견은 없다.

일부 환자에서 동맥혈 산소포화도 저하는 거의 없지만 수면 중 짧은 각성을 유발하는 상기도 협착을 특징으로 하는 호흡삽화를 보인다. 이러한 호흡삽화는 저호흡 정의에 따라 산소포화도저하 없이 각성을 동반한 저호흡 또는 RERAs 중 하나의 기준에 부합한다. 앞서 언급했듯이 후자의 경우 UARS로 불린다. 최근 연구에서는 폐쇄 호흡삽화가 동맥혈 산소포화도 저하는 미미하지만 각성이 동반되는 경우 폐쇄수면무호흡 변이일 것이라고 제안했다. 이러한 환자는 흔히 코골이가 있고 주간졸림이나 피로를 호소한다. 그러나 코골이 없이 빈번한 호흡각성을 호소하는 환자도 일부 보고되며 호흡관련 동맥혈 산소포화도 저하가 동반되는 환자에 비해 비만도가 낮은 경향을 보이나 유병률은 아직 잘 모른다. 미국수면의학회 매뉴얼 최신판에 기술되어 있듯이 호흡기류(airflow) 변화를 감지하는 최신 기술을 이용했을 때 이러 증상의 환자 대부분은 위에 제시된 진단기준에 적합한 폐쇄수면무호흡으로 진단될 것이다.

COPD와 폐쇄수면무호흡은 흔히 동반될 수 있으나 공통된 병태생리학적 관련성은 없다. 그러나 기관지 호흡기류 폐쇄 정도가 동일한 경우 두 질환이 모두 이환된 환자에서 야간 저산소혈증과 주간 고이산화탄소혈증이 더 흔하고 폐동맥고혈압과 우심부전의 발생 위험도도 더 높다. 두 질환이 모두 있는 환자 유병률은 1%로 추정된다.

인구통계

폐쇄수면무호흡은 모든 연령에서 발생한다. 추정 유병률은 수면호흡 삽화를 정의하는 기준 및 빈도와 질환을 규정하는 다른 기준에 따라 매우 다르지만 여러 나라에서 일반인구집단을 대상으로 한 연구들에 따르면 성인 남성 3~7%와 성인 여성 2~5%에서 주간졸림과 관련있는 폐쇄수면무호흡이 발생하는 것으로 나타났다. 그러나 폐쇄수면무호흡 환자에서 주간졸림이 항상 동반되는 것은 아니므로 유병률은 훨씬 높을 것이다. 한 연구에서 무호흡-저호흡지수(apnea-hypopnea index, AHI)가 시간당 5회 이상인 기준만을 적용한 경우 유병률이 남성에서 24%, 여성에서 9%에 달한다고 보고하였으나 주간졸림 기준을 추가한 경우에는 남성에서 4%, 여성에서 2%로 감소하였다.

폐쇄수면무호흡의 유병률은 연령에 따라 증가하나 고령 환자에서는 더이상 늘어나지 않는다. 남성과 여성에서의 폐쇄수면무호흡 발생 비율은 약 2:1이고 이러한 차이는 폐경 이후 여성에서 폐쇄수면무호흡 발생 위험도가 증가하므로 중년부터 감소한다.

폐쇄수면무호흡은 모든 인종(race)과 민족(ethnicity)에서 발생한다. 중년 이외의 청년과 노년에서 폐쇄수면무호흡은 백인보다 흑인에서 흔하다. 아시아에서 폐쇄수면무호흡 유병률은 백인에 비해 체질량지수(body mass index, BMI)가 전반적으로 더 낮음에도 불구하고 비슷하다. 아시아인에서 두개안면 특성 차이가 폐쇄수면무호흡 발생의 소인으로 생각된다. 히스패닉계와 북미 원주민에서 폐쇄수면무호흡 유병률을 다른 인종/민족과 비교한 연구는 드물지만 폐쇄수면무호흡이 이 그룹에서도 흔하게 발생할 것으로 생각된다.

선행 및 유발요인

폐쇄수면무호흡의 주요 소인은 과체중이다. 중등증 내지 중증의 폐쇄수면무호흡 중 약 60%가 비만에 기인하는 것으로 추정된다. 체중이 증가할수록 폐쇄수면무호흡 발생 위험도도 증가하며 병적비만(morbid obesity)에서 폐쇄수면무호흡의 유병률은 더 높다. 정상 또는 저체중인 폐쇄수면무호흡 환자에서 상하악골기형(maxillomandibular malformation)이나 편도와 아데노이드 비대(adenotonsillar enlargement)와 같은 국소적 구조적 이상으로 인한 상기도 폐쇄가 있을 가능성이 높다. 목둘레가 굵을수록 AHI도 증가하지만 BMI와 연관된다. 환기조절 불안정성도 폐쇄수면무호흡 발생 위험을 증가시킨다. 호흡장애에 과도한 환기반응을 보이는 환자들은 폐쇄호흡 삽화가 나타나는 경향이 있다. 나이와 BMI를 보정하여도 폐경은 여성에서 폐쇄수면무호흡의 위험인자이다. 호르몬대체요법이 보호 효과가 있을 수도 있다. 흡연이 폐쇄수면무호흡의 위험인자인지에 대해서는 아직 이견이 있다. 두경부의 골조직 및 연조직 구조 이상이 폐쇄수면무호흡의 발생 소인이 될 수 있으며 이는 선천성(하악골 크기, 하악골 위치, 구개 높이)이거나 후천성(편도 및 아데노이드 비대)이다. 말단비대증 및 갑상선기능저하증과 같은 내분비장애는 폐쇄수면무호흡의 위험인자이다. 다운증후군이 있는 성인과 소아에서도 폐쇄수면무호흡 유병률이 높다. 근긴장이영양증(myotonic dystrophy)과 같이 말초 근육에 영향을 미치는 신경학적 장애가 있는 환자에서도 폐쇄수면무호흡이 흔하다. 폐쇄수면무호흡은 음주와 수면 전 진정제 복용 또는 비정상적 생김새, 비염으로 인한 야간 비제약(nasal restriction)이나 비울혈에 의해 악화될 수 있다.

가계 양상

폐쇄수면무호흡 환자에서 가족집적성(familial clustering)이 있는 것을 보아 폐쇄수면무호흡은 유전적 질환이다. 폐쇄수면무호흡 환자의 일차가족(first-degree relatives)은 일반 인구에 비하여 폐쇄수면무호흡 발병위험이 2배로 높다. 코골이, 주간졸림, 킁킁거림, 씩씩거림(snorting)이나 헐떡거림과 같은 폐쇄수면무호흡과 관련된 증상에 대해서도 집적성이 나타났다. AHI변화 중 3분의 1이 유전성이며 비만도 유전성의 많은 비율을 차지한다. 폐쇄수면무호흡 발생의 소인으로 유전적 특징에는 두개안면 형태(craniofacial morphology)와 환기조절이 있다. 신체활동과 식습관과 같은 가족적 환경인자 또한 소인이다. 그러나 폐쇄수면무호흡의 유전성을 지닌 고유한 유전자나 유전자군은 현재까지 확인되지 않았다.

발병, 경과 및 합병증

종단(longitudinal)연구에서 언급한 것처럼 AHI기준으로 치료받지 않은 폐쇄수면무호흡의 중증도는 느리게 진행한다. 폐쇄수면무호흡은 BMI가 증가할수록 더 심해지며, 체중감량 시 호전된다. 하지만 체중 증가가 폐쇄수면무호흡 중증도 증가에 미치는 영향이 체중 감소가 폐쇄수면무호흡 중증도 감소에 미치는 영향보다 더 크며, 여성에 비해 남성에서 체중 변화에 따른 증상이 현저하다.

폐쇄수면무호흡은 고혈압, 관상동맥질환, 울혈심부전, 뇌졸중, 조기 사망의 위험인자이며 남성 및 중년층은 이러한 위험도와 더 연관이 있다. 또한 폐쇄수면무호흡이 비만과 무관하게 제2형 당뇨병 발생의 위험인자임을 시사하는 연구결과가 많다. 부정맥도 흔히 폐쇄수면무호흡과 관련하여 발생하는데 특히 심방세동의 발현 및 재발과 연관 있다.

폐쇄수면무호흡은 우울증의 중증도를 증가시킬 수 있다. 주간졸림으로 인해 직업 수행능력 저하, 실직, 가족관계 악화, 전반적 삶의 질 감소 등의 기능저하가 흔히 발생한다. 교통사고의 위험 또한 유의하게 증가한다.

발달 문제

폐쇄수면무호흡은 모든 연령에서 발생하지만, 성인에서는 청년과 중년에서 유병률이 증가하여 약 65세 이후에 더 늘어나지 않고 비슷하게 유지된다. 고령에서도 폐쇄수면무호흡은 발생하지만 증상을 호소하는 경우는 드물다. 일부에서는 고령에서는 폐쇄수면무호흡과 연관된 심혈관계질환의 위험도는 중요성이 적다고 여기며, 이는 고령에서의 폐쇄수면무호흡은 별개의 임상적 변이일 수 있음을 시사한다. 소아 폐쇄수면무호흡은 별도로 다룬다 (아래).

병리와 병태생리

수면 중 상기도 협착의 병태생리는 다양한 요인을 가진다. 폐쇄수면무호흡 환자에서는 혀, 연구개, 측인두벽 같은 연조직이 비대하거나 두개안면해부학 구조에 의해 상기도 내강 단면적이 감소해 있다. 흡기 시 상기도 내강에 음압이 형성되면서 폐쇄가 유발되는데 인두확장근은 상기도 내강을 유지하는 역할을 한다. 입면 시 인두확장근 긴장도는 저하되나 정상적으로는 적절한 정도의 기도 개방을 유지한다. 폐쇄수면무호흡 환자에서 인두확장근 긴장도는 상기도의 협착이나 폐쇄를 막기에 충분하지 않으며 이러한 상태의존변화(state-dependent change)가 상기도 폐쇄 발생의 주요 인자이다. 렘수면 시 인두확장근의 긴장성(tonic)과 위상성(phasic) 긴장도는 감소되고 특히 위상성 렘수면 때 더 감소하는데 이는 무호흡과 저호흡이 더 길어지고 심해지는 것과 연관이 있다. 호기말 폐용적 감소와 저이산화탄소혈증과 관련된 호흡구동(respiratory drive) 감소 역시 상기도 협착이나 폐쇄의 소인이다. 폐쇄무호흡으로 이어지는 호흡에서는 호기말에 상기도 직경이 점점 감소한다. 호기말 폐용적이 작아질수록 아래쪽으로 잡아당기는 힘(기관견인, tracheal tug)의 감소로 인해 상기도의 면적이 작아질 수 있다. 일부 환자에서는 환기조절이 불안정(높은 loop gain)하여 저이산탄소혈증이 발생하고 이는 상기도 협착을 유발한다.

무호흡/저호흡의 종결(termination) 기전에 대해서는 이견이 있다. 호흡삽화의 종결은 각성을 동반하거나 동반하지 않을 수 있다. 일부 호흡삽화는 화학적(낮은 PaO_2, 높은 $PaCO_2$)과 기계적 자극(상기도 기계수용체)으로 인한 상기도 근긴장도 강화(augmentation)로 종결될 수 있으나 일부는 피질 또는 피질하 수준에서의 수면상태 변화(각성)에 의존한다. 피질각성(cortical arousal)은 뇌파의 변화로 측정되나 일부 수면상태 변화는 교감신경 긴장도의 직접/간접적 측정으로 확인할 수 있다. 모든 폐쇄호흡 삽화의 종결에 각성이 동반되는 것은 아니지만 각성을 동반한 수면분절은 과도한 주간졸림의 중요한 원인으로 여겨진다. 무호흡과 저호흡은 전형적으로 렘수면에서 지속시간이 길고, 일부 환자에서는 렘수면에서만 무호흡과 저호흡이 나타나지만, 그 이유는 모른다.

무호흡이나 저호흡이 지속됨에 따라 저산소혈증이 발생하는데, 저산소혈증 정도는 호흡삽화의 지속시간뿐 아니라 환자의 기저 산소포화도, 폐용적, 동반폐질환 상태에 따라 달라진다. 무호흡 또는 저호흡과 동반된 경미한 고이산화탄소혈증은 렘수면 중 악화된다. 폐쇄수면무호흡 환자에서는 반복적인 저산소혈증, 교감신경계의 활성과 관련되어 순환하는 염증 매개자의 농도가 상승되어 있다. 이러한 소견들은 폐쇄수면무호흡과 관련된 고혈압과 심혈관질환의 발병에 중요하다.

객관적 소견

폐쇄무호흡은 기류가 중단(cessation) 상태에서 호흡노력의 지속이 동반되며, 이는 수면다원검사 또는 이동간이수면검사에서 확인된다. 호흡노력은 호흡유도혈량측정법(respiratory inductance plethysmography)으로 측정하는데 전형적으로 흉곽과 복부의 역설운동이 나타나며, 식도내압검사(esophageal manometry)로 측정하는 경우, 흡기와 호기 노력의 큰 기복이 관찰된다. 폐쇄저호흡은 기류의 중단이 아닌 감소된 상태에서 호흡노력의 지속이 동반된다. 기류가 일정하거나 감소된 상태에서 호흡노력의 증가는 상기도 저항의 증가를 의미하고 기류의 정량적 측정법과 식도내압검사를 통해 가장 정확하게 확인할 수 있으나 비강 압력 기록상 명백한 흡기 기류제한(흡기 기류 평탄)이 있어야 한다. 폐쇄수면무호흡 환자에서 주로 폐쇄 호흡삽화가 관찰되지만 중추무호흡도 발생할 수 있으며, 폐쇄 호흡삽화는 양압기를 통해 해결되나 중추무호흡은 적어도 양압기 사용 첫날밤에 발생하거나 지속될 수 있다.

산소포화도는 전형적으로 무호흡 또는 저호흡의 호흡삽화 발생 후 다양한 시간 동안 감소하며 그 최저치는 대개 정상 호흡으로 재개된 후 나타난다. 저산소혈증의 정도는 1~2%의 작은 수준부터 30~40% 또는 그 이상의 수준까지의 범위로 나타날 수 있다. 기저 산소포화도가 정상인 경우, 각성을 동반하는 기류 제한이 있더라도 뚜렷한 산소포화도 감소가 없을 수도 있다. 즉 호흡노력 증가, 흡기 기류 평탄, 호흡삽화 종결 시 각성과 관련된 호흡삽화는 무호흡이나 저호흡의 진단기준에 부합하지 않을 수 있는데 이러한 호흡삽화를 RERAs로 정의한다. RERAs는 폐쇄무호흡 및 폐쇄저호흡(상기도 폐쇄)의 기저 병태생리와 동일한 것으로 추정되며 무호흡 및 저호흡과 비슷하게 게운하지 않은 수면, 주간졸림, 피로 증상의 위험인자로 판단된다.

뇌파를 통해 수면으로부터 짧은 각성을 확인할 수 있고 턱끝근전도(submental electromyogram)를 통해 정상 호흡으로 재개되기 직전에 상기도 확장근의 활성도를 확인할 수 있다. 마이크로폰을 통해 시끄러운 코골이의 갑작스러운 발생이 기록될 수 있다. 폐쇄무호흡과 저호흡은 서맥부정맥(bradyarrhythmias)이나 빠른부정맥(tachyarrhythmias) 또는 둘다 동반될 수 있으며 유병률은 매우 다양하다. 각성이 발생한 시점에는 교감신경계의 활성과 전신 혈압의 급등(surge) 모두를 동반한다.

감별진단

폐쇄수면무호흡 환자와 다르게 *단독코골이*(isolated snoring) 환자에서는 수면다원검사나 이동간이수면검사에서 폐쇄무호흡이나 저호흡, RERAs가 관찰되지 않고 호흡장애를 유발하는 다른 수면 증상도 발생하지 않는다. 그러나 이동간이수면검사를 통해서는 각성을 동반한 저호흡과 RERAs를 확인할 수 없기 때문에 이동간이수면검사에서는 이상 소견이 없더라도 폐쇄수면무호흡을 배제할 수 없다.

중추수면무호흡 환자는 이동간이수면검사상 주된 특징으로 폐쇄무호흡, 저호흡, RERAs보다 중추무호흡이 주로 나타난다. 혼합무호흡이 주로 나타나는 경우 폐쇄수면무호흡으로 진단해야 한다. *비만저환기증후군*(obesity hypoventilation syndrome) 환자는 주간 고이산화탄소혈증이 나타나며 주간졸림을 호소하더라도 코골이는 주된 특징이 아닐 수 있다. *수면관련 저환기장애*(sleep related hypoventilation disorders) 환자는 수면다원검사나 이동간이수면검사상 기류 폐쇄 없이 저산소혈증이 나타날 수 있으며 야간 고이산화탄소혈증 확인으로 진단한다. 그러나 폐쇄무호흡 또는 저호흡이 확인되면 수면관련 저환기장애로 진단하는 대신, 또는 그 진단에 추가하여 폐쇄수면무호흡으로 진단해야 한다.

폐쇄수면무호흡은 *기면병*(narcolepsy), *특발과다수면*(idiopathic hypersomnia), *수면부족*(insufficient sleep)과 같은 졸림의 다른 원인과 반드시 감별되어야 한다. 이러한 상태는 흔히 병력을 바탕으로 감별할 수 있으나 확진을 위해 수면다원검사나 MSLT가 필요할 수 있다.

폐쇄수면무호흡은 야간공황발작, 야간위식도역류, 천식, 울혈성심부전에 의한 돌발야간호흡곤란, 야간협심증과 같은 *야간호흡곤란의 다른 원인*과도 감별되어야 한다. 대부분의 경우, 코골이와 주간 졸림이 없을 시 폐쇄수면무호흡 이외의 다른 병인을 시사할 가능성이 높으나 수면다원검사에서 폐쇄무호흡이나 저호흡, RERAs가 없을 시 폐쇄수면무호흡은 확실히 배제 진단할 수 있다.

미해결 문제 및 향후 방향

폐쇄수면무호흡이 관상동맥질환과 뇌졸중 발병 위험인자임을 밝힌 연구결과는 많지만, 폐쇄수면무호흡 치료가 관상동맥질환과 뇌졸중 발병 위험을 낮추는지는 아직 명확하지 않다. 특히 과다수면이 없는 경도 폐쇄수면무호흡 환자에서 고려될 사안이다. 폐쇄수면무호흡과 관상동맥질환, 뇌졸중, 고혈압의 발병 위험증가의 연관성에 대한 병태생리적 기전은 연구가 더 필요하다. 폐쇄수면무호흡과 제2형 당뇨병은 밀접한 관련이 있지만 폐쇄수면무호흡이 독립적 위험인자인지, 수반되는 기전은 무엇인지를 확인하기 위해서 추가 연구가 필요하다.

❖ 참고문헌

Berry RB, Brooks R, Gamaldo CE, Harding SM, Lloyd RM, Marcus CL and Vaughn BV for the American Academy of Sleep Medicine. The AASM Manual for the Scoring of Sleep and Associated Events: Rules, Terminology and Technical Specifications, Version 2.0.3. www.aasmnet.org. Darien, IL: American Academy of Sleep Medicine, 2014

Berry RB. Dreaming about an open upper airway. Sleep 2006;29:429–30.

Budhiraja R, Budhiraja P, Quan SF. Sleep-disordered breathing and cardiovascular disorders. Respir Care 2010;55:1322–32.

Iber C, Ancoli-Israel S, Chesson AL, Quan SF; for the American Academy of Sleep Medicine. The AASM manual for the scoring of sleep and associated events: rules, terminology and technical specifications. 1st ed. Westchester, IL: American Academy of Sleep Medicine, 2007.

Pamidi S, Aronsohn RS, Tasali E. Obstructive sleep apnea: role in the risk and severity of diabetes. Best Pract Res Clin Endocrinol Metab 2010;24:703–15.

Patel SR, Larkin EK, Redline S. Shared genetic basis for obstructive sleep apnea and adiposity measures. Int J Obes (Lond) 2008;32:795–800.

Pepin JL, Guillot M, Tamisier R, Levy P. The upper airway resistance syndrome. Respiration 2012;83:559–66.

Peppard PE, Taheri S. Excess weight and sleep-disordered breathing. J Appl Physiol 2005;99:1592–9.

Punjabi NM. The epidemiology of adult obstructive sleep apnea. Proc Am Thorac Soc 2008;5:136–43.

White DP. Sleep apnea. Proc Am Thorac Soc 2006;3:124–8.

Younes M. Role of arousal in the pathogenesis of obstructive sleep apnea. Am J Respir Crit Care Med

2004;169:623–33.

Young T, Palta M, Dempsey J, Skatrud J, Weber S, Badr S. The occurrence of sleep-disordered breathing among middle-aged adults. N Engl J Med 1993;328:1230–5.

Young T, Peppard PE, Gottlieb DJ. Epidemiology of obstructive sleep apnea: a population health perspective. Am J Respir Crit Care Med 2002;165:1217–39.

소아 폐쇄수면무호흡
Obstructive Sleep Apnea, Pediatric

ICD-9-CM code: 327.23 **ICD-10-CM code: G47.33**

대체 이름

폐쇄수면무호흡증후군(obstructive sleep apnea syndrome), 수면무호흡(sleep apnea), 수면무호흡증후군(sleep apnea syndrome), 폐쇄무호흡(obstructive apnea), 수면이상호흡(sleep disordered breathing), 수면저호흡증후군(sleep hypopnea syndrome), 폐쇄저환기(obstructive hypovenilatiln), 상기도폐쇄(upper airway obstruction).

'상기도저항증후군'(upper airway resistance syndrome, UARS) 용어도 이 진단명에 포함되는데, 이는 폐쇄수면무호흡과 병태생리가 크게 다르지 않기 때문이다. 피크위크증후군(Pickwickian syndrome) 용어는 폐쇄수면무호흡 환자뿐 아니라 비만 환자 및 비만저환기증후군 환자에서 무분별하게 사용되었기 때문에 사용을 지양한다.

진단기준

◇ 기준 A와 B가 모두 충족해야 함

A. 다음 중 한 가지 이상 존재함:
1. 코골이.
2. 소아의 수면 중 노력호흡, 역설호흡, 또는 폐쇄호흡.
3. 졸림, 과잉행동, 행동장애, 또는 학습장애.

B. 수면다원검사에서 다음 중 한 가지 이상 확인됨:
1. 폐쇄무호흡, 혼합무호흡, 또는 저호흡이 수면 중 시간당 1회 이상.[1]

또는

2. 다음 중 한 가지 이상과 관련된 고이산화탄소혈증($PaCO_2$ > 50 mmHg)을 동반한 폐쇄저환기 양상이 전체 수면시간 중 25% 이상.

a. 코골이.
b. 흡기 비강압력 파형의 평탄.
c. 흉복부 역설 움직임.

◆ 주석

1. 호흡삽화는 수면과 관련사건 스코어링을 위한 미국수면의학회 매뉴얼의 최신판에 의해 정의한다.

필수 특징

만 18세 미만의 환자는 소아 폐쇄수면무호흡 기준이 적용된다. 그러나 미국수면의학회의 스코어링 매뉴얼 최신판에는 수면다원검사 스코어링을 목적으로 만 13~18세 환자에게 성인 폐쇄수면무호흡 진단기준을 적용할 수 있다고 설명하였다.

소아 폐쇄수면무호흡은 수면 중 정상 환기 또는 정상 수면 양상을 방해하는 간헐적인 완전 또는 부분적 폐쇄(폐쇄무호흡 또는 저호흡), 긴 시간의 부분적인 상기도폐쇄, 또는 지속적 및 간헐적 폐쇄를 특징으로 한다. 소아 폐쇄수면무호흡 환자는 수면 중 여러 호흡 양상을 보인다. 일부 소아는 폐쇄 무호흡의 호흡삽화가 주기적으로 나타나며 성인 폐쇄수면무호흡과 양상이 비슷하다. 그러나 일부, 특히 더 어린 소아 폐쇄수면무호흡 환자에서는 고이산화탄소혈증이나 동맥혈 산소포화도저하를 동반한 지속적인 부분 상기도폐쇄가 장시간 지속되는 폐쇄저호흡 양상이 나타난다. 일부 소아는 성인과 유사한 양상의 UARS를 특징으로 하며, 확실한 기류폐쇄가 없는 코골이와 점진적인 식도음압 증가 및 주기적 각성을 동반한다. 소아에서는 렘수면 중 상기도폐쇄가 주로 발생한다. 소아에서는 움직임이나 자율신경 각성은 나타날 수 있지만 상기도폐쇄로 인한 피질각성은 흔하지 않다. 높은 각성 역치로 인해 대개 수면구조는 정상이며 서파수면의 양 또한 잘 유지된다. 소아는 성인에 비해 기능적 잔기량(functional residual capacity)이 적고 대사율은 높기 때문에 짧은 폐쇄무호흡이더라도 심한 저산소혈증을 동반한다.

소아 폐쇄수면무호흡 환자에서는 대부분 수면 중 코골이와 호흡곤란을 호소한다. 코골이는 시끄럽고 호흡 정지와 헐떡거림이 중간중간 나타나며 관련된 움직임이나 수면으로부터 각성이 동반하기도 한다. 그러나 일부, 특히 영아와 신경근위약 환자의 경우 코골이가 없을 수도 있다. 폐쇄저환기 환자는 호흡 정지나 각성 없이 코골이가 지속될 수 있다. 소아의 흉곽은 매우 유연하기 때문에 역설호흡이 두드러진다(단, 렘수면 중 역설호흡은 만 3세까지의 소아에서는 정상 현상이다). 오목가슴(pectus excavatum) 및 가슴벽뒤당김(thoracic retractions)이 있을 수 있다. 앉거나 목을 과신전한 상태와 같이 특이한 자세로 수면을 취하기도 하며 발한이나 아침두통이 발생할 수 있다. 많은 소아 폐쇄수면무호흡 환자의 부모는 자녀의 호흡에 대한 걱정으로 자녀와 함께 자거나 무호흡을 종결하기 위해 자녀를 자극하기도 한다.

연령이 높은 소아나 청소년에서 과도한 주간졸림이 나타날 수 있는데, 이는 성인 폐쇄수면무호흡 환자에 비해서는 덜 흔하다. 발달, 행동, 학습장애가 흔히 나타날 수 있으며 주의력결핍, 과잉행동, 침울함, 과민성, 학업장애 등이 있다.

관련 특징

수면 중 저산소혈증과 고이산화탄소혈증이 흔히 나타나며 심할 수 있다. 현저한 동부정맥이 종종 나타나지만 다른 부정맥은 드물며 이차유뇨증이 발생할 수 있다. 각성 시 호흡은 정상이나 아데노이드 비대에 따른 구강호흡이 나타날 수 있다. 상기도 감염이나 연하곤란과 같은 아데노이드편도 비대와 관련된 다른 비특이적 주간 증상이 발생할 수 있다. 소아 폐쇄수면무호흡 환자에서 정상 소아에 비해 편도와 아데노이드 조직이 일반적으로 더 크다고 알려져 있으나, 편도와 아데노이드 조직의 크기를 통해 개별 환자의 질병 발생을 예측할 수는 없다.

임상 및 병태생리 아형

임상적 소견에는 폐쇄수면무호흡과 폐쇄저환기, 호흡노력관련각성(respiratory effort related arousals)이 있다.

인구통계

소아에서의 유병률은 1~4%로 추정되나 소아 비만의 급격한 증가로 현재 유병률은 더 증가했을 수 있다. 영아와 청소년에서의 유병률은 알려져 있지 않다. 사춘기 전 소아에서는 남녀 같은 비율로 발생하나, 청소년에서는 남아에서 유병률이 더 높다. 백인 소아에 비해 흑인 소아에서 유병률이 더 높으나 다른 인종에서의 유병률은 알려져 있지 않다. 소아 폐쇄수면무호흡은 신생아기부터 청소년기까지 모든 연령에서 발생할 수 있으나, 건강한 소아의 경우 취학전 연령(아데노이드편도 비대와 관련하여) 및 청소년기(비만과 관련하여)에 가장 흔하다.

선행 및 유발요인

아데노이드편도 비대와 비만이 가장 흔한 소인/유발인자이다. 특히 소악증(micrognathia)이나 안면중앙부 형성부전(midfacial hypoplasia)과 같은 두개안면 이상이 있는 소아에서 발생 위험이 높다. 다운증후군 환자에서 특히 폐쇄수면무호흡의 발생 위험이 높고, 신경근질환 환자에서도 상기도 근위약으로 기도 탈력이 잘 발생한다. 뇌성마비 소아는 상기도 근육의 강직, 위약, 불협응으로 인해 폐쇄수면무호흡이 발생한다. 위식도역류가 있는 영아의 경우 상기도 부종이나 성문연축으로 인해 폐쇄수면무호흡이 발생한다. 점액다당류증 및 겸상적혈구병과 같은 다른 의학적 질환이 폐쇄수면무호흡에 취약하다. 구개열 환자에서 언어 능력을 개선하기 위해 시행하는 인두피판술은 폐쇄수면무호흡을 일으킬 수 있다. 담배연기에 대한 환경적 노출이 코골이 및 폐쇄수면무호흡과 관련이 있다고 알려져 있다.

가계 양상

폐쇄수면무호흡의 가족력이 있으면 소아에서 폐쇄수면무호흡 발생 위험이 증가한다. 가족집적성의 잠재 기전으로 골격, 연조직, 체형, 또는 호흡조절 특성이 유전적 소인이다. 그러나 환경적 요인에 비해 유전적 요인의 상대적 역할은 아직 확인되지 않았다.

발병, 경과 및 합병증

소아 폐쇄수면무호흡의 경과에 대한 연구는 많지 않다. 증상은 전형적으로 생애 첫 수년 이내에 나타나나, 수년 후에도 진단되지 않을 수 있다. 치료받지 않은 폐쇄수면무호흡의 자연경과에 대해는 알려져 있지 않다. 일부 단기 연구에 따르면 일부 경도 폐쇄수면무호흡 소아에서는 호전 또는 악화될 수도 있다고 알려져 있으나, 장기 연구는 아직 이루어진 바가 없다. 합병증은 흔하고 심할 수 있다. 저연령 소아기에서는소아기에서는 폐쇄수면무호흡이 성장부전을 일으킬 수 있고, 유전질환 또는 두개안면 장애의 동반이 있는 경우 특히 그러하다. 발달지연, 학업장애, 주의력결핍 과잉행동장애, 주의력결핍, 집중장애, 공격성향 등의 인지 및 행동장애가 흔하다. 드물게, 중증의 저산소성 뇌손상과 발작, 혼수 증례가 보고되었다. 폐동맥고혈압과 폐심장증, 전신고혈압의 심혈관합병증도 발생한다.

발달 문제

발생과 관련한 사안에 대해서는 개별 섹션에서 다룬다.

병리와 병태생리

성인과 같이 소아에서도 비정상적인 신경근 조절과 상기도 내의 탈력 가능한 연골상 부위의 해부학적 협착으로 폐쇄수면무호흡이 발생한다. 폐쇄수면무호흡 환자에서 깨어있을 때는 상기도 확장을 위한 보상작용으로 상기도 근육 긴장도가 강화되어 폐쇄무호흡이 발생하지 않는다. 수면 중에 호흡구동과 신경근 긴장도 감소로 상기도 탈력이탈력이 유발되며 그 결과, 재발성 저산소혈증, 고이산화탄소혈증, 수면박탈로 인해 신경행동, 심혈관, 성장장애가 발생한다. 소아 폐쇄수면무호흡은 대사와 염증 이상과도 연관이 있다.

건강한 소아에서는 대부분 상기도협착의 일차 원인은 아데노이드편도 비대이다. 또한 소아 폐쇄수면무호흡의 발생은 비만과 연관성이 있는데 비만할수록 유병률이 증가한다. 그 외 안면중앙부 형성부전이나 하악후퇴증 같은 두개안면 이상이 상기도협착의 원인이다. 근위축증 또는 뇌성마비와 같이 상기도 근육 긴장도 감소나 상기도 근육의 비정상적 기능이 있는 소아에서 폐쇄수면무호흡 발생위험이 증가한다.

객관적 소견

폐쇄와 혼합무호흡, 저호흡, 또는 폐쇄저호흡이 수면다원검사에서 확인된다. 소아에서는 2회 이상의 호흡주기 동안 지속되는 폐쇄무호흡이 관찰된다. 성인 폐쇄수면무호흡 환자와 달리 소아 폐쇄수면무호흡 환자, 특히 저연령 소아에서는 무호흡 이후 뇌파각성이 동반되거나 동반되지 않을 수 있다. 그러나 움직임, 빈맥, 맥파전달시간(pulse transit time) 또는 동맥긴장도측정(arterial tonometry)과 같은 측정법을 통해 볼 수 있는 피질하/자율신경각성이 발생할 수 있다. 추정컨대, 높은 각성 역치의 결과로 인해 수면 구조는 대개 정상이다. 무호흡과 저호흡은 주로 렘수면 중 발생하며 비렘수면 중 호흡은 대개 정상이다. 폐쇄호흡 삽화는 주로 저산소혈증과 고이산화탄소혈증을 동반한다. 내시경검사, 방사선촬영, 컴퓨터단층촬영, 자기공명영상검사를 통한 상기도검사에서 편도와 아데노이드 조직의 비대 및 상기도 협착이 확인될 수 있으나 이런 검사를 통상적으로 실시하지는 않는다. 심장초음파에서 우심실, 좌심실, 또는 양심실 비대가 관찰될 수 있다.

감별진단

소아 폐쇄수면무호흡은 *단독 코골이*와 반드시 감별되어야 한다. 목격된 무호흡, 수면 중 노력성 호흡, 주간 행동장애, 졸림 등 폐쇄수면무호흡의 다른 특징 없이 코골이만 있는 소아는 추가 진단 검사는 필요하지 않다. 그러나 코골이와 폐쇄수면무호흡 증상이 함께 있는 소아는 단독 코골이인지 폐쇄수면무호흡인지 확인하기 위해 평가가 필요하며 임상적으로는 구별이 어려우므로 반드시 수면다원검사로 평가해야 한다. 소아 단독 코골이는 수면다원검사에서 무호흡, 가스교환이상, 잦은 각성이 관찰되지 않는다. *중추수면무호흡*은 중추무호흡과 동반되는 흉곽, 복부 움직임이 없는 것으로 폐쇄수면무호흡과 감별할 수 있다. 혼합무호흡이 나타날 수 있고 이는 폐쇄수면무호흡으로 진단한다. 구조적 이상으로 고정된 상기도폐쇄가 있는 소아는 각성과 수면 모두에서 폐쇄되는 경향이 있으며 코골이 대신 *협착음(stridor)*을 보인다. 소아 폐쇄수면무호흡은 반드시 *비폐쇄폐포저환기*와 구별해야하는데 폐나 흉벽질환이 있는 소아는 수면 중 저산소혈증과 고이산화탄소혈증이 관찰된다. 비폐쇄폐포저환기와 폐쇄수면무호흡이 공존할 수 있으므로 비폐쇄폐포저환기와 폐쇄수면무호흡을 구별하기 어렵다. 일반적으로 비폐쇄환기저하 소아는 코골이 및 흡기 시 역설적 내향 흉곽 움직임이 없으나 후자의 경우 신경근질환 소아에서는 나타날 수 있다. 폐쇄수면무호흡은 *기면병*, *특발과다수면*, *수면부족*과 같은 졸림의 다른 원인과 반드시 감별되어야 한다. *수면관련 뇌전증*(sleep related epilepsy)은 수면 중 폐쇄무호흡과 유사 증상을 보일 수 있고 적절한 뇌파 감시 없이 폐쇄수면무호흡과 구별되지 않을 수 있으며 특히 모호한 운동경련만 있는 소아에서 더욱 구별이 어렵다.

미해결 문제 및 향후 방향

소아 폐쇄수면무호흡의 여러 측면에서 추가 연구가 필요하다. 유병률에 대한 연구가 과거에 시행되었으나 소아 비만 유병률의 증가로 최근 몇 년간 소아 폐쇄수면무호흡의 유병률이 증가했을 수 있다. 영아 및 청소년의 유병률에 관한 추가 자료도 필요하다. 질환의 자연경과, 수면다원검사 동안 환자를 감시하기 위한 최적의 기술, 경도 폐쇄수면무호흡 영향 및 치료가 필요한 역치에 대한 추가 연구가 필요하다. 유전적, 민족적, 해부학적 인자의 역할 또한 추가 연구가 요구된다.

❖ 참고문헌

Arens R, Marcus CL. Pathophysiology of upper airway obstruction: a developmental perspective. Sleep 2004;27:997–1019.

Arens R, McDonough JM, Costarino AT, et al. Magnetic resonance imaging of the upper airway structure in children with obstructive sleep apnea syndrome. Am J Respir Crit Care Med 2001;164:698–703.

Marcus CL, Brooks LJ, Davidson Ward S, et al.; American Academy of Pediatrics. Diagnosis and management of childhood obstructive sleep apnea syndrome: technical report. American Academy of Pediatrics. Pediatrics 2012;130:e714–55.

Marcus CL, Brooks LJ, Draper K, Gozal D, et al.; American Academy of Pediatrics. Diagnosis and management of childhood obstructive sleep apnea syndrome: clinical practice guideline. American Academy of Pediatrics. Pediatrics 2012;130:576–84.

Redline S, Tishler PV, Schluchter M, Aylor J, Clark K, Graham G. Risk factors for sleep-disordered breathing in children. Associations with obesity, race, and respiratory problems. Am J Respir Crit Care Med 1999;159:1527–32.

중추수면무호흡증후군
Central Sleep Apnea Syndromes

체인-스톡스호흡이 있는 중추수면무호흡
Central Sleep Apnea with Cheyne-Stokes Breathing

ICD-9-CM code: 786.04 **ICD-10-CM code: R06.3**

대체 이름

체인-스톡스호흡(Cheyne-Stokes respiration).

진단기준

◆ 기준 A 또는 B가 충족되면서 동시에 C와 D가 충족해야 함, (A or B) + C + D

A. 다음 중 한 가지 이상 존재함:
1. 졸림.
2. 수면의 시작 또는 유지의 어려움, 수면 중 잦은 각성 또는 수면 후에도 회복되지 않는 피로감.
3. 수면 중 호흡곤란으로 깨어남.
4. 코골이.
5. 목격된 무호흡

B. 심방세동/심방조동의 존재, 울혈심부전, 신경학적 장애.

C. 수면다원검사(진단 또는 양압적정)에서 다음이 확인됨:
1. 수면시간당 5회 이상의 중추무호흡 그리고/또는 중추저호흡.[1]
2. 중추무호흡증 그리고/또는 중추저호흡의 총 횟수는 무호흡 및 저호흡 총 횟수의 >50%.[2]
3. 환기 양상은 체인-스톡스스호흡(cheyne-Stokes breathing, CSB) 기준에 부합함.[1]

D. 이 장애는 다른 동반 수면장애, 약물 사용(예: 아편유사제) 또는 물질사용장애로 설명되지 않음.

◆ 주석

1. 수면과 관련사건 스코어링을 위한 미국수면의학회 매뉴얼의 최신판에 의해 정의한다.
2. 기준 C2가 충족되지 않으면 CSB는 수면다원검사의 특징 소견으로 보고된다.
3. CSB에 포함된 중추무호흡(central sleep apnea, CSA) 진단은 OSA의 진단을 배제하지 않는다.

필수 특징

CSA-CSB는 공기 흐름(일 호흡량)이 점강-감쇠 호흡 양상과 교대로 반복되는 중추무호흡 또는 중추저호흡을 특징으로 한다. CSB는 주기 길이가 더 길어(> 40초, 일반적으로 45~60초) 다른 중추수면무호흡 유형과 구분된다. CSA-CSB 환자 대부분 수축기 또는 이완기 심부전이 있다. 이완기심부전이 동반된 환자보다 수축기심부전이 동반된 환자에서 주기 길이가 길고(더 긴 호흡 주기) 동반된 산소포화도 감소 최저점이 종종 지연된다. CSA-CSB 환자는 주간 동맥이산화탄소분압($PaCO_2$)이 낮거나 정상이다. 심부전이 동반된 환자는 수면 후반부나 양압기를 착용하였을 때 중추무호흡이 더 많이 동반되는 폐쇄무호흡과 중추무호흡의 혼합 형태로 나타난다. CSA-CSB 진단을 위해 진단수면다원검사나 야간분할검사(split-night study)의 진단 또는 치료 시기에서 호흡 이벤트가시기의 사건이 주로 중추무호흡 및 저호흡이여야 하고, 그 횟수가 최소 시간당 5회 이상 나타나야 한다. OSA과 CSA-CSB이 혼합된 환자의 경우, 중추무호흡이 양압기 착용으로 기도 폐쇄가 없어질 때에만 나타날 수도 있다. CSA-CSB 환자의 경우, 수면 중 각성은 연속한 중추무호흡 또는 저호흡 사이 호흡 노력이 최대일 때 나타나는 경향이 있고 이로 인해 수면분절이 발생할 수 있다. 그러나 환자는 주간졸림보다 야간 수면방해 또는 야간호흡곤란을 호소할 수 있다.

관련 특징

수면 중 CSB 양상의 특징은 과도한 주간졸림, 불면증 또는 야간호흡곤란이 있다. 많은 CSA-CSB 환자들은 심부전이 동반되므로 잦은 각성 또는 수면방해가 이 전적으로 심부전의 이차적인 증상으로 오인한다. 연구에 따르면 심부전 환자의 약 60%에서 수면무호흡이 동반됨이 밝혀졌기 때문에 수면무호흡에 대해 의심해야 한다. CSB 양상은 각성 중에도 발생할 수 있어 병상이나 외래에서 관찰될 수 있다. 일부 연구에 의하면 각성 중 CSA-CSB 발생은 더 나쁜 예후와 관련이 있다. 심부전이 CSA-CSB의 주요 원인이나 최근 연구에 따르면 뇌졸중 후에도 나타날 수 있다. CSA-CSB는 드물게 특발성이나 신부전과 관련되어 나타날 수 있다. CSA의 다른 형태에서처럼 무호흡 및 저호흡은 중추호흡구동의 감소로 인해 각각 환기노력의 소실 또는 감소와 관련이 있다. 흥미롭게도, 무호흡 사이의 호흡기가 길수록 길어지는 순환시간 및 산소포화도 최저점의 지연이 연관된다. CSB 호흡 양상은 N1, N2수면 단계에서 특징적으로 관찰되며 일반적으로 렘수면 중 소실되거나 약화된다. OSA와 CSA-CSB 모두 동반된 환자에서 중추 및 폐쇄무호흡의 상대적 양은 시간이 지남에 따라 또는 심지어 같은 날에도 변할 수 있다.

임상 및 병태생리 아형

일부 환자는 OSA와 CSA가 혼합되어 있으며, 환자가 양압기를 착용하기 전까지 CSA-CSB이 나타나지 않을 수 있는데 이런 환자는 OSA와 CSB를 동반한 CSA가 함께 있는 것으로 여겨진다. 수축기 또는 이완기심부전이 동반된 환자는 CSB이 있을 수 있지만 수축기 기능이상이 있는 환자에서 주기 길이가 더 길다. 신경학적 장애가 있는 환자는 CSB이 있을 수 있으나 특징적인 주기 길이는 잘 밝혀지지 않았다.

인구통계

CSA-CSB은 일반적으로 60세 이상에서 나타난다. 만성울혈심부전에 의한 CSA-CSB 유병률은 주로 OSA가 있는 환자인지 또는 CSA가 있는 환자인지 구분됨에 따라 25%에서 40%로 보고된다. 심부전이 동반된 환자의 경우 CSA-CSB 발생은 남성에서 현저히 높다. 흥미롭게도 울혈심부전 치료를 위한 베타차단제와 앤지오텐신전환효소억제제 사용은 CSA-CSB 유병률을 감소시키지 못했다. 수면무호흡은 진단에 사용된 AHI 기준치에 따라 뇌졸중 후 환자의 50%~70%에서 발생한다. OSA가 대부분이나 특히 뇌졸중 후 첫 며칠 동안은 중추수면무호흡도 관찰된다. CSA-CSB는 뇌졸중 후 급성기에 26%~50%의 환자에서 발생한다.

선행 및 유발요인

가장 중요한 선행요인은 울혈심부전, 뇌졸중이고 신부전도 가능하다. 심부전 환자에서 수면 중 CSB 양상의 위험인자는 남성, 고령(60세 이상), 심방세동 및 주간 저이산화탄소혈증(각성시 $PaCO_2 \leq 38$ mmHg)이다. 일반적으로 폐울혈이 심할수록(좌심실 확장기말압력이 높을수록) $PaCO_2$가 더 낮을 것으로 예측된다. 일부 연구에 따르면 CSA-CSB는 앙와위에서 더 흔하게 발생한다. 신부전은 CSA-CSB의 가능한 원인으로 언급되지만, 이와 관련된 문헌은 부족하다.

가계 양상

알려진 바 없음.

발병, 경과 및 합병증

발병 시기는 명확하게 알려져 있지 않다. 그러나 울혈심부전, 뇌졸중, 신부전에서 발생하므로 CSA-CSB는 이러한 질병 중 하나가 발생한 이후 발병했을 가능성이 크다. 수축기 울혈심부전의 경우, CSB가 동반되면 CSB가 없는 환자에 비해 사망-심장 이식의 상대적 위험이 더 큰 것으로 알려져 있어, 나쁜 예후와 관련된다. 이러한 결과는 수면 중 나타나는 CSB 양상이 심부전의 병태생리 및 진행과 관련됨을 시사한다. 뇌졸중이나 다른 신경학적 장애에서 임상적인 중요성은 아직 확실하지 않다. 뇌졸중 후 CSA가 발생한 일부 환자에서 그 양상이 OSA로 바뀔 수 있다. 뇌졸중 후 폐쇄무호흡 발생은 더 나쁜 예후와 관련이 있다.

발달 문제

소아에서 CSB의 보고가 있지만, 매우 드물다. 흥미롭게도, 모든 연령대의 울혈심부전 환자를 대상으로 한 연구에서 CSB는 소아에서는 발견되지 않았으나 성인에서는 40%에서 나타났다. 이 연구의 한계점은 울혈심부전이 있는 어린이 10명만이 포함되었다는 것이다.

병리와 병태생리

CSA-CSB는 일반적으로 호흡조절계통의 불안정성으로 발생한다. $PaCO_2$와 PaO_2(순환시간 증가로 인한) 변화에 대한 화학수용체 반응 지연이 주요 요인이다. 이러한 호흡장애는 각성과 수면 시 만성적으로 낮은 $PaCO_2$를 가진 환자에서 발생하는 경향이 있다. 과환기는 말초 및 중추 화학수용체의 반응 증가로 발생하며 이는 교감신경 활성 증가 및 폐울혈에 의한 폐 미주신경 자극수용체의 활성에 의한다. CSB 양상과 심부전이 있는 환자의 $PaCO_2$는 CSB 양상이 없는 환자보다 무호흡 역치에 더 가까워 (기본적으로 CSB가 있는 환자에서 수면 시 $PaCO_2$ 증가가 더 낮음), 환기가 약간 증가해도 $PaCO_2$가 무호흡 역치보다 낮아진다. 중추무호흡의 가장 흔한 요인은 수면 중 각성이며, 이는 갑자기 환기를 증가시켜 $PaCO_2$를 무호흡 역치 아래로 낮춘다.

일회호흡량의 점강-감쇠 양상은 폐에서 화학수용체까지의 순환 지연이 길어지면서 발생하며, 폐 내 $PaCO_2$ 변화가 화학수용체로 매우 느리게 전달되기 때문에 환기 자극의 점진적 증가와 감소가 초래된다. 주기의 길이는 폐에서 화학수용체까지의 순환 시간에 직접적으로 비례하고, 심박출량에 반비례한다. 따라서 일차CSA에서 환기-무호흡 주기 길이는 일반적으로 40초보다 짧은 반면, CSB 양상에서는 대부분 40초(일반적으로 45~90초)이상이다. 다양한 정도의 심부전 환자를 대상으로 한 연구에 따르면 정상 박출율(예: 이완기 심부전)을 보이는 환자는 주기 시간이 상당히 짧았다. 뇌졸중과 신부전에서 동반되는 CSB 양상의 병태생리학에 대해서는 연구가 부족하다. 그러나, 이러한 의학적 질환과 관련된 무호흡은 무호흡 역치 아래로 $PaCO_2$가 감소하여 생기는 것으로 여겨진다. 신부전 환자에서는 폐울혈(용적 과다)이 과환기를 촉진하는 역할을 할 수 있다다.

객관적 소견

CSB 양상의 수면다원검사 특징은 반복되는 중추무호흡과 저호흡이 연장된 점강-감쇠 양상의 공기흐름(일회호흡량)을 특징으로 하는 환기 주기들과 교대로 나타나는 것이다. CSB 양상은 전형적으로 각성 상태에서 비렘수면으로 이행할 때와 N1과 N2수면에서 발생하며 N3와 렘수면에서 소실되는 경향이 있다. N3수면 중에는 수면 $PaCO_2$가 더 높다(무호흡 역치보다 더 높음). 렘수면 중에는 저산소혈증과 고이산화탄소혈증에 대한 환기반응이 낮아서 $PaCO_2$가 무호흡 역치보다 낮아지도록 유발하는 환기과다(ventilatory overshoot)가 감소하는 경향이 있다.

각성은 CSB와 연관되어 자주 나타나며 호흡 주기 양상의 시작 또는 근처에서 발생할 수 있지만 호흡 노력(또는 공기흐름)의 최대 또는 근처 흔히 나타난다. 대조적으로, 다른 CSA장애에서는 각성이 무호흡 종료 시 발생하는 경향이 있다. 위에서 언급했듯, 호흡주기(그리고 주기 길이)가 길수록 더 낮은 심장박출량 및 더 긴 순환시간과 관련이 있다.

무호흡보다 중추저호흡은 CSB 환자의 호흡 노력의 최저점에서 발생할 수 있으며 여러 연구에서 중추 무호흡저호흡지수(Apnea-Hypopnea Index) 계산에 포함하였다. 중추저호흡은 코골이가 없고 비강 압력 기류 또는 양압기 기류 신호의 편평과 흉복부의 역설운동이 없는 것이 특징이다.

중추무호흡과 중추저호흡은 보통정도의 산소포화도의 저하를 동반한다; 동맥혈산소포화도는 거의 80% ~ 85% 이하로 떨어지지 않는다. 수면 중 산소포화도 감소와 각성은 N3수면의 양 감소와 수면분절을 유발한다. 또한 일반적으로 각성 시 $PaCO_2$는 40 mmHg 미만으로 관찰된다. 폐쇄와 중추무호흡이 모두 있는 환자의 경우, 수면 막바지에 중추무호흡의 비율이 증가하는 경향이 있고 이는 수면 중 $PaCO_2$의 감소와 관련이 있다.

수면 중 더 낮은 $PaCO_2$는 밤 동안 폐울혈 증가로 인해 폐뇌전증 내 모세혈관결 (J) 수용체가 자극되고 결과적으로 환기구동이 증가하기 때문이다. 위에서 언급했듯이 일부 환자는 앙와위에서 더 많은 CSA-CSB가 발생한다.

감별진단

*일차CSA*는 일반적으로 심부전, 뇌졸중, 신부전 병력이 없고 중추무호흡 사이 점강-감쇠 호흡 양상이 없어 CSB 양상과 구별될 수 있다. 일차CSA의 주기 길이(무호흡 + 환기 주기)는 일반적으로 40초 미만이다. *고지주기호흡*은 높은 고도에서만 발생하며 심부전, 뇌졸중, 신부전과 관련이 없다. *약물이나 물질로 인한 CSA* 환자는 이러한 유형의 약물 사용 이력이 있으며 실조성호흡양상(ataxic breathing)이 있을 수 있다. 아편유사제와 연관된 CSA 환자가 주기 호흡이 나타나면 점강-감쇠 호흡 양상은 없고 주기 길이는 더 짧다. *체인-스톡스호흡이 없는 의학적 또는 신경학적 장애에 의한 CSA* 환자는 이름에서 알 수 있듯이 체인-스톡스 양상이 없는 중추무호흡이 있다. 수면관련 저환기와 저산소혈증증후군은 각성 시 $PaCO_2$> 45 mmHg 또는 수면관련 저환기가 확인으로 CSA-CSB와 쉽게 구별될 수 있다. CSA-CSB 환자는 일반적으로 각성 시 $PaCO_2$는 40 mmHg 미만이다. 수면관련 저환기장애에서는 일부 중추무호흡이 있을 수 있지만 이런 경우 체인-스톡스 형태를 보이지 않는다. 또한, 수면관련 저환기증후군에서 산소불화반응은 일반적으로 렘수면 중 더욱 심하다. OSA는 무호흡 시 호흡노력의 존재로 구별된다. 수면개시 또는 렘수면 중 소수의 중추무호흡 또는 저호흡은 정상이며(특히, 노인 환자에서), 수면이 안정되면 사라진다.

미해결 문제 및 향후 방향

CSB 양상의 병태생리 및 임상적 의의는 뇌졸중과 신부전에서 아직 밝혀지지 않았다. 정상 박출율을 가진 심부전 환자에서 CSB의 중요성에 대해서는 거의 알려진 바 없다.

❖ 참고문헌

Dowdell WT, Javaheri S, McGinnis W. Cheyne-Stokes respiration presenting as sleep apnea syndrome. Clinical and polysomnographic features. Am Rev Respir Dis 1990;141:871–9.

Hall M, Xie A, Rutherford R, Ando S, Floras J, Bradley T. Cycle length of periodic breathing in patients with and without heart failure. Am J Respir Crit Care Med 1996;154:376–81.

Lanfranchi P, Braghiroli A, Bosimini E, et al. Prognostic value of nocturnal Cheyne-Stokes respiration in chronic heart failure. Circulation 1999;99:1435–40.

MacDonald M, Fang J, Pittman SD, White DP, Malhotra A. The current prevalence of sleep disordered breathing in congestive heart failure patients treated with beta-blockers. J Clin Sleep Med 2008;4:38–42.

Naughton M, Benard D, Tam A, Rutherford R, Bradley T. The role of hyperventilation in the pathogenesis of central sleep apnea in patients with congestive heart failure. Am Rev Respir Dis 1993;148:330–8.

Peer A, Lorber A, Suraiya S, Malhotra A, Pillar G. The occurrence of Cheyne-Stokes respiration in congestive heart failure: the effect of age. Front Psychiatry 2010;1:133.

Pressman MR, Benz RL, Schleifer CR, Peterson DD. Sleep disordered breathing in ESRD: acute beneficial effects of treatment with nasal continuous positive airway pressure. Kidney Int 1993;43:1134–9.

Sahlin C, Svanborg E, Stenlund H, Franklin KA. Cheyne-Stokes respiration and supine dependency. Eur Respir J 2005;25:829–33.

Sin D, Fitzgerald F, Parker J, Newton G, Floras J, Bradley T. Risk factors for central and obstructive sleep apnea in 450 men and women with congestive heart failure. Am J Respir Crit Care Med 1999;160:110 1–6.

Sin DD, Logan AG, Fitzgerald FS, et al. Effects of continuous positive airway pressure on cardiovascular outcomes in Heart failure patients with and without Cheyne-Stokes Respiration. Circulation 2000;102:61 –6.

Wedewardt J, Bitter T, Prinz C, Faber L, Horstkotte D, Oldenburg O. Cheyne-Stokes respiration in heart failure: cycle length is dependent on left ventricular ejection fraction. Sleep Med 2010;11:137–42.

Xie A, Skatrud J, Puleo D, Rahko P, Dempsey J. Apnea-hypopnea threshold for CO2 in patients with congestive heart failure. Am J Respir Crit Care Med 2002;165:1245–50.

체인-스톡스호흡이 없는 의학적 질환으로 인한 중추무호흡

Central Apnea Due to a Medical Disorder without Cheyne-Stokes Breathing

ICD-9-CM code: 327.27 **ICD-10-CM code: G47.37**

대체 이름

해당 사항 없음.

진단기준

◆ 기준 A-C가 모두 충족해야 함

A. 다음 중 하나 이상 존재[1]:
1. 졸림.
2. 수면개시 또는 유지 어려움, 잦은 각성 또는 비회복수면.
3. 호흡곤란으로 깨어남.
4. 코골이.
5. 목격된 무호흡.

B. 수면다원검사에서 다음이 확인됨:
1. 수면시간당 5회 이상의 중추무호흡 그리고/또는 중추저호흡.[2]
2. 중추무호흡 그리고/또는 중추저호흡 횟수는 무호흡 및 저호흡 총 횟수의 >50%
3. CSB 없음.[2]

C. 이 장애는 의학적 또는 신경학적 장애로 인해 발생하며 약물 사용이나 물질 사용에 의한 것이 아님.

◆ 주석

1. 영유아의 경우 증상이 도움이 되지만 반드시 필요한 것은 아니다.
2. 수면과 관련사건 스코어링을 위한 미국수면의학회 매뉴얼의 최신판에 의해 정의한다.
3. 수면관련 저환기는 진단기준에 포함되지 않지만 나타날 수 있다. 만약 환자가 수면관련 저환기 및 체인-스톡스호흡이 없는 의학적 또는 신경학적 장애로 인한 인한 CSA 진단기준을 모두 충족하는 경우 두 가지 진단 모두 가능하다.
4. 일부 환자의 경우 조화운동불능호흡(ataxic breathing)과 같은 다른 호흡이상이 두드러질 수 있다.
5. CSB이 없는 의학적 질환으로 인한 중추무호흡 진단은 OSA진단을 배제하지 않는다.

필수 특징

의학적 또는 신경학적 장애에 의한 CSA(CSB 양상 없음)는 여기에 분류된다. 이 환자의 대다수는 발달, 혈관, 종양, 퇴행, 탈수초 또는 외상 등에 의한 뇌간 병변이 있다.

관련 특징

환자는 일반적으로 수면 분절, 과도한 주간졸림 또는 불면증을 호소하고, 그 외 코골이, 목격된 무호흡, 호흡곤란 등이 있다. 임상소견은 중추무호흡 원인에 따라 다양하며 신경학 소견이 동반될 수 있다.

임상 및 병태생리 아형

없음. CSB가 없는 중추무호흡을 유발하는 일반적인 의학적 및 신경학 질환 중 일부는 아래 병리와 병태생리에 나열되어 있다.

인구통계

이 장애의 유병률 및 인구통계는 기저 병인에 따라 다르다. 키아리기형(Chiari malformation, CM) 환자는 영아기나 소아기에 나타날 수 있지만, 20~40세에 가장 흔하게 발생한다. 뇌졸중 환자에서는 더 늦게 발생하는 경향이 있다.

선행 및 유발요인

이 유형의 CSA에서 병인의 이질성으로 인해, 소인 및 유발요인은 다양하다. 키아리기형은 큰 구멍을 통해 뇌간 일부의 탈출이 발생하며, 키아리기형 유형 1은 소뇌편도의 일부가 탈출된다. 이 환자들에서 CSA는 뇌간에 환기조절중추의 기능장애로 인해 발생하는 것으로 생각된다.

가계 양상

알려진 바 없음.

발병, 경과 및 합병증

이러한 요인들은 병인에 따라 다양하다. 키아리기형의 증상은 일반적으로 20~40세에 나타나지만 영아와 소아에서 발생할 수 있다. 자기공명영상(MRI)의 사용이 증가함에 따라 증상이 심하기 전에 흔히 진단된다. 뇌졸중 후에는 중추수면무호흡이 갑자기 나타난다. 중추무호흡과 폐쇄무호흡이 동시에 있는 경우, 중추무호흡은 시간이 지날수록 사라진다. 일부 뇌졸중 후 중추무호흡이 있는 환자는 CSB가 동반된 중추무호흡이 있는 반면 그렇지 않은 환자들에서 CSB가 동반되지 않는 경우도 있다. 중추무호흡은 수면분절로 이어질 수 있으며 이는 과다수면 또는 불면증을 일으킬 수 있다. 이러한 무호흡 또는 관련된 저산소혈증 및 고이산화탄소혈증은 폐고혈압, 폐심장증 또는 기타 부정적인 심혈관 결과를 초래한다는 증거는 거의 없다.

발달 문제

알려진 바 없음.

병리와 병태생리

CSA는 환기제어중추가 환기노력을 시작하지 못해 발생하며 이는 중추 환기제어 기능장애 때문이다. 수면 중 각성자극 소실로 환기제어 이상이 나타날 수 있다. 수면관련 저환기 그리고/또는 주간 저환기는 CSB없는 의학적 또는 신경학적 장애로 인한 CSA와 같이 나타날 수 있으며 이 경우 두 가지 진단 모두 가능하다.

체인-스톡스호흡이 없는 의학적 또는 신경학적 장애로 인한 CSA의 다수의 원인이 발견되었다. 키아리기형 환자는 폐쇄, 중추무호흡 또는 폐쇄 그리고 중추무호흡의 혼합형이 나타난다. 일부 환자에서 야간저환기가 발생하지만 주간 저환기는 거의 없다. CSA 그리고/또는 OSA는 질환의 처음 발현 증상일 수 있다. 증상으로는 두통(특히 웃음, 기침 또는 운동 시), 목 통증 및 현기증이 있다. MRI가 이 질환의 진단에 필요하고 중추무호흡의 명백한 원인이 없는 모든 환자의 경우 시행해야 한다.

뇌간 신생물에서 체인-스톡스 유형이 아닌 중추무호흡이 나타날 수 있다. 최근에 뇌졸중이 발생한 환자는 수면이상호흡 빈도가 높다. 폐쇄무호흡이 더 흔하지만, 뇌졸중 후 초기에는 중추무호흡이 나타날 수 있다. 일부 환자는 CSB의 양상이 나타나지만, 특징적 CSB 양상이 없는 주기 호흡이 나타날 수도 있다. 다발계통위축 환자는 CSB 양상이 없는 CSA도 나타날 수 있다.

객관적 소견

수면다원검사에서 CSB 없는 의학적 또는 신경계질환 인한 CSA 환자는 중추무호흡 그리고/또는 중추저호흡이 반복적으로 나타난다(시간당 5회 이상). 수면과 관련 사건평간 미국수면의학회 매뉴얼의 최신판을 기준으로 한다. 환기 주기와 별개로 일련의 반복 중추무호흡이 발생할 수 있다. 호흡 주기 사이 간격은 일반적으로 최대 5회 호흡으로 짧다. 중추무호흡은 CSB의 양상을 동반하지 않는다.

감별진단

CSB 없는 의학적 또는 신경학적 장애로 인해 CSA 환자는 원인 미상인 일차CSA와 구별되어야 한다. 이름에서 알 수 있듯이 *CSB* 양상을 가진 환자는 이처럼 분류되어야 한다. 중추신경계 신생물이 있는 환자에서 주간 $PaCO_2$가 증가하거나 증가하지 않는 *수면관련 저환기*가 동반된 중추저환기증후군이 나타날 수 있다.

미해결 문제 및 향후 방향

뇌졸중 후 중추무호흡을 제외하고 여기 분류된 장애는 상대적으로 드물다. 증상은 수면관련 불편이 아닐 수도 있다. 키아리기형 및 뇌졸중 후 CSA와 관련된 경우를 제외하고 그 외 장애는 잘 알려져 있지 않다.

❖ 참고문헌

Cormican LJ, Higgins AC, Davidson R, et al. Multi system atrophy presenting as central sleep apnea. Eur Respir J 2004;24:323–5.

Dauvilliers Y, Stal V, Abril B, et al. Chiari malformation and sleep related breathing disorders. J Neurol Neurosurg Psychiatry 2007;78:1344–8.

Fernández AA, Guerrero AI, Martínez MI, et al. Malformations of the craniocervical junction (Chiari type I and syringomyelia: classification, diagnosis and treatment). BMC Musculoskelet Disord 2009 Dec 17;10 Suppl 1.

Parra O, Arboix A, Bechich S, et al. Time course of sleep-related breathing disorders in first-ever stroke or transient ischemic attack. Am J Respir Crit Care Med 2000;161:375–80.

Siccoli MM, Valko PO, Hermann DM, Bassetti CL. Central periodic breathing during sleep in 74 patients with acute ischemic stroke—neurogenic and cardiogenic factors. J Neurol 2008;255:1687–92.

고지주기호흡으로 인한 중추수면무호흡

Central Sleep Apnea Due to High Altitude Periodic Breathing

ICD-9-CM code: 327.22 **ICD-10-CM code: G47.32**

대체 이름

없음

진단기준

기준 A-D가 모두 충족되어야 함

A. 최근에 고지대에 올라감.[1]

B. 다음 중 하나 이상이 존재함:[2]

1. 졸림.
2. 수면을 시작하거나 유지하는데 어려움, 빈번한 각성 또는 비회복 수면.
3. 호흡곤란으로 깨어나거나 아침에 두통이 있음
4. 무호흡이 관찰됨.

C. 증상은 임상적으로 고지주기호흡에 기인하거나, 또는 수면다원검사를 시행했다면 비렘수면 중에 반복적인 중추무호흡 또는 저호흡이 시간당 5회 이상 나타남.

D. 이 장애는 다른 수면장애, 의학적 또는 신경학적 질환, 약물(예: 마약) 또는 물질사용장애로 더 잘 설명되지 않는다.

주석

1. 일반적으로 이 장애는 최소 2,500미터(8,202 피트)에서 나타나지만, 일부 개인에서는 최소 1,500미터의 고지에서도 나타날 수 있다.
2. 주기호흡은 고지에 따른 일반적인 반응이다. 장애의 진단을 내리기 위해서는 연관된 증상이 나타나야 한다. 고지에서 정상과 비정상을 구분해주는 중추무호흡저호흡 지표(AHI) 수치는 없다.
3. 고지주기호흡에 기인하는 중추수면무호흡 진단이 폐쇄수면무호흡 진단을 배제하는 것은 아니다.

필수 특징

고지주기호흡(high altitude periodic breathing)은 최근에 고지대에 올라감에 따라 중추무호흡과 과호흡이 번갈아 나타나는 것이 특징이다. 주기호흡 양상은 고도 상승에 따라 예상되는 반응이다. 아래에서 설명하는 것과 같은 관련 증상이 나타나는 사람에서만 이 장애를 진단할 수 있다. 호흡 양상의 주기는 일반적으로 40초 미만이며 종종 12-20초 정도로 짧게 나타날 수 있다. 수면 중 주기호흡을 보이는 개인의 비율은 고도가 높아질수록 증가한다. 약 25%는 2,500미터(8,202 피트)

에서 주기호흡이 나타나며, 4,000미터(13,123 피트)에서는 거의 100%에서 주기호흡이 나타난다. 주기호흡은 최소 1,500미터(4,900 피트)의 고도에서도 나타난다고 보고되어 있다. 일부 연구에서는 2,500미터 이상의 고도에 만성적으로 노출되는 것 또한 주기호흡과 관련이 있다고 보고하였다.

관련 특징

고지대에서는 자주 깨거나, 수면의 질이 저하되며, 호흡곤란의 느낌이 나타날 수 있다. 이러한 증상은 일반적인 고도에서는 시간이 지남에 따라 호전되지만 극한의 고도에서는 지속될 수 있다. 고도가 상승함에 따라 나타나는 수면의 변화로는 N3수면의 감소와 각성 빈도의 증가가 있다. 총 수면시간과 렘수면 양은 변하지 않거나 감소한다. 주목할 것은 여러 연구에 따르면 주관적, 그리고 객관적인 수면의 질 저하가 주기적인 호흡의 정도와 상관이 없다는 것이다.

임상 및 병태생리 아형

알려진 바 없음.

인구통계

고지주기호흡에 대한 인구학적인 정보는 알려져 있지 않다. 고지주기호흡은 저산소증과 고이산화탄소혈증에 대한 환기반응이 높은 개인에서 발생하는 경향이 있다. 일반적으로 남성이 여성보다 화학민감성이 더 높기 때문에 고지주기호흡은 남성이 여성보다 더 흔하게 나타난다. 위에서 언급했듯이, 고지주기호흡은 고도 4,000미터 이상에서는 누구에게든 나타나며, 더 낮은 고도에서는 일부 개인에서 나타난다. 후자 그룹은 아마도 저산소에 대한 화학민감성이 더 높은 개인일 것이다. 한 연구에서는, 고지주기호흡이 있는 사람과 없는 사람 모두 수면 구조 변화를 보였다. 주기호흡을 하는 사람들은 주기호흡이 없는 사람과 비교하였을 때, 수면구조에서는 크게 차이가 없었지만 더 높은 각성지수를 보였다.

선행 및 유발요인

고지주기호흡이 나타나는 소인 중 유일하게 알려진 것은 환기 화학민감성이 증가되어 있다는 것이며, 주로 저산소증에 대한 환기반응성이다. 저산소증에 대한 높은 환기반응성은 고도 상승에 따라 과환기를 증가시킨다. 이러한 과환기는 수면 중 저탄산성 알칼리혈증을 유발하여 호흡을 억제한다. 이에 따라 수면 중에 무호흡과 과호흡이 주기적으로 반복되게 된다. 주기적 호흡이 나타나는 명백한 소인은 고도의 상승이다. 고도 상승이 더 빠를수록 주기호흡이 발생할 가능성이 더 높아진다.

가계 양상

일부 연구결과는 환기 화학민감성이 직접적으로 유전된다고 제안한다. 저산소증에 대한 환기 반응성의 증가가 고지주기호흡의 발달의 소인이기 때문에, 이러한 호흡이상이 발생하는데 유전적 경향이 있을 수 있다. 하지만 이에 대한 연구결과는 없다.

발병, 경과 및 합병증

이런 호흡 양상은 일반적으로 고지대에 오른 직후 수면 중에 나타난다. 이는 등반속도, 상승 고도 및 개인 성향에 따라 차이가 있다. 하지만 고지대에서의 첫날 밤에 가장 흔하게 나타난다. 중등도의 고도에서는 시간이 지남에 따라 호흡이 점점 규칙적으로 변하지만, 극심한 고도에서는 지속적으로 나타날 수 있다. 최근의 한 연구는 주기호흡의 양이 3일에서 2주간의 순응에 걸쳐 계속 증가한다는 것을 발견했다. 고도에 적응하는 것에 대한 연구에 따르면 주기호흡이 더 증가하더라도 수면의 질은 향상될 수 있다고 한다. 저산소증 자체는 수면구조를 방해하는 데 중요한 역할을 할 수 있다고 알려져 있다. 따라서 고도에 순응하는 동안 주기호흡의 양이 실제 증가하더라도 수면과 증상은 호전될 수 있다.

고지주기호흡의 합병증은 일반적으로 그 고도에서의 첫날 밤 수면에 국한되며, 빈번한 각성호흡이 가빠지거나 숨막히는 느낌이 있으며, 이로 인하여 다음날 졸림과 피로감이 나타난다. 주기호흡과 다른 고지증후군(고지대 폐부종, 급성 고산병 및 고지대 뇌부종) 사이에는 명확한 연관성이 없다. 사실, 주기호흡은 저산소에 대한 반응성이 높다는 지표이며, 이것은 일반적으로 고지대에서 산소 공급을 개선시켜주고 부적응 증후군의 빈도를 줄여준다.

발달 문제

고지주기호흡에 대하여 소아와 성인의 차이는 거의 알려져 있지 않다. 한 연구는 아이들과 그들의 아버지의 호흡을 비교하였다. 아이에서도 어른과 같이 높은 고도에서 야간 산소포화도 감소에 따른 과호흡이 나타났지만, 호흡 양상은 더 안정적이었다. 연구자들은 소아에서 성인보다 이산화탄소에 대한 무호흡의 역치가 낮기 때문이라고 설명했다.

병리와 병태생리

고지주기호흡은 고산지대에서 발생하는 저압 저산소증에 의해 유발되는 과호흡의 결과이다. 2,500미터에서 대기압은 약 570 mmHg이고 이상적인 폐포 산소분압은 약 55 mmHg이다(이산화탄소분압에 따라 다름). 실제 동맥혈 산소분압은 특히 수면 중에 낮아진다. 저산소증에 대한 환기 반응은 동맥혈 산소분압이 55 mmHg 미만으로 떨어질 때 급격히 증가한다. 저산소증과 관련된 호흡의 증가는 저이산화탄소알칼리혈증을 초래한다. 비렘수면 중에는 이산화탄소분압이 호흡의 주된 자극요인이기 때문에, 낮은 이산화탄소분압은 호흡자극의 소실 또는 감소를 일으켜 중추무호흡 또는 저호흡을 유발할 수 있다. 저산소증에 대하여 호흡반응이 클수록 이산화탄소분압은 더 크게 떨어지게 된다. 따라서 빠르게 저산소에 대해 반응을 보이는 사람들은 더 빈번하게 이러한 호흡 양상이 나타나는 경향이 있다. 무호흡이 나타나는 과정에서 산소분압이 떨어지고 이산화탄소분압이 상승하면서 결국 호흡 재개를 자극하게 된다. 하지만 여러 번의 큰 호흡 후에는 이산화탄소분압이 무호흡 역치 아래로 떨어지게 되면서 호흡이 멈추게 된다. 이러한 주기는 밤새 반복된다. 주목할 것은 호흡 양상은 종종 렘수면 중에 이러한 주기가 감소하면서 개선된다는 것이다. 이것은 렘수면 특징인 저산소증과 고이산화탄소혈증에 대한 반응성의 감소에 의한 것으로 생각된다. 흥미롭게도 한 연구에 따르면 저산소 환기반응은 고지에 올라간 후 7일까지 계속 증가하였다. 이것은 결과적으로 이산화탄소분압을 낮추고 산소분압을 높였다. 저산소증에 대한 호흡반응이 더 커짐에도 일부 사람에게서 주기호흡이 고도에 적응하면서 감소하는 것은 아마도 무호흡 역치의 감소에 따른 것일 수 있다. 다른 연구들은 산소포화도의 향상에도 불구하고 주기호흡이 3일에서 2주간의 순응기에 걸쳐 계속 증가한다는 것을 발견했다. 주기호흡과 산소포화도의 증가는 호흡 시스템의 조절이득(controller gain)의 증가에 인한 것으로 생각된다.

객관적 소견

고지주기호흡은 수면다원검사 결과에서 주기가 40초 미만이며 일반적으로 약 20초 정도되는 반복적인 중추무호흡을 보였다. 이와 연관되어서 동맥 저산소증이 어느 정도 나타난다. 무호흡은 짧으며 일반적으로 8-10초이다. 한 연구에서, 무호흡시간은 어린이의 경우 약 8초(7-9초)였고, 성인의 경우 약 12초(10-14초)였다.

주기는 일반적으로 40초 미만이다. 이 호흡 양상은 비렘수면 중에만 나타나며, 렘수면 중에는 더 리듬적인 호흡이 나타난다. 이 호흡 양상은 고도에 대한 생리학적인 적응이기 때문에 정상 또는 비정상으로 간주되는 시간당 무호흡의 횟수는 없다. 무호흡과 이와 연관된 과호흡은 수면 중 반복적인 각성을 일으킬 수 있으며, 이는 N1과 N2수면을 증가시키면서 N3수면을 감소시킨다. 렘수면기간과 총 수면시간은 일반적으로 유지된다. 위에서 언급했듯이 일부 연구에서는 총수면시간과총수면시간, 렘수면과 N3수면의 감소를 발견했다. 흥미로운 점은 일부 연구에서는 각성지수가 AHI의 약 25%에 불과하다는 점이다.

감별진단

고지주기호흡은 다른 수면관련 호흡장애와 구별되어야 한다. 가장 두드러진 요인은 물론 최근 고지대에 오른 적이 있었다는 점이다. 폐쇄수면무호흡 환자는 고지대에서도 야간 호흡문제가 계속 발생할 가능성이 높다. 고지대에서는 심지어 폐쇄수면무호흡을 악화될 수 있다. 만성고산병 환자는 고지대에서 상대적으로 저환기증(즉, 유사한 고도에서 정상인에서 호흡하는 것보다 적게 호흡한다)을 나타내는데, 이 때문에 동일한 저산소에 대하여 환기반응이 증가되어 있는 정상인보다 더 심한 저산소증이 나타난다. 이러한 사람들은 수면 중 종종 더 많은 동맥 산소포화도 저하가 나타난다. 일부 사람들은 무호흡이나 주기호흡이 나타난다. 만성고산병이 진단되었다고 해서 주기호흡이 있음을 의미하지 않는다. 하지만 주기호흡은 이전에 알려진 것 보다 이런 환자에서 더 흔할 수 있다.

미해결 문제 및 향후 방향

최근 연구에 의하면 주기호흡량보다는 저산소혈증이 수면의 질을 저해하는 주요 요인일 수 있다고 한다. 고지대에서 주기 호흡과 수면의 변화에 관한 더 많은 연구가 필요하다.

❖ 참고문헌

Anholm J, Powles A, Downey R, et al. Operation Everest II: arterial oxygen saturation and sleep at extreme simulated altitude. Am Rev Respir Dis 1992;145:817–26.

Bloch KE, Latshand TD, Turk AJ, et al. Nocturnal periodic breathing during acclimatization at very high altitude at Mount Muztach Ata (7,546 m). Am J Respir Crit Care Med 2010;182:562–8.

Burgess, K.R., Lucas, S.J., Shepherd, K.L., et al. Worsening of central sleep apnea at high altitude—a role for cerebrovascular function. J Appl Physiol 2013; 114: 1021–8.

Coote JH, Tsang G, Baker A, Stone B. Respiratory changes and structure of sleep in young high-altitude dwellers in the Andes of Peru. Eur J Appl Physiol 1993;66:249–53.

Goldberg S, Schoene R, Haynor D, et al. Brain tissue pH and ventilatory acclimatization to high altitude. J Appl Physiol 1992;72:58–63.

Johnson P, Edwards N, Burgess KR, Sullivan CE. Sleep architecture changes during a trek from 1400 to 500 m in the Nepal Himalaya. J Sleep Res 2010;19:148–56.

Kohler M, Kriemler S, Wilhelm EM, Brunner-LaRocca H, Zehnder M, Bloch KE. Children at high altitude have less nocturnal periodic breathing than adults. Eur Respir J 2008;32:189–97.

Lahiri S, Barnard P. Role of arterial chemoreflex in breathing during sleep at high altitude. Prog Clin Biol Res 1983;136:75–85.

Lahiri S, Meret K, Sherpa M. Dependence of high altitude sleep apnea on ventilatory sensitivity to hypoxia. Respir Physiol 1983;52:281–301.

Lombardi C, Meriggi P, Agostoni P, et al. Highcare Investigators. High-altitude hypoxia and periodic breathing during sleep: gender-related differences. J Sleep Res 2013; 22:322–30.

Nickol AH, Leverment J, Richards P, et al. Temazepam at high altitude reduces periodic breathing without impairing next-day performance: a randomized cross-over double-blind study. J Sleep Res 2006;15:445–54.

Nussbaumer-Ochsner Y, Ursprung J, Siebenmann C, Maggiorini M, Bloch KE. Effect of short-term acclimatization to high altitude on sleep and nocturnal breathing. Sleep 2012;35:419–23.

Schoene R. Control of ventilation in climbers to extreme altitude. J Appl Physiol 1982;53:886–90.

Waggener TB, Brusil PJ, Kronauer RE, Gabel RA, Inbar GF. Strength and cycle time of high-altitude ventilatory patterns in unacclimatized humans. J Appl Physiol 1984;56:576–81.

White D, Gleeson K, Pickett C, Rannels A, Cymerman A, Weil J. Altitude acclimatization: influence on periodic breathing and chemoresponsiveness during sleep. J Appl Physiol 1987;63:401–12.

약물 또는 물질로 인한 중추수면무호흡
Central Sleep Apnea Due to a Medication or Substance

ICD-9-CM code: 327.29 **ICD-10-CM code: G47.39**

대체 이름

마약 또는 아편유사제유발 중추수면무호흡(narcotic or opioid induced central sleep apnea)

진단기준

◆ 기준 A-E가 모두 충족되어야 함

A. 환자는 아편유사제 또는 다른 호흡억제제를 복용하고 있음.

B. 다음 중 하나 이상의 존재:

1. 졸림.
2. 수면을 시작하거나 유지하는데 어려움, 빈번한 각성 또는 비회복수면.
3. 숨이 차서 깨어남.
4. 코골이.

5. 무호흡이 관찰됨

C. 수면다원검사(진단 또는 양압기)는 다음을 모두 나타냄:
1. 수면시간(PSG)당 5회 이상의 중추무호흡 그리고/또는 중추 저호흡.
2. 중추무호흡 그리고/또는 중추저호흡 수는 전체 무호흡 및 저호흡 총 수의 >50%.
3. 체인-스톡스호흡이 없음.[1]

D. 이 질환은 아편유사제 또는 다른 호흡 억제제를 복용한 결과로 발생함.

E. 다른 수면장애로는 잘 설명되지 않음.

◆ 주석
1. 수면과 관련사건 스코어링을 위한 미국수면의학회 매뉴얼의 최신판에 의해 정의한다.
2. 실조호흡(호흡 주기와 1회 호흡량의 불규칙한 변화)이 나타날 수 있다.
3. 야간 그리고/또는 주간 저호흡이 있을 수 있으나 필수는 아니다. 만약 수면과 관련된 저호흡이 있으면, 약물이나 물질에 의한 수면관련 저호흡의 진단은 물론 약물이나 물질에 의한 중추수면무호흡의 진단이 가능하다.
4. 약물이나 물질에 위한 CSA진단은 OSA의 진단을 배제하지 않는다.

필수 특징

강력한 지속형 아편유사제를 복용하는 환자들은 수면 중에 중추무호흡이 나타날 수 있다. 가장 흔한 원인 약물은 메타돈(methadone)이다. 그러나 이 상태는 서방형 모르핀이나 옥시코돈을 복용하거나 펜타닐 패치 또는 지속적인 마약 주입을 받는 환자들에서도 보고되었다. Suboxone(buprenorphine과 naloxone의 조합)은 종종 마약 의존과 통증 환자의 치료에 사용되지만, 약물-유발 중추무호흡을 일으킬 수 있다. 이러한 환자들 대다수가 수면과 호흡에 영향을 미치는 여러가지 약물(처방되거나 불법)을 사용하고 있을 수 있기 때문에 기술이 쉽지 않다.

관련 특징

이러한 약물과 관련된 호흡 이상은 중추무호흡에 국한되지 않으며 저환기와 호흡사건이 길게 나타나는 폐쇄수면무호흡도 포함될 수 있다. 사실, 많은 환자들이 OSA와 CSA을 같이 가지고 있다. 야간저환기를 가진 환자는 낮 시간 동안에는 이산화탄소 분압이 정상 또는 증가할 수 있다. 주간 저환기 환자 대부분에서 이산화탄소분압은 약간만 증가한다(46-50 mmHg). 만성통증으로 치료받고 있는 약물에 의한 중추무호흡 환자는 종종 의미 있는 주간졸림이 나타난다. 아편유사제의 진정효과 때문에 중추무호흡이 성공적으로 치료되더라도 졸림이 크게 개선되지 않을 수 있다. 하지만 만성적인 메타돈사용 환자에 대한 한 연구에서는 평균 엡워스졸림척도 점수가 정상 범위로 나타났다. 이 환자들은 경증 내지 중등도의 폐쇄수면무호흡(평균 AHI 약 18/시간)이 있었으며 졸림의 정도는 우울지수와 상관관계가 있었다. 만성통증에 대해 아편유사제 치료를 받은 환자 사례

보고에 따르면 AHI가 30/h (최대 100/h) 이상이며 중등도의 졸림이 있었다. 이 그룹에서는 호흡사건의 50%에서 80%가 중추무호흡이었다. AHI의 중증도에 비해 졸림이 지나치게 심하였으며(경우에 따라 치료에 최소한 부분적으로도 반응하지 않는 경우가 있음), 이는 마약 자체의 직접적인 진정작용으로 인한 것일 가능성이 있다.

임상 및 병태생리 아형

알려진 바 없음.

인구통계

알려진 성별, 인종 또는 민족적 차이는 없다. 이 질환의 유병률은 알려져 있지 않지만, 제한된 자료에 따르면 만성통증으로 아편유사제 치료를 받는 사람들에게서 일반적으로 발생한다고 한다.

선행 및 유발요인

강력한 서방형 마약을 사용하는 것이 주요 원인이다. 만약 환자가 문제의 약물을 성공적으로 중지하면 중추무호흡이 해결될 수 있다.

가계 양상

해당 사항 없음.

발병, 경과 및 합병증

이 질환은 전형적으로 아편유사제를 적어도 2개월 이상 사용된 후에 나타난다. 강력한 마약 사용으로 사망 위험이 증가하는 것으로 보고되었다. 만성통증에 메타돈의 사용이 증가함에 따라 이 약물과 관련된 사망이 크게 증가하였다. 이러한 사망의 대부분은 수면 중에 발생한다.

발달 문제

소아에서의 이 질환에 관한 정보는 제한적이다. 아편유사제 약물로 인한 CSA는 암으로 인한 통증 치료를 받는 어린이에게 보고되었다.

병리와 병태생리

수면 중 다양한 호흡 이상이 발생하는 병태생리는 약물이 연수의 배면에 있는 μ-수용체에 작용하여 호흡저하를 유발하기 때문일 것으로 추정된다. 연구에 따르면 각성 중 고이산화탄소혈증에 대한 호흡자극의 저하가 관찰되지만, 이는 약물 5~8개월간 지속으로 사용한 후에는 종종 호전되었다. 한 연구에서는 저산소에 따른 호흡자극은 완전히 정상화되지는 않았다. 만성적으로 메타돈을 복용하는 환자에 대한 다른 연구에 따르면 저산소에 대한 호흡자극은 대조군과 비교하여 증가되었다. 이 연구에서 고이산화탄소혈증에 따른 호흡반응은 아편유사제를 복용하지 않는 대조군과 비교하여 감소되었다. 그 차이는 일회 환기량이 아니라 호흡 횟수의 감소 때문이었다. 서로 다른 결과는 기술적 문제나 환자집단의 차이로 설명할 수 있다. 마약을 사용하는 환자에서 실조호흡의 원인은 알려져 있지 않다. 그러나 만성아편유사제 복용 환자에 대한 한 연구는 실조호흡의 발생률은 전체 마약 복용량에 따라 증가한다는 것을 발견했다.

객관적 소견

약물에 의한 중추무호흡은 짧은 환기기간(2~4회 호흡) 또는 간헐적이고 산발적인 중추무호흡으로 분리된 중추무호흡을 가진 주기호흡의 형태로 나타날 수 있다. 기본적인 호흡 양상은 느린 호흡 속도 또는 실조호흡 양상을 나타낼 수 있다. 실조호흡이라는 용어는 종종 Biot호흡과 동의어로 사용되지만 후자의 정의는 매우 다양하다. 실조호흡은 불규칙한 호흡리듬 뿐만 아니라 불규칙한 호흡 깊이(1회 환기량)를 특징으로 한다. 폐쇄호흡 또한 강력한 아편유사제를 복용하는 환자에서 흔하며 OSA와 CSA의 동시 진단이 종종 적절하다. 심한 동맥혈 저산소증을 동반한 지속적인 폐쇄무호흡이 나타날 수 있다. 약물에 의한 중추무호흡은 주로 비렘수면 중에 발생하며, 폐쇄무호흡이 없는 환자의 경우 AHI는 비렘수면보다 렘수면 중 훨씬 낮게 나타날 수 있다. 또한 환자들은 낮은 각성지수와 N3수면이 증가하는 경향이 있다. 다른 형태의 중추무호흡과는 다르게, 약물에 의한 중추무호흡은 N3단계 수면 중에도 나타날 수 있다.

감별진단

이 상태는 서방형 아편유사제의 장기간 사용병력으로 다른 유형의 중추수면무호흡과 가장 잘 구별할 수 있다. 다른 수면관련 호흡장애가 있을 수 있으며 수면다원검사 결과가 복잡할 수 있다.

미해결 문제 및 향후 방향

서방형 아편유사제 사용자의 수면호흡장애의 발달에 대한 위험인자와 병인을 결정하기 위해서는 더 많은 연구가 필요하다. 이러한 수면호흡장애는 이 환자들에서 설명되지 않은 사망률 증가에 영향을 미칠 수 있다고 생각되며, 이에 대한 더 많은 연구가 필요하다.

❖ 참고문헌

Alattar MA, Scharf SM. Opioid-associated central sleep apnea: a case series. Sleep Breath 2009;13:201–6.

Centers for Disease Control and Prevention (CDC). Vital signs: risk for overdose from methadone used for pain relief—United States, 1999-2010. MMWR Morb Mortal Wkly Rep 2012;61:493–7.

Farney RJ, Walker JM, Cloward TV, Rhondeau S. Sleep-disordered breathing associated with long-term opioid therapy. Chest 2003;123:632–9.

Guilleminault C, Cao M, Yue HJ, Chawla P. Obstructive sleep apnea and chronic opioid use. Lung 2010;188:459–68.

Ramar K. Reversal of sleep-disordered breathing with opioid withdrawal. Pain Pract 2009;9:394–8.

Santiago TV, Pugliese AC, Edelman NH. Control of breathing during methadone addiction. Am J Med 1977;62:347–54.

Shook JE, Watkins WD, Camporesi EM. Differential roles of opioid receptors in respiration, respiratory disease, and opiate-induced respiratory depression. Am Rev Respir Dis 1990;142:895–909.

Teichtahl H, Prodromidis A, Miller B, Cherry G, Kronborg I. Sleep-disordered breathing in stable methadone programme patients: a pilot study. Addiction 2001;96:395–403.

Teichtahl H, Wang D, Cunnington D. Ventilatory responses to hypoxia and hypercapnia in stable methadone treatment patients. Chest 2005;128:1339–47.

Walker JM, Farney RJ, Rhondeau SM. Chronic opioid use is a risk factor for the development of central sleep apnea and ataxic breathing. J Clin Sleep Med 2007; 3:455–61.

Wang D, Teichtahl H, Goodman C, Drummer O, Grunstein RR, Kronborg I. Subjective daytime sleepiness and daytime function in patients on stable methadone maintenance treatment: possible mechanisms. J Clin Sleep Med 2008;4:557–62.

일차중추수면무호흡

Primary Centreal Apnea

ICD-9-CM code: 327.21 **ICD-10-CM code: G47.31**

대체 이름

특발중추수면무호흡(idiopathic central sleep apnea)

진단기준

◆ 기준 A-D가 모두 충족되어야 함

A. 다음 중 적어도 하나의 존재함[1]:
   1. 졸림.
   2. 수면을 시작하거나 유지하는데 어려움, 빈번한 각성 또는 비회복수면.
   3. 숨이 차서 깨어남.
   4. 코골이.
   5. 무호흡이 관찰됨.

B. 수면다원검사에서 다음 모두가 관찰됨:
   1. 수면시간(PSG)당 5회 이상의 중추무호흡 그리고/또는 중추저호흡.[2]
   2. 중추무호흡 그리고/또는 중추저호흡의 수는 전체 무호흡과 저호흡 총 수의 >50%.
   3. 체인-스톡스호흡이 없음.[2]

C. 주간 또는 야간저환기의 증거는 없다.

D. 이 장애는 다른 수면장애, 의학적 또는 신경학적 질환, 약물 또는 물질사용장애로 더 잘 설명되지 않음.

◆ 주석

1. 소아에서는 주간 증상이 분명하지 않을 수 있다.
2. 수면과 관련사건 스코어링을 위한 미국수면의학회 매뉴얼의 최신판에 의해 정의한다.

필수 특징

일차CSA는 원인불명(특발성)이며, 호흡 노력이 없이 수면 중 기류가 멈추는 것으로 정의되는 중추무호흡이 반복되는 것을 특징으로 한다. 밤사이 반복적으로 공기 흐름과 호흡노력이 동시에 중단된다. 이러한 반복적인 호흡의 중단과 재개는 수면분절을 일으키며, 이에 따라 과도한 주간졸림, 수면 중 빈번한 각성 또는 두 가지 모두가 나타날 수 있다. 따라서 환자는 과다수면 또는 불면증 증상을 나타낼 수 있다. 일차CSA 환자는 깨어있을 때는 낮은 동맥 산소분압(40 mmHg 미만)

을 가지는 경향이 있다. 중추무호흡을 일으킬 수 있는 알려진 의학적 또는 신경학적 장애가 있는 환자는 다르게 분류된다.

관련 특징

환자는 일반적으로 과도한 주간졸림, 수면분절, 주간졸림, 수면분열 또는 불면증을 나타낸다. 그 밖에 항상 나타나지는 않지만 흔한 징후와 증상으로는 코골이, 무호흡이 관찰되거나, 그리고 호흡곤란으로 깨는 증세 등이 있다.

임상 및 병태생리 아형

이 장애는 드물기 때문에 명확한 아형의 확인은 불가능하다.

인구통계

알려져 있지 않다. 대부분의 연구는 이 질환이 희귀하고 중년에서 고령자에게 가장 흔하게 나타나며 여성보다 남성에서 더 흔하다고 하지만, 모든 연구에서 남녀 차이가 있다고 보고하지는 않다.

선행 및 유발요인

이러한 환자에서 CSA는 동맥 이산화탄소분압(PaCO_2)이 저이산화탄소 무호흡역치(hypocapnic apnea threshold, HAT) 이하로 떨어지기 때문에 발생한다. 깨어있는 동안 이산화탄소분압의 저하는 무호흡을 일으키지 않는다. 하지만 수면 중에는 PaCO_2가 저이산화탄소 무호흡역치 아래로 떨어지면 호흡 노력이 멈춘다. 대부분의 환자에게 HAT는 각성 시 PaCO_2의 범위 내에 있다. 수면 중에 PaCO_2와 저이산화탄소 무호흡역치 사이의 간격을 좁히는 어떤 요인이라도 중추무호흡의 원인이 될 수 있다. 이산화탄소에 대한 높은 환기반응은 일차CSA의 주요한 소인으로 보인다. 이로 인해 이 장애의 특징인 불안정한 호흡조절이 나타날 수 있다. 수면 중 빈번한 각성 또한 중추무호흡의 소인이 될 수 있는데, 수면-각성 전환 시에 호흡조절이 다소 불안정해지기 때문이다. 각성과 연관되어 환기가 증가하면 다시 수면에 든 후에 PaCO_2를 저이산화탄소 무호흡역치 이하로 떨어뜨릴 수 있다. 환기자극은 비렘수면보다 렘수면 중에 낮기 때문에, 저탄산 중추수면무호흡은 렘수면 단계에서 훨씬 덜 흔하게 나타난다. 다른 두 가지 변수가 가능한 소인으로 논의되고 있으나, 이 증후군의 발병에 있어서 실제 역할은 불확실하다. 첫째, 잦은 각성 또는 낮은 각성역치, 또는 수면유지 불면증으로 인한 빈번한 각성은 중추무호흡의 증가로 이어진다고 보고되었다. 환기 조절은 정상적인 각성-수면 전환기에서 다소 불안정할 수 있기 때문에 정상인에서도 간헐적인 중추무호흡이 때때로 나타나며, 수면을 방해하는 어떠한 장애도 CSA를 악화시킬 수 있다. 일부 연구에서는 바로 누운 자세에서 일차CSA가 악화될 것이라고 하였으나 이것은 실제 체인-스톡스호흡이 있는 환자에서 명확하게 나타난다.

가계 양상

환기의 화학민감성이 직접적으로 유전된다는 연구결과가 있다. 이산화탄소에 대한 반응의 증가는 특발CSA의 발달에 있어 중요한 소인이기 때문에 이 호흡이상이 나타나는데 유전적 영향이 있을 것으로 보인다. 하지만 이를 다루는 연구결과는 없다.

발병, 경과 및 합병증

알려져 있지 않다 무호흡은 수면분절로 이어져 과다수면이나 불면증을 일으킬 수 있다. 이 무호흡 또는 이와 관련된 저산소증 또는 고이산화탄소혈증이 폐 고혈압, 폐혈관 확장 또는 기타 심혈관계에 부정적인 영향을 준다는 증거는 거의 없다.

발달 문제

영아무호흡과 미숙아에서의 무호흡 기준은 다른 곳에 자세히 설명되어 있으며, 중추무호흡은 영아와 소아에서 성인과는 다르게 정의된다. 짧고(<20초) 산소포화도 저하나 각성과 연관이 없는 중추무호흡은 일반적으로 미숙아 또는 영아 모두에게서 흔히 관찰된다.

성인의 경우 인구 조사에서 연령이 증가함에 따라 특히 남성에서 중추무호흡이 증가하는 것으로 보고되었다.

병리와 병태생리

일차CSA는 각성-수면으로 전환기 때 호흡조절 시스템의 불안정성으로 인하여 나타나며 안정된 비렘수면 중에는 덜 흔하게 발생한다. 일차CSA 환자에서 중추무호흡은 N1과 N2수면 단계에서 가장 빈번하게 발생하며 N3수면 단계와 렘수면 단계에서는 드물게 발생한다. 중추무호흡은 이산화탄소에 대한 호흡반응이 높거나 증가한 사람에서 나타나는 경향이 있다. 저이산화탄소 무호흡역치 이하의 동맥 PCO_2 수치는 호흡노력을 정지시키고, 따라서 중추무호흡이 나타나게 된다. 높은 이산화탄소에 대한 호흡반응성을 가진 사람은 $PaCO_2$ 수치(주간, 수면 중 모두)가 낮으며 수면 중 $PaCO_2$와 저이산화탄소 무호흡역치 차이가 차이가 낮은 경향이 있다. 따라서 약간의 환기의 증가로도 무호흡역치에 도달하게 되어 환기를 억제하게 된다. 높은 화학반응성을 가진 사람은 또한 작은 동맥 $PaCO_2$의 변화에도 더 많이 과호흡을 하게 된다. 이는 다시 $PaCO_2$를 무호흡역치보다 낮추어 환기를 멈추게 한다. 하지만 호흡구동을 더 크게 유발하는 모든 요소가 동일한 효과를 갖는 것은 아니다. 연구결과에 따르면 저산소증은 $PaCO_2$에 대한 화학반응성을 증가시키지만, $PaCO_2$와 무호흡 역치간 차이는 더 줄인다(중추무호흡의 소인이 됨). 대사성 산증과 저산소외 화학수용체(nonhypoxic chemoreceptor) 자극제는 $PaCO_2$를 낮추는 것보다 저이산화탄소 무호흡역치를 더 낮추어, 저이산화탄소 무호흡역치와 수면 중 $PaCO_2$ 사이의 간격을 더 넓히고, 중추무호흡의 발생 위험을 떨어뜨린다고 알려져 있다. 대사성 알칼리증은 저이산화탄소 무호흡역치를 증가시킬 뿐 아니라 환기반응을 감소시켜 저이산화탄소 무호흡역치와 수면 중 $PaCO_2$ 사이의 간격을 좁히는 경향이 있다.

객관적 소견

일차CSA 환자의 수면다원검사 결과는 수면시간당 5회 이상의 중추무호흡 그리고/또는 중추저호흡을 나타낸다. 중추무호흡과 중추저호흡의 기준은 수면과 관련 사건에 대한 미국수면의학회 매뉴얼 최신판의 정의를 따른다. 일차CSA 환자에 대한 연구결과에 따르면 전체 호흡 사건의 50%~85%가 중추무호흡이어야 한다고 하였다. 반복적인 중추무호흡이 환기기간으로 분리된 것이 특징인 주기호흡이 발생할 수 있다. 사건 사이 환기 단계는 일반적으로 짧으며, 최대 5회의 호흡이 나타난다. 중추무호흡 사이의 환기기에는 CSB호흡과 같은 증강-하강의 양상을 나타내지 않는다. 중추무호흡은 일반적으로 경미한 동맥 저산소증을 유발하며, 더 심한 산소포화도 감소가 발생하는 경우도 있다. 중추무호흡은 또한 수면 중 각성을 일으켜, 수면분절과 N1, N2단계 수면을 증가시키는 반면 N3단계 수면을 감소시킨다. 위에서 언급했듯이, 이 환자들에서 중추무호흡은 렘수면 중에는 덜 흔하게 나타난다. 요약하면 호흡, 동맥산소분압, 그리고 수면구조는 이 장애에 의해 영향을 받는다. 추가로 40 mmHg 미만의 동맥 $PaCO_2$는 일반적으로 각성 중에 관찰된다. 이 환자들에서 수면관련 저환기가 나타나지는 않는다.

감별진단

정상인에서 각성-수면 전환기에 중추무호흡이 몇 번 있을 수 있다. 하지만 안정된 수면으로 들어가면 이러한 무호흡증은 없어져야 한다. 정상인에서는 수면시간당 5회 이상 중추무호흡이 있어서는 안된다.

일차CSA는 다른 수면관련 호흡장애와 구별되어야 한다. *OSA*가 우세한 일부 환자는 진단검사 또는 양압적정검사 중에 중추무호흡이 나타날 수 있다. 이런 무호흡은 양압기 치료 후 즉시 또는 시간이 지난 다음 해결되는 경향이 있다. 일차CSA에서 중추무호흡의 양상은 *CSB가 있는*

*CSA*의 양상과는 다르다. 일차CSA에서는 체인-스톡스호흡를 가진 CSA 환자에서 언급된 연속적인 중추무호흡 사이의 점강-감쇠 양상의 호흡이 나타나지 않는다. 주기CSB에서 더 길다(40초 이상, 일반적으로 45-90초). CSB에서 일차CSA보다 더 긴 주기를 가지는 것은 중추무호흡 사이의 호흡기가 더 길기 때문이다. 일차CSA에서 무호흡은 종종 큰 호흡으로 갑자기 중단되는 경우가 많으며, 무호흡 사이에는 보통 4~5회 이내의 호흡만 있다. 더욱이, 체인-스톡스호흡을 하는 대부분의 환자는 울혈심부전 또는 신경학적 장애의 병력이 있다. 물질 사용으로 인한 중추무호흡 환자, 특히 서방형의 강력한 마약제는 중추무호흡을 동반하는 주기호흡을 나타낼 수 있지만, 무호흡 사이의 호흡의 양상이 점강-감쇠의 양상이 아니며 주기는 40초 보다 짧다. 추가로, 기저호흡의 양상이 종종 실조성(호흡 주기와 1회 호흡량의 불규칙한 변화)이며 낮은 호흡 횟수가 확인될 수 있다. 일차CSA와는 달리, 아편유사제를 복용 중인 환자는 중추무호흡이 N3단계에서도 나타날 수 있다. 체인-스톡스 양상이 아닌 의학적 또는 신경학적 장애로 인한 CSA 환자는 주로 알려진 신경학적 장애(최근 발생한 뇌혈관질환)를 가지는 경우가 많지만 아닌 경우에도 기저질환에 대해 강한 의심을 하는 것이 필요하다. 예를 들어, 키아리기형을 가진 환자는 성인이 되어서 원인불명의 중추무호흡과 다른 드문 증상이 같이 나타나는 경우가 있다. 따라서 일차CSA는 CSA의 다른 원인을 면밀히 배제한 진단이다.

*수면관련 저환기 및 저산소증후군*에서 환자는 주간 동맥이산화탄소분압($PaCO_2$)이 정상 또는 증가해 있을 수 있으며, 수면 중에 환기저하가 나타나거나 악화된다. 주간 저환기는 $PaCO_2$>45 mmHg로 정의한다. 일차CSA 환자는 보통 각성 중 $PaCO_2$<40 mmHg을 보인다. 수면 관련 저환기의 원인은 호흡조절장애, 신경근질환, 폐실질질환 또는 제한적인 흉벽질환이 있다. 이런 환자에서 수면다원검사 결과는 몇 번의 중추무호흡이 나타낼 수 있지만 주요 양상은 보상적으로 호흡횟수가 증가하지 않는 1회 호흡량의 감소(호흡의 얕은 양상)이다. 저환기 그리고/또는 환기 재관류 불일치로 인하여 일반적으로 유의미한 산소 포화도 저하가 나타나게 된다. 폐실질질환, 신경근질환 또는 흉벽질환이 있는 환자는 일반적으로 비정상적인 폐기능검사 결과를 보이며 전형적으로 렘수면 중 가장 심한 동맥산소포화도 저하가 나타난다.

미해결 문제 및 향후 방향

일차CSA는 비교적 드문 장애이지만 추가적인 유병률 자료가 필요하다. 이 질환의 병태생리적인 기전은 불분명하다. 특히, 수면상태의 불안정(낮은 각성 역치, 각성에서 안정된 수면으로 전환이 늦어짐)과 호흡조절의 불안정(고이산화탄소혈증에 따른 호흡반응 증가)의 상대적인 역할은 더 많은 연구가 필요하다.

❖ 참고문헌

Bixler EO, Vgontzas AN, Lin HM, Ten Have T, Rein J, Vela-Bueno A, Kales A. Prevalence of sleepdisordered breathing in women: effects of gender. Am J Respir Crit Care Med 2001;163:608–13.

Bradley T, McNicholas W, Rutherford R, Popkin J, Zamel N, Phillipson E. Clinical and physiological heterogeneity of the central sleep apnea syndrome. Am Rev Respir Dis 1986;134:217–21.

Dempsey JA, Smith CA, Przybylowski T, et al. The ventilatory responsiveness to CO(2) below eupnoea as a determinant of ventilatory stability in sleep. J Physiol 2004;560:1–11.

Eckert DJ, Jordan AS, Merchia P, Malhotra A. Central sleep apnea: Pathophysiology and treatment. Chest 2007;131:595–607.

Hall MJ, Xie A, Rutherford R, Ando S, Floras JS, Bradley TD. Cycle length of periodic breathing in patients with and without heart failure. Am J Respir Crit Care Med 1996;154:376–81.

White D, Zwillich C, Pickett C, Douglas N, Findley L, Weil J. Central sleep apnea: improvement with acetazolamide therapy. Arch Intern Med 1982;142:1816–9.

Xie A, Rankin F, Rutherford R, Bradley TD. Effects of inhaled CO2 and added dead space on idiopathic central sleep apnea. J Appl Physiol 1997;82:918–26.

Xie A, Rutherford R, Rankin F, Wong B, Bradley T. Hypocapnia and increased ventilatory responsiveness in patients with idiopathic central sleep apnea. Am J Respir Crit Care Med 1995;152:1950–5.

Xie A, Wong B, Phillipson E, Slutsky A, Bradley T. Interaction of hyperventilation and arousal in the pathogenesis of idiopathic central sleep apnea. Am J Respir Crit Care Med 1994;150:489–95.

영아 일차중추수면무호흡
Priamary Central Apnea of Infancy

ICD-9-CM code: 770.81 **ICD-10-CM code: P28.3**

대체 이름

영아 수면무호흡(infant sleep apnea), 영아기의 무호흡(apnea of infancy), 신생아의 일차수면무호흡(primary sleep apnea of the newborn).

신생아의 일차중추수면무호흡에 대한 부적절한 용어로는 영아급사직전증후군(near-miss sudden infant death syndrome), near-SIDs, 중지된 영아급사증후군(aborted sudden infant death syndrome)과 중지된 구유사망(aborted crib death)이 있다. 이 용어들은 무호흡과 영아급사증후군 사이의 인과관계를 의미하지만, 많은 연구에서 입증된 것은 아니다. 마찬가지로, "명백한 생명을 위협하는 사건(apparent life-threathening event, ALTE)"이라는 용어는 사용되어서는 안된다. 일차수면무호흡을 가진 일부의 영아들은 ALTE를 보이지만, ALTE는 다른 원인이 있으며, 수면무호흡을 가진 일부의 어린이는 ALTE가 없다.

진단기준

◆ 기준 A-D가 모두 충족되어야 함

A. 무호흡 또는 청색증이 관찰자에 의해 발견되거나, 수면관련 중추무호흡 또는 산소포화도의 감소삽화가 모니터링으로 관찰됨.

B. 영아는 적어도 임신나이 37주 이상이어야 함.

C. 수면다원검사 또는 병원 혹은 가정 무호흡검사같은 대안 모니터링에서 다음 중 하나가 관찰됨:

1. 반복적인, 연장된 (지속시간 >20초) 중추무호흡.[1]
2. 총수면시간의 총수면시간의 5% 이상에서 주기호흡.[2]

D. 이 장애는 다른 수면장애, 의학적 또는 신경학적 장애 또는 약물로는 설명되지 않음.

◆ 주석

1. 시간당 연장된(prolonged) 중추무호흡의 수에 관한 표준 데이터는 잘 확립되어 있지 않다.
2. 수면과 관련사건 스코어링을 위한 미국수면의학회 매뉴얼의 최신판에 의해 정의한다.
3. 유의한 산소포화도의 감소가 동반된 20초 미만의 짧은 중추무호흡은 중추신경계병리보다는 폐의 예비량 감소의 징후일 가능성이 높다.
4. 무호흡의 주된 특성을 결정하려면 공기흐름과 호흡노력을 동시에 모니터링 해야 한다. 폐쇄와 혼합 무호흡도 있을 수 있지만 중추무호흡이 우세하다.

필수 특징

영아 일차중추수면무호흡은 적어도 임신나이 37주 이상의 영아에서 주로 연장된 중추무호흡을 보이는 것이 특징이다. 이 사건은 일반적으로 생리적 손상(저산소혈증, 서맥)과 관련되어 있으며, 자극이나 소생술과 같은 중재가 필요하다. 중추무호흡이 주된 소견이기는 하지만, 폐쇄 또는 혼합무호흡 또는 저호흡 또한 관찰될 수 있다. 이것은 호흡조절의 장애로 뇌간의 호흡 중추의 미성숙과 관련된 발달장애로 발생할 수도 있고, 중추성 호흡조절을 직접적으로 억제시키는 기전에 의해 무호흡을 일으키는 다른 의학적 상태에 의해 이차적으로 발생할 수도 있다. 신생아 또는 영아의 무호흡은 빈혈, 감염, 저산소혈증, 대사장애, 위식도역류, 물질 또는 마취와 같은 다양한 의학적 상황에 의해 악화되거나 유발될 수 있으므로, 이를 반드시 인지하고 치료하여 무호흡을 안정화시켜야 한다. 만약 다른 의학적 상태가 CSA의 악화인자보다는 원인으로 나타난다면 이 상태는 의학적 또는 신경학적 장애에 의한 중추무호흡 또는 약물이나 물질에 의한 CSA로 분류해야 한다.

영아의 위험인자와 기저의 병태생리가 다양함에도 불구하고, 대부분의 연구는 무호흡의 빈도와 다른 의학적 상태에 의한 이차적으로 발생한 증후성 무호흡의 위험도는 출생 후 수주 이내에 서서히 감소한다고 보고하였다.

관련 특징

영아는 명백한 생명위협 사건(ALTE)으로 나타날 수 있다. 미국국립건강증진기구회의(National Institutes of Health Development Conference)의 정의에 의하면 "관찰자를 놀라게 하는 삽화로서 무호흡(중추 또는 때때로 폐쇄), 색 변화, 근육 긴장도의 현저한 변화, 숨막힘과 토할 것 같은 모습이 복합으로 나타난 것이 특징이다. 일부 사례에서는 관찰자는 영아가 사망하였을 것이라는 공포를 느낀다") 일차CSA를 가진 많은 영아들은 ALTE를 보이지 않으며, 많은 ALTE는 무호흡과 관련이 없다. 일차CSA의 영아들은 상태에 따라 다르며, 활동성(REM) 수면 중에 호흡사건의 빈도가 증가한다. 영아기의 역설적인 흉벽의 움직임은 활동성 수면 중에 흔히 관찰되고, 기능잔기용량의 감소와 연관된 환기와 관류의 장애 때문에 동맥혈의 산소포화도가 저하될 수 있다. 기저질환(예를 들면, 만성폐질환 또는 비정상적인 신경학적 상태)은 영아의 무호흡을 더 심하게 하고, 오랫동안 지속시킬 수 있다. 상기도가 작은 경우에는 이러한 질환의 폐쇄성 요인을 악화시킬 수 있다.

임상 또는 병태생리 아형

해당 사항 없음.

인구통계

만삭 신생아의 0.5% 미만이 증상성 무호흡을 경험한다. 연구에 따르면 건강한 만삭아 중 2%는 생후 6개월 이내 최소 1회의 30초 이상 지속되는 무호흡 사건 또는 심박수가 60회 미만으로 감소된 소견이 동반된 최소 20초 이상 지속되는 무호흡을 경험한다. 영아기의 무호흡은 남자와 여자 그리고 모든 인종과 민족의 영아에서 똑같이 발생한다.

선행 및 유발요인

위식도역류, 두개내병변, 물질, 마취, 대사장애, 산소화의 장애(impaired oxygenation)와 감염[패혈증, 수막염, 호흡기세포융합바이러스(respiratory syncytial virus)감염과 백일해 포함]을 포함한 다양한 요인들이 무호흡을 유발할 수 있다. 특히 호흡기세포융합바이러스 감염은 무호흡의 빈도와 지속기간을 증가시킬 수 있다.

가계 양상

알려진 바 없음.

발병, 경과 및 합병증

발병은 보통 생후 첫 주 또는 달에 시작된다. 일부 영아는 출생 직후 간호 관찰이나 일상 모니터링으로 진단된다. 나이가 많은 영아는 ALTE를 함께 보이거나, 성장부전이 있을 수 있다. 예후는 일반적으로 좋으며, 무호흡은 처음 몇 년 내에 사라지고 잔여 후유증은 없다. 지속적인 무호흡은 기저의 의학적 상태의 징후일 수 있으며, 즉시 추가적인 평가를 해야 한다. 지속적인 심한 무호흡을 동반한 환자는 저산소사건과 관련된 후유장애가 발생할 수 있다.

발달 문제

이것은 시간이 지남에 따라 정상적으로 개선되는 영아기의 상태이다.

병리와 병태생리

무호흡에 기여하는 생리적 요인은 호흡조절의 미성숙과 관련이 있다. 여기에는 중추성 구동(central drive), 화학수용체 또는 기계수용체 반응과 상기도반사의 발달변화가 포함된다. 무호흡을 악화시키는 요인으로는 위식도역류, 두개내 병변, 물질, 마취, 대사장애, 산소화장애와 감염 등이 있다.

객관적 소견

무호흡은 주로 중추무호흡이지만 폐쇄와 혼합무호흡이 나타날 수 있다. 무호흡은 렘수면 중에 가장 자주 나타난다. 뇌파 또는 역류에 대한 평가와 같은 다른 진단적 검사가 경우에 따라 적절할 수 있다.

감별진단

영아기의 일차CSA는 수면 중에 발생하는 *정상적인 호흡 정지*와 구별되어야 한다. 여러 대규모 연구의 표준 호흡데이터에 따르면 건강한 무증상 영아는 흔하게 중추성 호흡 정지가 단독으로 (특히 렘수면 중에) 또는 한숨이나 움직임 이후에 나타난다.

영아기의 일차CSA는 유명한 임상용어인 *ALTE*와는 구별되어야 하다. ALTE는 특이적인 진단이 아니라, 양성에서부터 생명을 위협할 수 있는 상태까지 포함되는 광범위하고, 부모에 의해 관찰되는 잘 정의되지 않은 무호흡의 집합체이다.

재발성의 심한 영아 수면무호흡은 대개 위식도역류, 대사질환 또는 발작, 뇌간 기형, 또는 신경퇴행질환과 같은 인지되지 않은 신경학적 상태같은 동반질환에 의해 발생하므로, 이들에 대한 평가가 반드시 이루어져야 한다. 또 다른 진단적 고려사항으로 강제적인 상기도 폐쇄나 질식을 시도한 경우 같은 소아학대(*뮌하우젠증후군*, Munchausen syndrome by proxy)가 있다. 영아기의 일차CSA는 영아급사증후군의 사후 진단과 분리되어야 한다. 영아급사증후군 사망자 중 일부는 사망하기 전에 무호흡 증상을 경험하지만, 신생아 또는 영아의 일차무호흡은 영아급사증후군의 독립적인 위험요소로 확립되지 않았다.

미해결 문제 및 향후 방향

영아기는 일반적으로 호흡조절의 불안정을 특징으로 하는 발달기간이므로, 비정상을 정의하는 것은 진단적 어려움이 있다. 영아의 호흡조절 발달의 기전과 영아 무호흡을 초래하는 병태생리 요인에 대한 추가 연구가 필요하다.

❖ 참고문헌

American Academy of Pediatrics. Apnea, sudden infant death syndrome, and home monitoring. Pediatrics 2003;111:914–7.

Hunt CE, Hufford DR, Bourguignon C, Oess MA. Home documented monitoring of cardiorespiratory pattern and oxygen saturation in healthy infants. Pediatr Res 1996;39:216–22.

National Institutes of Health Consensus Development Conference on Infantile Apnea and Home Monitoring, Sept 29 to Oct 1, 1986. Pediatrics 1987;79:292–9.

Ramanathan R, Corwin MJ, Hunt CE, et al. Cardiorespiratory events recorded on home monitors: Comparison of healthy infants with those at increased risk for SIDS. JAMA 2001;285:2199–207.

Southall DP, Plunkett MC, Banks MW, Falkov AF, Samuels MP. Covert video recordings of lifethreatening child abuse: lessons for child protection. Pediatrics 1997;100:735–60.

미숙아 일차중추수면무호흡
Primary Central Sleep Apnea of Prematurity

ICD-9-CM code: 770.82 **ICD-10-CM code: P28.4**

대체 이름

조산아 무호흡(apnea of prematurity)

진단기준

◇ 기준 A-D가 모두 충족되어야 함

A. 무호흡 또는 청색증이 관찰자에 의해 관찰되거나, 수면과 관련된 중추무호흡, 산소포화도의 감소 또는 서맥의 증상이 출생 후 병원 모니터링에 의해 발견된다.

B. 영아는 증상이 시작될 때 임신 주수가 37주 미만이다.

C. 수면다원검사 또는 병원 혹은 가정 무호흡 모니터링과 같은 대안 모니터링에서 다음 중 하나가 관찰된다:

1. 반복적인, 연장된(>20초 지속시간) 중추무호흡.[1]
2. 총수면시간의 5% 이상 동안 주기호흡.[2]

D. 이 장애는 다른 수면장애, 의학적 또는 신경학적 장애 또는 약물로는 잘 설명되지 않는다.

◇ 주석

1. 연장된 중추무호흡의 시간당 횟수에 관한 표준 데이터는 잘 확립되어 있지 않다.
2. 수면과 관련사건 스코어링을 위한 미국수면의학회 매뉴얼의 최신판에 의해 정의한다.
3. 유의한 산소포화도의 감소가 동반된 20초 미만의 짧은 중추무호흡은 중추신경계병리보다는 폐의 예비량 감소의 징후일 가능성이 높다.
4. 폐쇄와 혼합무호흡도 있을 수 있지만 중추무호흡이 우세하다.

필수 특징

무호흡은 미숙아에서 매우 흔하며, 유병률은 임신연령에 따라 크게 다르다. 미숙아에서 수면무호흡은 예측 가능하고, 주로 미성숙과 관련이 있으며, 보조적인 환기치료 그리고 약물치료가 필요할 수 있다. 이 상태는 만성폐질환에 의한 저산소혈증 또는 위식도역류 같은 상태가 없으면 성장하면서 호전될 것이다. 무호흡은 주로 중추무호흡이지만 혼합이나 폐쇄무호흡 또는 저호흡이 보일 수 있다. 이 사건은 일반적으로 생리적 손상(저산소혈증, 서맥)과 관련되어 있으며, 자극이나 소생술과 같은 중재치료가 필요하다.

관련 특징

미숙아의 무호흡은 일반적으로 서맥과 관련이 있다. 미숙아의 일차CSA는 상태에 따라 다르며 활동성 수면(REM) 중에 호흡사건의 빈도가 증가한다. 역설적인 흉벽운동은 신생아에서 활동성 수면 중에 흔하며, 기능적 잔류량이 감소함에 따라 환기 또는 관류의 장애로 인해 동맥산소포화도가 저하될 수 있다. 기저질환(예: 만성폐질환 또는 비정상적인 신경학적 상태)은 영아의 무호흡증을 더 심하게 하거나, 오랫동안 지속지킬 수 있다. 상기도가 작은 경우에는 이러한 질환의 폐쇄성 요인을 악화시킬 수 있다.

임상 및 병태생리 아형

알려진 바 없음.

인구통계

미숙아 무호흡의 유병률은 임신나이(conceptional age)와 반비례한다. 연구에 따르면 출생 체중 2,500g 미만의 영아의 약 25%와 1,000g 미만의 영아의 약 84%가 신생아기에 증상이 있는 무호흡을 경험할 수 있다. 미숙아의 92%는 임신나이 37주 이후 부터 증상이 없으며, 임신나이 40주 이후에서는 98%, 임신나이 43주 이후에서는 대부분의 영아에서 증상이 소실된다. 미숙아 무호흡은 남자와 여자 그리고 모든 인종과 민족의 영아에서 동일하게 발생한다

선행 및 유발요인

조산과 관련된 호흡조절의 발달지연이 주된 선행요인이다. 다양한 인자가 미숙아에서 무호흡을 발달을 촉진시키는 것으로 알려져 있다. 여기에는 체온 불안정성, 위식도역류, 두개내 병변, 물질, 마취, 대사장애, 산소화의 장애와 감염이 포함된다. 호흡기세포융합바이러스(respiratory syncytial virus) 감염은 선행요인이 있는 영아에서 무호흡의 빈도와 기간을 증가시킬 수 있다. 상기도

이상과 관련된 폐쇄수면무호흡은 조산아무호흡증으로 나타날 수 있다. 임신나이 43주 이후 지속되는 무호흡은 추가적인 원인질환을 조사해야 한다.

가계 양상

알려진 바 없음

발병, 경과 및 합병증

미숙아에서 출생 당일에 무호흡은 드문 것으로 알려져 있으나, 있다면 대개 다른 질병의 존재를 시사한다. 전형적인 시기는 생후 2-7일 사이에 발생한다. 미숙아 무호흡은 일반적으로 임신나이 37주에 끝나지만, 임신나이 28주 전에 태어난 영아의 경우 만기 임신나이가 지나고 몇 주 동안 지속될 수 있으며, 임신나이 43주 이후의 무호흡은 드물다. 조산아에 대한 나쁜 예후는 미숙아 무호흡 그 자체보다 태아기 또는 신생아 과정, 동반된 질환 그리고 환경요인과 더 밀접한 관련이 있다. 미숙아의 합병증이 없는 무호흡의 장기적인 예후는 대부분의 소아에서 양호하다. 그러나 자주 소생치료를 필요로 하는 지속적이고 반복적인 무호흡을 가진 영아의 예후는 더 좋지 않을 수 있어 주의해야 하며, 무호흡 원인이나 동반질환에 의해 따라 달라질 수 있다.

발달 문제

이것은 시간이 지남에 따라 정상적으로 개선되는 조산아와 관련된 상태이다.

병리와 병태생리

무호흡에 기여하는 생리적인 요인은 호흡조절의 미성숙과 관련이 있다. 여기에는 중추성 구동, 화학수용체 또는 기계수용체 반응과 상기도 반사의 발달 변화가 포함된다. 미숙아의 무호흡을 악화시키는 요인으로는 체온 불안정성, 위식도역류, 두개강 내 병리학, 물질, 마취, 대사장애, 산소화 장애와 감염 등이 있다.

객관적 소견

대부분의 미숙 신생아는 수면다원검사가 아닌 신생아 집중치료실에서 심폐 모니터링을 기반으로 미숙아 무호흡증으로 진단된다. 수면다원검사를 시행할 때, 중추무호흡은 종종 혼재되어 나타나며, 연구에 따르면 혼합수면무호흡이 50-75%, 폐쇄수면무호흡이 10-20%, 순수 중추수면무호흡이 10~20%로 나타난다. 주기호흡이 있을 수 있다.

감별진단

미숙아 무호흡은 수면 중에 발생하는 정상적인 생리학적 호흡정지와 구별되어야 한다. 건강한 무증상 영아는 일반적으로 단독으로 나타나거나(특히 렘수면 중) 또는 한숨이나 움직임(이 경우에는 무호흡이 조금 더 길 수 있다.) 이후에 짧은 중추성 호흡정지(<20초)를 가진다. 이 영아들은 전형적으로 무증상이며 색이나 근육의 긴장도에 변화가 없다.

감별진단은 오래 걸리고, *심한 위식도역류*, *중추신경계기형 또는 출혈*, *발작*, *패혈증*, *드물게 일차심부정맥에 의한 이차적인 무호흡*을 포함한다. 무호흡 상태가 심하거나, 임신나이 43주 이후에도 지속되면 동반질환을 의심해야 한다.

미해결 문제 및 향후 방향

환기 조절의 생리학적 발달의 기전은 잘 알려져 있지 않다. 어떤 영아가 중증 무호흡의 가장 큰 위험을 가지는 지를 결정하기 위해서는 추가 연구가 필요하다.

❖ 참고문헌

American Academy of Pediatrics. Apnea, sudden infant death syndrome, and home monitoring. Pediatrics 2003;111:914–7.

Hunt CE, Hufford DR, Bourguignon C, Oess MA. Home documented monitoring of cardiorespiratory pattern and oxygen saturation in healthy infants. Pediatr Res 1996;39:216–22.

Kahn A, Rebuffat E, Sottiaux M, Blum D. Management of an infant with an apparent life-threatening event. Pediatrician 1988;15:204–11.

National Institutes of Health Consensus Development Conference on Infantile Apnea and Home Monitoring, Sept 29 to Oct 1, 1986. Pediatrics 1987;79:292–9.

Ramanathan R, Corwin MJ, Hunt CE, et al. Cardiorespiratory events recorded on home monitors: Comparison of healthy infants with those at increased risk for SIDS. JAMA 2001;285:2199–207.

Rigatto H. Breathing and sleep in preterm infants. In: Loughlin G, Carroll J, Marcus C, eds. Sleep and breathing in children. New York: Marcel Dekker, 2000:495–515.

Schmidt B, Roberts RS, Davis P, et al. Long-term effects of caffeine therapy for apnea of prematurity. N Engl J Med 2007;357:1893–902.

Southall DP, Plunkett MC, Banks MW, Falkov AF, Samuels MP. Covert video recordings of lifethreatening child abuse: lessons for child protection [see comments]. Pediatrics 1997;100:735–60.

치료중발생 중추수면무호흡
Treatment-Emergent Central Sleep Apnea

ICD-9-CM code: 327.29 **ICD-10-CM code: G47.39**

대체 이름

복합수면무호흡(complex sleep apnea)

진단기준

◆ 기준 A-C가 모두 충족되어야 함

A. 진단적 수면다원검사에서 시간당 5회 이상의 주로 폐쇄호흡사건이[1](폐쇄 또는 혼합 무호흡, 저호흡 또는 호흡노력관련각성) 관찰됨.

B. 보완호흡수없이 양압기를 사용한 수면다원검사에서 폐쇄호흡 사건의 소실과 아래 모두의 중추무호흡 또는 저호흡의 출현 또는 지속이 관찰됨:

1. 중추무호흡-중추저호흡 지수 시간당 5 이상(CAHI≥5/hour).
2. 중추무호흡과 중추저호흡의 숫자가 전체 무호흡과 저호흡 총 숫자의 50% 이상.

C. 중추수면무호흡이 다른 CSA장애(예를 들어, 체인-스톡스호흡이 동반된 CSA 또는 약물 또는 물질로 인한 CSA)에 의해 더 잘 설명되지 않는다.

◆ 주석

1. 수면과 관련사건 스코어링을 위한 미국수면의학회 매뉴얼의 최신판에 의해 정의한다.
2. 치료중발생 중추무호흡의 진단은 OSA의 진단을 배제하지 않는다. 즉, OSA진단은 진단적 수면 검사를 바탕으로 만들어진다.

필수 특징

치료중발생 중추수면무호흡(Treatment-Emergent CSA)의 진단은 진단수면검사 동안 주로 폐쇄성 사건(폐쇄 또는 혼합무호흡 또는 저호흡)이 나타나고, 보완호흡수(backup rate)없이 양압기를 착용하였을 때 폐쇄호흡 사건이 의미있게 소실되었음에도 불구하고, CSA가 출현하거나 지속되는 것이 특징이다. 만약 중추무호흡이 다른 CSA장애에 의해 더 잘 설명된다면, 환자는 치료중발생 중추수면무호흡보다는 OSA 및 해당되는 다른 CSA로 진단된다. (예: 심부전 환자는 진단수면다원검사시 주로 폐쇄성 사건을 보이지만, 기도양압기를 하면 체인-스톡스호흡과 함께 주로 중추무호흡을 보인다.)

관련 특징

치료중발생 중추무호흡 환자는 보완호흡수없는 기도양압기 착용시에 몇 가지 특징을 갖는다. 기도양압치료 동안 높은 수의 각성이 지속되며, AHI는 렘수면 보다 비렘수면에서 더 높은 경우가 때때로 있다. 이것은 치료중발생 중추수면무호흡이 거의 비렘수면에서만 발생하기 때문이다. 렘수면 동안 폐쇄성 사건을 효과적으로 통제하던 압력은, 비렘수면에서는 중추무호흡의 출현으로 인해 효과가 없다고 판명되었다. 만약 환자가 N3수면에 도달한다면, 중추무호흡은 각성이나 또다른 중추무호흡과 저호흡을 촉진할 수 있는 좀 더 얕은 수면단계로의 이환에 의해 중단될 때까지 때때로 감소한다. 치료중발생 중추무호흡 환자는 지속기도양압 치료 동안 지속적인 수면분절을 가질 수 있으며, 치료로부터 얻는 이득이 거의 없다.

임상 및 병태생리 아형

알려진 바 없음.

인구통계

초기 기도양압적정검사에서 중추수면무호흡이 지속되거나 나타나는 환자의 비율은 연구대상 집단의 특성(지역사회 혹은 수면 센터로의 의뢰)과 방법에 따라 2%에서 20%까지 다양하다. 만약에 아편유사제를 복용 중이거나 체인-스톡스호흡이 있는 중추무호흡을 가진 환자가 포함된 경우, 유병율은 높아질 수 있다. 만성적인 지속기도양압치료(약 2%)에서 지속되는 중추수면무호흡 환자의 비율은 지속기도양압 치료 첫날이나 둘째 날에 확인된 비율보다 상당히 낮다.

선행 및 유발요인

치료중발생 중추수면무호흡를 일으키는 다양한 요인들이 제시되어 왔지만, 입증된 자료는 없다. 환자는 아마도 환기 제어 또는 수면유지의 불안정을 초래할 수 있는 특성을 가지고 있을 것이다. 여기에는 낮은 각성역치(arousal threshold)와 높은 환기조절증가(controller gain)가 포함된다. 연구들은 호기말 이산화탄소(end-tidal PCO_2)의 약간의 증가가 치료중발생 중추수면무호흡 환자의 호흡을 안정시킬 수 있다고 밝혔다. 그러므로 환자에게 저이산화탄소혈증을 일으킬 수 있는 어떤 사건이라도 치료중발생 중추수면무호흡을 유발할 수 있다. 몇몇 연구에서 진단수면다원검사(또는 분할-야간수면다원검사에서 진단적 부분)의 전체 AHI는 이 진단을 받지 않은 환자에 비해 치료중발생 중추수면무호흡그룹이 더 높았다. 다른 연구에서 치료중발생 중추수면무호흡 환자는 수면다원검사에서 더 많은 중추수면무호흡을 보였으며, 남자에서 더 많았다. 그러나 치료중발생 중추무호흡의 확인된 위험인자는 연구마다 다르다.

주목할 것은 기관 절개술, 위아래턱 전진술(maxillomandibular advancement)과 구강내장치 같은 폐쇄수면무호흡의 치료 이후에도 중추무호흡의 출현이 보고되었다는 점이다. 폐쇄수면무호흡이 있는 환자의 코수술 이후 발생한 중추수면무호흡의 사례도 최근에 발표되었다.

가계 양상

알려진 바 없음.

발병, 경과 및 합병증

치료중발생 중추수면무호흡은 기도양압적정 후에 인지하게 된다. 장기간 기도양압 치료를 받으면서 중추성 사건이 지속되는 치료중발생 중추수면무호흡을 가진 환자의 정확한 비율은 알려져 있지 않으며, 대부분 보고된 연구는 후향연구이거나 추적조사에서 상당수가 손실된 경우다. 흥미롭게도, 초기 기도양압적정의 결과와 6개월의 치료 후에 수행된 결과를 비교한 한 연구에서 초기 연구는 치료중발생 중추무호흡에 대한 기준을 충족시키지 못했지만 두 번째 연구에서는 기준을 충족시키는 환자가 있었다. 장기적인 기도양압 치료에도 중추성 무호흡의 소실을 경험할 수 없는 치료중발생 중추무호흡 환자들은 임상적 추적관찰 시 기도양압 기계에서 많은 수의 잔여 사건을 보인다. 기도양압 치료를 받으면서 집에서 측정한 야간 산소측정에서 지속적으로 동맥의 산소포화도 저하를 보인다. 유의미한 중추수면무호흡이 지속될 경우, 수면분절과 주간졸림은 지속된다. 그 결과로 기도양압 치료의 순응도가 낮아질 수 있다.

발달 문제

치료중발생 중추무호흡은 소아에서는 기술되지 않았지만, 이것은 기도양압으로 치료받는 폐쇄수면무호흡 소아의 수가 상대적으로 적기 때문일 수 있다.

병리와 병태생리

치료중발생 중추무호흡의 정의가 다양하기 때문에, 병태생리학은 명확하게 정의되어 있지 않다. 낮은 각성 역치와 N3수면에 도달하는 어려움은 불안정한 수면을 조장할 수 있다. 각성은 호흡을 불안정하게 한다. $PaCO_2$에 대한 높은 환기반응과 수면 $PaCO_2$와 각성역치 사이의 작은 차이 또한 환자를 치료중발생 중추무호흡로 이끄는 원인이 될 수 있다. 과도한 기도양압치료는 민감한 환자에서 치료중발생 중추무호흡를 유발할 수 있다.

객관적 소견

진단적 야간 수면다원검사(또는 분할-야간 수면다원검사의 진단 부분)에서 수면 시간당 5회 이상의 폐쇄 또는 혼합무호흡 및 저호흡이 대개 관찰된다. 보완호흡수없이 기도양압을 사용한 수면다원검사(야간 기도양압적정검사 또는 분할-야간 수면다원검사의 기도양압 치료 부분)에서 유의미한 폐쇄성 사건의 소실과 중추무호흡 또는 중추저호흡의 출현 또는 지속이 관찰된다. CAHI는 시간당 5 이상이며, 호흡기 사건의 50% 이상이 중추성이다. 치료중발생 중추무호흡의 진단은 기도양압 치료 중 발생된 중추수면무호흡이 다른 CSA장애에 의해 더 잘 설명되거나, 과적정(over-titration)에 의한 경우에는 제외된다.

기도양압기를 착용하고 시행하는 수면다원검사에서 렘수면과 N3수면 동안에는 적절한 치료가 되지만, N1와 N2단계에서는 반복적인 중추성 사건이 관찰된다. 일부 환자에서 기류의 제한을 방지하기 위한 점진적인 압력의 증가는 중추수면무호흡의 출현 시에 "중단점"에 도달한다.

감별진단

폐쇄수면무호흡을 가진 많은 환자들은 기도적정 검사를 하는 동안 약간의 중추성 호흡사건을 보인다. 그러나 대다수의 경우 중추성 AHI는 시간당 5 이상을 넘지 않고, 중추성 사건은 무호흡 및 저호흡의 총 숫자에서 50%를 넘지 않는다. 지속양압기를 하는 동안에 주로 중추성 사건을 보이는 일부 폐쇄수면무호흡 환자들은 2차적인 '달리 분류된 CSA장애'이다. 이 경우에는 치료중발생 중추무호흡의 진단보다는 OSA와 CSA장애 모두 진단하는 것이 적절하다. 예를 들면 메타돈을 복용하고 있는 환자가 분할야간수면다원검사의 진단적 부분에서 주로 폐쇄호흡사건을 보였다. 기도양압치료를 하면서 폐쇄성 사건은 모두 소실되었고, 실조호흡을 가진 CSA가 기록되었다. 장애에 대한 기준이 충족된다면 '약물이나 물질에 의한 OSA와 CSA'가 모두 진단되어야 한다.

미해결 문제 및 향후 방향

장기적인 기도양압 치료에서 지속적으로 중추수면무호흡을 가진 환자의 비율뿐만 아니라 치료중발생 중추수면무호흡의 발생율은 확인되어야 한다. 장기적인 기도양압 치료 후 지속적인 CSA를 가진 치료중발생 중추무호흡 환자의 정확한 비율을 잘 정의하기 위해서는 명확하게 확립된 포함 및 제외 기준이 있는 전향적인 연구가 필요하다. 환자마다 보여지는 CSA의 양은 밤에서 밤 사이의 변동성이 있을 수 있다. 예를 들어 장기적인 기도양압치료로 해소된 치료중발생 중추수면무호흡이 만약 환자가 양압기치료를 일정기간 중단한 다음 치료를 다시 시작하면, 치료중발생 중추무호흡이 재현되는지 여부는 알 수 없다. 과적정(과도한 압력), 과소적정(중추성 무호흡이 뒤따르는 호흡 노력 각성), 지속기도양압기보다는 이중형 기도양압기의 사용, 마스크 누출에 의한 각성, 분할-야간검사를 포함한 치료중발생 중추수면무호흡의 가능성을 높일 수 있는 많은 요소가 가설로 제시되었다. 이러한 요인들이 실제로 환자에게 치료중발생 중추무호흡을 발병시키는 경향이 있음을 확인하기 위한 추가 연구가 필요하다. 장기적인 기도양압 치료에서 치료중발생 중추수면무호흡의 진화 또한 결정되어야 한다; 즉, 시간이 지남에 따라 중추 사건이 어느 정도 소실되는지 그리고 이 소실의 시간에 따른 경과는 무엇인가? 자동 적정 기도양압기의 사용 증가에 비추어서, 이 기계에서의 치료중발생 중추수면무호흡의 발생률에 대한 추가 조사도 필요하다.

❖ 참고문헌

Allam JS, Olson EJ, Gay PC, Morgenthaler TI. Efficacy of adaptive servoventilation in treatment of complex and central sleep apnea syndromes. Chest 2007;132:1839–46.

Dernaika T, Tawk M, Nazir S, Younis W, Kinasewitz GT. The significance and outcome of continuous positive airway pressure-related central sleep apnea during split-night sleep studies. Chest 2007;132:81–7.

Gay PC. Complex sleep apnea: it really is a disease. J Clin Sleep Med 2008;4:403–5.

Gilmartin GS, Daly RW, Thomas RJ. Recognition and management of complex sleep-disordered breathing. Curr Opin Pulm Med 2005;11:485–93.

Javaheri S, Smith J, Chung E. The prevalence and natural history of complex sleep apnea. J Clin Sleep Med 2009;5:205–11.

Lehman S, Antic NA, Thompson C, Catcheside PG, Mercer J, McEvoy RD. Central sleep apnea on commencement of continuous positive airway pressure in patients with a primary diagnosis of obstructive sleep apnea-hypopnea. J Clin Sleep Med 2007;3:462–6.

Malhotra A, Bertisch S, Wellman A. Complex sleep apnea: it isn't really a disease. J Clin Sleep Med 2008;4:406–8.

Morgenthaler TI, Kagramanov V, Hanak V, et al. Complex sleep apnea syndrome: is it a unique clinical syndrome? Sleep 2006;29:1203–9.

Thomas RJ, Daly RW, Weiss JW. Low-concentration carbon dioxide is an effective adjunct to positive airway pressure in the treatment of refractory mixed central and obstructive sleep-disordered breathing. Sleep 2005;28:69–77.

Thomas RJ, Mietus JE, Peng CK, et al. Differentiating obstructive from central and complex sleep apnea using an automated electrocardiogram-based method. Sleep 2007;30:1756–69.

Thomas RJ, Terzano MG, Parrino L, Weiss JW. Obstructive sleep-disordered breathing with a dominant cyclic alternating pattern--a recognizable polysomnographic variant with practical clinical implications. Sleep 2004;27:229–34.

Westhoff M, Arzt M, Litterst P. Prevalence and treatment of central sleep apnoea emerging after initiation of continuous positive airway pressure in patients with obstructive sleep apnoea without evidence of heart failure. Sleep Breath 2012;16:71–8.

수면관련 저환기장애
Sleep Related Hypoventilation Disorders

이 질환은 수면 중 환기(ventilation) 부족으로 인해 이산화탄소동맥 분압이 비정상적으로 증가하는 것이 일차적인 특징이다. 더불어, 비만저환기증후군(Obesity hypoventilation syndrome, OHS)의 진단을 위해서는 주간 저환기도 확인되어야 한다. 각성 중 저환기는 동맥이산화탄소분압이 45 mmHg 보다 클 때로 정의한다. 비만저환기증후군 외의 수면관련 저환기장애에서는 주간 저환기가 있을 수도 없을 수도 있다. 각성 중 저환기가 있는 경우, 모든 경우에서 수면 중 더욱 악화된다.

수면관련 저환기(Sleep Related Hypoventilation)의 일반적 기준

◆ 기준 A를 반드시 충족해야 함

A. 수면 및 관련 사건 스코어링을 위한 미국수면의학회 매뉴얼의 최신판에 의해 정의된 수면관련 저환기가 있음.[1, 2]

◆ 주석

1. 수면 중 동맥 PCO_2의 모니터링은 실용적이지 않다. 호기말(end-tidal) PCO_2 또는 경피 (transcutaneous) PCO_2와 같은 대리지표를 이용할 수 있다.
2. 동맥혈 산소포화도의 감소가 종종 나타나지만 진단을 위해 필요하지는 않다.

비만저환기증후군
Obesity Hypoventilation Syndrome

ICD-9-CM code: 278.03 **ICD-10-CM code: E66.2**

대체 이름

과탄산수면무호흡증(hypercapnic sleep apnea), 비만과 연관된 수면관련 저환기(sleep related hypoventilation associated with obesity).

Pickwickian증후군이라는 용어는 OSA 환자뿐만 아니라 단지 비만인 사람들에게도 가리지 않고 쓰여왔기 때문에 권장하지 않는다.

진단기준

◆ A-C가 모두 충족해야 함

A. 각성 중 저환기($PaCO_2$ > 45 mmHg)가 있음: 동맥 PCO_2, 호기말 PCO_2 또는 경피 PCO_2로 측정.

B. 비만(BMI>30 kg/m^2, 어린이의 경우 동 연령과 성별이 95백분위 수 초과)이 동반됨.

C. 저환기가 폐실질질환, 기도질환, 폐혈관질환, 흉벽질환(비만으로 인한 부하 외의), 약물, 신경질환, 근육 위약, 또는 알려진 선천 또는 특발중앙폐포저환기증후군(central alveolar hypoventilation syndrome)에 기인하지 않음.

◆ 주석

1. 수면다원검사를 시행할 때 $PaCO_2$ 또는 비침습적으로 $PaCO_2$ 추정치를 측정한다면 수면 중 저환기가 악화되는 것을 관찰할 수 있다.
2. OSA가 종종 동반되며, 이러한 경우 OSA와 비만저환기증후군 둘 다 진단해야 한다.
3. 동맥산소포화도 감소(arterial oxygen desaturation)가 종종 관찰되지만, 진단에 필요하지는 않다.

필수 특징

비만저환기증후군은 비만과 심폐 또는 신경질환에 기인하지 않는 주간 고이산화탄소혈증(daytime hypercapnia)(동맥 $PaCO_2$> 45 mmHg)으로 특징지어진다. 고이산화탄소혈증은 수면 중 악화되고 심한 산소포화도 감소와도 종종 연관된다. 저환기는 비렘수면보다 렘수면 중에 종종 더 악화된다. 비만저환기증후군 환자의 대다수는 OSA를 동반한다(80%-90%). 이러한 환자에서 주간 고이산화탄소혈증은 적절한 양압기 치료를 지속적으로 하면 개선되거나 정상화될 수 있다. OSA가 동반되지 않은 비만저환기증후군 환자는 수면 중 저환기와 저산소혈증 악화와 관련된 지속적인 또는 간헐적인 얕은 호흡삽화를 보인다. 비만-저 환기증후군 환자는 수면불만이 거의 없을 수도 있고, 수면효율성 감소와 빈번한 각성 등과 같은 심한 수면장애가 나타날 수도 있다. 고이산화탄소혈증과 저산소혈증은 심폐기능 정지 또는 중증의 대상부전(decompensation), 또는 급성 또는 만성고이산화탄소혈증호흡부전으로 인한 급격한 악화가 발생할 때까지 장기간 동안 알아채지 못하기도 한다.

관련 특징

비만저환기증후군 환자는 흔히 과다수면을 호소한다. 과다수면의 심각도는 고이산화탄소혈증고이산화탄소혈증의 정도와 밀접하게 비례하지 않을 수 있다. 다른 증상으로는 아침 두통, 피로감, 기분장애, 기억력 또는 집중력장애가 있다. 신체검사에서 다혈색(plethora), 공막충혈(scleral congestion), 말초부종과 같이 폐심장증(cor pulmonale)이나 순환울혈(circulatory congestion)을 시사하는 소견이 나타날 수 있다. 검사에서는 일반적으로 적혈구증가증(polycythemia)과 전해질

검사에서 혈청 이산화탄소 상승 (혈청 중탄산염 bicarbonate), 폐기능검사 중 강제폐활량(forced vital capacity)감소, 심전도에서 우심장 부담(right heart strain), 우심실 비대 그리고 우심방 확대와 심초음파검사에서 심실기능 이상이 흔히 나타난다. 만성고이산화탄소혈증과 저산소혈증의 결과로 폐동맥고혈압, 폐심장증 그리고 신경인지기능장애가 나타날 수 있다.

임상 및 병태생리 아형

해당 사항 없음.

인구통계

비만저환기증후군을 시사하는 증상을 가진 비만 환자에서 이산화탄소 분석(혈청 중탄산염)을 하지 않으면 비만저환기증후군의 진단을 놓칠 수 있다. OSA 환자 집단에서 비만저환기증후군 유병률은 연구마다 다르지만, 비만한 OSA 환자에서는 10%-15% 범위였다. 비만저환기증후군의 유병율은 남성에서 여성보다 높지만, 그 차이는 OSA에서처럼 저명하지 않다.

선행 및 유발요인

비만은 저환기와 저산소혈증을 일으키는 주요 병태생리적 요소로 생각된다. 높은 비만도는 심한 수면 중 저환기와 관련이 있지만, 유사한 체중에서도 고이산화탄소혈증의 정도는 개인마다 다를 수 있다. 알코올, 항불안제 및 수면제와 같은 중추신경억제제의 사용은 호흡장애를 더욱 악화시킬 수 있다. 깨어 있는 동안 고이산화탄소혈증과 저산소혈증이 있는 환자는 수면 동안 특히 렘수면 중에 심해지지만, 각성 중 $SaO_2/PaCO_2$와 수면 중 SaO_2 감소와의 관계는 개별 환자에서 상당한 예측 가치를 가지기에 충분하지 않다.

가계 양상

해당 사항 없음.

발병, 경과 및 합병증

최종적으로 비만저환기증후군으로 진단받는 사람은, 처음에는 OSA가 의심되어 검사를 하게 되거나 심한 고이산화탄소혈증 호흡부전이 1회 이상 나타난 후에 확인된다. 경과는 다양할 수 있지만 일반적으로 서서히 진행한다. 중증의 고이산화탄소혈증과 저산소혈증이 있는 많은 사람들에서 폐고혈압, 심부전, 심장 부정맥과 신경인지기능장애가 나타난다. 적혈구증가증은 만성저산소증 환자에서 흔하다. 수면관련 저환기/저산소혈증이 악화될수록 질병과 사망률의 위험이 증가하는 것으로 보이지만 수면과 관련된 저환기/저산소혈증과 질병 및 사망률 사이의 특이적인 관계는 잘 정의되어 정의되어 있지 않다. 비만 자체만으로 주간 $PaCO_2$가 명백히 상승하지 않아도 호흡단축, 운동시 호흡곤란, 앉아숨쉬기 등 다른 호흡 증상을 유발할 수 있다. 그러나 한 연구에서 저환기가 있는 비만 환자들은 18개월 사망률이 23%로, 저환기가 없이 동등한 비만을 가진 환자들의 사망률인 9%에 비해 높았다. 비만저환기증후군을 가진 많은 환자들은 양압기 또는 bilevel PAP에 반응하며, 주간 $PaCO_2$도 개선된다. 그러나 주간 $PaCO_2$의 정상화는 소수의 환자에서만 나타난다. 한 연구에서 매일 밤 4.5시간 이상 양압기를 사용하는 비만저환기증후군 환자의 34%가 $PaCO_2$의 정상화를 보였다. 반대로 동반한 저산소증에 대한 산소치료만으로는 고이산화탄소혈증이 악화될 수 있다.

발달 문제

알려져 있지 않음.

병리와 병태생리

저환기의 원인은 완전히 밝혀지지 않았다. OSA를 동반하는 경우가 흔하기는 하지만 고이산화탄소혈증과 저산소혈증이 전적으로 상부기도 폐쇄 때문은 아니다. 저환기가 초래되는 여러 요인들은 환자마다 중요도가 다를 수 있다. 지속되는 야간 고이산화탄소혈증은 폐쇄성 사건 사이의 환기기간 동안 부적절한 보상(즉, CO_2 부담덜기, unloading)으로 수반되는 짧은(무호흡-저호흡에 기인한) 또는 좀 더 긴 기간(저환기에 이차적인)의 고이산화탄소혈증에 의한 것으로 추정된다. 비정상적인 환기제어(무딘 고이산화탄소혈증 환기반응, blunted hypercapnic ventilatory response)은 급성 고이산화탄소혈증의 원인이 없어진 후에도, 각성을 일으킬 때까지 고이산화탄소혈증을 지속시킨다. 만성고이산화탄소혈증 상태는 중탄산염의 상승을 유발한다. 이는 $PaCO_2$의 증가로 인한 산증(acidosis)의 정도를 둔화시키지만, 보상적인 이산화탄소 환기반응은 감소시킨다. 중탄산염의 신장 배설율 저하는 저산소증, 심부전, 이뇨제관련 염화물 결핍에서 보이는 것처럼 고이산화탄소혈증이 지속되는데 기여할 수 있다. 비만 자체가 CO_2 저류를 조장하는 몇 가지 요인들과 관련이 있다. 비만은 이산화탄소 생산을 증가시킨다. 수면 중에 일시적인 상부기도 폐쇄로 인한 저항부하(resistive loading) 뿐만 아니라, 호흡펌프(respiratory pump)의 추가중량으로 인한 질량 부하로 인해 호흡작업이 증가한다. 폐부피 및 역학 변화, 무기폐(atelectasis)나 폐울혈(pulmonary congestion)에 따른 환기-관류(ventilation-perfusion) 이상, 화학감수성 및 부하반응성(load responsiveness)의 감소, 증가된 렙틴(leptin) 수치(렙틴은 호흡자극제임)에 대한 저항성과 같은 비만관련 체액성 인자(obesity related humoral factors)로 인한 호흡운동 억제 등 많은 요인들이 이산화탄소 제거를 저해한다. 이러한 요소의 중요성은 환자마다 다를 수 있다.

객관적 소견

치료받지 않은 환자의 경우, 각성 중 동맥혈가스검사에서 고이산화탄소혈증이 보이며, 종종 저산소혈증도 관찰된다. 효과적인 치료를 하더라도 대부분의 비만저환기증후군 환자는 어느 정도의 주간 저환기를 보인다. 특징적인 수면다원검사 소견은 수면관련 저환기와 동맥혈 산소포화도 저하이며 폐쇄무호흡 및 호흡 저하가 동반될 수도 않될 수도 있다. 수면 중 저환기의 악화는 동맥혈 가스 측정에 의한 $PaCO_2$(거의 시행되지 않음)나 경피 또는 호기말 PCO_2 측정을 통해 기록할 수 있다. 지속적인 동맥 산소포화도 저하와 함께 보통 수 분까지 1회 호흡량(tidal volume)의 감소가 나타난다. 간헐적인 각성이 관찰될 수 있다. OSA는 대다수의 비만저환기증후군 환자에서 적어도 수면 중의 일부 기간에서 동반된다. 폐쇄성 삽화 사이의 일시적인 환기는(각성과 관련되어 있다하더라도) 수면 중 저환기의 악화를 예방하기에 충분하지 않다. 심한 동맥산소포화도 저하는 보통 폐쇄성 삽화와 관련이 있다. 만성저산소증은 적혈구증가증과 관련될 수 있다. 심전도, 흉부 방사선검사, 심초음파검사에서 폐고혈압의 증거가 나타내기도 한다.

혈청 중탄산염 수치는 일반적으로 만성호흡성산증(고이산화탄소혈증)에 대한 신장 보상으로 인해 증가한다. 한 연구에서 OSA를 가진 것으로 의심되는 비만 환자에서 혈청 중탄산염 수준 임계값 >27 mEq/L은 비만저환기증후군을 식별하는 데 92%의 민감도와 50%의 특이도를 보였다. 이는 혈청 중탄산염 농도가 비만저환기증후군 가능성이 있는 환자를 선별조사하는데 유용할 수 있음을 시사한다. 그러나 혈청 중탄산염 농도가 대사성알칼리증으로 인해 상승할 수도 있으므로, 비만저환기증후군 진단에는 동맥혈가스 분석이 필요하다.

감별진단

각성 또는 수면 중 저환기를 일으킬 수 있는 질환들이 포함된다. *폐기도와 실질 이상, 폐혈관 질환, 신경근과 흉벽질환, 심각한 치료되지 않은 갑상선기능저하, 호흡억제제 사용, 선천 또는 특발중추폐포저환기증후군*(central alveolar hypoventilation syndrome)*이 포함된다. OSA와 CSA 증후군*은 기류(airflow)의 주기적 변화와 그에 수반되는 주기적인 SaO_2의 변동으로 수면관련 저환기와 구별할 수 있다. 대조적으로, 수면관련 저환기로 인한 산소 포화도 저하는 일반적으로 수 분 이상 지속된다. 수면 중 환기부전(ventilatory insufficiency)의 원인이 될 만한 하나 이상의 장애가 있다면 모든 관련 진단을 코딩해야 한다.

미해결 문제 및 향후 방향

신장 중탄산염 항상성을 포함한 이 질환의 병인에 대한 향후 연구가 필요하다. 이 질환으로 의심되는 대부분의 사람들에게서 수면 중에 정기적으로 동맥혈을 채취하는 것은 실용적이지 않기 때문에 CO_2 수준을 측정하는 다른 기술을 연구해야 한다.

개별 환자에서 폐고혈압과 같은 부작용을 일으키는 데 필요한 고이산화탄소혈증/저산소혈증의 정도와 기간은 명확하지 않다. 산소요법이나 비침습적 인공호흡 (noninvasive ventilation)이 기저질환 경과에 미치는 영향에 관한 정보는 거의 없다. 이러한 치료를 시작하는 최적의 시간과 이 치료법으로 가장 많은 혜택을 볼 수 있는 환자군을 결정하기 위한 연구가 필요하다.

❖ 참고문헌

Berger KI, Goldring RM, Rapoport DM. Obesity hypoventilation syndrome. Semin Respir Crit Care Med 2009;30:253.

Budweiser S, Riedl SG, Jörres RA, et al. Mortality and prognostic factors in patients with obesityhypoventilation syndrome undergoing noninvasive ventilation. J Intern Med 2007;261:375–83.

Littleton SW, Mokhlesi B. The pickwickian syndrome-obesity hypoventilation syndrome. Clin Chest Med 2009;30:467–78, vii-viii.

Mokhlesi B; Tulaimat A; Evans AT et al. Impact of adherence with positive airway pressure therapy on hypercapnia in obstructive sleep apnea. J Clin Sleep Med 2006;2:57–62.

Mokhlesi B. Obesity hypoventilation syndrome: a state-of-the-art review. Respir Care 2010;55:1347–62.

Nowbar S, Burkart KM, Gonzales R, et al. Obesity-hypoventilation in hospitalized patients: prevalence, effects, and outcome. Am J Med 2004;116:1–7.

Piper AJ, Grunstein RR. Obesity hypoventilation syndrome: mechanisms and management. Am J Respir Crit Care Med 2011;183:292–8.

Piper AJ. Obesity hypoventilation syndrome--the big and the breathless. Sleep Med Rev 2011;15:79–89.

선천중추폐포저환기증후군

Congenital Central Alveolar Hypoventilation Syndrome

ICD-9-CM code: 327.25 **ICD-10-CM code: G47.35**

대체 이름

선천중추저환기증후군(Congenital central hypoventilation syndrome)

온딘의 저주(Ondine's curse)라는 용어는 부정적인 의미로 인해 더 이상 추천되지 않음.

진단기준

◆ 기준 A와 B가 모두 충족되어야 함

A. 수면관련 저환기가 있음.

B. *PHOX2B* 유전자의 돌연변이가 있음.

◆ 주석

1. 수면관련 저환기는 주간에는 저환기($PaCO_2$>45 mmHg)일 수도 정상일 수도 있다. 두 경우 모두 $PaCO_2$는 수면 중 더 높으며 수면관련 저환기에 대한 기준을 충족한다.
2. 수면다원검사 동안 심각한 고이산화탄소혈증 및 동맥산소포화도 저하가 나타난다. 중추성 무호흡이 발생할 수 있지만, 지배적인 양상은 유량(flow)/일호흡량(tidal volume)의 감소이다.
3. 선천성으로 불리지만, *PHOX2B* 유전자형을 가진 일부 환자에서는 후년에 (심지어 성인기에), 특히 전신 마취나 심한 호흡기질환과 같은 스트레스 유발상황에서 발현될 수 있다.

필수 특징

선천중추폐포저환기증후군(CCHS)은 *PHOX2B* 유전자의 돌연변이로 인해 일차적으로 호흡의 자율중추 조절이 안되는 자율신경기능장애증후군이다. CCHS는 대개 출생 시 저환기가 시작되는 것이 특징이다. 저환기는 각성 시보다 수면 중에 더 나빠지는데, 폐, 신경계 또는 대사질환으로는 설명되지 않는다. 선천중추폐포저환기증후군은 전형적으로 청색증, 수유장애, 저혈당 또는 덜 흔한 증상으로 중추무호흡증이 나타나지만 그 밖에는 정상인 영아에서 발현된다. 일부 어린이들은 심혈관 탈력(cardiovascular collapse)이 나타나서야 진단을 받는다. 유아는 기도 삽관이 필요하며, 격렬한 움직임을 보이고 정상적인 흉부영상 소견에도 불구하고 기계 보조 환기를 끊을 수가 없다. 일부 영아는 임상검사에서 적절하게 호흡하는 것으로 보이지만 저산소혈증과 고이산화탄소혈증이 특징인 저환기(반드시 무호흡은 아님)의 증상을 경험하기도 한다. 선천중추폐포저환기증후군 환자는 때때로 청색증, 명백히 생명을 위협하는 사건, 폐심장증, 또는 저산소성 신경학적 손상이 이후에 발현될 수 있다. 선천중추폐포저환기증후군은 마취 후 호흡부전이 있거나 경미한 호흡기질환과 관련되어 성인에서 진단되기도 한다. 이 환자들은 일반적으로 경미한 돌연변이를 가지며, 인지저하를 포함한 오랜 저산소증의 증거를 가질 수 있다. 대부분의 선천중추폐포저환기증후군 환자들은 수면 중 호흡이 기계적 보조인공호흡이 필요할 정도로 심해지지만, 이는 초기 유아기에는 뚜렷하지 않을 수 있다. 일부 환자(~15%)는 깨어 있을 때에도 환기가 불충분하여 지속적인 환기 보조를 필요로 한다. 그러나, 선천중추폐포저환기증후군을 가진 대부분의 환자는 깨어있는 동안 인공호흡을 필요로 하지 않으며, 신체활동이 없거나 격렬한 운동을 하는 경우에만 가스교환에 미세한 이상이 있을 수 있다.

관련 특징

자율신경계 이상으로 선천중추폐포저환기증후군 환자의 대략 16%에서 선천거대결장(Hirschsprung병), 자율신경 기능장애(예: 심장 박동 변동성의 감소 또는 저혈압), 신경종양[예: 신경절세포종(ganglioneuroma) 또는 신경절모세포종(ganglioneuroblastoma)], 영유아기에 연하장애와 안구이상(예: 사시)이 있다. 특히 저환기가 잘 조절되지 않은 환자에서 발달 지연이 있을 수 있지만, 대부분의 환자는 인지기능은 정상이다.

임상 및 병태생리 아형

질병의 중증도는 돌연변이 유형과 관련이 있다. 대부분의 환자는 폴리알라닌(polyalanine) 확대 돌연변이가 있다. 더 많은 폴리알라닌 반복을 가진 사람들이 각성 중에 저환기를 포함한 심각한 질병을 가질 가능성이 더 높다. 점돌연변이(point mutation) 또는 구조이동돌연변이(frame shift mutation)가 있는 환자는 신경종양의 위험이 더 크다.

인구통계

선천중추폐포저환기증후군의 유병률은 알려지지 않았지만 드물다. 남녀 모두와 모든 민족/인종 그룹 간에 동일하게 발생한다.

선행 및 유발요인

이는 선천성 유전증후군이다.

가계 양상

선천중추폐포저환기증후군은 일반적으로 새로운(de novo) 돌연변이로 발생하지만, 형제자매간 발생이 보고되었다. 유전자가 우성이기 때문에 환자들은 선천중추폐포저환기증후군을 가진 아이를 가질 위험이 있다.

발병, 경과 및 합병증

이 질환은 유전적이며 출생 시부터 나타난다. 그러나 일부 환자는 후년에 나타날 수 있다. 선천중추폐포저환기증후군의 생리학적 이상은 평생 지속되며 시간이 지나도 개선되지 않는다. 그러나 적절한 호흡보조장치를 제공하여 저환기의 임상결과를 예방할 수 있다. 치료하지 않으면 일반적으로 폐심장증이나 무호흡 또는 심한 저환기의 합병증으로 사망하게 된다. 선천중추폐포저환기증후군이 제대로 조절되지 않은 환자는 정신지체, 성장장애, 발작 또는 폐심장증이 발생할 수있다. 치료를 받게 되는 유아는 처음 6개월에서 12개월에 걸쳐 호전될 수 있다. 처음에 인공호흡을 24시간 받아야하던 일부 환자가 각성 시에는 적절한 환기가 되는 정도가 될 수 있다. 그러나 수면 중에는 지속적으로 환기보조가 필요하다. 하지만, 일부 환자는 지속적인 환기보조를 필요로 하게 될 수 있다. 이런 환자에서 질환이 악화될 상황이 있었던 것인지, 초기에 적절히 평가되고 치료되지 않았던 것인지, 환기요구가 변화하는 것인지 여부는 분명하지 않다. 치료를 받더라도 선천중추폐포저환기증후군 환자는 특히 유아기에 면밀한 모니터링이 필요하다. 상부호흡기질환 또는 설사와 같은 경미한 질병이 호흡부전을 촉발할 수 있다. 부종과 기면(lethargy)은 종종 임박한 호흡부전의 초기 징후이다. 저산소혈증과 저환기의 임상 징후는 미약한데, 이는 아이들의 흉벽 함몰(retraction)과 코의 벌렁거림(nasal flaring)과 같은 호흡곤란의 징후 또는 호흡노동의 증가가 보이지 않기 때문이다. 그 결과, 가스교환장애는 심폐정지 또는 심한 보상 실패로 갑자기 악화될 때까지 인지되지 못한 채 진행될 수 있다.

발달 문제

해당 사항 없음.

병리와 병태생리

선천중추폐포저환기증후군의 정확한 병태생리는 알려지지 않다. 방사선 및 사후연구에서 중대한 중추신경계이상이 밝혀지지 않았다. *PHOX2*B유전자는 자율신경계의 발달에 중요한 역할을 한다. 기능적 MRI와 생리검사에서 외인성 고이산화탄소혈증과 같은 자극에 반응하여 광범위한 뇌 이상이 보였다.

객관적 소견

수면다원검사에서 저산소증과 고이산화탄소혈증이 나타난다. 중추무호흡이 있을 수 있지만 호흡량 감소 및 호흡 수 감소와 관련된 저환기가 더 흔하다. 대부분의 어린이 수면호흡장애과는 달리 렘수면보다 비렘수면에서 비정상이 더 심할 수 있다. 환자는 심각한 가스 교환 이상에도 불구하고 잠에서 깨지 못한다. 역설호흡(paradoxical breathing)과 코골이는 일반적으로 나타나지 않는다.

선천중추폐포저환기증후군 환자는 말초성 화학수용체의 일시적인 호흡자극(transient ventilatory challenges)에 반응할 수 있지만, 저산소증과 고이산화탄소혈증에 대한 재호흡 반응은 거의 없다. 동맥혈가스는 깨어 있을 때 정상적일 수 있지만 수면 중에 동맥혈에서 획득한 검체는 비정상이다. 만성적으로 치료받지 않거나 조절되지 않는 선천중추폐포저환기증후군 환자의 경우 보상된 호흡성산증이 나타날 수 있다. 적혈구증가증이 존재할 수 있고 혈청 중탄산염의 농도가 높아질 수 있다. 뇌 컴퓨터단층촬영과 MRI 스캔은 정상이다. 심전도, 심초음파 또는 심장 카테터 삽입에서 폐고혈압의 증거가 나타날 수 있다. 폐기능검사는 정상이거나 기관염(tracheitis)과 같은 관련 질병으로 인해 가벼운 폐쇄성 또는 제한성 폐질환의 증거가 나타나기도 한다.

감별진단

선천중추폐포저환기증후군은 키아리기형, 외상이나 종양으로 인한 중추신경질환, Leigh병과 같은 대사질환, 또는 비만저환기증후군에 의한 중추저환기와 감별되어야 한다. 선천중추폐포저환기증후군은 횡격막 마비나 근이영양증과 같은 상태로 인해 근육약화에 따르는 저환기와도 구별되어야 한다. 유아가 위식도역류와 같은 원인 때문에 무호흡이나 생명을 위협할 만한 사건을 나타낸 경우, 선천중추폐포저환기증후군으로 생각되기도 한다. 그러나 이러한 영아들은 전형적으로 지속적 저환기가 아닌 간헐적인 무호흡을 보이며, 일차 원인이 치료되면 일반적으로 호전된다. 폐심장증으로 발현되는 선천중추폐포저환기증후군 환자는 선천성 심장병으로 오진되기도 한다.

미해결 문제 및 향후 방향

유병률 데이터, 정확한 유전자형-표현형 상관 관계, 선천중추폐포저환기증후군 환자의 나이에 따른 효과, 선천중추폐포저환기증후군을 가진 부모에게서 태어난 선천중추폐포저환기증후군 소아의 장기적인 결과와 유전자부호화결손(gene-encoded deficit)의 정확한 특성 등 선천중추폐포저환기증후군과 관련된 해결되지 않은 많은 문제가 있다.

❖ 참고문헌

Amiel J, Laudier B, Attie-Bitach T, et al. Polyalanine expansion and frameshift mutations of the paired-like homeobox gene PHOX2B in congenital central hypoventilation syndrome. Nat Genet 2003;33:459–61.

Gozal D, Marcus CL, Shoseyov D, Keens TG. Peripheral chemoreceptor function in children with the congenital central hypoventilation syndrome. J Appl Physiol 1993;74:379–87.

Macey PM, Woo MA, Macey KE, et al. Hypoxia reveals posterior thalamic, cerebellar, midbrain, and limbic deficits in congenital central hypoventilation syndrome. J Appl Physiol 2005;98:958–69.

Marcus CL, Jansen MT, Poulsen MK, Keens SE, Nield TA, Lipsker LE et al. Medical and psychosocial outcome of children with congenital central hypoventilation syndrome. J Pediatr 1991;119:888–95.

Paton JY, Swaminathan S, Sargent CW, Hawksworth A, Keens TG. Ventilatory response to exercise in children with congenital central hypoventilation syndrome. Am Rev Respir Dis 1993;147:1185–91.

Paton JY, Swaminathan S, Sargent CW, Keens TG. Hypoxic and hypercapnic ventilatory responses in awake children with congenital central hypoventilation syndrome. Am Rev Respir Dis 1989;140:368–72.

Weese-Mayer DE, Berry-Kravis EM, Ceccherini I, Keens TG, Loghmanee DA, Trang H. An official ATS clinical policy statement: Congenital central hypoventilation syndrome: genetic basis, diagnosis, and management. Am J Respir Crit Care Med 2010;181:626–44.

Weese-Mayer DE, Berry-Kravis EM, Marazita ML. In pursuit (and discovery) of a genetic basis for congenital central hypoventilation syndrome. Respir Physiol Neurobiol 2005;149:73–82.

시상하부 기능장애가 있는 후기발병중추저환기
Late-Onset Central Hypoventilation with Hypothalamic Dysfunction

ICD-9-CM code: 327.26 **ICD-10-CM code: G47.36**

대체 이름

후기발병중추저환기증후군(late-onset central hypoventilation syndrome); 시상하부 기능부전 저환기 및 자율신경조절장애를 동반한 급작비만(rapid-onset obesity with hypothalamic dysfunction, hypoventilation, and autonomic dysregulation, ROHHAD).

진단기준

◆ 기준 A-E가 모두 충족되어야 함

A. 수면관련 저환기가 있음.

B. 증상은 생후 몇 년간은 없음.

C. 다음 중 적어도 두 가지를 가지고 있음:

1. 비만.
2. 시상하부 기원의 내분비 이상.
3. 심각한 정서적 또는 행동장애.
4. 신경기원종양.

D. *PHOX2B* 유전자의 돌연변이가 없음.

E. 다른 수면장애, 의학적 또는 신경학적 질환, 약물 사용 또는 물질사용장애로 더 잘 설명되지 않음.

◆ 주석

1. 중추무호흡이 발생할 수 있지만, 두드러지는 특징은 저환기 및 동맥 산소 포화도 저하와 관련된 유량/일회호흡량(tidal volume)의 감소이다.

필수 특징

시상하부기능부전을 동반한 후기발병중추저환기는 환기의 중추조절장애이다. 환자는 일반적으로 이른 소아기까지(종종 2~3세) 건강하다가 과식증이나 중증의 비만이 나타나면서 중추저환기로 이어지며, 종종 호흡부전으로 나타난다. 경미한 호흡기질환이나 마취로 인해 호흡부전이 유발될 수 있다. 환자는 수면 중에 환기보조를 필요로 한다. 대부분의 환자는 각성 중에는 적절히 호흡하지만 일부 환자는 각성과 수면 모두에서 환기보조가 필요하다. 환자가 체중 감량을 하더라도 저환기가 지속되는 것이 비만저환기증후군와의 차별점이다. 환자는 종종 호르몬 수치의 증가 또는 감소를 특징으로 하는 시상하부의 내분비장애를 일으키는데, 요붕증(diabetes insipidus), 부적절한 항이뇨호르몬 과다분비(inappropriate antidiuretic hormone hypersecretion), 성조숙(precocious puberty), 성선기능저하증(hypogonadism)과 고프로락틴혈증(hyperprolactinemia), 갑상선 기능저하증 그리고 성장호르몬 분비 감소 중 하나 이상을 포함할 수 있다. 기분과 행동이상이 자주 보고되었고, 때로는 심하다. 발달지연 또는 자폐증이 있을 수 있지만 많은 환자에서 인지기능은 정상이다. 온도조절 이상과 같은 시상하부 기능장애의 다른 증상이 보고되었다.

관련 특징

신경절신경종(ganglioneuroma)과 같은 신경기원의 종양이 발생할 수 있다.

임상 및 병태생리 아형

알려진 바 없음.

인구통계

유병률 데이터는 없다. 남성과 여성 간에 동일하게 발생하는 것으로 보인다.

선행 및 유발요인

알려진 바 없음. 환자는 선천중추저환기증후군의 *PHOX2B* 유전자 돌연변이가 없다.

가계 양상

가족력은 보고되지 않았다.

발병, 경과 및 합병증

환자는 일반적으로 출생 당시에는 정상이다. 비만은 종종 유아기에 시작되는데, 아마도 이 시기부터 아이가 걸어서 자기 음식을 구할 수 있기 때문일 것이다. 호흡부전은 비만이 시작된 후 수년이 지나서 나타나며 전형적으로, 안면 마스크나 기관절개술을 통한 환기보조가 필요하다. 호흡부전은 시간이 지나도 향상되지 않는다. 사망은 호흡부전, 폐심장증, 또는 요붕증에 의한 이차고나트륨혈증에 의한 사망이 보고되었다. 일련의 사례보고에서 높은 사망률이 보고되었다.

발달 문제

해당 사항 없음.

병리와 병태생리

이 질환의 원인은 알려져 있지 않다. 일반적으로 뇌는 영상이나 부검에서 정상으로 보이거나 저산소혈증의 이차 징후를 나타낼 수 있다.

객관적 소견

수면다원검사에서 저산소증과 고이산화탄소혈증이 관찰된다. 중추무호흡이 있을 수 있지만 일회호흡량과 호흡수의 감소와 관련된 저환기가 더 흔하다. 폐쇄무호흡이 발생할 수 있지만 일차적인 이상은 아니다. 환자는 저산소증과 고이산화탄소혈증에 둔한 반응을 보인다. 혈중 산소와 이산화탄소 농도는 각성 동안에는 정상일 수 있지만 수면 중에는 저산소혈증과 고이산화탄소혈증을 보인다. 만성적으로 치료받지 않거나 저환기가 제대로 조절되지 않은 환자의 경우에는 보상된 호흡성산증이 나타날 수 있으며 혈청 중탄산염 수치가 높아질 수 있다. 적혈구증가증이 나타날 수 있다. 혈청검사에서 내분비 이상을 보일 수 있으며 고나트륨혈증이 흔하다. 뇌 컴퓨터단층촬영과 뇌 MRI는 정상이다. 심전도, 심초음파 또는 심장카테터삽입은 폐고혈압의 증거를 보일 수 있다. 폐기능검사는 정상이거나 기관염과 같은 관련 질병으로 인한 가벼운 폐쇄성 또는 제한성 폐질환의 증거를 보일 수 있다.

감별진단

PHOX2B 유전자검사로 *선천중추저환기증후군*의 늦게 발현된 증상과 구별될 수 있다. 유전검사는 유전자 이상이 알려진 *Prader-Willi증후군*과 감별하는데 유용할 수 있다. Prader-Willi증후군을 앓는 대부분의 어린이는 출생시에 근긴장 저하를 가지며 발달 지연이 더 심하다. 이 질환은 내분비 이상과 다른 시상하부 이상이 있거나, 체중 감량에도 불구하고 호흡곤란이 지속되는 것으로 *비만저환기증후군*과 구별될 수 있다. 또한 고이산화탄소혈증 환기에 대해 무딘 반응을 보이는 비만저환기증후군 환아보다, 더 심하게 둔한 반응을 보인다. 이 장애는 저환기가 없는 *단독 뇌하수체 기능저하 또는 다른 시상하부 질병*, 그리고 *비만과 관련된 OSA*와 구별되어야 한다.

미해결 문제 및 향후 방향

이 질환의 병인은 알려져 있지 않다. 이 질환은 신경종양의 존재를 포함한 선천중추저환기증후군의 특징을 공유하지만 동일한 유전자를 공유하지는 않는다. 유병률이나 장기 예후에 대한 정보는 거의 없다.

❖ 참고문헌

Ize-Ludlow D, Gray JA, Sperling MA, et al. Rapid-onset obesity with hypothalamic dysfunction, hypoventilation, and autonomic dysregulation presenting in childhood. Pediatrics 2007;120:e179–88.

Katz ES, McGrath S, Marcus CL. Late-onset central hypoventilation with hypothalamic dysfunction: a distinct clinical syndrome. Pediatr Pulmonol 2000;29:62–8.

특발중추폐포저환기
Idiopathic Central Alveolar Hypoventilation

ICD-9-CM code: 327.24 **ICD-10-CM code: G47.34**

대체 이름

폐포저환기(alveolar hypoventilation), 중추폐포저환기(central alveolar hypoventilation), 특발중추폐포저환기(idiopathic alveolar hypoventilation), 비무호흡폐포저환기(nonapneic alveolar hypoventilation), 일차폐포저환기(primary alveolar hypoventilation).

진단기준

◆ 기준 A와 B가 모두 충족해야 함

A. 수면관련 저환기가 있음.

B. 폐실질이나 기도질환, 폐혈관 이상, 흉벽질환, 약물 사용, 신경학적 질환, 근육약화, 또는 비만이나 선천저환기증후군이 저환기의 주요 원인이 아님.

◆ 주석

1. 주된 호흡 양상은 일회호흡량 감소, 또는 동맥혈산소포화도 저하가 동반된 실조(ataxic)호흡 중 하나에 해당한다. 폐쇄수면무호흡이 함께 있을 수 있지만 저환기의 주요 요인은 아니다. 진단기준에 합당하면 폐쇄수면무호흡과 특발중추폐포저환기가 함께 진단될 수 있다.
2. 동맥혈산소포화도 저하가 종종 나타나지만 진단에는 필요하지 않다.

필수 특징

특발중추폐포저환기는 폐와 호흡근의 기계적 특성이 정상인 환자에서 수면관련 고이산화탄소혈증과 저산소혈증을 초래하는 폐포환기의 감소로 특징지어진다. 따라서 수면 중 만성저환기는 환자에서 쉽게 확인할 수 있는 폐기도 또는 폐실질 이상, 신경계, 신경근육 또는 흉벽 이상, 심한 비만, 다른 수면관련 호흡장애 또는 호흡억제약물이나 물질의 사용없이 발생한다. 하루주기성이나 저녁 중 저환기는 주로 CO_2와 O_2에 대한 화학반응성(chemoresponsiveness) 감소 때문으로 여겨진다. 그러나 보고된 사례가 드물고 질환의 명확한 원인을 밝히기 위한 연구가 충분하지 않았다. 또는 보고된 경우들이 진단적 검사가 불충분하여 특발성으로 오해한 경우였을 수 있으며, 실제로는 다양한 원인질환이 있는 복합적인 환자군이었을 수도 있다. 환자는 오전 중 두통, 피로, 인지기능 저하와 수면관련 불편을 호소할 수도 있지만 완전히 무증상일 수도 있다. 얕은 호흡이 수면 중에 빈번히 발생하는 것으로 나타난다.

관련 특징

만성고이산화탄소혈증 및 저산소혈증은 폐동맥 고혈압, 폐심장증과 인지기능 저하를 일으킨다. 다른 동반된 수면과 관련된 호흡장애가 있는 환자는 특발중추성저환기만 있는 환자보다 수면관련 저환기의 중증도와 지속기간이 대체로 더 길다.

임상 및 병태생리 아형

해당 사항이 없거나 알려져 있지 않다.

인구통계

알려져 있지 않다. 이 진단을 받은 일부 환자는 호흡역학과 환기유도(drive)에 영향을 미치는 미 진단 상태의 해부학적 또는 기능적 결함이 있을 수 있다.

선행 및 유발요인

술, 항불안제, 수면제와 같은 중추신경억제제의 사용은 고이산화탄소혈증/저산소혈증을 더욱 악화시킬 수 있다. 각성 중 고이산화탄소혈증과 저산소혈증이 있는 환자는 일반적으로 수면 중, 특히 렘수면 중에 훨씬 심해지지만, 각성 중 $SaO_2/PaCO_2$와 수면관련 산소포화도 저하 사이의 관계는 개별 환자에서는 예측력이 충분치 않다.

가계 양상

해당 사항이 없거나 알려져 있지 않다.

발병, 경과 및 합병증

질환의 발병 시기는 다양한데 보통 사춘기 또는 성인 초기에 나타난다. 장애는 일반적으로 서서히 진행한다. 심한 고이산화탄소혈증과 저산소혈증을 앓고 있는 많은 환자들은 호흡장애, 폐고혈압, 심부전, 부정맥, 인지기능 저하를 호소한다. 적혈구증가증은 만성저산소증 환자에서 흔하다. 수면관련 저환기/저산소혈증의 악화와 함께 이환율과 사망률의 위험이 증가하는 것처럼 보이지만, 수면관련 저환기/저산소혈증과 이환율 및 사망률 간의 구체적인 관계는 아직 정립되지 않았다.

발달 문제

알려져 있지 않다.

병리와 병태생리

저환기의 병인은 아직 밝혀지지 않았다. 특발중추폐포저환기에서의 만성고이산화탄소혈증과 저산소혈증은 CO_2와 O_2의 항상성 결핍, CO_2 해리장애, CO_2와 O_2에 대한 화학반응성 감소와 호흡유발 저하로 인한 것으로 생각된다. 중추신경계 영상에서 구조적인 결함은 관찰되지 않았다. 화학민감성의 감소와 호흡근의 활성 저하로 인해 각성 중에 비해 수면 중 저환기가 악화된다. 또한 주간 저산소혈증이 충분히 심하다면 산화혈색소 해리곡선의 가파른 부분 근처에 해당할 것이며, 이는 동맥혈 산소분압의 상대적으로 적은 감소만으로도 산화혈색소 포화도가 크게 저하될 수 있음을 뜻한다. 따라서 이러한 환자의 수면관련 저환기는 산화혈색소 포화도에 상대적으로 큰 영향을 줄 수 있다.

객관적 소견

특징적인 수원다원검사 결과는 수면관련 저환기[동맥혈가스로 $PaCO_2$ 농도를 확인하거나 대체검사(호기말 CO_2 또는 경피 CO_2)로 확인]다. 동맥혈 산소포화도 저하가 지속되며 수분간 일회호흡량의 감소가 지속될 수 있다. 간헐적인 각성이 관찰될 수 있다. 주간 동맥혈가스는 정상이거나 저산소증과 고이산화탄소혈증을 보일 수 있다. 만성저산소증은 적혈구증가증과 연관될 수 있다. 심전도, 흉부방사선검사, 심초음파검사에서 폐고혈압의 증거가 확인될 수 있다. 중추신경계 영상은 일반적으로 특이 소견이 없다.

감별진단

감별진단으로는 수면 중 저환기를 일으키는 질환들이 모두 포함된다. 여기에는 *비만저환기증후군, 폐기도와 폐실질질환, 폐혈관 이상, 신경근육 및 흉벽질환, 치료받지 않은 갑상선기능저하증과 호흡억제제 사용*이 포함된다. 선천중추저환기증후군은 ***PHOX2B*** 유전자 변이와 관련이 있다. *시상하부 기능장애가 있는 후기발병중추저환기* 환자와 달리, 특발중추저환기 환자는 시상하부 기능부전의 증거가 없다. 특발중추저환기의 진단이 이루어지기 전에 저환기와 관련된 의학적 및 신경학적 장애를 배제하는 것이 필수적이다. *폐쇄수면무호흡*과 *중추수면무호흡증후군*은 공기흐름의 주기적 변화와 수반되는 주기적인 SaO_2의 변동으로 수면관련 저환기와 감별할 수 있다. 반대로 수면관련 저환기로 인한 산소포화도 저하는 일반적으로 수 분 이상 더 길게 지속된다. 하나 이상의 질환이 수면 중 환기부전을 일으킨다고 여겨질 경우 모든 관련 진단이 코딩되어야 한다.

미해결 문제 및 향후 방향

특발중추폐포저환기의 원인에 대해 더 잘 이해하는 것이 예방과 치료계획에 필수적이다. 이 질환이 의심되는 대부분의 환자들에서 수면 중에 동맥혈을 채취하는 것은 임상적으로 실용적이지 않기 때문에 CO_2 수치를 측정하는 다른 방법이 필요하다. 각 환자에서 폐 고혈압과 같은 후유증이 일어나는 데 필요한 고이산화탄소혈증/저산소혈증의 정도와 기간은 잘 밝혀져 있지 않다. 기저질환의 진행 과정에서 산소요법이나 비침습적 기계환기의 효과에 관한 연구는 거의 없다. 이러한 치료를 시작하는 최적의 시점과 이러한 치료법으로 가장 많은 혜택을 볼 수 있는 특정 환자군을 결정하기 위한 연구가 필요하다.

❖ 참고문헌

Brown LK. Hypoventilation syndromes. Clin Chest Med 2010;31:249–70.

Casey KR, Cantillo KO, Brown LK. Sleep-related hypoventilation/hypoxemic syndromes. Chest 2007;131:1936–48.

Chebbo A, Tfaili A, Jones SF. Hypoventilation syndromes. Med Clin North Am 2011;95:1189–202.

약물 또는 물질로 인한 수면관련 저환기
Sleep Related Hypoventilation Due to a Medication or Substance

ICD-9-CM code: 327.26 **ICD-10-CM code: G47.36**

대체 이름

폐포저환기(alveolar hypoventilation), 야간저환기(nocturnal hypoventilation), 비무호흡폐포저환기(nonapneic alveolar hypoventilation), 이차폐포저환기(secondary alveolar hypoventilation), 수면관련 저환기(sleep relation hypoventilation).

진단기준

◆ 기준 A-C가 모두 충족되어야 함

A. 수면관련 저환기가 있음.
B. 호흡 그리고/또는 환기 유도를 억제하는 것으로 알려진 약물 또는 물질이 수면관련 저환기의 주요 원인임.
C. 폐실질이나 기도질환, 폐혈관 이상, 흉벽질환, 신경과적 장애, 근육약화, 비만저환기증후군 또는 선천성중추폐포저환기증후군이 저환기의 주요 원인이 아님.

◆ 주석

1. 폐쇄수면무호흡 또는 중추수면무호흡이 함께 있을 수 있지만 저환기의 주요 요인은 아니다. 주된 호흡 양상은 일회호흡량 감소 또는 동맥혈산소포화도 저하가 동반된 실조성 호흡 중 하나에 해당한다. 진단기준에 합당하면 폐쇄수면무호흡, 중추수면무호흡과 약물 또는 물질로 인한 수면관련 저환기가 함께 진단될 수 있다.
2. 동맥혈산소포화도 저하가 종종 나타나지만 진단에는 필요하지 않다.
3. 각성 중에도 저환기가 나타날 수 있지만 진단에는 필요하지 않다.

필수 특징

이 질환은 주로 환기유도를 억제하고 호흡근 역학을 저해하는 약물 또는 물질의 장기간 사용으로 인한 만성저환기 및 고이산화탄소혈증을 나타내는 것이 특징이다. 이러한 약물에는 지속성 마약, 마취제, 진정제, 근이완제가 있다. 술이나 많은 약제 복용으로 호흡부전의 위험이 증가할 수 있다. 호흡억제제 사용은 폐 예비능(reserves)이 감소한 환자에서 호흡부전을 일으키거나 기저 고이산화탄소혈증 환자에서 저환기가 악화되는 원인이 될 수 있다. 저산소혈증이 보통 나타나며 지속적인 저하 또는 일시적인 변동도 보일 수 있다. 수면과 관련된 저환기가 있다. 일부 환자에서는 고이산화탄소혈증이 각성 중에도 나타날 수 있다. 환자는 무증상이거나 호흡곤란, 흉부 압박감, 또는 피로를 호소할 수 있다. 마약 사용 후 인지장애가 발생할 수 있다.

관련 특징

호흡유도를 감소시키는 약물 및 물질은 또한 상부기도의 역학을 바꿀 수 있습니다. 상부기도 근긴장도를 감소하게 하여, 이들 약제는 폐쇄수면무호흡과 중추수면무호흡을 유발하거나 악화시킬 수 있다. 호흡억제제의 만성적 사용이 결국 폐동맥고혈압이나 폐심장증을 일으키는지 여부는 알려져 있지 않지만 가능성은 낮다.

임상 및 병태생리 아형

해당 사항이 없거나 알려져 있지 않다.

인구통계

호흡억제제 사용으로 인한 수면관련 저환기의 인구통계는 알려지지 않았다. 호흡억제 약물치료 전에 기저 저환기가 있었다면 약물투여 이후에 악화될 것이 분명하다. 따라서 폐기능 문제나 신경근육 위약이 있던 환자에서 유병률이 더 높을 것이다. 각성 중 만성고이산화탄소혈증이 있는 환자는 수면 중에 폐포환기가 더 크게 감소할 것이다. 메타돈 투약 환자의 연구에서는 주간 저환기가 없거나 경증이었다. 통증으로 강력한 아편유사(opioid)진통제를 투약하는 환자에서 주간 또는 야간의 $PaCO_2$에 관한 문헌은 거의 없다.

선행 및 유발요인

호흡역학이나 유도를 저해하는 약물이나 물질의 사용은 저환기 및 저산소혈증을 일으키는 주요 병태생리 요인이다. 호흡억제제에 대한 민감성과 내성에는 상당한 개인 간 차이가 있다. 비만이나 저환기를 일으키는 의학적 및 신경학적 장애의 존재는 고이산화탄소혈증/저산소혈증을 더욱 악화시킬 수 있다. 각성 중 고이산화탄소혈증 및 저산소혈증이 있는 환자는 일반적으로 수면 중, 특히 렘수면 중에 훨씬 심하겠지만 각성 중 SaO_2/$PaCO_2$와 수면관련 산소포화도 저하 사이의 관계는 개별 환자에서 예측력이 충분하지 않다.

가계 양상

해당 사항이 없거나 알려져 있지 않다.

발병, 경과 및 합병증

저환기의 발병과 경과는 호흡장애를 일으킬 수 있는 약물이나 물질의 사용과 투여, 이러한 약물에 대한 내성 발달과 시간 관계가 있다. 저환기에 대한 민감성에는 개인별 차이가 있을 수 있다. 폐 또는 신경장애 동반은 저환기의 정도를 악화시킬 수 있다. 환자는 폐쇄수면무호흡이 의심되어 평가받던 중 진단될 수 있으며 또는 한 번 이상의 호흡부전 삽화 후에 진단될 수 있다. 호흡억제제의 만성적인 사용이 폐고혈압, 적혈구증가증, 부정맥을 일으킬 수 있는지 여부는 알려지지 않았다. 인지기능 저하가 약물 사용의 직접적인 결과로 또는 만성저산소증과 고이산화탄소혈증의 결과로 발생할 수 있다.

병리와 병태생리

저환기는 호흡유도와 CO_2 및 O_2 화학민감성장애의 직접적인 결과이다. 화학민감성 감소와 호흡근의 활동 저하로 인해 각성에 비해 수면 중, 특히 렘수면에서 저환기가 악화된다. 또한, 호흡억제제를 사용하면 고이산화탄소혈증 및 저산소혈증을 악화시킬 수 있는 폐쇄수면무호흡 및 중추수면무호흡이 발생할 수 있다.

객관적 소견

특징적인 수면다원검사 소견은 수면 중 $PaCO_2$ 또는 대체 가능한 지표를 통해 확인되는 수면관련저환기다. 산발적인 무호흡과 저호흡만으로 설명할 수 없는 수면 중 지속되는 산소포화도 저하 현상이 흔하다. 그러나 이 소견만으로는 수면관련 저환기를 진단하기에 충분하지 않다. 약물사용은 또한 폐쇄 또는 중추수면무호흡을 유발할 수 있다. 저산소혈증과 관련된 간헐적 각성이 관찰될 수 있다. 실조성 호흡이 있을 수 있다.

감별진단

감별진단으로는 수면 중 저환기를 일으키는 질환들이 모두 포함된다. 여기에는 *비만저환기증후군*, *폐기도와 폐실질질환*, *폐혈관 이상*, *신경근육과 흉벽질환*, *치료받지 않은 갑상선기능저하증*, *선천 또는 특발중추폐포저환기증후군*이 포함된다. *폐쇄수면무호흡*과 *중추수면무호흡증후군*은 공기흐름의 주기적 변화와 수반되는 주기적인 SaO_2의 변동으로 수면관련 저환기와 감별할 수 있다. 반면 수면관련 저환기로 인한 산소포화도 저하는 일반적으로 수 분 이상 더 길게 지속된다. 하나 이상의 질환이 수면 중 환기부전을 일으킨다고 여겨질 경우 모든 관련 진단이 코딩되어야 한다.

미해결 문제 및 향후 방향

약물 또는 물질로 인한 저환기/고이산화탄소혈증에 대한 개인별 취약성 및 내성에 영향을 미치는 요인에 대한 연구가 필요하다. 만성적인 호흡억제제 사용의 장기적인 결과는 잘 알려져 있지 않다. 호흡억제제를 장기 복용중인 환자에서 수면 중 $PaCO_2$를 측정하는 것이 중요한지 아직 명확하지 않다. 또한 이 질환이 의심되는 대부분의 환자 들에서 수면 중에 동맥혈을 채취하는 것은 임상적으로 실용적이지 않기 때문에 CO_2 수치를 측정하는 다른 방법이 필요하다. 기저질환의 진행과정에서 산소요법이나 비침습적 기계환기의 효과에 관한 연구는 거의 없다. 이러한 치료를 시작하는 최적의 시점과 이러한 치료법으로 가장 많은 혜택을 볼 수 있는 특정 환자군을 결정하기 위한 연구가 필요하다.

❖ 참고문헌

Brown LK. Hypoventilation syndromes. Clin Chest Med 2010;31:249–70.

Casey KR, Cantillo KO, Brown LK. Sleep-related hypoventilation/hypoxemic syndromes. Chest 2007;131:1936–48.

Chebbo A, Tfaili A, Jones SF. Hypoventilation syndromes. Med Clin North Am 2011;95:1189–202.

Macintyre PE, Loadsman JA, Scott DA. Opioids, ventilation and acute pain management. Anaesth Intensive Care 2011;39:545–58.

Tassinari D, Sartori S, Tamburini E, et al. Adverse effects of transdermal opiates treating moderate-severe cancer pain in comparison to long-acting morphine: a meta-analysis and systematic review of the literature. J Palliat Med 2008;11:492–501.

의학적 질환으로 인한 수면관련 저환기
Sleep Related Hypoventilation Due to a Medical Disorder

ICD-9-CM code: 327.26 **ICD-10-CM code: G47.36**

대체 이름

폐포저환기(alveolar hypoventilation), 비무호흡폐포저환기(nonapneic hypoventilation), 이차폐포저환기(secondary alveolar hypoventilation), 수면관련 저환기(sleep relation hypoventilation).

진단기준

◆ 기준 A-C가 모두 충족해야 함

A. 수면관련 저환기가 있음.

B. 폐실질이나 기도질환, 폐혈관 이상, 흉벽질환, 신경학적 질환 또는 근육약화가 저환기의 주요 원인임.

C. 비만저환기증후군, 약물 사용 또는 선천중추폐포저환기증후군이 저환기의 주요 원인이 아님.

◆ 주석

1. 동맥혈산소포화도 저하가 종종 나타나지만 진단에는 필요하지 않다.
2. 폐쇄수면무호흡 또는 중추수면무호흡이 함께 있을 수 있지만 저환기의 주요 요인은 아니다. 주된 호흡 양상은 일회 호흡량 감소, 또는 동맥혈산소포화도 저하가 동반된 실조호흡 중 하나에 해당한다. 진단기준에 합당하면 의학적 및 신경학적 상황으로 인한 폐쇄수면무호흡, 중추수면무호흡과 의학적 질환으로 인한 수면관련 저환기가 함께 진단될 수 있다.
3. 각성 중에도 저환기가 나타날 수 있지만 진단에는 필요하지 않다.

필수 특징

폐기도 또는 폐실질질환, 흉벽질환, 폐고혈압, 신경 및 근육질환이 심하면 환기장애와 만성고이산화탄소혈증과 저산소혈증을 유발할 수 있다. 호흡기질환의 급성 악화는 저환기의 중증도를 더하게 한다. 수면관련 저환기가 나타나면 보통 렘수면 중에 가장 심하다. 일부 환자에서는 고이산화탄소혈증이 각성 중에도 나타날 수 있다. 환자는 무증상이거나 호흡곤란, 흉부 압박감, 또는 피로를 호소할 수 있다. 중증의 만성저산소혈증에서 적혈구과다증이 종종 보고된다. 폐기능검사, 방사선 촬영, 심초음파와 폐동맥 카테터검사에서 발견되는 비정상 소견들과 특정 호흡기질환들이 관련이 있다. 저환기의 신경 또는 신경근육의 원인은 중추신경영상이나 말초신경 또는 근기능검사로 확인할 수 있다.

관련 특징

만성고이산화탄소혈증, 의학적 및 신경학적 장애의 결과로 발생하는 저산소혈증의 결과로는 폐동맥고혈압, 폐정맥 및 신경인지기능장애가 있다. 이러한 질환 중 일부는 흔한 질병이며 중복되는 경우가 자주 있다. 다수의 장애를 함께 갖고 있는 환자는 하나만 있는 환자보다 수면관련 저환기의 중증도가 더 심하고 및 지속기간이 더 길어질 수 있다.

임상 및 병태생리 아형

수면관련 저환기의 원인질환에 따라 임상 증상이 다양하다. 만성폐쇄폐질환은 보통 변화가 없거나 일부 가역적인 하부 기도 폐쇄를 특징으로 하며, 만성기관지염, 폐기종, 낭포성섬유증 및 기관지확장증을 포함한다. 만성기관지염은 다른 병인이 없는 경우 적어도 2년 연속, 적어도 일년 중 3개월 동안 만성객담동반 기침이 있을 경우 진단되는 질환이다. 폐기종은 명백한 섬유증이 없는 폐조직의 파괴와 주변부 폐공기층의 팽창이 특징이다. 폐기종과 만성기관지염은 종종 함께 발견된다. 알파-1 항트립신결핍증은 만성폐쇄폐질환의 유전적 원인 중 하나다. 기관지확장증과 낭포성섬유증은 기도 염증과 기도 및 폐실질의 파괴가 특징이다. 만성 하부기도 폐쇄가 있는 환자는 하부기도 장애의 중증도가 증가함에 따라 저환기가 발생할 가능성이 더 커진다.

제한적 환기장애(예: 사이질폐질환[interstitial lung disease])와 관련된 폐실질질환도 수면관련 저환기와 관계가 있을 수 있다. 신경, 신경근육 및 흉벽질환에서 $PaCO_2$를 45 mmHg 이하로 유지하는 환기요구를 충족하지 못하는 비정상적인 환기펌프 (근육 강도가 감소하거나 흉벽 구조물의 해부학적 변형으로 인한) 때문에 저환기가 발생할 수 있다 또한, 일부 환자는 중추신경의 화학반응성이 감소되어 있다. 마지막으로, 신경 및 신경근육질환과 관련된 삼킴장애로 인한 무기폐나 흡인의 진행으로 저산소혈증이 악화될 수 있다.

인구통계

의학적 질환으로 인한 수면관련 저환기의 인구통계는 기저질환의 유병률, 임상 특성 및 심각도의 함수다. 따라서 유병률은 폐 기능이나 신경근육 약화가 큰 환자에서 더 높을 수 있다. 각성 중에 만성고이산화탄소혈증이 있는 환자는 수면 중에 폐포 환기의 감소가 더 클 것이다.

선행 및 유발요인

호흡기능의 손상이 클수록 수면관련 저환기와 저산소혈증이 발생할 위험이 커진다. 그러나 개별 환자에서 수면관련 저환기가 발생할 가능성을 적절히 예측하는 폐실질 또는 혈관질환의 심각도의 역치는 아직 잘 알려져 있지 않다. 일부 신경근육질환에서는 화학민감성이 감소할 수 있다.

술, 항불안제, 수면제와 같은 중추신경억제제의 사용은 호흡장애를 더욱 악화시킬 수 있다. 각성 중 고이산화탄소혈증과 저산소혈증이 있는 환자는 일반적으로 수면 중, 특히 렘수면 중에 훨씬 심하겠지만 각성 중 $SaO_2/PaCO_2$와 수면관련 산소포화도 저하 사이의 관계는 개별 환자에서 예측력이 충분하지 않다.

가계 양상

다수 질환의 유전적 양상은 아직 알려지지 않았다. 알파-1 항트립신결핍증은 효소억제제의 생산에 결함이 있는 유전질환이다. 심각한 형태의 결핍이 있으면 폐기종이 발생할 수 있다. 기관지확장증의 유전적 원인으로는 일차섬모운동이상증과 낭포성섬유증이 있다. 근이영양증은 유전병으로, 수면관련 저환기의 가계 양상으로부터 이 질환이 유전질환임을 알 수 있다.

발병, 경과 및 합병증

저환기의 발병과 경과는 호흡장애를 일으키는 기저 의학적 및 신경학적 장애의 존재와 중증도와 시간관계가 있다. 하지만 동일한 기저질환이 있더라도 경과가 다양할 수 있다. 심한 고이산화탄소혈증과 저산소혈증이 있는 많은 환자들은 호흡장애, 폐고혈압, 심부전, 부정맥, 인지기능 저하를 호소한다. 적혈구증가증은 만성저산소증 환자에서 흔하다. 수면관련 저환기의 악화와 함께 이환과 사망의 위험이 증가하는 것처럼 보이지만, 수면관련 저환기와 이환율 및 사망률 간의 구체적인 관계는 아직 정립되지 않았다. 많은 환자가 보조호흡기에 효과가 있는 반면, 산소 요법 단독만으로는 고이산화탄소혈증이 악화될 수 있다.

병리와 병태생리

폐실질질환은 각성 중에 고이산화탄소혈증 및 저산소혈증을 초래할 수 있는 호흡량 변화(예: 기능적 잔류 용량 감소) 및 비정상적인 환기/관류 관계를 특징으로 한다. 폐용적 감소는 저산소혈증의 위험을 증가시키는 산소예비능(oxygen reserve) 감소와 관련이 있다. 또한 수면은 늑간근육 및 부속근육의 활성도가 감소하여 횡격막에 불균형한 호흡 부하가 있을 때, 특히 렘수면 중에 호흡근 활성도의 양상 변화와 관련될 수 있다. 이것은 흉벽 이상이 있거나 만성폐쇄폐질환이 있는 환자에서 저환기를 일으킬 수 있다. 후자의 경우, 폐 과다팽창은 횡격막에 기계적 불이익을 초래한다. 많은 신경 및 신경근육질환은 호흡역학의 문제 및 CO_2 화학민감성감소와 관련이 있다. 마지막으로 주간 저산소혈증이 충분히 심하다면 산화혈색소 해리곡선의 가파른 부분 근처에 해당할 것이며, 이는 동맥혈산소분압의 상대적으로 적은 감소만으로도 산화혈색소(oxyhemoglobin) 포화도가 크게 저하될 수 있음을 뜻한다. 따라서 이러한 환자의 수면관련 저환기는 산화혈색소 포화도에 상대적으로 큰 영향을 줄 수 있다. 또한 주간 저산소혈증이 충분히 심하다면 산화혈색소 해리 곡선의 가파른 부분 근처에 해당할 것이며, 이는 동맥혈 산소분압의 상대적으로 적은 감소만으로도 산화혈색소 포화도가 크게 저하될 수 있음을 뜻한다. 따라서 이러한 환자의 수면관련 저환기는 산화혈색소 포화도에 상대적으로 큰 영향을 줄 수 있다.

객관적 소견

특징적인 수원다원검사 결과는 수면관련 저환기(동맥혈 $PaCO_2$, 경피 PCO_2 또는 호기말 PCO_2로 확인)이다. 산발적인 무호흡 및 저호흡만으로 설명할 수 없는 수면 중 지속되는 산소포화도 저하 현상이 흔하지만 이 소견만으로는 수면관련 저환기를 진단하기에 충분하지 않다. 저산소혈증과 관련된 간헐적 각성이 관찰될 수 있다. 다양한 의학적 및 신경학적 장애, 수면장애와 수면개시 시간의 지연, 수면효율의 감소, N3수면과 렘수면 감소를 포함한 수면구조의 변화와 관련이 있다. 폐쇄 및 중추수면무호흡이 있으면 수면을 더 방해하고 수면관련 산화혈색소 포화도를 더 감소시킨다. 주간 동맥혈가스는 정상이거나 저산소혈증과 고이산화탄소혈증을 보일 수 있다. 만성저산소증(특히 낮과 밤에 모두 있을 때)은 적혈구증가증과 연관될 수 있다. 심전도, 흉부방사선검사 및 심초음파검사에서 폐고혈압의 증거가 확인될 수 있다.

신경근육 약화 또는 제한적 흉벽질환이 있는 환자에서 폐활량은 강제폐활량(FVC)이 예측치의 50% 미만인 제한적 환기장애를 보이는 경우가 많다. 그러나 야간 산소포화도 저하가 심해도 강제 폐활량(forced vital capacity)이 예측치의 50%를 초과하는 경우도 있다.

감별진단

감별진단으로는 수면 중 저환기를 일으키는 질환들이 모두 포함된다. 여기에는 *비만저환기증후군*, *호흡유도를 억제할 수 있는 약물이나 물질의 사용*, *선천 또는 특발중추폐포저환기증후군*이 포함된다. *폐쇄수면무호흡*과 *중추수면무호흡*은 공기 흐름의 주기적 변화와 수반되는 주기적인 SaO_2의 변동으로 수면관련 저환기와 감별할 수 있다. 반대로 수면관련 저환기로 인한 산소포화도 저하는 일반적으로 수 분 이상 더 길게 지속된다. 하나 이상의 질환이 수면 중 환기 부전을 일으킨다고 여겨질 경우 모든 관련 진단을 고려해야 한다.

미해결 문제 및 향후 방향

고이산화탄소혈증/저산소혈증을 유발하는 환기 및 호흡유도장애를 정도를 명확히 할 필요가 있다. 각 환자에서 폐고혈압과 같은 후유증이 일어나는 데 필요한 고이산화탄소혈증/저산소혈증의 정도와 기간은 잘 밝혀져 있지 않다. 이 환자 들에서 수면 중 $PaCO_2$를 측정하는 것이 중요한지 아직 명확하지 않다. 이 질환이 의심되는 대부분의 환자 들에서 수면 중에 동맥혈을 채취하는 것은 임상적으로 실용적이지 않기 때문에 CO_2 수치를 측정하는 다른 방법이 필요하다. 기저질환의 진행 과정에서 산소요법이나 비침습적 기계환기의 효과에 관한 연구는 거의 없다. 이러한 치료를 시작하는 최적의 시점과 이러한 치료법으로 가장 많은 혜택을 볼 수 있는 특정 환자군을 결정하기 위한 연구가 필요하다.

❖ 참고문헌

Ambrosino N, Carpenè N, Gherardi M. Chronic respiratory care for neuromuscular diseases in adults. Eur Respir J 2009;34:444–51.

Beuther DA. Hypoventilation in asthma and chronic obstructive pulmonary disease. Semin Respir Crit Care Med 2009;30:321–9.

Biering-Sørensen F, Jennum P, Laub M. Sleep disordered breathing following spinal cord injury. Respir Physiol Neurobiol 2009;169:165–70.

Castriotta RJ, Murthy JN. Hypoventilation after spinal cord injury. Semin Respir Crit Care Med 2009;30:330–8.

Dhand UK, Dhand R. Sleep disorders in neuromuscular diseases. Curr Opin Pulm Med 2006;12:402–8.

Donath J, Miller A. Restrictive chest wall disorders. Semin Respir Crit Care Med 2009;30:275–92.

Fathi M, Lundberg IE, Tornling G. Pulmonary complications of polymyositis and dermatomyositis. Semin Respir Crit Care Med 2007;28:451–8.

Glass GA, Josephs KA, Ahlskog JE. Respiratory insufficiency as the primary presenting symptom of multiple-system atrophy. Arch Neurol 2006;63:978–81.

Kennedy JD, Martin AJ. Chronic respiratory failure and neuromuscular disease. Pediatr Clin North Am 2009;56:261–73, xii.

Taylor-Cousar JL. Hypoventilation in cystic fibrosis. Semin Respir Crit Care Med 2009;30:293–302.

Toussaint M, Chatwin M, Soudon P. Mechanical ventilation in Duchenne patients with chronic respiratory insufficiency: clinical implications of 20 years published experience. Chron Respir Dis 2007;4:167–77.

Vazquez-Sandoval A, Huang EJ, Jones SF. Hypoventilation in neuromuscular disease. Semin Respir Crit Care Med 2009;30:348–58.

Wider C, Wszolek ZK. Rapidly progressive familial parkinsonism with central hypoventilation, depression and weight loss (Perry syndrome)--a literature review. Parkinsonism Relat Disord 2008;14:1–7.

수면관련 저산소혈증장애
Sleep Related Hypoxemia Disorder

수면관련 저산소혈증
Sleep Related Hypoxemia

ICD-9-CM code: 327.26 **ICD-10-CM code: G47.36**

대체 이름

야간 산소(또는 옥시헤모글로빈)불포화(nocturnal oxygen [or oxyhemoglobin] desaturation), 낮은 야간 산소포화도(low nocturnal oxygen saturation), 야간 저산소혈증(nocturnal hypoxemia), 수면관련 저산소혈증(sleep related hypoxemia), 수면관련 산소불포화(sleep related oxygen desaturation).

진단기준

◆ 기준 A와 B가 모두 충족되어야 함

A. 수면다원검사, 이동간이수면검사 또는 야간 산소측정기로 측정한 동맥 산소포화도(SpO_2)가 성인에서 88% 이하이거나 소아에서 90% 이하로 수면 중 5분 이상 나타남.

B. 수면관련 저환기가 관찰되지 않음.

◆ 주석

1. 만일 수면관련 저환기가 확인되면(동맥혈가스, 경피 PCO_2 또는 호기말 CO_2 센서로 측정하였을 때) 이 장애는 수면관련 저환기로 분류한다.
2. OSA 또는 CSA가 있을 수 있지만 이것이 저산소혈증의 주요한 원인이 아니어야 한다.
3. 만일 알려진 생리학적 원인이 있다면(예: 지름길(shunt), 환기/관류[V/Q] 불일치, 낮은 혼합 정맥 산소 그리고/또는 높은 고도) 명시해야 한다.

필수 특징

수면 중 상당한 저산소혈증이 의학적 또는 신경학적 장애에 의하여 이차적으로 발생하는 경우에 해당한다. 저산소혈증은 다른 수면관련 호흡장애(예를 들어, OSA)로 인하여 더 잘 설명되지 않아야 한다. 비록 어느 정도의 폐쇄 또는 중추수면무호흡이 있을 수 있지만, 이러한 장애가 수면 중 저산소혈증의 일차적인 원인으로 생각되지 않아야 한다. 수면관련 저산소혈증을 가진 환자 중 일부는 각성 중에서도 저산소혈증을 보인다. 수면관련 저환기는 확인되지 않아야 한다(만일 확인된다면 수면관련 저환기로 진단한다). 수면관련 저산소혈증 환자의 양상은 기저의 의학적 또는 신경학적 장애에 따라 다르게 나타난다. 만성저산소혈증은 기도 또는 폐실질질환, 흉벽질환, 폐고혈압 또는 신경 및 신경근육질환으로 인해 나타날 수 있다. 호흡기질환이 급속히 악화되면 저산소혈증의 정도가 심해질 수 있다. 기저 하기도폐쇄질환, 폐실질질환, 혈관병리, 기타 저환기의 원인으로 인한 저산소혈증의 경우 일반적으로 지속(수 분 이상)되는 반면에 폐쇄 또는 중추수면무호흡으로 인한 저산소혈증의 경우 산소포화도가 톱니 모양으로(일반적으로 1분 미만) 변하는 것을 특징으로 한다. 환자는 증상이 없을 수 있으며, 야간호흡곤란, 수면의 질 저하, 흉부 압박감, 또는 피로감 등의 증상을 호소할 수 있다. 중증의 만성저산소혈증의 경우 적혈구증가증이 종종 나타난다.

관련 특징

만성고이산화탄소혈증 및 저산소혈증은 폐동맥고혈압, 폐심장증, 신경인지기능장애를 유발할 수 있다. 저산소혈증을 일으키는 질환 중 일부는 흔한 질환이며 중복되는 경우도 많다. 여러 호흡장애가 있는 환자는 하나만 있는 경우보다 수면 중 저산소혈증이 더 심하고 지속기간이 더 긴 경향이 있다.

임상 및 병태생리 아형

다양한 원인질환에 따른 수면관련 양상의 특이적인 변화는 확인되지 않았다.

인구통계

수면관련 저산소혈증의 인구통계의 특징은 유병률, 임상 특성 및 기저상태의 중증도와 관계있다. 따라서 유병률은 폐기능 또는 신경근 위약의 정도가 더 큰 환자에서 높을 수 있다. 각성 중 만성 저산소혈증이 있는 사람은 수면 중 산소포화도 저하가 더 크게 나타나게 된다.

선행 및 유발요인

호흡기능의 손상이 클수록 수면관련 저산소혈증의 위험이 더 증가한다. 하지만 개별 환자에서 어느 정도의 폐실질, 혈관질환 또는 신경근 약화가 수면관련 저산소혈증의 위험을 적절하게 예측하는지에 대한 한계점(threshold)은 알려진 것이 없다. 깨어 있는 중에 저산소혈증이 있는 환자는 일반적으로 수면 중에, 특히 렘수면 중에 더 심한 저산소혈증이 나타날 것이다. 수면관련 저산소혈증의 가장 좋은 예측 인자는 기저 각성 중 산소포화도(SaO_2) 저하와 고이산화탄소혈증이다. 하지만 각성 중 $SaO_2/PaCO_2$와 수면 중 산소포화도 저하의 연관성은 개별 환자에서 강한 예측인자로서 가치가 충분하지 않다.

가계 양상

많은 장애에서 유전 양상은 알려져 있지 않다. 알파-1 항트립신결핍증(alpha-1 antitrypsin deficiency)은 효소억제제의 생산장애가 특성인 유전질환이며, 심한 경우 폐기종을 유발할 수 있다. 기관지확장증의 유전 원인으로는 일차섬모운동이상증과 낭성섬유증이 있다. 근이영양증은 유전질환이다. 이러한 질환으로 수면관련 저산소혈증이 가계 양상으로 나타난다면 기저에 유전 양상이 있음을 시사한다.

발병, 경과 및 합병증

수면관련 저산소혈증의 발병 및 진행은 호흡을 손상시키는 기저 의학적 또는 신경학적 장애의 존재와 중증도에 비례하지만, 같은 기저질환이 있는 환자에서도 임상적으로 상당한 차이가 나타날 수 있다. 심한 고이산화탄소혈증 및 저산소혈증이 있는 환자 중 많은 수에서 호흡장애, 폐고혈압, 심부전, 부정맥 및 신경인지장애가 나타난다. 적혈구증가증은 만성저산소혈증 환자에서 흔하게 나타난다. 저산소혈증은 겸상적혈구병을 앓고 있는 소아에서 갑작스러운 통증을 느끼는 발작(painful crisis)의 비율을 높인다. 비록 수면관련 저산소혈증의 악화에 따라 이환율과 사망률의 위험이 증가하는 것처럼 보이지만 수면관련 저산소혈증과 이환율 및 사망률 간의 직접적인 관계는 잘 알려져 있지 않다. 많은 환자는 산소 치료에 반응하지만, 어떤 경우에는 저산소혈증에 대한 산소요법으로 고이산화탄소혈증이 악화될 수도 있다.

병리와 병태생리

저산소혈증은 지름길 생리학, 환기/관류[V/Q] 불일치, 낮은 혼합정맥 산소 그리고/또는 고산지에서 발생할 수 있다. 저환기도 저산소혈증을 유발하지만, 저환기가 확인되었다면 수면관련 저산소혈증보다는 수면관련 저환기로 진단해야 한다. 폐실질질환은 호흡량 변화(예: 기능잔류용량 감소)와 비정상적인 환기/관류 관계를 특징으로 하며, 이는 수면 중 고이산화탄소혈증 및 저산소혈증을 초래할 수 있다. 폐용적 감소는 산소예비량 저하와 연관되어 있으며, 이는 저산소혈증의 위험을 증가시킨다. 또한 수면, 특히 렘수면은 호흡근 활성화 양상의 변화와 연관될 수 있는데, 늑간근과 보조근의 활성이 감소하여 횡격막에 과도한 호흡 부하를 주게 된다. 이것은 흉벽 이상이나 만성폐쇄폐질환 환자에서 저환기를 유발할 수 있다. 후자에서는 폐가 과도하게 팽창하는 것이 횡격막에 기계적 손상을 일으킬 수 있다. 겸상적혈구빈혈에서 산화혈색소 친화력 감소는 저산소혈증에 부분적으로 기여할 수 있다. 많은 신경계, 그리고 신경근육장애는 호흡기능의 손상과 이산화탄소에 대한 민감도의 손상과 연관되어 있다. 마지막으로, 주간 저산소혈증이 충분히 심하다면 산화혈색소 해리곡선의 가파른 부분 근처에 해당할 것이며, 이는 동맥혈산소분압의 상대적으로 적은 감소만으로도 산화혈색소 포화도가 크게 저하될 수 있음을 뜻한다. 따라서 이러한 환자의 수면관련 저환기는 산화혈색소 포화도에 상대적으로 큰 영향을 줄 수 있다.

객관적 소견

다양한 형태의 산소포화도 저하(지속적, 간헐적 또는 일시적)가 수면 중에 관찰될 수 있다. 일반적으로 하룻밤 산소측정기[단독 또는 수면다원검사 또는 간이이동수면검사(Out of Center Sleep Testing)의 구성 요소로]를 근거로 진단하게 되며, 드물게는 동맥혈가스 측정을 할 수 있는데, 특히 저환기가 의심될 경우 필요하다. 수면다원검사 결과 정상 수면구조가 나타나거나 빈번한 각성, 입면후깨어있는시간의 증가 또는 수면 효율의 감소가 나타날 수 있다. 하지만 수면관련 저산소혈증이 이러한 수면구조의 변화에 영향을 주는지는 명확하지 않다. 주간 동맥혈가스는 정상이거나 저산소증과 고이산화탄소혈증을 보일 수 있다. 야간 산소측정기 결과 동맥 산소포화도의 감소가 지속되는 경우가 많지만, 렘수면 중 호흡악화로 인하여 동맥 산소포화도가 한두시간마다 심하게 감소하는 경우도 있다. 짧은(일반적으로 1분 미만) 톱니 모양의 산소포화도 저하 양상은 별개의 현상(무호흡 또는 저호흡)을 시사한다. 일부 톱니 모양의 변화는 기저의 낮은 산소포화도와 겹쳐 나타날 수 있지만 주요 양상으로 보이지는 않는다. 만성저산소혈증은 적혈구 증가증과 연관될 수 있다. 심전도, 흉부방사선검사 및 심초음파검사에서 폐고혈압과 연관된 소견이 나타날 수 있다.

감별진단

감별진단으로는 수면 중 저산소혈증을 일으키는 질환들이 모두 포함된다. 여기에는 *폐기도 및 폐실질질환*, *폐혈관 이상*, *신경근과 흉벽질환*, *비만저환기증후군*, *호흡운동을 억제할 수 있는 약물 또는 물질의 사용*, *선천 또는 특발중추폐포저환기증후군*이 포함된다. *OSA*와 *CSA증후군*은 공기흐름의 주기적 변화와 동반하는 주기적인 산소포화도(SaO_2)의 변동에 따라 수면관련 저산소혈증과 구분할 수 있다. 반면에 수면관련 저산소혈증과 관련된 산소 포화도 저하는 일반적으로 수 분 이상 더 지속적으로 나타난다. 만약 하나 이상의 질병이 수면 중 환기저하를 일으킬 수 있다고 여겨지는 경우 모든 관련 진단코드를 기입해야 한다.

미해결 문제 및 향후 방향

각 환자에서 폐고혈압과 같은 후유증이 일어나는 데 필요한 고이산화탄소혈증/저산소혈증의 정도와 기간은 잘 알려져 있지 않다. 수면 중 동맥혈가스 또는 산소포화도를 일상적으로 측정하는 것의 유용성은 명확하지 않다. 만성폐쇄폐질환을 제외하고는 기저질환에 대한 산소 요법의 효과에 관한 정보는 거의 없다. 수면과 관련된 저산소혈증 자체의 결과가 어떤지, 그리고 주간 각성 시 산소수치가 정상인 환자들에서 산소 보충이 필요한지에 대한 것은 더 알려져 있지 않다. 산소 치료를 시작하는 최적의 시점과 이러한 치료법으로 가장 많은 혜택을 볼 수 있는 특정 환자군을 결정하기 위한 연구가 필요하다.

❖ 참고문헌

Berry RB, Sriram P. Evaluation of hypoventilation. Semin Respir Crit Care Med 2009;30:303–14.

Brown LK. Hypoventilation syndromes. Clin Chest Med 2010;31:249–70.

Casey KR, Cantillo KO, Brown LK. Sleep-related hypoventilation/hypoxemic syndromes. Chest 2007;131:1936–48.

Chebbo A, Tfaili A, Jones SF. Hypoventilation syndromes. Med Clin North Am 2011;95:1189–202.

Mogri M, Desai H, Webster L, Grant BJ, Mador MJ. Hypoxemia in patients on chronic opiate therapy with and without sleep apnea. Sleep Breath 2009;13:49–57.

단독 증상 및 정상 변형

코골이
Snoring

ICD-9-CM code: 786.09 **ICD-10-CM code: R06.83**

코골이는 수면 중 상기도에서 발생하는 호흡음으로 일반적으로는 흡기 중에 발생하지만 호기 중에 발생할 수도 있다. 여기에 설명된 코골이는 무호흡, 저호흡, 호흡노력관련각성 또는 저환기에 동반되지 않는 경우를 말한다. 코골이의 강도는 다양할 수 있으며 동침자의 수면을 종종 방해하고 심지어 환자 본인을 깨울 수 있다. 이러한 맥락에서 코골이가 주간졸림이나 불면증과 같은 증상을 일으키지는 않는다. 이런 종류의 코골이는 습관성, 일차 또는 단순 코골이로 다양하게 불렸다.

코골이는 폐쇄수면무호흡의 주요 증상이다. *수면 중 객관적인 호흡측정 없이 다음 증상(주간졸림/피로 또는 다른 관련된 증상) 또는 호흡정지 가능성이 있는 사람은 습관코골이라고 할 수 없다.* 또한, 코골이와 심혈관질환(특히 폐 또는 전신고혈압, 관상동맥질환 또는 심방세동)을 앓고 있는 사람들은 주간졸림을 호소하지 않아도 OSA의 위험이 높다. 따라서 *이러한 사람들에서는 OSA를 효과적으로 감별하기 위하여 수면다원검사 또는 이동간이수면검사를 해야 한다.* 또한 초기에는 코골이만 있는 환자도 나이가 들거나 체중증가로 OSA로 발전될 위험이 있을 수 있다는 것을 주의해야 한다.

간헐적인 코골이는 거의 대부분 사람이 경험한다. 코골이에 대한 평가는 그 정의에 따라 크게 차이가 있다. 소아에서 코골이 발병률은 10~12%로 보고되었다. 위스콘신코호트연구에 따르면 성인 여성의 약 24%, 성인 남성의 약 40%에서 습관성 코골이가 있다고 한다. 코골이의 유병률은 남녀 모두에서 나이 듦에 따라 증가하는데, 남성에서는 70세 이후 코골이 유병률이 다시 감소한다고 알려져 있다. 어떤 사람들은 이러한 현상이 노인에서 청력감소 때문일 수 있다고 생각한다.

코골이는 성인 남성에서 가장 흔하며 또한 비만과 관련이 있다. 코막힘은 코골이 위험을 증가시킨다. 알코올, 근이완제, 마약, 또는 기타 상기도 근긴장도를 감소시키는 물질은 코골이를 유발한다. 흡연은 특히 남성에서 코골이의 위험요인으로 알려져 있다. 코골이는 임신 중에도 증가한다. 소아에서는 코골이와 아데노이드-편도비대증 사이의 연관성이 보고되었다. 코골이 중에는 목젖과 연구개에서 떨림이 있으며, 또한 이는 기둥, 인두벽과 하부구조물에서도 나타날 수 있다. 코고는 사람은 신경 원인에 합당한 입천장의 형태변형을 보일 수 있다. 이것은 진동으로 인한 외상 때문으로 생각된다. 만일 수면다원검사를 수행하는 경우, 코골이는 N3수면 또는 렘수면 단계에서 가장 시끄러운 경향이 있다.

인구통계 연구는 수면무호흡이 수면다원검사에 의해 배제되지 않았다면 해석하기가 어렵다. 현재의 문헌을 토대로, 소아의 습관성 코골이는 학교 성적 저하와 연관될 수 있지만 이에 대한 결정적 증거는 부족하다. 일부 연구에 따르면 성인에서 코고는 사람은 고혈압, 뇌졸중, 허혈성심장질환을 포함하는 심혈관질환의 유병률이 더 높을 수 있다고 한다. 하지만 모든 대상자가 수면다원검사를 시행한 대규모 관측 연구에서는 습관적인 코골이가 심혈관계 이환율이나 사망률을 증가시키지 않았다. 흥미롭게도 한 연구 결과에서는 코골이가 경동맥의 동맥경화와 관련이 있다는 사실을 발견하였으나 다른 연구에서는 확인하지 못했다. 코골이는 임신 중에 증가하는 경향이 있으며, 코골이가 모성 건강에 미치는 영향은 크게 관심을 끌고 있다. 연구에 따르면 임신에 따라 시작된 습관성 코골이(만성적인 코골이[임신 전부터 있던]가 아닌)는 임신고혈압과 자간전증의 위험 증가와 연관되어 있다. 이 분야에서 더 많은 연구가 필요하다.

❖ 참고문헌

Cho JG, Witting PK, Verma M, et al. Tissue vibration induces carotid artery endothelial dysfunction: a mechanism linking snoring and carotid atherosclerosis? Sleep 2011;34:751–7.

Kezirian EJ, Chang JL. Snoring without OSA and health consequences: the jury is still out. Sleep 2013;36:613.

Lee SA, Amis TC, Byth K, et al. Heavy snoring as a cause of carotid artery atherosclerosis. Sleep 2008;31:1207–13.

Marin JM, Carrizo SJ, Vicente E, Agusti AG. Long-term cardiovascular outcomes in men with obstructive sleep apnoea-hypopnoea with or without treatment with continuous positive airway pressure: an observational study. Lancet 2005;365:1046–53.

Mason RH, Mehta Z, Fonseca AC, Stradling JR, Rothwell PM. Snoring and severity of symptomatic and asymptomatic carotid stenosis: a population-based study. Sleep 2012;35:1147–51.

O'Brien LM, Bullough AS, Owusu JT, et al. Pregnancy-onset habitual snoring, gestational hypertension, and preeclampsia: prospective cohort study. Am J Obstet Gynecol 2012;207:487.e1–9.

Rich J, Raviv A, Raviv N, Brietzke SE. An epidemiologic study of snoring and all-cause mortality. Otolaryngol Head Neck Surg 2011;145:341–46.

야간신음
Catathrenia

야간신음은 수면관련 신음으로 알려져 있는데, 특히 렘수면 중 오래 지속되는 호기와 연관되어 나타나기 때문에 수면관련 호흡장애 섹션에 포함되었다. 하지만 일부 연구는 비렘수면 중에도 야간신음을 확인했다. 전형적으로 깊은 흡기 이후 오래 지속되는 호기와 같이 신음소리와 같은 단조로운 발성이 나타난다. 이러한 양상은 때때로 느린호흡(bradypnea, 낮은 호흡속도)이라고 불린다. 일반적으로 개인은 이 문제를 인식하지 못하지만 동침자 또는 가족 구성원의 불만으로 인해 임상적 평가가 이루어진다. 반복적인 느린호흡은 중추무호흡과 유사하게 나타나지만 전형적인 중추무호흡은 발성과 연관되어 나타나지 않는다. 야간신음은 드물게 나타나지만, 남성에서 더 많이 나타나는 편이다. 여러 삽화가 밤에 종종 연속해서 나타날 수 있다. 야간신음의 장기적인 영향은 알려져 있지 않지만, 이 질환은 영향을 받는 환자에게 주로 사회적인 문제를 일으킨다. 야간신음은 잠꼬대 또는 수면 중 몸 움직임과 관련이 없다. 정신장애와의 연관성은 알려지지 않았다. 최근 야간신음이 탈력발작과 기면병에 대하여 sodium oxybate를 복용한 환자에서 발생한 것이 보고되었다. 이 발견의 임상적 의의는 불분명하다.

❖ 참고문헌

Abbasi AA, Morgenthaler TI, Slocumb NL, et al. Nocturnal moaning and groaning-catathrenia or nocturnal vocalizations. Sleep Breath 2012;16:367–73.

Pevernagie DA, Boon PA, Mariman ANN, Verhaeghen DB, Pauwels RA. Vocalization during episodes of prolonged expiration: a parasomnia related to REM sleep. Sleep Med 2001;2:19–30.

Poli F, Ricotta L, Vandi S, et al. Catathrenia under sodium oxybate in narcolepsy with cataplexy. Sleep Breath 2012;16:427–34.

Vetrugno R, Lugaresi E, Plazzi G, Provini F, D'Angelo R, Montagna P. Catathrenia (nocturnal groaning): an abnormal respiratory pattern during sleep. Eur J Neurol 2007;14:1236–43.

Vetrugno R, Provini F, Plazzi G, Vignatelli L, Lugaresi E, Montagna P. Catathrenia (nocturnal groaning): a new type of parasomnia. Neurology 2001;56:681–3.

과다졸림의 중추장애

(Central Disorders of Hypersomnolence)

단독 증상 및 정상 변형

현대 사회에서 만족스러운 생활과 충실한 일상 수행을 위해서는 충분한 각성이 필요하다. 졸림은 잠재적으로 생명을 위협하는 가정이나 직장내 안전사고, 교통사고뿐만 아니라 여러 기능 영역에서 심각한 수행능력 저하를 야기할 수 있다. 이 장은 주간졸림이 주된 증상이면서 이러한 주간졸림이 야간수면장애나 하루주기리듬의 불일치로 유발되지 않은 질환들을 다룬다. 다른 수면장애가 병발되어 있을 수도 있으므로 과다졸림의 중추장애를 진단하기 전 병발된 수면장애를 충분히 치료하여야 한다. 과다졸림(hypersomnolence)이라는 용어는 과도하게 졸린 증상을 뜻하는 반면, 과다수면(hypersomnia)은 특발과다수면과 같은 특정 질환을 일컫는다.

주간졸림은 하루 중 주된 깨어있는 시간 동안 깨어있거나 명료한 의식을 유지할 수 없어 참을 수 없는 수면 욕구를 느끼거나 의도치 않게 졸림이나 잠에 빠지는 상태로 정의된다. 졸림은 그 정도가 다양하며, 능동적인 참여가 필요없는 지루하고 단조로운 상황에 앉아있을 때 잘 나타난다. 어떤 환자들은 잠에 빠지기 전 점점 더 졸리는 것을 느끼는 반면, 다른 환자들은 아무런 전구 증상 없이 잠에 빠져들 수 있다["수면발작(sleep attack)"]. 후자에 해당하는 환자들은 때로는 졸림에 의한 교통사고 이후에 진료를 받으러 온다. 어떤 과다졸림은 하루 수면의 총량이 크게 증가함에도 불구하고 개운한 느낌이 전혀 없는 형태를 취한다. 다른 과다졸림은 낮잠을 자고나면 일시적으로 졸림이 해소되지만 금방 다시 나타난다. 어린이들에서는 졸림이 과도하게 긴 야간 수면이나 반복적인 낮잠으로 나타날 수 있다. 혹은 역설적으로 주의력 부족, 정서 불안정, 과잉행동 또는 학업성적 저하로 나타날 수도 있다. 대부분의 경우, 과다졸림은 만성 증상으로 진단 전 최소 3개월 이상 지속되어야 한다.

주간졸림의 심각도를 정량화하는 방법에는 엡워스졸림척도(Epworth Sleepiness Scale)와 같은 주관적인 심각도척도를 이용하는 방법과 수면잠복기반복검사(Multiple Sleep Latency Test, MSLT)와 같은 객관적인 방법이 있다. 이 도구들이 언제나 서로 일치하는 것은 아니기 때문에 적절한 임상 판단과 함께 적용해야 한다. 수면잠복기반복검사는 수면부족과 하루주기리듬의 영향에 민감하다. 습관적으로 밤에 깨어 있고 낮에 자는 사람들을 대상으로 한 진단검사로는 검증되지 않았다. 수면잠복기반복검사가 오전 8시에서 오후 6시 사이가 아닌 시간대에 시행된 경우에서의 수면잠복기의 정상과 비정상 범위는 확립된 바가 없다.

6세 미만의 어린이에서도 수면잠복기반복검사의 정상 범위에 대한 자료가 없다.

MSLT는 조용한 상황에서 잠들려는 생리적 경향을 측정한다. 과다졸림의 중추장애를 진단하기 위해 MSLT를 시행하는 경우에는 미국수면의학회의 표준지침에 따라 시행되어야 한다. 특히 환자가 검사 전 한주 동안(검사 전날 밤은 더더욱) 가능한 한 많이 자도록 독려해야 한다. 일부 지연수면위상증후군 환자에서는 기상시간과 이후의 수면잠복기반복검사 시작시간을 늦추는 것이 적합할 수 있다. 검사 시행 전 1~2주 동안 환자가 충분한 수면을 취했는지 여부를 수면일지로, 그리고 만약 가능하다면 활동기록기(actigraphy)로도 함께 기록할 것이 강하게 권고된다. 일반적으로 평균 수면잠복기가 5분 미만인 경우 졸림으로, 10분을 초과하는 경우는 정상으로 간주한다. 이 장에서는 평균 수면잠복기가 8분 미만인 경우 졸림이 있는 것으로 정의한다. 기면병 환자의 약 90%에서 평균 수면잠복기가 8분 미만으로, 이 수치가 기면병 진단의 최선의 절단점으로 보인다. MSLT 중 입면기렘수면(sleep onset rapid eye movement periods, SOREMPs)은 수면부족, 하루주기리듬수면장애(지연수면위상장애 또는 교대근무), 수면관련 호흡장애나 정상인에서도 관찰될 수 있지만, 8분 이하의 평균 수면잠복기 보다 기면병에 더 특이적인 소견이다. MSLT 결과는 환자의 병력 및 주간졸림 증상의 특징을 고려하여 주의 깊게 해석되어야 한다.

각성유지검사는 낮시간대에 어둡고 조용한 환경에서 각성상태를 유지하는 능력을 측정하는 검사로서, 대개 치료반응을 평가하기 위해 시행되며, 진단 목적으로 사용해서는 안된다.

일부 특별과다수면 환자에서는 24시간 연속 수면검사나 일주일 이상의 활동기록기검사가 진단에 유용하다. 모든 과다수면의 진단에서 다른 수면장애나 의학적 및 정신과적 장애, 물질 및 약물사용에 대한 검토가 필요하다.

제3판 수면장애국제분류(International Classification of Sleep Disorders)에서는 일부 과다졸림의 중추장애의 명칭이 변경되었다. 특히, 기면병은 탈력발작을 동반한 기면병과 탈력발작을 동반하지 않은 기면병 대신 기면병 1형과 기면병 2형으로 분류되었다. 이는 히포크레틴(오렉신)의 결핍이 기면병 진단의 가장 근본적인 표지자라는 개념에 근거한다. 탈력발작이 없는 기면병환자의 일부에서도 뇌척수액의 히포크레틴-1 수치가 낮기 때문에 "탈력발작을 동반한 기면병" 또는 "기면병-탈력발작"의 용어 사용은 부적절하다. 이런 용어변경이 기면병 진단에서 털략발작 동반 여부가 임상적으로 중요하지 않다거나, 뇌척수액의 히포크레틴-1 수치를 측정하는 것이 의무적임을 의미하는 것은 아니다. 특발과다수면의 하위 범주 삭제에 대한 배경은 관련 장에서 논의될 것이다. 반복수면과다 대신 클라인-레빈증후군을 사용하기로 한 배경은 이 질환들이 매우 동질적이고, 이전의 주요 하위 범주질환에 대한 근거가 부족하기 때문이다.

❖ 참고문헌

Arand D, Bonnet M, Hurwitz T, Mitler M, Rosa R, Sangal RB. A Review by the MSLT and MWT Task Force of the Standards of Practice Committee of the American Academy of Sleep Medicine. The clinical use of the MSLT and MWT. Sleep 2005;28:123–44.

Aurora RN, Lamm CI, Zak RS, et al. Practice parameters for the non-respiratory indications for polysomnography and multiple sleep latency testing for children. Sleep 2012;35:1467–73.

Littner MR, Kushida C, Wise M, et al.; Standards of Practice Committee of the American Academy of Sleep Medicine. Practice parameters for clinical use of the multiple sleep latency test and the maintenance of wakefulness test. Sleep 2005;28:113–21.

Mignot E, Lin L, Finn L, et al. Correlates of sleep-onset REM periods during the Multiple Sleep Latency Test in community adults. Brain 2006;129:1609–23.

기면병 1형

Narcolepsy Type 1

ICD-9-CM code: 347.01 **ICD-10-CM code: G47.411**

대체 이름

히포크레틴결핍증후군(hypocretin deficiency syndrome), 기면병-탈력발작(narcoplepsy-cataplexy), 탈력발작을 동반한 기면병(narcolepsy with cataplexy).

진단기준

◇ 기준 A와 B가 모두 충족되어야 함

A. 3개월 이상 매일 억제할 수 없는 졸림을 느끼거나 낮잠에 빠져듦.[1]

B. 다음 중 하나 이상을 만족함:

1. 탈력발작과 함께 수면잠복기반복검사에서 평균 수면잠복기가 8분 이하이고 입면기렘수면이 2회 이상. 선행 야간수면다원검사에서 수면개시 15분 이내의 입면기렘수면은 수면잠복기반복검사의 입면기렘수면 1회로 대신할 수 있음.[2]
2. 뇌척수액 히포크레틴-1 농도가 110 pg/mL 이하 또는 정상대조군 평균 수치의 3분의 1 이하임.

◇ 주석

1. 어린이들의 기면병은 과도하게 긴 야간 수면이나 이전에 없어졌던 낮잠의 재현으로 나타날 수 있다.
2. 수면잠복기반복검사의 진단기준 B1에 맞지 않으나 기면병 1형이 의심되면 재검사를 시도할 수 있다.

필수 특징

기면병 1형은 주간과다졸림과 렘-수면 해리(REM-sleep dissociation)의 징후가 특징인데, 렘-수면 해리의 징후 중 가장 특징적인 증상이 탈력발작이다. 현재로서는 기면병 1형이 시상하부의 히포크레틴(오렉신) 신호전달 결핍에 의한 것임이 확실하다. 뇌척수액에서 히포크레틴-1 농도가 낮거나 검출되지 않는 환자는 단일의 병인 및 비교적 동질적인 임상 양상과 수면다원검사 소견을 가지는 특정 질환을 가짐을 의미한다. 졸림이 있고 뇌척수액에서 히포크레틴-1 수치가 낮거나 없으면, 탈력발작이 없더라도 기면병 1형으로 분류된다.

주간과다졸림이 주요 증상인 동시에 가장 흔히 환자에게 장애를 주는 증상이다. 기면병 1형 환자는 매일 반복적으로 억누를 수 없는 수면 욕구를 느끼거나 잠에 빠져 든다. 대부분의 환자는 잠을 잔 이후 상쾌함을 느끼지만, 어느 정도의 시간이 지나면 다시 졸림을 느낀다. 졸림은 적극적인 활동이 필요 없는 단조로운 상황(예를 들면 텔레비전을 보거나 차를 탈 때)에서 가장 흔히 발생한다. 신체활동은 일시적으로 수면충동을 억제할 수 있다. 때로는 졸림이 먹거나 걸을 때와 같은 특정 상황에서 갑작스럽고 참을 수 없는 수면발작(sleep attack)의 형태로 나타난다. 이러한 수면발작은 흔히 전반적으로 졸린 상황에서 발생한다. 기면병 환자는 겉보기에는 깨어있어도 기민함을 잃은 경우가 많으며, 때로는 횡설수설하거나 완전히 다른 주제로 대화의 진행을 방해하는 등의 자동적인 행동을 하기도 한다. 일반적으로 졸림은 환자의 교육, 사회 및 직업 수행 능력에 심각한 영향을 미친다.

탈력발작은 진찰 시에 발생되지 않는 경우가 대부분이므로, 면담을 통해 이를 판단해야 한다. 탈력발작은 일반적으로 의식을 유지하면서 갑작스럽고 짧은(2분 미만), 양측의 대칭적인 근긴장도 소실로 정의된다. 이들은 강한 감정(보통 긍정적인)에 의해 유발되며, 거의 모든 환자가 웃음과 관련된 감정에 의해 유발되는 것으로 보고된다. 발작 중 일시적이고, 가역적인 심부건반사(deep tendon reflex) 소실이 강력한 진단소견이다. 어린이(성인은 드물게)의 경우 탈력발작은 처진 눈꺼풀, 입이 벌어지고 혀가 내밀어 진 상태, 얼굴 (또는 전신)의 저긴장이나 불안정한 걸음걸이로 질환의 발생무렵에 발현될 수 있는데, 이 증상들은 감정과는 관련이 없을 수 있다. 얼굴이나 저작근 움직임이 발생할 수 있다. 어린이에서는 보상에 대한 기대가 일반적인 유발요인이다. 어린이한테 탈력발작을 유발하기 위해서는 발달 상태에 따라 적합한 상황과 언어를 고려하는 것이 중요하다.

탈력발작 표현형은 웃음에 의해 유발되는 산발적이며 부분적인 증상부터, 다양한 감정에 의해 빈번하게 완전히 힘을 잃고 쓰러지기까지 다양하게 나타난다. 대다수의 탈력발작은 양측성으로 발현되나, 신체의 한쪽이 다른 쪽보다 심하게 나타나기도 한다. 부분적 발작 증상은 매우 경미할 수 있고, 환자와 배우자만이 인지하는 경우도 있다. 목긴장도 감소로 머리를 떨구는 증상이 흔하고, 얼굴 위약은 턱 처짐과 구음장애를 유발할 수 있다. 호흡근육은 침범되지 않지만, 증상이 있을 때 환자는 간혹 호흡곤란(shortness of breath)을 호소하기도 한다. 발작은 갑작스럽게 시작되며 수초간 지속되고, 팔다리의 완전 마비와 쓰러짐도 유발될 수 있다. 특히 얼굴 부위의 단일수축(twitching)이나 움찔(jerk)과 같은 양성 증상도 드물지 않다. 여러 종류의 감정들이 탈력발작을 유발할 수 있긴 하나 유쾌함과 관련된 요소들이 대개 가장 강력한 유발요인이다. 큰 소리로 웃거나, 농담을 하거나, 재치있는 발언을 할 때 나타나는 것이 전형적인 예이다. 탈력발작의 빈도는 한 달에 한 번 미만에서 하루에 20번 이상에 이르기까지 다양하다. 탈력발작은 일반적으로 지속시간이 짧아, 수 초 동안만 지속되며, 대다수의 발작은 2분 미만이다. 그러나 특정 유발인자가 계속되면 탈력발작이 연속적으로 병합되어 하나의 긴 삽화처럼 보인다. 항탈력발작약물, 특히 항우울제의 갑작스러운 중단으로 오랫동안 지속되는 탈력발작지속상태(status cataplecticus)가 유발될 수 있다.

관련 특징

기면병 1형(narcolepsy type 1)은 졸림과 탈력발작 이외에도 여러 다른 증상을 나타내는 경우가 흔하지만, 그 중 어느 것도 기면병 1형에만 특이적인 증상은 아니다. 많은 환자들이 야간수면장애를 호소하는데, 이것이 중요한 문제가 되기도 한다. 수면개시는 거의 문제가 되지 않지만 수면을 지속적으로 유지할 수 없는 것이 매우 일반적이다. 입면환각(hypnagogic hallucination) 그리고/또는 수면마비는 기면병 환자의 33% 내지 80%에서 동반된다. 입면환각은 각성 상태에서 수면과정으로 이행시에 생기는 생생한 꿈과 같은 경험으로 정의된다. 전형적인 입면환각은 시각, 청각 및 촉각 현상이 결합된 복합 또는 "총체적(holistic)" 특성을 갖는 경우가 대부분이다. 출면환각(hypnopompic hallucination)은 이와 비슷하지만 수면에서 각성으로 이행되는 과정에 발생한다. 수면마비는 수면-각성 전환 시 자발적으로 근육을 움직일 수 없는 일시적인 무능력을 말한다. 의식이 있고 수면환경을 인지하고 있음에도 불구하고 팔다리를 움직이거나 눈을 뜨는 것이 불가능하다. 이러한 경험은 수 분 동안 지속될 수 있으며, 매우 고통스러울 수 있다. 다른 증상으로 졸림으로 인한 눈꺼풀처짐, 시력저하 및 복시 등이 있을 수 있다.

역학 연구에 따르면 기면병에서 비만이 흔하다. 발병 초기에 설명할 수 없는 체중 증가가 흔히 관찰된다. 비만(체질량지수 30 kg/m^2 이상으로 정의)은 기면병 집단에서 대조군에 비해 2배 이상으로 흔하다. 그 외 잠꼬대(sleep talking), 수면주기사지운동, 수면중이상호흡 및 렘수면행동장애를 비롯한 여러 다른 수면장애의 빈도가 높다. 우울 증상의 유병률도 높은 것으로 보이나 이들 우울 증상이 실제 임상적 우울장애에 해당하는지에 대해서는 보고들이 상반된다. 최근 연구에 따르면 기면병 환자에서 불안장애의 빈도가 높고, 이중 20% 정도가 공황발작 또는 사회공포증이 있었다. 환자의 반 이상이 졸림과는 구별되는 심한 피로를 느낀다.

임상 및 병태생리 아형

의학적 상태로 인한 기면병 1형: 주로 중추신경질환, 예를 들어 항Ma2 또는 항아쿠아포린항체와 관련된 자가면역 또는 신생물딸림질환, 시상하부의 종양 또는 기타 병변과 연관된다. 또한, 심한 머리외상 후에 측정하기 어려울 정도로 낮은 히포크레틴-1 농도와 주간졸림에 관한 보고가 있었다. 의학적 상태로 인한 기면병 1형은 기면병 1형에 대한 기준을 충족하는 동시에 다른 의학적 질환이 원인이어야 한다.

탈력발작이 없고 뇌척수액 히포크레틴-1 농도가 낮은 기면병: 만약 진단기준 A와 B2가 충족된

다면 탈력발작이 없다 해도 기면병 1형으로 진단한다.

인구통계

탈력발작을 동반한 기면병은 미국과 서유럽 인구의 0.02% 내지 0.18%에서 발생한다. 이스라엘에서는 유병률이 낮았으나, 일본에서는 탈력발작을 동반한 기면병이 0.16%에서 0.18%로 약간 더 흔하다는 보고가 있다. 남녀 모두에서 발생하나, 남성에서 약간 더 흔하다.

선행 및 유발요인

머리외상, 지속적인 수면박탈, 불특정 바이러스질병 및 수면-각성의 급격한 변화를 포함한 몇몇 입증되지 않은 유발요인이 보고 되어있다. 여러 연구에서 기면병의 계절적 발생 양상을 제시했으며, 이것으로 특정 환경 유발요인을 생각할 수 있다. 최근 연구에서 기면병 발생 시점에 베타-용혈사슬알균(beta-hemolytic streptococcus)에 대한 항체가 강하게 증가하고, 시간이 지날수록 감소하는 것으로 나타났다. 이는 사슬알균감염이 환경요인이 될 수 있음을 시사한다. H1N1관련 인플루엔자 백신 접종 후에 기면병 1형 발생에 대한 보고가 있었지만 아직 명확한 인과관계는 확립되지는 않았다. 자가면역포도막염 환자에서 발견되는 Tribbles homolog2 항체는 14~26%의 기면병 환자에게 나타나지만, 그 중요성은 불분명하다.

가계 양상

탈력발작을 동반한 기면병은 사람백혈구항원(human leukocyte antigen, HLA) 아형 DR2/DRB1*1501과 DQB1*0602와 밀접하게 관련되어 있다. 이 두 가지 아형은 백인과 아시아인 모두에서 항상 함께 발견되지만, 흑인에서는 DQB1*0602가 좀 더 특이적으로 기면병과 관련이 있다. HLA DQB1*0602 이 일반인의 12~38%에서 양성임에 비하여, 거의 모든 탈력발작을 동반한 기면병 환자에서 양성이다. 그 외 다른 HLA 아형 또한 정도가 덜하나 연관성을 보인다. 예를 들어, DQB1*0301은 기면병에 대한 감수성 증가와 연관되는 반면, DQB1*0501 및 DQB1*0601과 같은 아형은 DQB1*0602가 양성인 경우에서 보호효과를 보인다. 유전체 연구에서 T-세포수용체알파, 종양괴사인자(TNF)-α2, TNF수용체2 및 퓨린수용체 P2Y11 유전자의 다형태(polymorphism)와 기면병의 연관성이 밝혀졌다.

기면병의 가족 내 유병률은 낮다. 기면병 1형 환자의 일차친척(first-degree relative, 부모나 부모가 동일한 형제자매, 그리고 자식)에서 발생 위험은 약 1~2%이다. 이는 일반인구 유병률과 비교했을 때 10배 내지 40배 높은 발병 위험을 의미한다. 이러한 높은 발병 위험은 HLA 유전자 효과에 의해서만 설명될 수는 없고 다른 유전적 요인의 존재를 시사한다. 가족 중 두 명 이상 이환되는 경우는 드물다. 이런 경우는 대부분 뇌척수액 히포크레틴 수치가 정상 수준을 보였으며 HLA DQB1*0602와의 연관성은 산발 기면병에 비해 훨씬 약하다. 현재까지 기면병 1형의 한 증례에서만 preprohypocretin 돌연변이와의 연관이 보고되었다.

발병, 경과 및 합병증

발병 연령은 대부분 5세 이후이며, 전형적으로 10~25세이다. 그러나 일부 인구 군에서는 사춘기(15세)와 35세에서 발병률의 정점을 가지는 두봉우리 분포(bimodal distribution)를 보인다. 최근 연구에서는 어린 소아에서는 기면병이나 탈력발작이 다소 다르게 나타나 진단이 지연되고 발병 연령이 잘못 평가될 수 있음을 강조한다.

일반적으로 졸림이 첫 번째 증상이다. 탈력발작은 발병 1년 이내에 발생되지만, 드문 경우 졸림이 시작되기 전이나 시작되고 나서 최대 40년 후에 시작되는 경우도 있다. 입면환각, 수면마비, 야간 수면의 어려움은 나중에 나타나는 경우가 흔하다.

치료하지 않고 방치하면, 기면병 1형 환자들은 무능력해지고 사회적으로 고립된다. 환자는 학업실패를 경험하는 경향이 있고, 직장에서 퇴사하는 경우가 흔하다. 사고가 두려워 자동차 운전을 회피할 수도 있다. 야간에 수면을 취할 수 없게 되면, 일상생활 일정을 제대로 조절할 수 없게 된다. 우울증과 체중 증가 또한 흔하다.

대부분의 경우, 증상은 수년에 걸쳐 서서히 나타난다. 임상 증상이 완전히 발현된 경우에는, 경미한 정도로 중증도의 변동이 있을 수 있다. 탈력발작은 나이가 들수록 줄어들거나, 때로는 빈번해지고 심해질 수 있다.

발달 문제

최근 몇 년간 소아 기면병에 대한 관심이 높아지고 있다. 탈력발작을 동반한 기면병은 4세 이전에는 흔치 않다. 게다가 소아의 임상 증상은 성인과 다를 수 있다. 어린이에서는 졸림을 평가하기가 어려울 수 있다. 졸림이 과도하게 긴 야간 수면이나 나이가 들면서 없어졌던 낮잠이 다시 나타는 형태일 수 있다. 더욱이 졸림이 역설적으로 과도한 행동이나 다른 행동 문제, 또는 학업성적 저하 등의 증상으로 발현될 수 있다. 부주의, 원기 부족, 불면증, 기괴한 환각이 나타날 수 있고, 이러한 증상이 복합적으로 발현되면 정신분열병이나 우울증 등 정신장애로 오진 될 수도 있다. 수면마비나 입면환각과 같은 부수적인 증상은 어린이의 언어능력에 따라 확인하기 어려울 수 있다. 성조숙과 비만 역시 증상이 시작될 즈음에 발생할 수 있다. 렘수면행동장애 또는 렘수면무긴장소실 또한 증상 발생 시점에 나타날 수 있다.

탈력발작은 발병 초기에 매우 심할 수 있으며 성인기에 보이는 전형적인 증상과는 다르다. 긍정적인 감정에 의해 유발된 전형적인 발작 외에도 아이들은 감정과는 관련 없이 얼굴, 눈꺼풀 및 입 주변의 위약으로 나타날 수 있다. 혀가 내밀어지는 모습을 포함하여, 앞서 언급한 특징적인 양상들은 탈력발작 얼굴(cataplectic facies)로 불려왔다. 입 주위 이상운동이나 정형화된 근긴장이상(dystonia) 등의 양성 증상으로 나타날 수도 있다. 어린이에서는 보상에 대한 기대감이 탈력발작의 유발인자가 되기도 한다.

소아에서는 MSLT 수행이 어렵고, 6세 미만 소아에서는 이에 대한 정상치가 없기 때문에 기면병 1형을 진단하기 어려울 수 있다. MSLT 결과가 모호할 경우 일정 기간 후 재검사가 도움이 될 수 있다. MSLT의 어려움을 감안하면 뇌척수액 히포크레틴-1 측정의 가치가 더욱 두드러진다. 소아에서도 발병 직후부터 히포크레틴-1이 매우 낮은 수치를 보이거나 검출되지 않는다.

병리와 병태생리

기면병 1형은 히포크레틴 신호전달 결핍에 의해 유발되기 때문에, 시상하부의 히포크레틴 생성 신경세포의 선택적 소실로 생겼을 가능성이 높다. 히포크레틴 신경전달을 결핍시킨 여러 동물 모형에서 기면병이 발현되어 인과관계가 있음을 가르킨다. 기면병과 탈력발작이 있는 대다수 환자(90%~95%)에서 뇌척수액 히포크레틴-1이 검출되지 않았거나 수치가 낮았다(<110pg/mL). 흔하지는 않지만 탈력발작이 없는 환자들에서도 히포크레틴 결핍이 있을 수 있으므로, 이들도 기면병 1형으로 분류된다. 기면병과 HLA의 강한 연관성은 시상하부의 선택적 신경세포 파괴 기전인 자가면역이 잠재적 병인이라는 가설을 이끌어냈다. 하지만 자가면역에 대한 확실한 증거는 밝혀지지 않았다.

객관적 소견

기면병 1형은 근본적으로 히포크레틴결핍증후군으로 정의되으로 임상적 진단기준에 히포크레틴의 객관적인 측정이 필요함을 시사한다. 특히 기면병 환자 다수가 평생 잠재적으로 중독 성향이 있는 약물로 치료받아야 함을 고려하면 객관적 방법을 통한 확진이 더더욱 필요하다.

수면 부족, 교대 근무 또는 하루주기리듬수면장애 등에 의해 결과가 왜곡될 수 있기 때문에 MSLT를 시행하기 전에 적어도 1주일간 수면일지와 함께 활동기록기 검사를 할 것이 강하게 권고된다. 기면병 1형 환자에서는 MSLT의 평균 수면잠복기가 8분 미만이며, 전형적으로는 5분 미만이다. 메타분석에 따르면 기면병 환자의 평균 수면잠복기는 3.1±2.9분이다. 평균 수면잠복기에 추가로 2회 이상의 입면기렘수면이 있어야 한다. 최근 자료에 따르면 다른 수면장애가 없는 경우 야간 수면 중 15분 이내의 입면기렘수면은 기면병 진단에 대한 민감도는 낮지만 높은 특이도를 보였다. 따라서, 기면병 1형에 대한 진단에서 MSLT 시 하나의 입면기렘수면은 선행 수면다원검사의 입면기렘수면으로 대체될 수 있다. MSLT 결과의 정확한 해석을 위해 다음 상태에서 검사를 수행해야 한다: (1) 환자는 최소 14일(또는 복용 약물 반감기 최소 5배) 동안 수면에 영향을 주는 약물을 중단하여야 하며, 이는 소변약물선별검사를 통해 확인되어야 한다. (2) 수면-각성 일정은 일상적인 상태에서 벗어나지 않아야 하며, 필요하다면 수면다원검사 시행 전 적어도 7일 동안 매일 밤 최소 7시간(어린이는 더 긴 시간) 이상 수면을 취해야 한다(이는 수면일지, 가능하면 활동기록기로 확인해야 한다). (3) 기면병 1형과 유사한 다른 수면장애를 배제하기 위해 MSLT 바로 전날 밤에 야간 수면다원검사를 실시해야 한다. 수면다원검사 시에는 적어도 7시간 수면을 취하도록 한다. 수면다원검사에서 1단계 수면이 증가할 수 있고, 빈번한 각성으로 인해 정상적인 수면유지가 어려울 수 있으며, 렘수면무긴장소실이 관찰될 수 있다.

뇌척수액내 히포크레틴-1 수치를 측정하는 것은 기면병 1형 진단에 매우 특이하고 민감한 검사다. 히포크레틴-1은 상업적으로 이용 가능한 방사성면역측정법을 사용하여 정제되지 않은 뇌척수액에서 측정할 수 있다. 스탠포드 표준 표본을 사용할 때, 110 pg/mL 미만의 값은 진단에 매우 특이적이다. 각 검사실 자체 표본에서 얻은 수치가 정상 대조군 평균 히포크레틴 값의 33% 미만이면 비정상인 것으로 대신할 수 있다. 뇌척수액 히포크레틴 측정기법의 표준화에 관한 문제가 아직 남아 있지만 현재로서는 다양한 기법이 활용되고 있다. 뇌척수액 히포크레틴 수치는 다른 질환을 가진 중증 환자에서도 낮은 경우가 있으므로 임상상황에 맞게 해석되어야 한다.

탈력발작을 동반한 기면병 환자의 HLA형검사 거의 모두에서 HLA DQB1*0602(백인과 아시아인에서 DR2 또는 DRB1*1501 포함) 양성이지만, 이를 통해 기면병을 진단하지 않는다. 정상 백인 인구의 약 25%, 일본 인구의 12%, 흑인 인구의 38%에서 DQB1*0602가 양성이다. HLA형 검사는 히포크레틴-1 측정을 위한 척추천자 시행이 고민될 때 고려해 볼 수 있다. 환자가 HLA 음성인 경우 히포크레틴-1 수치는 정상일 가능성이 높다.

감별진단

탈력발작이 없는 경우에도, 과다졸림과 낮은 뇌척수액의 히포크레틴-1 수치로 기면병 1형을 진단할 수 있다. 탈력발작이 없고 뇌척수액의 히포크레틴-1 수치가 정상이거나, 수치를 알 수 없을 때는 *기면병 2형*으로 진단해야 한다.

탈력발작은 정상인에서도 종종 관찰되는 탈력발작 유사 증상(cataplexy-like episode)과 구별되어야 한다. 예를 들어, 건강한 사람들에서도 큰소리로 웃을 때 근육이 약화되는 느낌이 보고되는 경우가 있다. 진성 탈력발작은 상당한 빈도로 발생하며, 근긴장도 소실과 관련이 있다. 탈력발작은 저혈압, 일과성허혈발작, 쓰러짐발작, 무긴장발작, 신경근장애, 전정기능장애, 심리 또는 정신장애 및 수면마비와 구별되어야 한다. 감별이 어려운 경우 항우울제 사용으로 명확한 증상 개선이 있을 때 탈력발작으로 진단 내릴 수 있다.

졸림은 *폐쇄수면무호흡, 수면부족증후군, 교대근무, 물질 또는 약물의 영향이나 기타 수면장애*에 의한 이차 증상일 수 있다. 이런 경우에도 수면 초기에 렘수면이 나타날 수 있으나, 탈력발작이 있다면 이러한 이차적인 원인이 있어도 기면병 1형의 진단을 배제할 수 없다. 만약 병력상 탈력발작 여부가 확실치 않을 경우에는 MSLT나 뇌척수액 히포크레틴 측정 전에 이런 동반질환을 충분히 치료해야 한다.

*특발과다수면*은 탈력발작이 없고, MSLT에서 2번 이상의 입면기렘수면이 발현되지 않기 때문에 기면병 1형과 구별된다. 기면병 환자와 달리, 특발과다수면 환자에서는 일반적으로 높은 수면효율, 잠에 취한 상태(sleep drunkenness) 및 비회복의 긴 낮잠을 보인다.

수면부족증후군 환자는 탈력발작이 없고, 자신에게 맞는 정상 수면시간을 갖게 되면 주간졸림이 없어진다. *만성피로증후군*과 *우울증*은 기면병과 유사할 수도 있지만, MSLT 결과에서 기면병의 전형적인 소견은 보이지 않는다. 중추신경자극제를 얻기 위한 *꾀병*과 *약물남용장애*도 감별해야 한다.

미해결 문제 및 향후 방향

탈력발작을 동반한 기면병 환자의 10%는 뇌척수액 히포크레틴 수치가 정상인데, 이는 뇌에서 히포크레틴 신경전달을 완벽하게 반영하지 못하거나, 히포크레틴 결핍 이외의 요인에 의해 질환이 발생할 수 있음을 시사한다. 히포크레틴 세포의 파괴 원인은 자가면역에 의한 기전이 의심되기는 하나 아직 불분명하다. 혈액내 히포크레틴-1 농도가 일부 대상자에서 보고되었다. 향후 혈청검사의 발전은 뇌척수액검사보다 덜 침습적인 진단법을 제공할 것이다.

❖ 참고문헌

Andlauer O, Moore H, Jouhier L, et al. Nocturnal REM sleep latency for identifying patients with narcolepsy/hypocretin deficiency. JAMA Neurol 2013;6:1–12.

Aran A, Einen M, Lin L, Palazzi G, Nishino S, Mignot E. Clinical and therapeutic aspects of childhood narcolepsy-cataplexy: a retrospective study of 51 children. Sleep 2010;33:1457–64.

Arii J, Kanbayashi T, Tanabe Y, et al. CSF hypocretin-1 (orexin-A) levels in childhood narcolepsy and neurologic disorders. Neurology 2004;63:2440–2.

Bourgin P, Zeitzer JM, Mignot E. CSF hypocretin-1 assessment in sleep and neurological disorders. Lancet Neurol 2008;7:649–62.

Dauvilliers Y, Gosselin A, Paquet J, Touchon J, Billiard M, Montplaisir J. Effect of age on MSLT results in patients with narcolepsy-cataplexy. Neurology 2004;62:46–50.

Dauvilliers Y, Arnulf I, Mignot E. Narcolepsy with cataplexy. Lancet 2007;369:499–511.

Kotagal S, Krahn LE, Slocumb N. A putative link between childhood narcolepsy and obesity. Sleep Med 2004;5:147–50.

Mignot E, Lammers GJ, Ripley B, et al. The role of cerebrospinal fluid hypocretin measurement in the diagnosis of narcolepsy and other hypersomnias. Arch Neurol 2002;59:1553–62.

Mignot E, Lin L, Finn L, et al. Correlates of sleep-onset REM periods during the Multiple Sleep Latency Test in community adults. Brain 2006;129:1609–23.

Nevsimalova S, Prihodova I, Kemlink D, Lin L, Mignot E. REM sleep behavior disorder (RBD) can be one of the first symptoms of childhood narcolepsy. Sleep Med 2007;8:784–6.

Overeem S, van Nues SJ, van der Zande WL, Donjacour CE, van Mierlo P, Lammers GJ. The clinical features of cataplexy: a questionnaire study in narcolepsy patients with and without hypocretin-1 deficiency. Sleep Med 2011;12:12–8.

Pizza F, Franceschini C, Peltola H, et al. Clinical and polysomnographic course of childhood narcolepsy with cataplexy. Brain 2013 Oct 18. [Epub ahead of print]

Plazzi G, Parmeggiani A, Mignot E, et al. Narcolepsy-cataplexy associated with precocious puberty. Neurology 2006;66:1577–9.

Serra L, Montagna P, Mignot E, Lugaresi E, Plazzi G. Cataplexy features in childhood narcolepsy. Mov Disord 2008;23:858–65.

기면병 2형

Narcolepsy Type 2

ICD-9-CM code: 347.00 **ICD-10-CM code: G47.419**

대체 이름

탈력발작을 동반하지 않은 기면병(narcolepsy without cataplexy).

진단기준

기준 A-E가 모두 충족되어야 함

A. 3개월 이상 매일 억제할 수 없는 졸림을 느끼거나 낮잠에 빠져듦.

B. 표준화된 방법으로 수행된 수면잠복기반복검사에서 평균 수면잠복기가 8분 이하이고, 입면기렘수면이 2회 이상임. 선행 야간수면다원검사에서 수면개시 15분 이내의 입면기렘수면은 수면잠복기반복검사의 입면기렘수면 1회로 대신할 수 있음.

C. 탈력발작이 없음.[1]

D. 뇌척수액 히포크레틴-1 농도를 측정하지 않았거나, 히포크레틴-1 농도가 110 pg/mL 초과 또는 정상대조군 평균 수치의 3분의 1을 초과함.[2]

E. 과다졸림 그리고/또는 수면잠복기반복검사 소견이 수면부족, 폐쇄수면무호흡, 지연수면위상장애, 약물이나 물질의 남용 및 금단과 관련이 없음.

주석

1. 나중에 탈력발작이 발생하는 경우 기면병 1형으로 재분류한다.
2. 나중에 뇌척수액 히포크레틴-1 농도가 110 pg/mL 이하 또는 정상대조군 평균 수치의 3분의 1 이하로 측정되는 경우에는 기면병 1형으로 재분류한다.

필수 특징

기면병 2형(narcolepsy type 2)은 주간과다졸림과 수면다원검사/수면잠복기반복검사에서 렘수면의 비정상적 발현이 특징이다. 환자는 탈력발작은 동반하지 않으며, 스트레스와 분노와 같은 비정상적 감정으로 야기된 일부 비전형적인 위약을 느낄 수는 있다. 상쾌한 낮잠이 특징이다.

진단의 필수요소는 MSLT에서 평균 수면잠복기가 8분 이하, 그리고 2번 이상의 입면기렘수면(또는 입면기렘수면이 MSLT 및 선행 야간 수면다원검사에서 각각 1번)이다. 뇌척수액 히포크레틴-1 농도가 110 pg/mL 이하이거나 동일한 검사를 통해 정상인에서 얻은 평균값의 1/3 미만인 경우에는 진단이 제외되지만, 대부분의 기면병 2형 환자들에서 뇌척수액 검사는 시행되지 않는다.

관련 특징

수면마비, 입면환각이나 자동행동이 있을 수 있다. 졸림과 관련하여 기억 상실, 자동행동, 눈꺼풀 처짐, 시야장애, 복시가 발생할 수 있다. 렘수면행동장애와 비렘수면 사건수면이 생길 수 있다. 빈번한 각성으로 야간 수면장애가 있을 수 있다.

임상 및 병태생리 아형

의학적 상태로 인한 기면병 2형: 이 질환은 기면병 2형의 진단기준을 충족하나 다른 의학적 질환이 원인인 상태이다. 기면병 2형과 관련된 신경장애에는 항Ma-2 또는 항아쿠아포린-4 항체와 관련된 시상하부, 자가면역 또는 신생물딸림질환이나, 사르코이드증, 다발경화증, 근위축증, 프래더윌리(Prader-Willi)증후군, 파킨슨병, 심한 머리외상이 포함된다. 근긴장디스트로피(myotonic dystrophy)나 프래더-윌리(Prader-Willi)증후군과 같은 수면무호흡과 기면병 2형 모두와 관련된 질환에서는, 수면무호흡이 적절하게 치료된 후에도 MSLT에서 이상 결과가 지속될 경우에만 기면병 2형으로 진단되어야 한다. 특히 머리외상과 같은 복잡한 문제가 있는 경우, 기면병 발현이 우연의 일치인지, 아니면 이러한 질환에 의해 유발되었는지는 임상적으로 판단을 내려야 한다.

인구통계

기면병 2형의 유병률은 불확실하다. 임상적으로 탈력발작을 동반하지 않은 기면병은 기면병 환자의 15%~25%를 차지한다. 한 인구 기반 연구에서는 20.5/100,000의 유병률을 보여, 더 높은 비율(36%)로 나타남을 보고하였다. 여러 인구기반 연구에서 성인의 약 4%~9.5%에서 무작위 MSLT상 여러 번의 입면기렘수면이 있었지만, 이 연구들에서는 교대근무자와 수면부족 또는 수면무호흡이 있는 대상자들이 포함 되어있다. 남녀 모두에서 발병할 수 있지만 유병률은 남성에서 약간 높을 수 있다. 발병 연령은 기면병 1형과 유사하다.

선행 및 유발요인

아래에서 논의되는 바와 같이, 탈력발작을 동반하지 않은 기면병 환자의 약 24%는 뇌척수액 히포크레틴-1 수치가 낮을 것이고, HLA DQB1*0602 항원에 대부분 양성일 것이다. 이 환자들은 추정컨대 탈력발작을 동반한 기면병과 공통적인 병인을 공유하며, 기면병 1형으로 분류되어야 한다. 그 외 기면병 2형 환자와 관련된 유전 및 환경요인은 알려져 있지 않다. 증례 보고에서 환경 유발 인자로 추정되는 경우가 있었으나, 탈력발작을 동반하지 않은 기면병을 일으키는 인자가 입증된 적이 없다. 가장 흔한 유발 원인은 머리 외상과 불특정 바이러스질환이다.

가계 양상

기면병 2형의 구체적인 유전 양상은 알려져 있지 않다. 기면병 2형 환자의 친척은 기면병 2형 증상에 준하는 일부 증상을 경험할 가능성이 더 높다.

발병, 경과 및 합병증

일반적으로 청소년기에 발병한다. 환자의 약 10%에서 탈력발작이 늦게 발생할 수 있고, 그런 경우 기면병 1형으로 진단이 수정될 필요가 있다. 만약 검사가 시행된다면 이 환자들 대부분에서 척수액내 히포크레틴-1이 검출되지 않거나 중간(intermediate) 수준을 나타낼 것이다. 탈력발작을 동반하지 않은 기면병 코호트 환자에서 척수액 내 히포크레틴-1 수치가 낮은 환자 중 33%가 나중에 탈력발작이 생긴 반면, 중간수치 환자의 경우 18%, 정상 수치 환자의 경우 단지 1%만이 나중에 탈력발작이 발생되었다. 치료를 받지 않으면, 기면병 2형 환자는 사회적으로 무력해지고 고립된다. 환자는 학교에서 학업실패를 경험하는 경향이 있으며 직장에서 자주 퇴사하게 된다. 자동차 사고가 두려워 자동차운전을 피할 수도 있다. 불안정한 야간 수면으로 인해 일상 생활 일정을 제대로 조절할 수 없게 된다. 우울증과 체중 증가 또한 흔하다.

발달 문제

기면병 2형 어린이는 나이가 들면서 사라진 낮잠이 다시 정기적으로 나타나는 것이 특징이다. 모든 소아 환자에서 시간이 지남에 따라 탈력발작 발현과 함께 질환이 점진적으로 진행될 가능성을 고려해야 한다. 어린이에서 명백한 탈력발작이 생기면 진단은 기면병 1형으로 바뀌어야 한다. 청소년기 이전의 기면병 2형에 대한 정보는 제한적이다. 어린이에서는 수면마비나 입면환각의 경험에 대한 병력을 얻기가 어렵고, 6세 미만의 소아에서 MSLT 정상기준도 아직 없다. 사춘기 이전 소아와 청소년에서는 진단이 까다로운 경우가 흔하다. 짧은 수면잠복기의 가장 흔한 원인은 만성수면부족과 지연수면위상장애이며, MSLT 중 여러 번의 입면렘기수면 또한 흔히 나타날 수 있다. 행동 문제가 발병과 관련이 있을 수 있으며, 환아가 증상을 숨길 수 있다. 부주의, 원기부족, 불면증, 기괴한 환각이 나타날 수 있고, 이러한 증상이 복합적으로 발현되면, 정신분열병이나 우울증 등 정신장애로 오진 될 수도 있다. MSLT에서 애매모호한 결과를 보일 경우, 입면기렘수면이 종종 나중에 나타날 수 있기 때문에 나중에 이를 반복하는 것이 도움이 될 수 있다.

병리와 병태생리

기면병 2형은 이질적인 질환일 가능성이 크다. 탈력발작을 동반하지 않은 기면병 환자의 약 24%는 뇌척수액 히포크레틴-1 농도가 낮았고, 8%는 중간 수준의 농도(>110 pg/mL, ≤200 pg/mL)를 보였다. 기면병 2형 환자 대부분에서 뇌척수액 히포크레틴-1 상태는 알려지지 않았다(뇌척수액에서 히포크레틴-1이 측정되지 않는 환자는 기면병 1형으로 분류된다). 기면병 2형 환자의 약 1/4~1/3는 히포크레틴을 생성하는 신경세포의 소실로 인해 히포크레틴 결핍을 보이는 아형일 것으로 추측된다. 이 아형은 뇌척수액 히포크레틴-1이 정상이고 탈력발작을 동반하지 않은 기면병 환자와 임상적으로나 검사(뇌척수액 히포크레틴-1 이외의)소견으로나 뚜렷이 구분되지 않는다. 뇌척수액 히포크레틴-1 수치가 낮은 사람은 정상 수치의 사람보다 발병 연령이 더 어리고, MSLT에서 입면기렘수면이 더 잦고, 평균 수면잠복기가 더 짧다. 비록 이러한 차이는 있더라도 두 그룹을 감별하기에는 서로 간에 임상적인 공통 부분이 너무 많다. 낮은 뇌척수액 히포크레틴-1 수치를 보이는 환자의 100%가 HLA DQB1*0602에 양성이다. 히포크레틴-1 수치가 정상인 환자들 중에서는 약 26%가 HLA가 양성이며, 이는 정상 인구에서보다 높지 않은 비율이다. 뇌척수액 히포크레틴-1 수준이 정상인 환자의 근본적인 병태생리는 알려져 있지 않다. 어떤 환자에서는 부분적 히포크레틴 결핍이 졸림이 발생할 정도로 심하기는 하지만, 탈력발작이나 낮은 뇌척수액 히포크레틴-1 수준을 초래할 정도까지 심각한 정도는 아니기 때문일 수도 있다. 하지만, HLA DQB1*0602 양성과 음성에 따른 임상이나 수면다원검사 소견에서 큰 차이가 없다는 점에서 이러한 가설은 한계를 보인다. 탈력발작을 동반하지 않은 기면병(뇌척수액 히포크레틴-1 상태는 알려지지 않음)의 유일한 부검 연구에서, 히포크레틴 세포의 수는 감소되었으나 탈력발작을 동반한 기면병의 경우만큼 많이 감소되지는 않았다.

객관적 소견

수면, 교대근무 또는 다른 일과성 수면장애로 인한 결과의 왜곡 여부를 확인하기 위해 수면일지와 함께 최소 일주일간의 활동기록기검사를 확인한 후 MSLT를 진행하는 것이 강하게 권고된다. MSLT에서 수면잠복기가 8분 미만(전형적으로는 5분 미만)이고, 2회 이상 입면기렘수면 또는 1회의 입면기렘수면이 전날 밤 수면다원검사의 입면기렘수면과 함께 보인다. 메타분석에서 탈력발작을 동반한 환자의 평균 수면잠복기는 3.1±2.9분이었다. 최근 자료에 따르면 다른 수면장애가 없는 경우 야간 수면 중 15분 이내의 입면기렘수면은 기면병 진단에 대한 민감도는 낮지만 높은 특이도를 보였다. 따라서, 기면병 1형에 대한 진단에서 MSLT시 하나의 입면기렘수면은 선행 수면다원검사의 입면기렘수면으로 대체될 수 있다. MSLT 결과의 정확한 해석을 위해 다음 상태에서 검사를 수행해야 한다: (1) 환자는 최소 14일(또는 복용 약물 반감기 최소 5배) 동안 수면에 영향을 주는 약물을 중단하여야 하며, 이는 소변약물선별검사를 통해 확인되어야 한다. (2) 수면-각성 일정은 일상적인 상태에서 벗어나지 않아야 하며, 필요하다면 수면다원검사 시행 전 적어도 7일 동안 매일 밤 최소 7시간(어린이는 더 긴 시간) 이상 수면을 취해야 한다(이는 수면일지, 가능하면 활동기록기로 확인해야 한다). (3) 기면병 1형과 유사한 다른 수면장애를 배제하기 위해 MSLT 바로 전날 밤에 야간 수면다원검사를 실시해야 한다. 수면다원검사 시에는 적어도 7시간 수면을 취하도록 한다. 수면다원검사에서 1단계 수면이 증가할 수 있고, 빈번한 각성으로 인해 정상적인 수면유지가 어려울 수 있으며, 렘수면무긴장소실이 관찰될 수 있다.

기면병 2형 환자의 45%가 HLA DQB1*0602 양성이라 보고되었는데, 정상인에서는 12%~38%가 양성이었다. 근본적으로 이 HLA 유형은 뇌척수액내 히포크레틴-1 수치가 낮은 모든 환자에서 양성이며, 히포크레틴-1 수치가 정상인 환자 중 약 25%에서 양성이다. 기면병 환자이지만 탈력발작이 없는 환자의 24%가 뇌척수액 내 히포크레틴-1 수치가 낮을 것이라고 가정하면, HLA 양성 환자가 히포크레틴-1 수치가 낮을 확률은 0.56에 불과하다. 따라서 환자의 HLA 상태로 기면병 2형을 진단하거나 뇌척수액 내 히포크레틴-1 수준을 예측하는데 사용할 수 없다. 그러나, 요추천자로 뇌척수액 내 히포크레틴-1 수준을 측정해야 하는 경우, HLA 유형을 먼저 확인해야 한다. 환자가 HLA 음성인 경우 뇌척수액 히포크레틴-1은 거의 정상이므로, 요추천자검사는 불필요하다.

탈력발작이 없는 환자의 약 24%는 뇌척수액 히포크레틴-1 농도가 낮고, 8%는 중간 수준(110 pg/mL 이상, 200 pg/mL 이하)에 있다. 뇌척수액 히포크레틴-1 수치가 낮다고 알려진 경우, 이들은 1형 기면병으로 분류되지만, 대부분 뇌척수액 히포크레틴-1 상태를 알 수 없을 것이다. 폐쇄수면무호흡이 있거나 MSLT의 해석을 어렵게 할 수 있는 향정신병약물 복용 시에는 진단을 위해 뇌척수액 히포크레틴-1 측정을 고려할 수 있다.

감별진단

*기면병 1형*은 탈력발작 동반 유무에 관계없이 뇌척수액 히포크레틴 수치가 낮은 경우 진단된다. *특발과다수면* 환자도 MSLT에서 기면병 2형과 비슷한 평균 수면잠복기를 보일 수 있지만, MSLT와 전날 밤 수면다원검사에서 입면기렘수면이 2번 미만이다. 기면병 환자와 달리 *특발과다수면* 환자에서는 일반적으로 수면효율이 높고, 잠에 취한 상태(sleep drunkenness) 및 비회복의 긴 낮잠을 보인다. 졸림은 *폐쇄수면무호흡, 수면부족증후군, 교대근무, 물질이나 약물의 영향,* 또는 *기타 수면장애*에 의한 이차 증상일 수 있다. 이러한 경우에도 수면 초반에 렘수면 출현을 초래할 수 있으므로, 기면병 2형으로 진단을 내리기 전에 임상 및 수면다원검사를 통해 다른 수면장애를 배제해야 한다. 그러나, 일차적으로 이러한 수면장애를 적절히 치료한 후에도 주간졸림과 렘수면의 이상이 지속되는 경우 기면병 2형 가능성이 있다. *만성피로증후군*과 *우울증*은 기면병과 유사한 증상을 나타내기도 하지만, MSLT에서 특징적인 소견은 보이지 않는다. 중추신경자극제를 얻기 위한 *꾀병* 및 *약물남용장애*도 감별해야 한다.

미해결 문제 및 향후 방향

히포크레틴 결핍이 뚜렷한 몇몇 환자를 제외하면 탈력발작을 동반하지 않은 기면병의 생물학적 근본 기전에 대해서는 알려지지 않았다. 기면병 2형이 동질적인 질환인지 이질적인 질환인지에 대해서 정립되지 않았다. 일부 환자에서 뇌척수액 측정으로는 확인할 수 없는 부분적 히포크레틴 결핍이 있는지 여부도 입증된 바가 없다. 향후 기면병 분류체계는 이러한 알려지지 않은 것들에 대한 연구결과에 따라 발전될 수 있다. 과다졸림의 원인과 시간경과에 따른 탈력발작 발현의 위험요인을 밝혀내기 위해 기면병 2형의 자연경과에 대한 추가 연구가 필요하다.

❖ 참고문헌

Andlauer O, Moore IV H, Hong SC, et al. Predictors of hypocretin (orexin) deficiency in narcolepsy without cataplexy. Sleep 2012;35:1247–55.

Bourgin P, Zeitzer JM, Mignot E. CSF hypocretin-1 assessment in sleep and neurological disorders. Lancet Neurol 2008;7:649–62.

Mignot E, Lin L, Finn L, et al. Correlates of sleep-onset REM periods during the Multiple Sleep Latency Test in community adults. Brain 2006;129:1609–23.

Oka Y, Inoue Y, Kanbayashi T, et al. Narcolepsy without cataplexy: 2 subtypes based on CSF hypocretin-1/ orexin-A findings. Sleep 2006;29:1439–43.

Sasai T, Inoue Y, Komada Y, Sugiura T, Matsushima E. Comparison of clinical characteristics among narcolepsy with and without cataplexy and idiopathic hypersomnia without long sleep time, focusing on HLA-DRB1(*)1501/DQB1(*)0602 finding. Sleep Med 2009;10:961–6.

Silber MH, Krahn LE, Olson EJ, Pankratz VS. The epidemiology of narcolepsy in Olmsted County, Minnesota: a population-based study. Sleep 2002;25:197–202.

Takei Y, Komada Y, Namba K, et al. Differences in findings of nocturnal polysomnography and multiple sleep latency test between narcolepsy and idiopathic hypersomnia. Clin Neurophysiol 2012;123:137–41.

Thannickal TC, Nienhuis R, Siegel JM. Localized loss of hypocretin (orexin) cells in narcolepsy without cataplexy. Sleep 2009;32:993–8.

특발과다수면
Idiopathic Hypersomnia

ICD-9-CM code: 327.11 **ICD-10-CM code: G47.11**

대체 이름

특발중추기원과다졸림(idiopathic CNS hypersomnolence).

진단기준

◆ 기준 A-E가 모두 충족되어야 함

A. 적어도 3개월 동안 매일 억누를 수 없는 수면 욕구가 있거나 낮에 잠에 빠져듦.[1]

B. 탈력발작은 없음.

C. 표준화된 검사기법에 따라 시행된 수면잠복기반복검사(multiple sleep latency test)에서 입면기렘수면(sleep onset REM periods)이 2회 미만이거나, 선행 수면다원검사에서 렘수면 잠복기가 15분 이하인 경우 입면기렘수면이 없음.[2]

D. 다음 중 적어도 하나가 존재함:

1. MSLT에서 평균 수면잠복기가 8분 이하.
2. 만성 수면부족을 교정한 후 시행한 24시간-수면다원검사, 또는 수면일지와 함께 평가된 활동기록기(수면박탈이 되지 않은 상태에서 평균 최소 7일 이상 기록)[3]에서 24시간 동안의 총수면 시간은 660분 이상(일반적으로 12-14시간)[4] 이 되어야 함.

E. 수면부족증후군은 배제되어야 함 [필요한 경우에는 야간에 잠자리에 머무는 시간(time in bed) 을 연장 시키려는 시도를 하고 난 후에도 졸림이 개선되지 않음을 확인해야 하는데, 가급적이면 최소 1주일 이상 활동기록기를 통해 확인하는 것이 좋다].

F. 과다수면 그리고/또는 수면잠복기반복검사 결과가 다른 수면장애, 의학적 또는 정신장애, 또는 약물 사용 등으로 더 잘 설명되지 않음.

◆ 주석

1. 잠에 취한 상태(sleep drunkenness)라고 알려진 심하고 오래 지속되는 수면관성(sleep inertia,반복적인 수면 상태로 이행, 과민증, 자동행동 및 혼동 등으로 인해 오랜 기간 동안 각성이 어려움) 그리고/또는 1시간 이상의 길고, 개운하지 않은 낮잠은 보조적인 임상특징이 된다.
2. 수면부족이 배제된다면 선행 수면다원검사에서 높은 수면효율(90% 이상)은 보조적인 지표가 된다.
3. 때로 다른 진단기준을 충족하는 환자에서 수면잠복기반복검사의 평균 수면잠복기가 8분 보다 길고, 24시간 동안의 총수면시간이 660분 보다 짧을 수 있다. 이 경우 특발과다수면으로 진단하기 위해서는 임상적 판단이 중요하고, 특발과다수면과 혼동될 수 있는 다른 요인들을 배제하기 위해 세심한 주의가 필요하다. 임상적으로 특발과다수면이 계속해서 의심된다면, 나중에 반복해서 수면잠복기반

복검사를 시행하는 것을 추천한다.
4. 진단에 필요한 24시간 동안의 총수면시간은 모든 연령대에서 전반적인 환경적 요인의 차이를 비롯하여, 어린이와 청소년의 발달단계에 따른 정상적인 수면시간의 변화 등에 따라 조정되어야 한다.

필수 특징

특발과다수면(idiopathic hypersomnia)은 탈력발작이 없는 주간과다졸림(excessive daytime sleepiness)을 특징으로 하고, 수면잠복기반복검사와 선행 수면다원검사에서 두 번 미만으로 입면기렘수면이 나타나며, 다른 질환으로는 설명되지 않아야 한다. 졸림을 일으키는 다른 질환(특히, 수면부족증후군)은 배제되어야 한다. 과다수면의 객관적 지표로 수면잠복기반복검사에서 평균 수면잠복기가 8분 이하이거나, 수면다원검사 또는 활동기록기에서 24시간 동안의 총 수면시간이 660분 이상이어야 한다. 과거에 잠에 취한 상태로 알려진 심하고 지속되는 수면관성은 반복적인 수면상태로의 이행으로 인해 오랫동안 잠에서 깨는 것이 어렵고, 과민, 자동행동, 혼동 등을 보이는 것이 특징이다. 이는 여러 연구들에서 특발과다수면 환자의 36%-66%에서 생기는 것으로 보고되었다. 일반적으로 특발과다수면 환자는 자명종시계로 쉽게 깨어나지 않고, 일어나기 위해 때때로 특별한 장치나 방법을 이용한다. 낮잠은 일반적으로 길어, 종종 60분 이상이며, 환자의 46%-78%가 낮잠 후에도 개운하지 않음을 느낀다. 수면다원검사에서 수면효율은 일반적으로 높다(평균 90%~94%). 환자의 자기보고된 총수면시간은 대조군 보다 길어, 적어도 환자의 30%에서 10시간 이상이다.

관련 특징

자율신경기능장애와 관련되는 증상이 나타날 수 있다. 이러한 증상으로 두통, 기립장애(orthostatic disturbance), 온도조절장애, 말초혈관 증상(Raynaud-type phenomena with cold hands and feet) 등이 있다. 수면마비와 입면환각도 생길 수 있지만, 그 빈도는 여러 연구에서 4-40% 정도로 보고되고 있다는 점에서 아직 불분명하다.

임상 및 병태생리 아형

2005년 제2판 국제수면장애분류에서 특발과다수면을 수면시간이 연장된 특발과다수면과 수면시간이 연장되지 않은 특발과다수면의 2가지로 나누었다. 특발과다수면은 이질적 질환(heterogeneous condition)일 가능성이 높으며, 병태생리는 현재 알려지지 않고 있다. 최근 연구에 따르면 야간 수면시간에 따른 특발과다수면 분류는 타당성이 결여되어 있다. 수면시간이 10시간 이상인 환자와 수면시간이 10시간 이하인 환자 간의 엡워스졸림척도 점수, 수면잠복기반복검사에서 평균 수면잠복기는 차이가 없었고, 잠에 취한 상태, 개운하지 못한 낮잠, 입면환각 또는 수면마비의 빈도도 차이가 없었다. 유일한 차이점은 수면시간이 연장된 그룹이 다소 젊고 날씬하며, Horne-Ostberg점수가 낮고, 수면효율이 근소하게 높았다는 점이다. 수면잠복기반복검사의 평균 수면잠복기를 특발과다수면 진단기준으로 사용하지 않는 경우 잠복기의 분포는 단봉우리(unimodal) 형태가 되고, 이는 별도의 하위 유형이 없음을 시사한다. 또한 활동기록기 연구에서 특발과다수면 환자는 수면시간을 평균 0.99시간 정도 과대 평가하는 경향이 있어, 특발과다수면 환자에서 수면시간이 길거나 짧은 유형으로 구별하는 기준에 근본적인 오류가 있다는 연구 결과가 나왔다. 특발과다수면을 분류함에 있어, 계속해서 수면시간이 중요한 임상적 기준으로 주목되기를 바랄 수도 있지만, 위에서 논의된 사항을 분명히 고려해야 한다. 향후 특발과다수면을 체계적으로 분류하려면 이에 대한 근본적인 생물학적 이해가 우선되어야 한다.

인구통계

특발과다수면의 유병률과 발생률은 아직까지 알려져 있지 않다. 일부 연구에서 여성에서 유병률이 높다는 보고가 있다.

선행 및 유발요인

기면병과는 달리 이 질환은 HLA와 관련이 없는 것으로 알려져 있고, 일관된 유발요인은 확인되지 않고 있다.

가계 양상

과다수면에 대한 가족적 소인이 보고되었지만, 이에 대한 체계적인 연구는 시행되지 않았다.

발병, 경과 및 합병증

다른 일련의 연구들에서 특발과다수면은 평균적으로 16.6 ~ 21.2세에 발병하였다. 발병하면, 일반적으로 증상은 변화없이 오래 지속되지만, 14% 환자에서는 저절로 완화된다는 연구가 있었다. 질병으로 인한 문제점들은 대개 사회적이고 직업적인 부분인데, 업무나 학업 성취의 부진, 소득 감소, 실직 등과도 관련된다.

발달 문제

특발과다수면은 청소년기에 주로 발병한다. 지연수면-각성위상지연장애(delayed sleep-wake phase disorder), 폐쇄수면무호흡, 수면부족증후군, 향락약물(recreational drugs) 사용 등 각 연령

집단에서 과다수면을 유발하는 다른 원인을 배제하는 것이 필수적이다. 기면병의 발병 초기에 수면잠복기반복검사에서 입면기렘수면이 나타나지 않을 수 있으므로, 일부 환자는 추후에 기면병 제2형으로 진단될 수도 있다. 소아 또는 청소년에서 24 시간 동안의 총수면시간을 통해 특발과다수면을 진단하기 위해서는, 발달단계와 관련된 수면시간의 변화를 감안하여 수면시간의 정상치를 조정할 필요가 있다.

병리와 병태생리

특발과다수면의 병태생리는 알려지지 않고 있다. 뇌척수액에서 모노아민 대사산물을 측정했던 신경화학적 연구는 병태생리적 기전을 밝혀내지 못했다. 특발과다수면 환자에서 뇌척수액 하이포크레틴-1(hypocretin-1) 농도는 정상이다. 기면병 및 특발과다수면 환자에서 뇌척수액 히스타민 수치가 낮다는 보고가 있었지만, 최근 연구에서는 이러한 결과를 확인하지 못했다.

객관적 소견

수면다원검사에서는 일반적으로 비렘수면 및 렘수면의 비율이 유지되며, 정상 렘수면 잠복기를 보인다. 총수면시간은 종종 연장된다. 특발과다수면을 진단하기 위해서는 수면무호흡이 없거나 또는 적절하게 치료되어야 하며, 특히 임상적으로 의미 있는 호흡노력관련각성(respiratory effort related arousals)을 배제하는 데 특별한 주의를 기울여야 한다. 수면잠복기반복검사에서는 입면기렘수면이 한 번을 초과하여 나타나면 안된다(또는 입면기렘수면이 전날 밤의 수면다원검사에서 한번 관찰되는 경우 수면잠복기반복검사에서는 없어야 한다). 두 개의 대규모 연구에서 수면잠복기반복검사에서 평균 수면잠복기는 8.3분 및 7.8분으로 대조군에 비해 짧았지만, 대부분의 기면병 환자보다 더 길었다.

수면잠복기반복검사에서 평균 수면잠복기가 8분 이상인 환자는 수면부족을 교정하고, 다른 수면장애를 배제해야 하며, 진정제 복용 등을 중단한 후 수면다원검사(24시간) 또는 활동기록기(수면제한 없이 7일간)를 통해 장기간의 수면모니터링을 시행해야 한다(기면병-객관적 소견 참조). 성인에서 총 24시간 동안의 수면시간(주요 수면시간+낮잠시간)은 660분 이상이어야 한다(특발과다수면 진단을 위한 24시간 동안의 수면다원검사의 유용성은 대조군과의 비교 연구에서 검증되었지만, 7일간의 활동기록기의 유용성에 대해서는 여전히 검증이 필요하다).

감별진단

특발과다수면은 수면무호흡 또는 저호흡보다 특히 호흡관련각성이 있는 경우 *폐쇄수면무호흡*과 혼동될 수 있다. *제2형 기면병*은 수면잠복기반복검사 또는 선행 수면다원검사에서 입면기렘수면이 두 번 이상 나타나므로 특발과다수면과 구별된다. *수면부족증후군*은 검사 전에 수면시간 연장을 통해 배제될 수 있다. 병력 정보, 신체검사와 필요 시 뇌영상검사를 포함한 검사실검사는 *의학적 질환으로 인한 과다수면*을 배제하는 데 도움이 된다. 특히, *외상후과다졸림*, *수면무호흡의 적절한 치료 후의 잔여 과다졸림* 및 *통증으로 인한 수면분절*은 특발과다수면으로 오인될 수 있다. *약물이나 물질로 인한 과다수면도* 고려되어야 하고, 임상적으로 가능하다면 원인이 될 수 있는 물질을 중단시켜 이들을 배제해야 한다. 정신과적 장애(일반적으로 우울증)를 앓고 있는 환자들에서 *정신과적 장애와 관련된 과다수면*도 고려해야 한다. 이들은 특발과다수면 환자의 경우와 유사하게 주간과다졸림과 수면시간의 연장을 호소할 수 있다. 단, 이런 증상은 날마다 다르게 나타날 수 있으며, 밤 동안의 불량한 수면과 종종 관련되어 생긴다. 정신과적 장애와 관련된 과다수면 환자에서는 수면잠복기반복검사에서 짧은 평균 수면잠복기는 나타나지 않는다. *만성피로증후군*은 수면 또는 휴식으로 해결되지 않는 지속성 또는 재발성 피로를 특징으로 한다. 환자는 주간과다졸림 보다 피로를 명백히 호소하며, 수면잠복기반복검사의 평균 수면잠복기는 정상이다. *길게자는 사람*(long sleeper)은 이전 수면시간에 관계없이 계속 졸림을 느끼는 특발과다수면 환자와 달리, 필요한 만큼 오래 수면을 취하면 온전한 개운함을 느끼고, 주간졸림을 경험하지 않는다.

미해결 문제 및 향후 방향

특발과다수면에 대한 신경생물학적 이해는 부족하다. 이 분야에 대한 더 많은 연구와 임상적 특징 및 치료 반응에 대해 보다 면밀한 분석이 필요하다.

❖ 참고문헌

Ali M, Auger RR, Slocumb NL, Morgenthaler TI. Idiopathic hypersomnia: clinical features and response to treatment. J Clin Sleep Med 2009;5:562–8.

Anderson KN, Pilsworth S, Sharples RD, Smith IE, Shneerson JM. Idiopathic hypersomnia: a study of 77 cases. Sleep 2007;30:1274–81.

Bassetti C, Aldrich MS. Idiopathic hypersomnia: a series of 42 patients. Brain 1997;120:1423–35.

Dauvilliers Y, Delallee N, Jaussent I, et al. Normal cerebrospinal fluid histamine and tele-methylhistamine levels in hypersomnia conditions. Sleep 2012;35:1359–66.

Kanbayashi T, Kodama T, Kondo H, et al. CSH histamine contents in narcolepsy, idiopathic hypersomnia and obstructive sleep apnea syndrome. Sleep 2009;32:181–7.

Vernet C, Arnulf I. Idiopathic hypersomnia with and without long sleep time: a controlled series of 75 patients. Sleep 2009;32:753–9.

Vernet C, Leu-Semenescu S, Buzare MA, Arnulf I. Subjective sleepiness in idiopathic hypersomnia: beyond excessive sleepiness. J Sleep Res 2010;19:525–34.

클라인-레빈증후군
Kleine-Levin Syndrome

ICD-9-CM code: 327.13 **ICD-10-CM code: G47.13**

대체 이름

반복과다수면(recurrent hypersomnia), 주기과다수면(periodic hypersomnolence).

진단기준

◆ 기준 A-E가 모두 충족되어야 함

A. 환자는 적어도 2일에서 5주 동안 지속되는 2회 이상의 반복적인 과다졸림과 수면시간 과다를 경험함.

B. 삽화는 보통 1년에 1회 이상, 적어도 18개월에 1회 반복됨.

C. 삽화 사이에 각성, 인지기능, 행동 및 기분은 정상임.

D. 삽화 시기에는 다음 중 적어도 하나가 있어야 함:

1. 인지기능장애.
2. 지각변화.
3. 섭식장애(식욕 부진 또는 과식).
4. 탈억제행동(예: 성욕 과다).

E. 과다수면 및 이의 관련 증상은 다른 수면장애, 다른 의학적, 신경과적 또는 정신과적 장애(특히 양극성장애) 또는 약물의 사용으로 더 잘 설명되지 않음.

필수 특징

클라인-레빈증후군은 인지, 정신 및 행동장애와 관련하여 심각한 과다수면이 반복되는 것을 특징으로 한다. 일반적으로 삽화는 중앙값으로 10일(2.5~80일) 동안 지속되며 드물게는 수 주에서 수 개월까지 지속된다. 첫 번째 삽화는 때때로 감염 또는 알코올 섭취에 의해 유발되며 몇 년 동안 1~12개월(중앙값 3개월)마다 추가 삽화가 반복된다. 삽화 시기에 환자는 하루에 16시간에서 20시간 정도 자고, 단지 식사와 배뇨를 위해 잠에서 깨거나 일어난다(요실금은 관찰되지 않는다). 환자들은 깨어 있을 수 있지만, 수면을 방해받는 경우 짜증을 낸다. 삽화 시기에 깨어 있을 때 대부분의 환자는 몹시 고단해하고(exhausted), 무관심해하며(apathetic), 혼동상태(confused)가 되고, 말하기와 응답이 느려진다. 전향기억상실이 특징적이다. 거의 모든 환자들이 마치 꿈 꾸는 듯한 주위 환경에 대해 변화된 지각을 호소한다(비현실감). 덜 흔하긴 하지만, 환자는 게걸스럽게 식사를 하고(66%, 비록 식사량은 1/3은 이하), 성욕이 넘치고(53%, 주로 남성), 아이처럼 행동하고, 우울(53%, 주로 여성)해 한다. 혼자 남아 낯선 사람을 만날 때 불안해하기도 하며, 환각 및 망상(30%)을 경험하기도 한다. 삽화 사이에는 수면, 인지, 기분, 식사 등의 행동은 정상적이다. 성인기에 발병하는 경우를 제외하고, 일반적으로 중앙값 14세 이후에 호전이 되지만, 이 시기에도 호전이 되지 않으면 증상은 지속된다. 모든 증상이 동시에 발생하는 경우는 흔하지 않고, 과다수면은 발병 초기와 삽화 초기에 두드러지고, 탈억제행동(disinhibited behaviors)은 단지 일부 삽화에서만 발생된다. 반복되는 과다수면만이 유일한 증상일 수도 있다. 기억상실, 간헐적 불쾌감(dysphoria) 또는 불면증과 연관되어 나타나는 들뜬 기분은 삽화의 종료를 알리는 신호일 수 있다.

관련 특징

진찰에서는 전반적으로 느려진 정신 운동을 제외하고는 특이 사항이 없다. 삽화 시기의 사회적 및 직업상의 문제는 십대 청소년이 며칠 동안 누워지낼 정도로 심각해지는 경우가 많지만, 증상의 빈도와 중등도 및 삽화 기간에 따라 다양하게 나타날 수 있다.

임상 및 병태생리 아형

월경관련 클라인-레빈증후군(대체 이름: 월경관련 과다수면): 이 용어는 삽화가 전적으로 월경과 관련되어 있을 때(월경 직전 또는 월경 중에 발생) 사용되고, 전 세계에서 18명의 여성에서만 보고되었다. 이 질환에서 과다수면 삽화는 강박식사(65%), 성적탈억제(29%) 및 우울기분(35%)과 관련되어 있다. 삽화는 3~15일간 지속되며, 1년에 3회 미만으로 반복된다. 클라인－레빈증후군을 앓고 있는 한 소년에서 여동생이 월경관련 과다수면을 앓고 있었다는 보고가 있다. 월경관련 과다수면은 클라인-레빈증후군의 변형일 수 있지만, 일부 보고에서 피임용량의 에스트로겐과 프로게스테론에 반응하는 것은 생식내분비장애임을 시사한다.

인구통계

클라인-레빈증후군은 드문 질환으로 유병률은 백만 명당 1~2명 정도로 추정된다. 이 질병을 조사한 모든 국가에서, 약 500건의 사례가 현재까지 보고되었다. 81% 환자에서 10대 때 시작되고, 남성/여성 비율은 2:1이며, 성인과 어린 아이들에서도 발병할 수 있다.

선행 및 유발요인

출생과 발달 문제 및 유대인 민족이 위험요소가 된다. 후향적, 다기관 연구에서 HLA DQB1*02 발현 빈도는 30명의 클라인-레빈증후군 환자에서 대조군에 비해 많았지만, 더 많은 대상자를 이용한 전향적 연구(n=108)에서는 이런 결과를 보이지 않았다. 감기 증상, 상기도의 감염, 드물지만 위장염이 첫 삽화 전에 선행하는 경우가 있고, 반복 삽화가 시작하기 전에는 드물다. 흔하지 않게 알코올 섭취, 머리외상, 여행 후나 마취 후에 발병된다.

가계 양상

쌍둥이, 부모-자식, 형제 자매 및 삼촌-조카 관계를 포함한 5%의 환자에서 클라인-레빈증후군의 가족력이 있다. 환자 가족 구성원에서 기분장애가 호발 한다는 보고는 없다.

발병, 경과 및 합병증

일반적으로 초기 청소년기(10대)에 발병한다. 클라인-레빈증후군은 몇 주간 지속되는 반복되는 심한 졸림이 특징이며, 삽화 사이에는 정상이다. 몇몇 장기간의 연구에서는 14년(중앙값)에 걸쳐 삽화의 기간, 중증도와 빈도가 줄어들면서 양호한 경과를 보였다. 남성, 12세 미만이나 20세 이상에서의 발병, 삽화 중 성욕과다가 있는 경우 더 오래 지속되는 것으로 보고되었다. 주된 합병증으로 사회적, 직업적 문제를 초래한다. 드물지만 환자들은 게걸스럽게 먹다가 질식하거나, 자살을 생각하기도 하고, 교통 사고에 연루되기도 한다. 클라인-레빈증후군 환자 8명에서 삽화 후에 장기 작업기억(long-term working memory) 능력이 저하된다는 보고도 있다.

발달 문제

대부분의 청소년들은 발달과정에 영향을 받는다. 클라인-레빈증후군은 4세 미만의 소아에서도 발병할 수 있다.

병리와 병태생리

중추신경계 사후부검 연구는 단 4개가 있는데, 이 연구들은 일관적인 결과를 보이지 않았다. 첫 번째 연구에서 시상하부, 편도 및 측두엽 회색질 내의 혈관 주위 림프구 침윤이 특징적이었다. 두 번째 연구에서는 시상에서 위와 유사한 침윤을 보였고, 세 번째 연구에서는 간뇌와 중뇌에서 경미한 국소 뇌염을 시사하는 소견이 있었다. 네 번째 연구에서는 청반(locus coeruleus) 위축과, 흑색질(substantia nigra)의 색소침착 감소가 보고되었다. 자기공명영상연구에서는 특이 소견을 보이지 않았다. 삽화 동안의 기능적 뇌영상검사는 대부분 비정상적이었으며 시상, 시상하부, 안

쪽측두엽 및 전두엽에서 대사저하가 관찰되었는데, 이중 일부 결과는 반 수의 환자들에서 무증상 기간 동안 지속되었다. 임상적 특징(청소년기에 발생하며, 종종 감염과 관련하여 발생함) 및 HLA DQB1*02와의 연관성을 생각할 때, 자가면역기전으로 병태생리를 설명할 수 있다.

객관적 소견

삽화 동안 뇌파에서 배경파 활동이 전반적으로 느려지고, 종종 양쪽동기성(bisynchronous), 전반적, 중등도에서 고진폭의 5~7 Hz로 0.5~2.0초간 지속되는 발작성 돌발파를 보였다. 수면다원검사로는 판단이 어려울 때가 많고, 결과는 검사시간(overnight vs. 24-hour monitoring)과 검사시점(삽화의 시작 vs 삽화가 끝나는 시점, 또는 발병 시점, 또는 병의 말기)에 따라 달라진다. 24시간 수면다원검사에서는 총수면시간의 연장(평균 11-12시간)을 보이는데, 일부 보고에서는 총수면시간이 18시간 이상으로 나타났다. 17명 소아 환아의 야간 수면다원검사에서 서파수면 비율은 전반기에 감소되었고, 렘수면은 후반기에 감소되었다. 수면잠복기반복검사 결과는 피험자의 검사 협조 여부에 따라 다르며, 정상 또는 비정상일 수 있고, 짧은 수면잠복기 또는 수 회의 입면기렘수면이 있을 수 있다. 뇌척수액의 세포검사와 단백 수치는 정상이다. 16명의 환자에서 뇌척수액 하이포크레틴-1 수치는 정상 범위 내였고, 삽화 중의 수치는 삽화 사이의 수치보다 낮았다. 컴퓨터단층촬영과 자기공명영상은 정상이다. 뇌기능영상검사는 대부분의 경우 비정상인데, 간뇌를 비롯하여, 오른쪽 또는 왼쪽 측두엽, 전두엽에서 저관류를 보인다. 이러한 이상소견은 과다수면 삽화 중에서 나타나고, 때로는 삽화 사이에도 보일 수 있다. 호르몬 수치와 24시간 분비는 정상이다.

감별진단

반복적인 졸림은 *중추신경계의 구조적 손상*에 의해 이차적으로 생길 수 있다. *제3 뇌실 내의 종양*[예: 콜로이드낭종, 목이 있는 별아교세포종(pedunculated astrocytoma) 또는 머리인두종]은 뇌실 내에서 뇌척수액 흐름을 막아 두통, 구토, 모호한 감각장애 및 돌발적인 각성장애를 일으킬 수 있다. *뇌염*, *고암모니아혈증뇌병증*, *다발경화증*, *머리외상*, *포르피린증*(porphyria), *라임병*, *뇌간조짐편두통*, *복합부분뇌전증지속상태*는 클라인-레빈증후군과 유사한 증상을 보일 수 있다. 또한 반복되는 졸림은 *우울증*, *양극성장애*, *계절정동장애*, *신체형장애*와 같은 정신과적 장애와 관련될 수 있다. 그렇지만, 이들 질환에서 증상은 클라인-레빈증후군에서 보다 비교적 덜 갑작스럽게 시작되고 사라지며, 삽화 사이에도 어느 정도 지속되는 양상을 보인다. 다른 감별진단에는 *약물이나 물질*, *폐쇄수면무호흡*, *기면병*, *특발과다수면* 그리고 *부족한 수면* 등이 있을 수 있다. 그러나 이러한 질환에서 과다졸림은 매일 발생하며, 대개 반복적이거나 주기적이지 않다. 발작질환으로 인해 클라인-레빈증후군이 발생된다는 증거는 없다.

미해결 문제 및 향후 방향

이 질환의 병태생리에 대해서는 알려진 바가 없다. 현재까지 밝혀진 증거로 기능적 영상의 이상 소견 및 뇌파에서 보이는 서파가 시상, 측두엽 및 전두엽에서 관찰되어, 다초첨(multifocal)뇌병증이 클라인-레빈증후군의 삽화와 연관될 수 있음을 시사한다. 클라인-레빈증후군은 유전성, 자가면역성, 염증성 또는 대사성 원인에 의해 발생될 수 있다.

❖ 참고문헌

Arnulf I, Lin L, Gadoth N, et al. Kleine-Levin syndrome: a systematic study of 108 patients. Ann Neurol 2008;63:482–93.

Arnulf I, Zeitzer JM, File J, Farber N, Mignot E. Kleine-Levin syndrome: a systematic review of 186 cases in the literature. Brain 2005;128:2763–76.

Billiard M, Jaussent I, Dauvilliers Y, Besset A. Recurrent hypersomnia: a review of 339 cases. Sleep Med Rev 2011;15:247–57.

Dauvilliers Y, Mayer G, Lecendreux M, et al. Kleine-Levin syndrome. An autoimmune hypothesis based on clinical and genetic analyses. Neurology 2002;59:1739–45.

Engström M, Vigren P, Karlsson T, Landtblom A. Working memory in 8 Kleine-Levin syndrome patients: An fMRI study. Sleep 2009;32:681–8.

Gadoth N, Kesler A, Vainstein G, Peled R, Lavie P. Clinical and polysomnographic characteristics of 34 patients with Kleine-Levin syndrome. J Sleep Res 2001;10:337–41.

Huang Y, Lin Y, Guilleminault C. Polysomnography in Kleine-Levin syndrome. Neurology 2008;70:795–801.

Huang Y, Guilleminault C, Lin K, Hwang F, Liu F, Kung Y. Relationship between Kleine-Levin Syndrome and upper respiratory infection in Taiwan. Sleep 2012;35:123–9.

의학적 질환으로 인한 과다수면
Hypersomnia Due to a Medical Disorder

ICD-9-CM code: 327.14 **ICD-10-CM code: G47.14**

대체 이름

해당사항 없음.

진단기준

◆ 기준 A-D가 모두 충족되어야 함

A. 적어도 3개월 동안 매일 억누를 수 없는 수면 욕구가 있거나 낮에 잠에 빠져듦.
B. 주간졸림은 주요 의학적 또는 신경학적 상태의 결과로 발생됨.
C. 수면잠복기반복검사에서 평균 수면잠복기는 8분 이하이며 입면기렘수면은 2회 미만이어야 함.[1]
D. 과다수면은 치료되지 않은 다른 수면장애,[2] 정신과적 장애 또는 약물의 효과로 더 잘 설명되지 않음.

◆ 주석

1. 폐쇄수면무호흡 치료 후 잔여 과다졸림의 경우에는 수면잠복기반복검사에서 평균 수면잠복기가 8분을 초과할 수 있다.
2. 기면병 기준에 충족되면, 의학적 질환으로 인한 과다수면보다는 의학적 질환으로 인한 기면병1형 또는 2형으로 진단해야 한다.
3. 수면검사 시행이 불가능한 중증의 신경학적 또는 의학적 질환이 있거나 검사를 원하지 않는 환자의 경우 임상적 기준에 의해 진단할 수 있다.

필수 특징

이 질환이 있는 환자는 공존하는 의학적 또는 신경학적 질환으로 인해 과도한 야간 수면, 주간졸림 또는 과도한 낮잠을 경험한다. 주간졸림은 중증도가 다양할 수 있고, 기면병(개운한 낮잠이 특징) 또는 특발과다수면(장기간의 개운하지 않은 수면이 특징)과 유사할 수 있다. 수면마비, 입면환각, 또는 자동행동이 있을 수 있지만, 탈력발작이 있을 시, 수면잠복기반복검사에서 2회 이상의 입면기렘수면이 있거나, 뇌척수액에서 히포크레틴-1이 낮으면 의학적 질환으로 인한 제1형 또는 기면병 2형으로 진단해야 한다. 수면관련 호흡장애와 의학적 질환에 의한 과다수면이 같이 있는 환자의 경우, 수면관련 호흡장애에 대한 적절한 치료 후에도 과다졸림이 지속되는 경우에만 후자의 진단을 내릴 수 있다. 의학적 질환에 의한 과다수면은 과다졸림을 직접적으로 유발하는 것으로 판단되는 경우에만 진단될 수 있다. 과다수면은 대사뇌병증, 머리외상, 뇌졸중, 뇌종양, 뇌염, 전신

염증(예를 들어, 만성감염, 류마티스질환, 암), 유전질환 및 신경퇴행질환을 포함하는 다양한 원인에 의해 발생될 수 있는 것으로 알려져 있다.

관련 특징

해당사항 없거나 알려져 있지 않음.

임상 및 병태생리 아형

많은 의학적 질환이 과다수면을 유발할 수 있다.

파킨슨병에 의한 과다수면: 파킨슨병의 일부 사례에서 수면잠복기반복검사에서 유의미한 과다수면이 있음이 보고되었다. 파킨슨병에서 과다수면은 야간에 발생하는 질병의 증상이 조절되지 않아 생기는 경우가 있고, 이로 인해 충분한 수면을 이루지 못하게 되어, 주간졸림을 초래할 수 있다. 이 경우에 의학적 질환으로 인한 불면증으로 진단할 수 있다. 도파민 약제의 부작용으로 인한 과다수면의 경우에는 약물로 인한 과다수면으로 분류할 수 있다. 그 밖의 원인에 의한 과다수면은 중추신경계 기원으로 생길 개연성이 있으므로, 이 장에서 다루기로 한다. 수면잠복기반복검사에서 기면병에 합당한 소견을 보이는 파킨슨병 환자는 의학적 질환으로 인한 기면병으로 진단해야 한다.

외상후과다수면: 과다수면은 외상뇌손상 후에 흔하고, 한 메타연구에서 외상뇌손상 환자의 28%가 과다수면이 있었다. 어떤 경우에는 히포크레틴/오렉신이나 각성을 촉진하는 다른 신경손상과 연관되어 발생된다. 머리외상 환자에서 수면관련 호흡장애의 유병률은 23~25% 빈도로 높게 보고되고 있지만, 아직까지 외상뇌손상과 폐쇄수면무호흡 사이의 관련성은 규명되지 않고 있다. 외상후과다수면으로 진단하기 전에 다른 잠재적 수면장애를 배제해야 한다.

일차중추신경졸림과 관련된 유전질환: C형 Niemann Pick병과 Norrie병과 같은 유전질환은 주간졸림과 관련이 있다. 중추성 졸림의 다른 예로 프래더-윌리(Prader-Willi)증후군, 근긴장디스트로피(myotonic dystrophy), Moebius증후군, 유약X(fragile X)증후군 등이 있다. 다수의 유전질환에서는 수면장애호흡과 과다수면이 함께 생길 수 있다(예: 근긴장디스트로피, 프래더-윌리증후군). 이 경우, 수면관련 호흡장애를 적절히 치료한 후에도 과다졸림이 여전히 존재하는 경우에만 의학적 질환으로 인한 과다수면으로 진단할 수 있다. Smith-Magenis증후군은 얼굴 이형성(dysmorphic), 유아기에 나타나는 행동장애, 주간졸림 및 뒤바뀐 멜라토닌 분비 양상(즉, 멜라토닌의 혈청 수치가 낮에는 높고, 밤에는 낮음)과 관련되는 야간 각성을 보이는 신경발달장애이다.

뇌종양, 감염 또는 기타 중추 신경병변에 의한 이차과다수면: 뇌졸중, 감염, 종양, 사르코이드증 또는 신경퇴행에 의한 뇌병변(특히, 시상하부 또는 입쪽중간뇌)에서 주간졸림이 나타날 수 있다. 뇌종양 환자의 경우 졸림은 종양 자체 또는 치료의 영향에 의한 것일 수 있다.

내분비질환에 의한 이차과다수면: 가장 잘 알려진 예로 갑상샘저하증이 있다.

대사뇌병증에 의한 이차과다수면: 간성뇌병증, 만성신부전, 부신 또는 췌장 부전, 독소 노출, 유년기의 특정 대사질환은 과다수면을 유발할 수 있다.

적절히 치료된 폐쇄수면무호흡 환자의 잔여 과다수면: 수면관련 호흡장애 환자 중 일부는 수면무호흡 및 기타 수면장애에 대해 적절히 수면을 보충하고 최적의 치료를 받았음에도 불구하고 지속적인 졸림을 호소한다. 앱워스졸림척도 점수는 중등도 이상이지만, 대부분은 수면잠복기반복검사의 평균 수면잠복기가 8분을 넘는다. 이들은 또한 더 심한 피로, 무감동 및 우울증을 호소하기도 한다. 수면관련 호흡장애를 최소 3개월 동안 충분히 치료한 후 다음 사항을 확인해야 한다: (1) 양압기 최적 순응도 여부(가급적이면 하룻밤 최소 7시간 사용)를 자료를 다운로드하여 확인; (2) 수면다원검사를 통한 모든 수면장애호흡 사건의 제거 여부. 수면부족증후군, 정신과적 장애, 또는 약물과 관련된 과다수면과 같은 졸림을 유발하는 다른 원인들은 배제해야 한다. 동물 연구들에 따르면 이러한 잔여 졸림은 모노아민계의 저산소 손상으로 인해 생길 수 있다. 비만 자체도 원인이 될 수 있는데, 이의 근본적인 메커니즘을 이해하기 위해서는 더 많은 연구가 필요하다.

인구통계

기저질환의 인구통계를 반영한다.

선행 및 유발요인

기저질환의 선행 및 유발요인을 반영한다.

가계 양상

기저질환의 가계 양상을 반영한다.

발병, 경과 및 합병증

기저질환의 발병, 경과 및 합병증을 반영한다.

발달 문제

3-4세 미만의 어린이에게 낮잠은 정상적인 현상이다. 따라서 이 연령대 보다 어린 소아에서 생기는 생리학적 낮잠과 과다수면은 서로 구별하기 어렵다. 소아기의 주의력결핍, 기분기복 및 학습장애는 종종 주간졸림을 동반한다. 소아와 성인의 수면잠복기반복검사 참고치는 서로 다르기 때문에, 진단 과정에서 이를 고려해야 한다. 소아의 유전질환에 대해서도 특별한 주의를 기울여야 한다.

병리와 병태생리

기저질환의 병리와 병태생리를 반영한다.

객관적 소견

야간 수면다원검사에서는 정상 또는 중등도의 이상이 나타날 수 있다. 대사뇌병증 환자의 경우, 뇌파에서 서파수면의 증가와 같은 이상 소견이 있을 수 있다. 수면잠복기반복검사에서 입면기렘수면은 2회 미만이어야 하고, 일반적으로 평균 수면잠복기는 8분 미만이다. 임상적으로 의미 있는 수면장애호흡이나 주기사지운동이 있는 경우, 이를 치료한 후에 의학적 질환으로 인한 과다수면으로 진단할 수 있다.

감별진단

과다수면 내용 중의 감별진단을 참조하자. 의학적 질환으로 인한 과다수면으로 진단을 내릴 때는 과다수면이 전적으로 의학적 또는 신경학적 질환과 연관되는지의 여부에 주의를 기울여야 한다.

미해결 문제 및 향후 방향

이 분야에 대한 연구는 부족하다. 여러 복잡한 신경학, 대사, 내분비 및 약물관련 상호작용이 이 질환과 연관될 수 있다. 수면장애와 다른 질환들 간의 상호관계를 규명하기 위해서는 더 많은 연구가 필요하다.

❖ 참고문헌

Bruin VM, Bittencourt LR, Tufik S. Sleep-wake disturbances in Parkinson's disease: current evidence regarding diagnostic and therapeutic decisions. Eur Neurol 2012;67:257–67.

Castriotti RJ, Wilde MC, Lai JM, Atanasov S, Masel BE, Kuna ST. Prevalence and consequences of sleep disorders in traumatic brain injury. J Clin Sleep Med 2007;3:349–56.

Guilleminault C, Yuen KM, Gulevich MG, Karadeniz D, Leger D, Philip D. Hypersomnia after head-neck trauma: a medico-legal dilemma. Neurology 2000;54:653–9.

Kempf J, Werth E, Kaiser PR, et al. Sleep-wake disturbances 3 years after traumatic brain injury. J Neurol Neurosurg Psychiatry 2010;81:1402–5.

Martinez-Rodriguez JE, Lin L, Iranzo A, et al. Decreased hypocretin-1 (orexin-A) levels in the cerebrospinal fluid of patients with myotonic dystrophy and excessive daytime sleepiness. Sleep 2003;26:287–90.

Mathias JL, Alvaro PK. Prevalence of sleep disturbances, disorders, and problems following traumatic brain injury: a meta-analysis. Sleep Med 2012;13:898–905.

Panossian L, Veasey S. Daytime sleepiness in obesity: mechanisms beyond obstructive sleep apnea--a review. Sleep 2012;35:605–15.

Vernet C, Redolfi S, Attali, V, et al. Residual sleepiness in obstructive sleep apnoea: phenotype and related symptoms. Eur Respir J 2011;38:98–105.

Wienecke M, Werth E, Poryazova R, et al. Progressive dopamine and hypocretin deficiencies in Parkinson's disease: is there an impact on sleep and wakefulness? J Sleep Res 2012;21:710–7.

Zhu Y, Fenik P, Zhan G, et al. Selective loss of catecholaminergic wake active neurons in a murine sleep apnea model. J Neurosci 2007;27:10060–71.

약물 또는 물질로 인한 과다수면
Hypersomnia Due to a Medication or Substance

ICD-9-CM code: 292.85(drug-induced); 291.82 (alcohol-induced)
ICD-10-CM code: F11-F19
(자세한 coding 지침은 부록 B의 표를 참조하길 바란다)

대체 이름

물질 남용으로 인한 과다수면(hypersomnia due to substance abuse), 각성제 금단으로 인한 과다수면(hypersomnia due to stimulant withdrawal), 진정제 남용으로 인한 과다수면(hypersomnia due to sedative abuse), 독성 과다수면(toxic hypersomnia), 독성 뇌병증(toxic encephalopathy).

진단기준

◆ 기준 A-C가 모두 충족되어야 함

A. 매일 억누를 수 없는 수면 욕구가 있거나 낮에 잠에 빠져듦.
B. 주간졸림은 약물이나 물질 사용 또는 각성을 촉진하는 약물이나 물질의 금단에 따른 결과로 발생함.
C. 치료되지 않은 다른 수면장애, 의학적, 신경학적 질환 또는 정신과적 장애로 더 잘 설명되지 않음.

필수 특징

환자들은 진정제, 알코올, 또는 약물 남용으로 인해 과도한 야간 수면, 주간졸림 또는 과도한 낮잠을 호소한다. 암페타민과 다른 약물 금단과 관련된 과다수면도 이에 포함된다. 자극제(stimulant)를 남용하기 전에 기면병이나 과다수면이 존재했다면, 약물이나 물질에 의한 과다수면으로 진단을 내려서는 안 된다.

관련 특징

원인이 되는 약물이나 물질의 특징을 반영한다.

임상 및 병태생리 아형

진정제로 인한 과다수면: 진정은 벤조디아제핀, 비벤조디아제핀 수면제, 아편유사제, 바르비투르산염, 항경련제, 정신병치료제, 항콜린제 및 일부 항우울제와 항히스타민제를 포함한 많은 의약품의 일반적인 부작용이다. Pramipexole 또는 ropinirole과 같은 일부 도파민작용제로도 졸림이 유발될 수 있다. 덜 흔하기는 하지만 비스테로이드소염제, 일부 항생제, 항연축제(antispasmodics), 항부정맥제 그리고 베타차단제에 의해서도 졸림은 생길 수 있다. 서구에서 처방전이 없이 구입할 수 있는 길초(valerian)나 멜라토닌과 같은 약제도 진정을 유발할 수 있다. 과다졸림은 특히 노인 또는 이들에서 여러 의학적 질환이 있거나, 다른 약물을 병용하는 환자에서 위의 언급한 약물을 사용할 때 흔하다. 시간이 지나면서 진정효과에 대한 내성이 생길 수도 있다.

약물 남용으로 인한 과다수면: 주간졸림은 알코올, 벤조디아제핀, 바르비투르산염, 감마수산화부티레이트, 아편제제 그리고 대마초의 남용으로 생길 수 있다.

자극제금단으로 인한 과다수면: 주간졸림은 자극제를 갑자기 중단할 때 흔히 나타난다. 만성적으로 암페타민을 과량 복용했을 때, 졸림은 중단 첫 주에 가장 심하며 최대 3주까지 지속될 수 있다. 총수면 시간과 낮잠 시간은 늘어나지만, 수면은 분절되고 비회복성 일 수 있다. 심한 우울증도

종종 과다수면을 동반한다. 과거에 자극제를 복용했지만 수년 동안 이들 중단한 사람들에서도 드물지만 어느 정도의 졸림이 있을 수 있다. 커피나 카페인을 정기적으로 섭취하는 사람들에서 이를 중단했을 때, 졸림, 피로 그리고 주의력결핍이 2~9일 동안 나타날 수도 있다

인구통계

모든 연령대의 환자에서 진정제에 의해 졸림이 생길 수 있다. 자극제 남용 그리고 금단에 따른 졸림은 청소년들에게 가장 흔하다.

선행 및 유발요인

진정제로 인한 졸림은 노령의 환자와 여러 가지 의학적 문제가 있는 이들에서 더 흔하게 생길 수 있다.

가계 양상

해당사항이 없거나 알려지지 않음.

발병, 경과 및 합병증

원인이 되는 약물이나 물질들의 발병, 경과와 합병증을 반영한다.

병리와 병태생리

해당사항이 없거나 알려지지 않음.

객관적 소견

수면다원검사는 다른 수면장애의 동반됨이 의심되는 경우가 아니라면 일반적으로 불필요하다. 수면다원검사와 수면잠복기반복검사 결과는 원인일 것이라 추정되는 물질의 특징과 복용시점에 따라 다르게 나타난다. 자극제를 중단하면 야간수면다원검사는 정상일 수 있지만, 수면잠복기반복검사에서는 일반적으로 입면기렘수면이 여러 번 나타나거나 없을 수 있고, 수면잠복기는 단축될 수 있다. 의심되는 약물에 대한 소변독성검사는 양성일 수 있다. 약물 또는 물질로 인한 과다수면은 원인 물질을 중단하고 나서 증상이 호전될 때, 주로 진단되는 경우가 많다.

감별진단

과다수면과 관련된 주요 수면장애, 특히 *수면관련 호흡장애*, *주기사지운동장애*, *기면병*, *특발과다수면* 및 *수면부족증후군*을 배제해야 한다. 일부 약물이나 물질의 복용 또는 금단이 수면잠복기반복검사 결과에 영향을 줄 수 있으므로 소변약물검사가 수면잠복기반복검사와 함께 시행되어야 한다.

많은 향정신성약물이 주간졸림을 유발할 수 있지만, 많은 정신과적 장애가 다른 수면장애의 유병을 높일 수 있다는 것 또한 인지하는 것이 중요하다(예: 불면증, 수면관련 호흡장애, 하루주기리듬수면장애 및 운동장애). 향정신성약물의 진정효과가 졸림에 영향을 줄 수 있지만, 다른 수면관련 요인이 없는지 항상 주의를 기울여야 한다. 다른 수면장애이 확인되면 복수의 진단이 내려질 수도 있다.

미해결 문제 및 향후 방향

진정제는 수면관련 호흡장애를 악화시킬 수 있으며, 이들 사이의 상호 작용을 이해하고 해결하기 위해서는 많은 연구가 필요하다.

❖ 참고문헌

Ancoli-Israel S. Sleep and its disorders in aging populations. Sleep Med 2009;10 Suppl 1:S7–11.

España RA, Scammell TE. Sleep neurobiology from a clinical perspective. Sleep 2011;34:845–58.

Gillin JC, Smith TL, Irwin M, Butters N, Demodena A, Schuckit M. Increased pressure for rapid eye movement sleep at time of hospital admission predicts relapse in nondepressed patients with primary alcoholism at 3-month follow-up. Arch Gen Psychiatry 1994;51:189–97.

Guilleminault C, Brooks SN. Excessive daytime sleepiness: a challenge for the practicing neurologist. Brain 2001;124:1482–91.

Juliano LM, Griffiths RR. A critical review of caffeine withdrawal: empirical validation of symptoms and signs, incidence, severity, and associated features. Psychopharmacology (Berl) 2004; 176:1–29.

McGregor C, Srisurapanont M, Jittiwutikarn J, Laobhripatr S, Wongtan T, White JM. The nature, time course and severity of methamphetamine withdrawal. Addiction 2005;100:1320–9.

Mogri M, Desai H, Webster L, Grant BJ, Mador MJ. Hypoxemia in patients on chronic opiate therapy with and without sleep apnea. Sleep Breath 2009;13:49–57.

Punjabi NM. The epidemiology of adult obstructive sleep apnea. Proc Am Thorac Soc 2008;5:136–43.

Qureshi A, Lee-Chiong T. Medications and their effects on sleep. Med Clin North Am 2004;88:751–66.

Roehrs T, Roth T. Sleep, sleepiness, and alcohol use. Alcohol Res Health 2001;25:101–9.

Roehrs T, Bonahoom A, Pedrosi B, Zorick F, Roth T. Nighttime versus daytime hypnotic selfadministration. Psychopharmacology 2002;161:137–42.

Schweitzer P. Drugs that disturb sleep and wakefulness. In: Kryger MH, Roth T, Dement WC, eds. Principles and practice of sleep medicine, 5th ed. St Louis: Elsevier Saunders, 2011:542–60.

William Ishak W, Ugochukwu C, Bagot K, Khalili D, Zaky C. Energy drinks: psychological effects and impact on well-being and quality of life-a literature review. Innov Clin Neurosci 2012;9:25–34.

정신장애와 관련된 과다수면

Hypersomnia Associated with a Psychiatric Disorder

ICD-9-CM code: 327.15 **ICD-10-CM code: F51.13**

대체 이름

물질이나 생리 상태에 기인하지 않은 과다수면(hypersomnia not due to substance or known physiological condition), 비기질과다수면(nonorganic hypersomnia), 거짓과다수면(pseudohypersomnia), 또는 거짓기면병(pseudonarcolepsy).

진단기준

◇ 기준 A-C가 모두 충족되어야 함

A. 환자는 적어도 3개월 이상 매일 잠에서 헤어나오지 못하거나 낮잠을 자야만 하는 경우가 있음.

B. 주간졸림은 공존하는 정신과장애와 관련하여 발생함.

C. 치료되지 않은 다른 수면장애, 의학적 또는 신경학적 질환, 또는 약물에 의한 효과로 설명되지 않음.

필수 특징

정신과적 장애와 관련된 과다수면(hypersomnia associated with a psychiatric disorder)이 있는 환자는 과도한 야간 수면, 주간졸림 또는 과도한 낮잠을 호소할 수 있다. 또한, 수면의 질이 좋지 않고 비회복수면을 자주 느낀다. 환자는 때때로 자신의 과다수면을 중점적으로 호소함으로서 정신과 증상은 장기간의 면담 또는 심리검사 후에 명확하게 나타날 수도 있다. 관련된 정신장애로는 기분장애, 전환 또는 미분류된 신체화장애가 있을 수 있고, 드물게 분열정동장애, 적응장애 또는 인격장애와 같은 정신과적 장애가 포함될 수 있다.

관련 특징

잠을 자려고 출근을 잘 하지 않거나, 일주일에 수일 이상 하루 종일 잠자리에서만 보내거나, 갑자기 퇴근하는 것이 일반적인 증상이다. 또한 환자는 사회적으로 위축되고, 무감동을 보이거나, 활력이 떨어질 수 있다.

임상 및 병태생리 아형

기분장애와 관련된 만성과다수면: 우울증의 맥락에서, 과다수면은 비정형우울증과 제2형 양극성장애(경조증삽화와 주요우울병삽화가 반복적으로 나타남)에서 흔히 나타나는 특징이다. 계절정동장애에서는 주간피로감, 집중력저하, 탄수화물에 대한 식욕증가, 체중증가가 보고될 수 있다. 수면잠복기반복검사 결과는 일반적으로 정상이지만, 긴 시간을 잠자리에서 보내게 된다.

전환장애 또는 신체화장애와 관련된 과다수면: 거짓과다수면 또는 거짓기면으로 나타나며, 때로는 거짓탈력발작이 동반될 수 있다.

인구통계

정신과장애와 관련된 과다수면은 과다수면의 5~7%를 차지한다. 여성이 남성보다 취약하다. 일반적인 호발 연령은 20세에서 50세 사이이다. 주요우울증 환자에서 과다수면의 유병률은 정의에 따라 5%에서 50% 이상까지도 나타날 수 있다. 계절정동장애 환자의 50% 이상에서 과다수면을 보인다.

선행 및 유발요인

알려진 바 없다.

가계 양상

특정 정신과장애(예: 2형 양극성장애)의 가족력을 제외하고는 알려지지 않았다.

발병, 경과 및 합병증

일반적으로 남녀 모두에서 평균 20대에 발병한다. 주요우울증이 있으면 주요우울삽화가 호전된 후에도 수년간 과다수면이 지속될 수 있고, 이러한 경우는 우울증의 재발 위험도가 높다. 합병증은 대부분 사회 및 직업생활에서 나타난다.

발달 문제

소아 환자의 경우 과다수면은 주요우울증이 있는 환아의 10-20%에서 발생하며, 불면증과 함께 나타나기도 하지만 수면의 질은 정상이다. 수면문제는 우울증의 모든 단계에서 발생할 수 있지만, 급성기에서 가장 두드러진다. 일반적으로, 소아청소년기 우울증 환자에서 불면 또는 과다수면 증상이 있는 경우, 무쾌감증과 체중감량이 더 두드러지게 나타난다.

병리와 병태생리

근본 원인은 알 수 없다. 이러한 질환을 가진 환자들이 졸림을 호소하지만, 수면관련 검사에서 수면에 대한 성향이 증가하였다는 근거는 없거나 극히 낮다. 일부 환자에서 야간 수면구조의 분절이 주간졸림에 영향을 주었을 가능성은 있다. 이와 같이 직접적인 연관성이 불명확하기 때문에, "기분장애에 *기인한* 과다수면"보다는 "기분장애와 *관련된* 과다수면"의 표현이 더 적합하다.

객관적 소견

전형적인 야간 수면다원검사 소견은 잠자리에 머무는 시간이 길어지고 수면구조 분절이 나타난다. 수면잠복기가 길어지고, 입면후깨어있는시간이 증가하며, 각성이 잦아지고 길어지며, 수면효율이 낮아진다. 우울증을 치료받지 않은 환자에서는 수면잠복기가 짧아질 수 있다. 수면잠복기반복검사에서 수면잠복기가 정상인 경우가 종종 있는데, 이는 주관적으로 주간졸림을 호소하고, 앱워스졸림척도에서 높은 점수를 보이는 것과 반대되는 결과이다. 24시간 동안 연속적으로 시행하는 수면검사에서는 전형적으로 주간과 야간 모두에서 상당한 시간을 침대에서 보내는 "침대애착증(clinophilia)"과 같은 형태를 보인다. 기본적인 정신과 상태를 진단하기 위하여 정신과 면담과 평가를 필수적으로 시행하여야 한다.

감별진단

정신과적 장애와 관련된 과다수면을 진단하기 위한 명확한 검사가 없기 때문에, *수면부족*, *약제 및 물질로 인한 과도한 진정*, *수면관련 호흡장애*, *주기사지운동장애*, *특발과다수면*과 같은 흔한 졸림의 원인을 감별해야 한다. *만성피로증후군*은 수면 또는 휴식에 의해서 호전되지 않는 지속적이고 반복되는 피로가 특징적이지만, 환자의 주된 불편감은 일반적으로 피로보다는 졸림이다. 수면부족증후군은 과도한 주간졸림, 집중력저하, 활력저하와 관련이 있지만, 환자의 수면 일정에 대해 세밀한 병력청취를 한다면 만성수면부족 상태인 것을 확인할 수 있다.

미해결 문제 및 향후 방향

주관적 소견과 객관적 결과의 연관성이 부족하여 여러가지 문제가 발생한다. 이러한 환자들이 얼마만큼 졸리고, 일생활생에서 활력이 저하되며, 의욕이 소실되는지에 대한 객관적 평가가 불명확하다. 이러한 집단에서 효과적으로 과다수면을 정의하고 그것을 측정하기 위한 더 많은 연구가 필요하다. 마지막으로, 향후 연구는 정신과 증상으로서 과도한 졸림을 나타내는 경우에 근본적인 원리를 규명하기 위한 노력이 필요하다.

❖ 참고문헌

Guilleminault C, Brooks SN. Excessive daytime sleepiness: a challenge for the practicing neurologist. Brain 2001;124:1282–91.

Kaplan KA, Harvey AG. Hypersomnia across mood disorders: a review and synthesis. Sleep Med Rev 2009;13:275–85.

Kotagal S. Hypersomnia in children: interface with psychiatric disorders. Child Adolesc Psychiatr Clin N Am 2009;18:967–77.

Liu X, Buysse DJ, Gentzler AL, et al. Insomnia and hypersomnia associated with depressive phenomenology and comorbidity in childhood depression. Sleep 2007;30:83–90.

Nofzinger EA, Thase ME, Reynolds CF 3rd, et al. Hypersomnia in bipolar depression: a comparison with narcolepsy using the Multiple Sleep Latency Test. Am J Psychiatry 1991;148:1177–81.

Partonen T, Lönnqvist J. Seasonal affective disorder. Lancet 1998;352:1369–74.

van den Berg JF, Luijendijk HJ, Tulen JH, Hofman A, Neven AK, Tiemeier H. Sleep in depression and anxiety disorders: a population-based study of elderly persons. J Clin Psychiatry 2009;70:1105–13.

Vgontzas AN, Bixler EO, Kales A, Criley C, Vela-Bueno A. Differences in nocturnal and daytime sleep between primary and psychiatric hypersomnia: diagnosis and treatment implications. Psychosom Med 2000;62:220–6.

수면부족증후군
Insufficient Sleep Syndrome

ICD-9-CM code: 307.44 **ICD-10-CM code: F51.12**

대체 이름

행동유발수면부족증후군(Behaviorally induced insufficient sleep syndrome), 야간수면부족(insufficient nocturnal sleep), 만성수면박탈(chronoc sleep deprivation), 수면제한(sleep restriction).

진단기준

◆ 기준 A-F가 모두 충족되어야 함

A. 환자는 매일 참을 수 없이 졸리거나 낮잠을 자며, 사춘기 이전 소아의 경우 졸림으로 인한 이상행동을 유발하기도 함.

B. 개인병력, 수면일기 또는 활동기록기[1]를 통해 확인된 수면시간은 해당 나이에서 예상되는 수면시간보다 일반적으로 짧음.[2]

C. 적어도 3개월 이상 대부분 단축된 수면시간 형태를 보임.

D. 환자는 자명종이나 다른 사람이 잠을 깨워 주는 것과 같은 방법으로 수면시간을 줄이게 되고, 이러한 방법이 필요 없는 주말이나 휴일에는 일반적으로 더 오랫동안 잠을 잠.

E. 총수면시간이 연장될 경우 주간졸림이 호전됨.

F. 증상은 치료되지 않은 다른 수면장애, 약제, 또는 다른 의학적, 신경학적 또는 정신과적 장애로더 잘 설명되지 않음.

◆ 주석

1. 개인병력이나 수면기록의 정확성이 의심스러운 경우, 가급적 최소 2주 이상 활동기록기를 수행해야 한다.
2. 수면시간이 긴 사람인 경우, 평소 수면시간이 해당 연령대에서 정상적일 수 있다. 하지만, 이러한 수면시간이 해당 환자에게는 부족할 수도 있다.

필수 특징

수면부족증후군(insufficient sleep syndrome)은 정상적인 각성상태를 유지하는 데 필요한 수면 양을 지속적으로 취하지 못하는 경우 발생한다. 수면시간이 단축되어 필요한 수면시간을 얻지 못해 만성적으로 수면이 부족한 상태이다. 중년에서는 수면시간이 줄어드는 경향을 보여서, 연령과 평균 수면시간 사이에는 "U"자형 관계를 보인다. 정신과 병력이 없는 경우 수면의 개시와 유지능력에 장애가 없거나 평균 이상인 것으로 보고된다. 진찰소견으로는 주간졸림을 설명할 수 있는 의학적 질환은 없어야 한다. 수면 양상에 대해 자세하게 병력청취를 하면 필요한 수면시간과 실제 수면시간 사이에 큰 차이가 있음을 알 수 있다. 때로는 환자 조차도 이러한 차이의 중요성을 인지하지 못한다. 주중 야간 수면시간에 비해 주말이나 휴일 야간 수면시간이 길어지는 경우 이 질환을 의심해 볼 수 있다. 주요 수면삽화를 길게 하는 치료를 통해 증상이 호전될 수 있다. 생리적으로 필요한 수면시간이 7-8시간 이상인 경우 또는 "평균"수면시간(예: 7시간/밤)에 해당한다 하더라도 실제로 어떤 개인에서는 충분하지 않을 수 있다. 수면마비와 입면환각과 같은 증상이 발생할 수 있다.

관련 특징

이 질환에 해당하는 경우 수면부족의 만성도와 중증도에 따라 과민성, 집중력 및 주의력결핍, 각성도 저하, 산만함, 동기부여 감소, 무력증, 불쾌감, 피로, 불안, 조화불능, 권태를 나타낼 수 있다. 환자는 이차 증상에 초점을 두게 되어 졸림에 대한 일차 원인이 모호해질 수 있다. 정신-신체적으로 정상인에서 생리적 요구량에 비해 만성수면부족이 있는 경우 주간졸림을 겪을 수도 있다. 집안 상황이나 근무 일정에 따라 충분한 수면을 취하기가 어려울 수 있다.

임상 및 병태생리 아형

알려진 바 없음.

인구통계

수면부족증후군은 모든 연령대와 성별에 관계없이 모든 경우에서 일어날 수 있다. 수면의 요구가 높은 청소년기에 더 빈번하지만, 사회적 압박과 수면을 지연시키는 경향이 종종 만성수면 제한을 유발한다. 문화적 요소도 수면시간에 영향을 줄 수 있는데, 나라에 따라 학생들은 6-8시간까지 수면시간이 다양하게 나타난다.

선행 및 유발요인

사회 및 심리 요인은 야간 수면시간과 주간졸림에 영향을 줄 수 있다. 낮잠과 같은 문화적 습관은 야간 수면효율을 낮추는 대신 저녁시간대에 각성도를 높일 수 있다. 또한, 저녁형 하루주기를 보이는 경우 불면증과 불충분한 수면을 호소하는 요인으로 작용할 수 있다. 저녁형 하루주기와 불충분한 수면간 관련성은 성별, 나이, 수면시간과 같은 변수를 보정한 후에도 확인되었다.

가계 양상

알려진 바 없음.

발병, 경과 및 합병증

주간졸림, 집중력 문제, 활력 저하, 권태를 초래한다. 만약 적절한 치료를 취하지 않는다면, 수면부족증후군은 업무수행능력이 떨어지고 가족 및 사회 활동에서 고립될 뿐만 아니라 우울증 및 기타 심리 문제의 원인이 될 수 있다. 또한, 각성제를 남용할 수도 있다. 교통사고 또는 작업 중 부상을 초래할 수도 있다.

발달 문제

수면부족증후군은 청소년에게 흔하다. 이 질환은 수면위상의 지연, 마약의 영향 및 학업기피 행동과 구별되어야 한다. 십대들의 약물 남용 및 관련사고가 증가하는 것도 수면부족을 초래할 수 있다.

병리와 병태 생리

증상은 수면박탈에 대한 생리 및 심리 반응에 기인한다. 정상인을 대상으로 한 수면제한 연구에서 경미한 수면제한(예: 하루 6시간의 야간 수면)이라도 일상수행능력의 저하를 일으키고 졸림을 증가시키는 것으로 확인되었다. 야간 수면시간을 하루 4시간으로 제한하는 경우(즉, 깨어 있는 시간을 하루 20시간으로 연장) 깨어있는 동안 잠을 자고자 하는 수면 욕구가 높아졌고 정신운동각성검사에서 수행능력이 현저하게 저하되는 경향을 보였다. 신경행동학적 수행에 대한 수면부족의 영향은 연구 성격에 따라 다를 수 있다.

정상적으로 잠이 많은 경우 수면시간을 9시간 이상으로 연장하면 일상수행능력이 향상된다는 사실에 주목해야 한다. 특히, 생리적 필요한 수면의 양이 비정상적으로 많은 사람에서는 수면부족증후군을 진단하기 어려울 수 있다.

객관적 소견

2-3주 동안 수면일기와 활동기록기를 함께 시행하는 것이 잠자리에서 머무는 시간, 수면잠복기, 총수면시간, 수면효율을 확인하는데 도움이 될 수 있다. 수면다원검사와 수면잠복기반복검사는 수면부족증후군을 진단하는데 필요하지 않다. 먼저 수면시간을 길게 갖도록하여 졸림이 호전되는지를 재평가한다. 만일 치료적 시도로서 이런 수면시간 연장이 졸림 증상을 호전시켰다면, 수면

부족증후군을 진단할 수 있다.

수면다원검사에서 짧은 수면잠복기와 높은 수면효율(90% 이상)이 관찰된다. 장시간 수면이 허용된 경우 서파수면이 늘어나며 수면시간이 늘어날 수 있다. 자기보고한 평소의 수면시간과 검사실에서 확인된 총수면시간 사이의 차이를 확인하는 것도 진단에 도움이 될 수 있다. 수면잠복기반복검사에서는 과도한 졸림을 보이는데 대부분 낮잠에서 N1단계를 보이고 수면잠복기는 짧아져 있다. N2단계 수면은 수면잠복기반복검사 중 낮잠의 80% 이상에서 나타날 수 있다. 입면기렘수면 역시 나타날 수도 있다.

감별진단

수면부족증후군도 급성 또는 만성수면부족 때문에 비정상 수면잠복기반복검사 결과(2개의 입면기렘수면의 관찰)가 나타날 수 있기 때문에 *기면병*이나 *다른 과다졸림장애*와 혼동할 수 있다. 이러한 혼동은 청소년이나 청년기에서 가장 흔하게 나타날 수 있다. 수면부족증후군의 감별진단은 주간졸림을 유발하거나 야간 수면을 단축시킬 수 있는 다양한 상황들을 고려해야 한다. 여기에는 *중추과다졸림*, *길게 자는 사람* 또는 *짧게 자는 사람*, *수면관련 호흡장애*, *하루주기리듬수면장애*, *불면증*, *정동장애* 그리고 *주기사지운동장애*가 포함된다.

미해결 문제 및 향후 방향

수면부족이 있을 때 졸림정도, 수행능력 감소 정도와 수면잠복기반복검사를 통해 측정된 졸림정도 사이의 연관성은 낮다. 잠이 적은 사람은 주간졸림을 호소하지 않더라도 길게자는사람에 비해 뇌파검사에서 델타파로 측정된 비렘수면 압력(NREM sleep pressure)이 높다. 수면부족에 대한 신체반응에는 개인 차이가 있어 일부 사람들은 경미한 수면부족에도 더 피곤하고 업무수행이 저하된다.

❖ 참고문헌

Carskadon MA, Dement WC. Effects of total sleep loss on sleep tendency. Percept Mot Skills 1979;48:495–506.

Habeck C, Rakitin BC, Moeller J, et al. An event related fMRI study of the neurobehavioral impact of sleep deprivation on performance of a delayed match to sample task. Cogn Brain Res 2004;18:306–21.

Merikanto I,Kronholm E, Peltonen M, Laatikainen T, Lahti T, Partonen T. Relation of chronotype to sleep complaints in the general Finnish population. Chronobiol Int 2012;29:311–7.

Mont TH, Buysse DJ, Carrier J, Bart BD, Rose LR. Effects of afternoon "siesta" naps on sleep, alertness, performance, and circadian rhythms in the elderly. Sleep 2001;24:680–7.

Mu Q, Mishory A, Johnson KA, et al. Decreased brain activation during a working memory task at rested wakefulness is associated with vulnerability to sleep deprivation. Sleep 2005;28:433–46.

Roehrs T, Zorick F, Sicklesteel J, Wittig R, Roth T. Excessive daytime sleepiness associated with insufficient sleep. Sleep 1983;6:319–25.

Taylor DJ, Bramoweth AD. Patterns and consequences of inadequate sleep among college students: substance use and motor vehicle accidents. J Adolesc Health 2010;46:610–2.

Tucker AM, Whitney P, Belenky G, Hinson JM, Van Dongen HPA. Effects of sleep deprivation on dissociated components of executive functioning. Sleep 2010;33:47–57.

Van Dongen HP, Maislin G, Mullington JM, Dinges DF. The cumulative cost of additional wakefulness: dose-response effects on neurobehavioral functions and sleep physiology from chronic sleep restriction and total sleep deprivation. Sleep 2003;26:117–26.

단독 증상 및 정상 변형

길게 자는 사람

Long Sleeper

길게 자는 사람(long sleeper)은 해당 연령대 일반인 보다 하루 24시간 중 수면시간이 더 많은 경우이다. 성인은 일반적으로 10시간 이상 길게 자는 사람을 말하지만, 많은 역학 연구에서 8-10시간의 수면시간을 보였다. 소아와 청소년은 수면시간이 연령별 표준보다 2시간 이상 길게 자는 사람으로 간주한다. 수면시간은 길지만 근본적으로 정상적인 구조와 생리를 보인다. 수면효율과 시점은 정상이다. 수면일기(활동기록기로 확인하는 것을 더 선호)에서 적어도 7일에 걸쳐 매일 일관되게 하루 야간 수면시간이 10시간 이상인 경우 길게 자는 사람으로 구분할 수 있다. 일반적으로, 길게 자는 사람은 수면시간을 필요한 양 이하로 줄인 상황에서 졸림이 생기면 의학적 도움을 찾는다. 대개 긴 수면시간은 어린 시절에 시작되어 초기 청소년기에 확립되고 평생 지속된다. 길게 자는 사람은 주중 야간에 9시간 정도, 주말 및 휴일에는 12시간 이상의 수면시간을 가짐으로써 직업 또는 교육적 요구에 충실한 기능을 수행할 수 있다.

남성의 약 2%, 여성의 1.5%가 하룻밤에 최소 10시간 이상 잔다고 알려져 있다. 역학 연구에서는 평균 수면에 비해 긴 수면시간을 가지는 경우 사망률이 증가(체질량지수 증가, 포도당내성 저하, 제2형 당뇨병 그리고 관상동맥심장질환의 발병률 증가가 있기도 함)하는 결과가 꾸준히 발표되고 있으나, 대부분의 피험자가 원래 길게 자는 사람이었는지, 아니면 다른 질환으로 인해 과도한 수면시간을 보였는지 여부는 명확하지 않다. 60세 이상의 피험자에서 수면시간이 9.5시간을 초과하는 경우는 남성, 저학력, 신체활동 부재, 신체질환이 더 많은 경우와 관련이 있는 것으로 알려져 있다. 수면시간이 긴 (> 9시간) 경우는 높은 유전성(44%)과 일란성 쌍생아의 일치율을 보이며, 그들이 함께 사는 경우 경향성은 더욱 높다. 유전자 연구에서는 생체시계 유전자 및 기타 유전자(DEC2, K+ 채널 조절 단백질 유전자)의 영향으로 수면시간은 다인자유전에 기인한다고 보고 있다. 길게 자는 사람은 아마도 정상적 수면시간대를 갖는 사람들 중 가장 긴 시간대를 갖고 있다고 할 수 있다.

길게 자는 사람도 짧게 자는 사람처럼 수면다원검사에서 정상적인 양의 N3단계 수면을 가지고 있는데, 만일 수면다원검사 전 만성적인 수면부족 상태라면 N3단계 수면의 절대량이 늘어나게 된다. N2단계와 렘수면 양은 정상보다 약간 더 증가되어 있다. 이들은 시간 왜곡이 없고 수면의 양 또는 질에 대해 정확하게 파악하는 능력에도 문제가 없다. 검사 전 며칠 밤 동안 환자가 평소 필요한 만큼 수면을 취했다고 가정하면, 수면잠복기반복검사에는 졸림이 명확하게 나타나지 않는다. 기면병, 특발과다수면, 수면관련 호흡장애, 또는 다른 의학적 질환으로 인한 과다수면을 가진 환자와 길게 자는 사람을 감별진단하는 것이 중요하다. 병적으로 수면이 증가된 경우는 급성 또는 아급성의 발병 형태를 가지며 어린 시절에는 증상이 없고 길게 자는 사람과 같은 안정적인 경과를 보이지 않는다. 그러나 소아청소년기에는 정상 수면시간이 긴 편이기 때문에, 해당 연령집단에서 병적인 과다수면을 감별하기는 쉽지 않다. 다른 질환을 진단할 수 있는 특징이 될 수 있는 부분이 배제되었고, 연휴기간과 같이 충분한 수면을 취하는 경우에는 활동중에 특별한 불편을 호소하지 않는다면 정확히 진단할 수 있다. 특히, 특발과다수면 환자로부터 길게 자는 사람을 구별하는 것은 어려울 수 있다. 실제 길게 자는 사람은, 장시간 수면 후 몸상태의 회복을 느끼며, 오랜 시간 동안 야간 수면을 취하면 졸림이 없어진다.

❖ 참고문헌

Aeschbach D, Cajochen C, Landolt H, Borbély AA. Homeostatic sleep regulation in habitual short sleepers and long sleepers. Am J Physiol 1996;270:R41–53.

Hartmann E, Baekeland F, Zwilling GR. Psychological differences between long and short sleepers. Arch Gen Psychiatry 1972;26:463–8.

Kripke DF, Garfinkel L, Wingard DL, Klauber MR, Marler MR. Mortality associated with sleep duration and insomnia. Arch Gen Psychiatry 2002;59:131–6.

Kripke DF, Simons RN, Garfinkel L, Hammond EC. Short and long sleep and sleeping pills. Is increased mortality associated? Arch Gen Psychiatry 1979;36:103–16.

Webb WB. Are short and long sleepers different? Psychol Rep 1979;44:259–64.

하루주기리듬수면각성장애

(Circadian Rhythm Sleep-Wake Disorders)

하루주기리듬은 모든 생명체에 내재하는 약 24시간의 생물학적 리듬이다. 약 24시간의 내인성 하루주기시계는 24시간의 낮밤 주기에 동기화(synchronized) 혹은 동조화(entrainment)된다. 인간의 생체리듬은 유전적으로 결정되며 일반적으로 24시간보다 약간 길다. 동조화를 유지하기 위해, 매일 내인성 리듬이 24시간으로 재설정되어야 한다. 최적의 수면을 위해서는 실제 수면시간과 하루주기리듬의 수면각성 경향이 일치해야 한다. 따라서 내인성 하루주기시스템의 장애 또는 개인의 하루주기 수면 성향의 타이밍과 24시간의 사회적 및 신체적 환경사이의 불일치로 인해 재발 또는 만성 수면각성장애가 발생할 수 있다(예를 들어, 하루주기에서 각성도가 높아지는 시간대에 전적으로 혹은 부분적으로 수면을 취해야 하는 것). 하루주기리듬수면각성장애(circadian rhythm sleep-wake disorder, CRSWD)는 다음의 기준에 의해 정의된다. 이 장애는 하루주기 시간유지체계의 변경 혹은 이의 동조기전의 변화, 또는 내인성 하루주기리듬과 외부 환경의 불일치로 인해 발생한다.

대부분의 하루주기리듬수면각성장애는 내인성 리듬과 환자의 학교, 직장 또는 사회활동에서 요구하는 시간과의 상당한 불일치가 있을 때 발생한다. 따라서, 내인성 하루주기리듬을 측정하는 것은 하루주기리듬수면각성장애의 정확한 진단에 중요하다. 수면-각성 평가를 위해 병력청취 이외의 여러 방법을 사용할 수 있다. 수면일지 및 활동기록기(actigraphy)의 기록은 하루주기리듬수면각성장애 평가에 주요한 방법이며, 근무일과 휴무일을 포함하기 위하여 적어도 7일 이상, 바람직하게는 14일 동안 수행해야 한다. 아침형-저녁형설문지(Morningness-Eveningness Questionnares)와 내인성 하루주기리듬의 생리학적 측정(타액이나 혈장의 멜라토닌분비시작시간[dim light melatonin onset, DLMO]과 소변의 6-sulfatoxymelatonin) 또한 중요한 진단 정보를 제공할 수 있다. 일주기형(chronotype)은 개인의 수면 및 각성 경향에 따른 최적의 타이밍뿐만 아니라 다른 생리적, 정신적 기능을 반영한다. “아침형” 또는 “저녁형”의 일주기형을 평가하는데 몇 가지 다른 설문지를 사용할 수 있다[예: 뮌헨하루주기형설문지(Munich Chronotype Questionnaire), 아침형-저녁형설문지(Morningness-eveningness Questionnaire)].

하루주기리듬수면각성장애의 가장 흔한 증상은 잠들거나 유지하기 어려운 불면증이나 과도한 졸림이며, 이로 인한 부정적 건강 결과, 사회적, 직업적 및 교육적 수행장애 및 안전 문제의 발생이다. 소아의 하루주기리듬수면각성장애 임상 아형의 확인에서 특히 중요한 발전이 이루어졌다. 그러나 하루주기리듬수면각성장애의 진단정확도를 향상시키기 위해 보다 정확하고 임상적으로 실용적인 도구를 개발해야 하는 과제가 남아 있다.

하루주기리듬수면각성장애에 대한 일반 기준

◆ A-C 기준을 충족해야 함.

A. 내인성 하루주기리듬 체계의 변경 또는 내인성 하루주기리듬과 개인의 신체적 환경 또는 사회/근무 일정에 의해 요구되는 수면-각성 일정 간의 불일치로 인해, 수면-각성 리듬장애가 만성적이고 반복적으로 나타남.

B. 하루주기리듬장애는 불면증관련 증상, 과도한 졸림 또는 모두를 유발함.

C. 수면 및 각성장애는 정신적, 육체적, 사회적, 직업적, 교육적 또는 기타 중요한 기능영역에서 임상적으로 심각한 고통 또는 손상을 초래함.

다음 장에 설명된 모든 장애는 위의 기준을 모두 충족하는 수면의 장애를 기술한다. 각 유형의 하루주기리듬수면각성장애를 특징짓는 양상은 개별 진단기준에 포함된다.

지연수면각성위상장애

Delayed Sleep-Wake Phase Disorder

ICD-9-CM code: 327.31 **ICD-10-CM code: G47.21**

대체 이름

지연수면위상증후군(delayed sleep phase syndrome), 지연수면위상양상(delayed sleep phase pattern), 유발된 지연수면위상장애(motivated delayed sleep phase disorder).

진단기준

◆ 기준 A-E가 모두 충족되어야 함

A. 원하거나 필요한 취침-기상시간과 관련되어 주요 수면삽화가 상당히 지연되어 있으며, 환자나 보호자가 원하거나 요구되는 시각에 잠들기 어렵거나 깨기 어렵다고 만성적이고, 반복적으로 호소함.

B. 적어도 3개월 동안 증상이 나타남.

C. 환자가 임의로 일정을 선택할 수 있다면, 수면의 질과 지속시간이 개선되고 24시간의 수면-각성 양식의 지연된 위상이 유지됨.

D. 수면일지, 그리고 가능하다면 활동기록기(actigraphy)로 적어도 7일(바람직하게는 14일)간 관찰하여, 평소 수면시간이 지연되어 있음을 확인함. 관찰기간 동안 근무/등교일과 휴일이 모두 포함되어야 함.

E. 수면의 방해가 다른 수면장애, 의학적 또는 신경과적 질환, 정신과적 장애, 약물 혹은 물질사용장애로 더 잘 설명되지 않아야 함.

◆ 주석

1. 표준화된 하루주기형 설문지는 저녁형과 아침형의 하루주기형을 평가하는데 유용한 도구이다. 이 장애가 있다면 저녁형으로 점수가 매겨진다. 이 도구는 또한 장애에 대한 완전한 기준을 충족시키지 못하는 사람에서 저녁형 하루주기 선호도가 수면개시의 어려움에 기여하는지 여부를 결정하는데 유용할 수 있다.
2. 지연된 하루주기위상의 확인은 멜라토닌(DLMO 또는 24시간에 걸쳐 측정한 소변 내 6-sulfatoxy-melatonin)과 같은 하루주기리듬의 타이밍의 지연을 입증하는 것이 바람직하다.

필수 특징

지연수면각성위상장애(delayed sleep-wake phase disorder, DSWPD)는 평소 수면-기상 시점이 지연되며 통상적으로 또는 사회적으로 용인되는 시간에 비해 대개 2시간 또는 그 이상 지연된다. 환자는 사회적으로 허용되는 시간에 잠들기가 어려워서, 등교나 출근하는 날에는 요구되는 충분한 수면 시간을 취하기 어렵다고 호소한다. 일단, 수면이 시작되면 정상적 수면시간을 취하는 것으로 보고된다. 또한 학교나 직장을 준비하는데 필요한 사회적으로 허용되는 기상시간에 일어나기 어렵다. 환자가 원하는 일정을 따르도록 허용되면, 수면시간대가 지연된다.

관련 특징

지연수면각성위상장애 환자는 아침에 수면시간이 단축되고 수면성향이 높은 하루주기위상에서 깨어나기 때문에, 아침에 과도한 수면관성(극심하게 잠에서 깨기 어려움과 혼돈)을 보인다. 지연수면각성위상장애 환자와 저녁형하루주기형을 갖는 정상인 모두에서 DSM 축I장애 또는 증상(예: 기분 장애 또는 우울 증상)과 같은 정신장애의 비율이 높다. 지연수면각성위상장애 환자의 일부에서는 비24시간수면각성리듬장애와 겹쳐지거나, 두 질환의 증상이 번갈아 나타날 수 있다. 일찍 잠들지 못하는 것에 대처하려는 시도는 불면증을 유발할 수 있다. 불면증과 심한 졸림을 줄이기 위해 알코올, 진정제, 수면제 또는 각성제를 사용하기도 하는데, 이는 결국 기저 수면장애를 지속시킬 수 있다.

임상 및 병태생리 아형

자발 지연수면각성위상장애(motivated delayed sleep-wake phase disorder)는 전형적으로 치료를 성공적으로 완료하고 정상적인 생활(규칙적인 학교 출석, 발달적으로 적절한 친구와의 상호작용 등)을 재개하려는 내인성인 동기부여가 거의 없는 청소년으로 구성된 아형이다. 기분 또는 불안장애(특히 학교공포증 및 분리불안 및 사회불안) 또는 다른 요인(예: 학습장애, 주의력결핍과잉행동장애)의 병력이 종종 나타나고 이런 병력은 정상적인 청소년기 활동, 특히 규칙적으로 학교에 출석하는 것을 피하게(때때로 무의식적으로) 만든다. 만성피로, 재발단핵증(recurrent mononucleosis) 삽화, 통증증후군과 같은 잘 정의되지 않은 의학적 문제가 발병을 유발하거나 병의 경과를 복잡하게 하는 것은 드문 일이 아니다. 발병 전 정신장애의 존재와 함께 중요한 단서는 과장된 증상 발현(예:"냉수를 뿌려도 깨울 수 없음")과 기본적이고 간단한 치료 권장사항(예: 낮잠을 피하라고 하는 것을 거부하거나 낮잠을 중단할 수 없음)을 따르지 못하는 것을 포함한다.

사회적, 심리적, 환경적 요소가 지연수면각성위상의 발병에 중요한 역할을 하지만, 제3판 국제수면장애분류(International Classification of Sleep Disorders)에서는 대부분의 증례들에 다양한 시간생물학적, 행동적인 요소가 기여함을 인지하므로 단일하게 지연수면각성위상장애만 진단에 넣기로 결정했다.

인구통계

지연수면각성위상장애의 정확한 유병률은 알려져 있지 않다. 청소년과 젊은 성인에서 더 흔하며, 유병률은 7~16%이다. 지연수면각성위상장애는 반복적인 불면증을 호소하는 수면클리닉 환자의 약 10%에서 존재한다. 지연수면각성위상장애의 인종적, 민족적 차이를 평가한 연구는 없다.

선행 및 유발요인

지연수면각성위상장애 환자들의 대부분은 저녁형 하루주기형을 가진다. 많은 청소년들은 사춘기부터 취침시간이 지연되는 생물학적 내인성 변화를 경험한다. 하루주기시계 유전자 hPer3의 다형성과 같은 유전적 요인이 지연수면각성위상장애와 관련이 있다. 위상-반응곡선(phase-response curve, PRC)의 위상전진 시기(즉, 이른 아침) 동안 빛에 대한 노출이 감소되거나 또는 위상-반응곡선의 위상지연 시기(즉, 늦은 저녁) 동안 밝은 빛에 대한 노출이 증가되는 환경적 요인에 의해 하루주기위상의 지연이 더 악화된다. 환자들은 위상지연 시기 동안 빛에 대한 감수성이 증가되거나, 위상전진 시기 동안 빛에 대한 감수성이 감소될 수 있다. 직장 및 사회 일정의 조정이 잘못되거나, 여러 시간대를 거치는 여행과 교대 근무는 이 질환을 유발할 수 있다. 과도하게 카페인이나 기타 각성제를 섭취하기도 하는데, 이는 취침 시작을 지연시켜 수면시간대가 더욱 지연될 수 있다.

사회 및 행동적인 요소는 많은 사람들에게 지연된 수면양식을 유지하거나 발전시키는데 중요한 역할을 한다. 늦은 저녁까지 계속되는 개인, 사회 및 직업 활동은 수면위상지연을 더 지속시키고 악화시킬 수 있다. 청소년에게는 학교 회피, 사회부적응 및 가족기능장애가 기여 요소가 된다. 기분장애(주요우울증 또는 양극성장애), 심한 강박장애, 주의력결핍과잉행동장애 또는 기타 신경발달장애와 같은 정신장애가 있는 사람에서도 수면위상은 지연될 수 있다.

가계 양상

지연수면각성위상장애 환자의 약 40%에서 가족력이 보고되었다. 한 가계도에서 지연수면각성위상장애는 상염색체 우성형질로 분류되었다. *hPer3*, 아릴알킬아민 *N*-아세틸 트랜스퍼라제(arylalkylamine N-acetyltransferase), 인간백혈구항원(human leukocyte antigen)및 Clock에서의 다형성은 지연수면각성위상장애와 관련성이 있다고 제시되었다.

발병, 경과 및 합병증

수면 양상의 지연은 일반적으로 청소년기 동안 시작된다. 어린 시절의 발병은 특히 가족력 증례에서 관찰된다; 심리적, 의학적 또는 환경적 스트레스 이후에 발병할 수 있다. 치료하지 않으면,

지연수면각성위상장애는 만성질환으로 중년 이후까지 지속된다. 그러나, 연령이 증가하여 성인이 되면, 수면-각성주기가 전진하여 이에 따라 수면위상지연 경향이 줄어든다. 행동치료 및 약물치료뿐만 아니라 밝은빛치료는 수면시간을 앞당길 수 있지만 일반적으로 수면시간지연에 대한 지속적인 경향과 선호가 있어서 재발이 높다. 깨어있는 동안 불면증과 졸림의 증상을 치료하기 위해 알코올, 진정제, 수면제 또는 각성제를 사용하면 약물 남용으로 진행할 수 있다.

발달 문제

지연수면각성위상장애는 모든 연령대에서 발생할 수 있지만 특히 청소년과 젊은 성인들에서 흔하다. 고학년 어린이와 청소년에서는 위에서 설명한 임상적인 특징 외에도, 수면 증상 자체보다는 무단결석, 반복된 학교결석, 만성적인 지각 그리고/또는 낙제가 주호소일 수 있다. 심한 경우에는 출석률이 완전히 떨어지고 여러 달 동안 정기적으로 출석하지 못할 수도 있다. 부모의 집중적인 개입의 필요, 극도로 아침에 기상하는 것이 어렵다는 것이 주요 증상이다. 늦은 취침과 이로 인한 수면부족은 청소년기 자동차 사고의 위험과 관련이 있다. 따라서, 자동차 사고 또는 사고가 날 뻔했다면 임상의들은 하루주기리듬의 문제를 조사해야 한다. 청소년에서는 기분 증상(우울증, 자살 생각)이 일차 증상으로 나타날 수도 있다. 원하는 시각에 수면을 취하려고 노력하지만 계속 실패하는 만성불면증은, 지연수면각성위상장애 청소년에서 흔하게 발생하는 증상이다.

좀 더 어린 소아기 때에는 지연수면각성위상장애가 잠자기 직전 각성도가 증가하는 시기(forbidden zone, second wind phenomenon이라고 불림)와 관련될 수 있다. 특히 어린 아이들의 지연수면각성위상장애는 보호자가 아이의 하루주기에 따른 수면의 경향과 충돌하는 시간에 잠을 재우려고 함으로써, 잠을 자려고 하지 않으려는 증상(bedtime resistance)으로 나타날 수 있다. 일부 다발성 병인을 갖는 소아 집단에서는 지연수면각성위상장애와 수면장애에 대해 취약성이 높다. 주의력결핍과잉행동장애와 자폐스펙트럼장애(ASD) 어린이가 이에 포함된다. 여러 연구에서 정상적으로 발달하는 어린이들에 비해 주의력결핍과잉행동장애 소아에서 멜라토닌 분비의 시작이 상당히 지연됨을 보고하였고, 멜라토닌 투약으로 성공적으로 치료된다고 보고하였다. 자폐스펙트럼장애 소아는 수면시작의 지연, 야간 및 이른 아침 각성 및 불규칙한 수면 양상과 같은 수면장애의 유병률이 높으며(최대 80%), 적어도 일부는 하루주기리듬 이상과 관련이 있다. 이 아이들은 멜라토닌 합성, 농도, 진폭 및 분비 양상에 많은 문제가 있는 것으로 보고되었다.

소아 집단의 지연수면각성위상장애의 임상적인 면의 자연경과 다양한 치료방법의 영향, 증상의 자연적 해소 가능성 또는 장기적인 결과 등은 거의 알려지지 않았다.

저녁형 하루주기형이 건강관련 삶의 질 저하, 우울증 및 자살을 포함한 행동/정서적 문제의 높은 비율, 더 많은 수면 증상 호소, 학업기능장애 및 약물 사용 가능성 증가, 수면시간 감소 및 주간 졸림의 증가를 포함한 많은 부정적인 결과와 관련되어 있으며, 이는 어린이와 청소년 모두에서 관련되어 있다는 증거가 증가하고 있다. 따라서 저녁형 하루주기형은 육체적, 정신적 건강문제에 대한 위험을 증가시킬 수 있다.

병리와 병태생리

지연수면각성위상장애의 정확한 기전은 알려져 있지 않다. 내인성 하루주기리듬과 수면 및 각성을 조절하는 수면 항상성 과정 사이의 비정상적인 상호 작용이 지연수면각성위상장애의 병태생리에서 필수적인 역할을 하는 것일 수 있다. 초기 연구는 수면-각성 주기와 하루주기위상 사이의 변경된 위상 관계를 보고했으나 최근의 연구는 이 발견을 뒷받침하지 못했다. 이들 환자에서 수면개시, 수면종료 및 심부체온, 멜라토닌과 같은 하루주기 표지의 위상은 대조군에 비해 지연되어 있다. 이 상태는 주로 하루주기와 외부 환경 사이의 시간적 어긋남에 의해 주로 발생하지만, 하루주기의 길이 변화나 수면 항상성 과정의 변화(수면박탈에 대한 반응으로 보이는 수면성향의 감소)도 원인이 될 수 있다. 어린이와 성인의 경우 밤 늦게까지 깨어있고 아침이나 오후에 늦게 일어나는 것과 같은 자발적인 행동은 내인성 하루주기리듬과 수면과 각성을 조절하는 수면항상성 사이에 비정상적인 관계를 초래할 수 있다. 지연된 취침과 기상 시각은 늦은 저녁시간 동안 밝은 빛에 노출을 증가시키고(하루주기시계를 지연시키는 신호), 이른 아침시간의 빛노출(하루주기시계를 전진시키는 신호)을 감소시켜 하루주기수면위상의 지연을 촉진하고 지속시킬 수 있다. 일찍 일어날 때와 늦게 일어날 때의 시간차이가 큰 것을 고려할 때, 이른 기상시간은 위상을 최대한 지연시키는 영역에서의 밝은 빛 노출을 일으켜 하루주기 위상지연과 장애를 지속시킬 수 있다. 환자에서 빛의 위상이동 효과에 대한 민감도가 변화할 수 있다. 예를 들어, 이 장애에서 동반된 부분적인 수면박탈은 또한 하루주기체계의 위상-전진 능력을 약화시켜 지연된 하루주기위상을 더욱 지속시킬 수 있다.

객관적 소견

적어도 7일(그리고 바람직하게는 14일) 연속으로 수면일지를 기록하고 활동기록기를 착용하면, 수면개시와 종료가 사회적으로 수용 가능한 시간에 비해(일반적으로 2시간 이상) 지연되었음을 알 수 있다. 문화에 따라 다를 수 있지만, 많은 환자들에서 취침시간이 일반적으로 오전 1시부터 오전 6시까지(나이 및 발달 상태에 따라 더 이를 수도 있다)로 지연되고, 늦은 아침이나 오후에 일어나게 된다. 일상생활과 일정으로 인해 근무나 등교일에는 기상시간이 원하는 시간보다 더 이를 수 있으나 휴일이나 방학 때 거의 취침과 기상시간이 지연된다. 선호하는(지연된) 시간대에 수면을 취하는 경우 수면다원검사(일반적으로 필요하지 않으며 진단을 위해서도 필요하지 않다.) 결과는 기본적으로 연령대비 정상이다. 그러나, 일반적인 취침시간과 기상시간이 적용되는 경우, 수면다원검사에서 수면잠복기가 연장되고 총수면시간이 감소함을 관찰할 수 있다. 하루주기타이밍에 대한 검사에서는 일반적으로 심부체온리듬의 최저점과 DLMO시각이 지연됨을 보여준다. 일부 설문지들이 하루주기형, 즉 아침형 또는 저녁형의 정도를 평가하는데 유용하다(예: Morningness Eveningness Questionnaire", "Munich Chronotype Questionnaire"). 지연수면각성위상장애 환자는 일반적으로 저녁형이지만, 정상인들도 저녁형의 점수가 높을 수 있다. 엡워스졸림척도(Epworth Sleepiness Scale)와 같은 자기보고의 주간졸림 점수가 높게 나타난다.

나이가 어린 연령층의 수면다원검사와 기타 진단 도구의 결과는 성인의 경우와 비슷하다. 수면일지와 활동기록기는 소아집단에서 지연수면각성위상장애의 진단에 유용하다. 소아 및 청소년 집단의 하루주기리듬선호도를 평가하기 위해 여러가지 검증된 도구를 사용할 수 있는데 여기에는 소아하루주기형설문(Children's chronotype questionnaire, CCTQ, 부모 보고), 소아 아침형-저녁형설문지(Morningness-Eveningness Scale for Children, 자기보고), 소아와 청소년을 위한 아침형-저녁형설문지가 포함된다. 이 설문지들은 소아 집단의 하루주기형을 평가하는 데 사용되어 왔으며 임상에서 유용하게 사용할 수 있다.

감별진단

지연수면각성위상장애는 "정상적인" 수면 양상과 구별되어야 하며, 특히 규칙적 또는 간헐적으로 지연된 일정을 유지하나 기능에 문제가 없는 청소년과 젊은 성인층에서 구별되어야 한다. 지연수면각성위상장애는 *만성불면장애*를 포함한, 다른 원인에 의한 수면개시의 어려움과도 구별되어야 한다. 지연수면각성위상장애에서는 환자가 원하는 일정에 따라 잠을 자도록 허용하면 수면시작과 유지가 호전되나 원하는 기상시간 전에 일어나야 하는 경우 심한 수면관성과 주간졸림이 뚜렷하게 나타난다. 이와 구별해야 하는 *다른 형태의 심한 주간졸림*은 일반적으로 뚜렷한 하루주기 양상을 나타내지 않으며 수면-각성 일정의 변경에 의해 호전되지 않는다. 지연수면각성위상장애의 발달은 행동요인뿐만 아니라 하루주기생리의 변화에 의해 영향을 받을 수 있다.

*부적절한 수면위생과 수면부족증후군*도 반드시 감별진단으로 고려되어야 한다.

미해결 문제 및 향후 방향

지연수면각성위상장애의 기본 병태생리에 대한 지식이 많지 않다. 최근 증거는 수면과 각성의 항상성 조절의 변화가 중요한 역할을 할 수 있음을 시사한다. 내인성 하루주기의 주기길이가 비정상적으로 길 수 있다. 가족형 지연수면각성위상장애의 발견과 함께 하루주기리듬의 생성과 동조화에 대한 분자 기반의 이해에 대한 최근의 발전은 증거기반 표적치료뿐만 아니라 이 상태를 담당하는 기전에 대한 이해를 향상시킬 것이다.

❖ 참고문헌

Ancoli-Israel S, Schnierow B, Kelsoe J, Fink R. A pedigree of one family with delayed sleep phase syndrome. Chronobiol Int 2001;18:831–41.

Archer SN, Carpen JD, Gibson M, et al. Polymorphism in the PER3 promoter associates with diurnal preference and delayed sleep phase disorder. Sleep 2010;33:695–701.

Bijlenga D, Van Someren EJW, Gruber R, et al. Body temperature, activity, and melatonin profiles in adults with attention-deficit/hyperactivity disorder and delayed sleep: a case-control study. J Sleep Res 2013; 22:607–16.

Dagan Y, Stein D, Steinbock M, Yovel I, Hallis D. Frequency of delayed sleep phase syndrome among hospitalized adolescent psychiatric patients. Psychosom Res 1998;45:15–20.

Gruber R, Sheshko D. Circadian sleep disorders in children and adolescents. In Ivanenko A. (ed), Sleep and psychiatric disorders in children and adolescents. USA: Informa Healthcare, 2008; 61-78.

Gruber R, Fontil L, Bergmame L, et al. Contributions of circadian tendencies and behavioural problems to sleep onset problems of children with ADHD. BMC Psychiat 2012;12:212.

Kripke DF, Rex KM, Ancoli-Israel S, Nievergelt CM, Klimecki W, Kelsoe JR. Delayed sleep phase cases and controls. J Circadian Rhythms 2008;6:6.

Marchetti LM, Biello SM, Broomfield NM, Macmahon KM, Espie CA. Who is pre-occupied with sleep? A comparison of attention bias in people with psychophysiological insomnia, delayed sleep phase syndrome and good sleepers using the induced change blindness paradigm. J Sleep Res 2006;15:212–21.

Rahman SA, Kayumov L, Tchmoutina EA, Shapiro CM. Clinical efficacy of dim light melatonin onset testing in diagnosing delayed sleep phase syndrome. Sleep Med 2009;10:549–55.

Reid KJ, Jaksa AA, Eisengart JB, et al. Systematic evaluation of Axis-I DSM diagnoses in delayed sleep phase disorder and evening-type circadian preference. Sleep Med 2012;13:1171–7.

Shibui K, Uchiyama M, Okawa M. Melatonin rhythms in delayed sleep phase syndrome. J Biol Rhythms 1999;14:72–6.

Uchiyama M, Okawa M, Shibui K, et al. Poor compensatory function for sleep loss as a pathogenic factor in patients with delayed sleep phase syndrome. Sleep 2000;23:553–8.

Weitzman E, Czeisler C, Coleman R, Spielman, et al. Delayed sleep phase syndrome: a chronobiological disorder with sleep onset insomnia. Arch Gen Psychiatry 1981;38:737–46.

Wyatt JK, Stepanski EJ, Kirkby J. Circadian phase in delayed sleep phase syndrome: predictors and temporal stability across multiple assessments. Sleep 2006;29:1075–80.

전진수면각성위상장애
Advanced Sleep-Wake Phase Disorder

ICD-9-CM code: 327.32 **ICD-10-CM code: G47.22**

대체 이름

전진수면위상유형(advanced sleep phase), 전진수면위상장애(advanced sleep phase disorder), 전진수면위상증후군(advanced sleep phase syndrome).

진단기준

◆ 기준 A-E가 모두 충족되어야 함

A. 일반적으로 잠들기 원하거나 잠들어야 하는 시간까지 깨어 있기가 어렵고, 깨어나기 원하거나 깨어나야 하는 시간까지 잠을 유지하지 못한다고 만성적 또는 반복적으로 호소하는 것으로 알 수 있듯이 원하는 또는 필요한 취침 및 기상시간과 관련하여 주요수면삽화가 전진(이른 시간)되어 있음.

B. 적어도 3개월 동안 증상이 있음.

C. 내부 생체시계의 리듬에 맞게 수면을 취할 때 주요수면삽화의 시간이 일관성있게 전진되어 있으며 수면의 질과 시간이 향상됨.

D. 수면일지를 작성하고 가능하다면 적어도 7일(바람직하게는 14일) 동안의 활동기록기를 착용하면 평소 수면기간이 안정적으로 전진되어 있다. 관찰기간 동안 업무/등교일 및 휴일이 모두 포함되어야 함.

E. 이 수면장애가 다른 수면장애, 의학적 또는 신경학적 질환, 정신과적 장애, 약물 혹은 물질 사용장애에 의해 더 잘 설명되지 않아야 함.

◆ 주석

1. 표준화된 하루주기형설문지는 저녁형과 아침형을 평가하는 유용한 도구이다. 전진수면위상장애를 가진 개인은 아침형으로 점수가 매겨진다.
2. 전진된 하루주기리듬(일반적으로 2시간 이상)의 확인은 DLMO 또는 소변 6-sulfatoxymelatonin의 측정으로 결정하는 것이 바람직하다.

필수 특징

전진수면각성위상장애(advanced sleep-wake phase disorder, ASWPD)는 주요수면삽화의 안정적인 전진(이른 시간대)을 특징으로 하며, 평소의 수면개시 및 종료 시간이 전형적으로 요구되거나 원하는 시간보다 2시간 또는 그 이상 앞서 발생한다. 전진수면각성위상장애 환자들은 이른 아침에 깨거나 수면유지가 안 되는 불면증 그리고 저녁시간대 과도한 졸림을졸림을 호소한다. 수면수면 일정을 앞당길수 있도록 한다면, 수면의 질과 양이 향상된다.

관련 특징

전진수면각성위상장애 환자가 만일 초저녁에 잠을 못 잔다면, 이른 아침에 깨어나 수면유지가 되지 않는 불면증 때문에 만성적인 수면부족을 경험할 수 있다.

임상 및 병태생리 아형

가계 양상은 아래에 설명되어 있다.

인구통계

일반 인구에서 전진수면각성위상장애의 유병률은 알려져 있지 않다. 40~64세를 대상으로 실시한 한 대규모 조사 연구에서 인구유병률은 1%로 추산되었지만 임상적 관심을 가질 정도로 수면양상에 불만을 갖고 있는 사람들이 어느 정도인지는 불분명하다. 가족코호트(아래 참조)가 확인되기 전까지 단지 4건만이 문헌에 기술되었다. 알려진 성별의 차이는 없다.

선행 및 유발요인

연령 증가가 위험요인으로 생각된다. 20세에서 59세 사이 코호트에서 연령 증가는 아침형 하루주기 경향의 증가와 연관이 있음이 관찰되었고 아침형 경향은 수많은 연령-수면 관계의 중요한 매개자이다. 비정상적인 하루주기 위상에서 잘 수 있는 환자의 능력(위상내성, phase tolerance)은 이상반응이 나타나는 정도에 영향을 미치며, 이러한 적응성은 개인마다 다르다. 연령과 위상내성 사이의 관계와 관련하여 서로 상충하는 연구결과가 있으며, 일부는 나이가 위상내성을 줄이고 나이가 실제로 보호 효과가 있다고 보고했다. 각 연구들의 연령대가 달라 방법적으로 이들을 직접 비교하기는 어렵다. 선택된 가족집단들 사이에서 명백히 입증된 바와 같이, 유전적 요인은 또한 이 상태의 발생에 영향을 미칠 수 있다(병리와 병태생리 부분 참조). 환경 영향은 하루주기위상의 진전을 유발시키거나, 유지 또는 악화시킬 수 있지만, 확실하게 입증되지는 않았다. 전진수면각성위상장애는 신경발달장애 소아에서 보고되었다. 특히, 자폐스펙트럼장애가 있는 소아와 Smith-Magenis증후군이 있는 소아에 대한 연구는 멜라토닌의 분비 양상에 뚜렷한 변화가 있는 것을 보여주었으며 이는 매우 이른 아침에 일어나는 위상전진으로 나타날 수 있다.

가계 양상

다양한 그룹에서 가족형 전진수면각성위상장애를 보고하였다. 이러한 경우는 더 이른 나이의 발병이 특징일 수 있다. 가족형과 비가족형 중 어느 쪽이 더 흔한지 명확하지 않다.

발병, 경과 및 합병증

잠이 깬 후 다시 잠들려고 반복적으로 노력하는 시도는 동반된 만성불면장애를 일으킨다. 알코올이나 다른 진정제 그리고/또는 자극제를 사용하여 증상을 완화시키고자 하는 것이 기저의 수면/각성장애를 더 악화시킬 수 있다. 신경발달장애와 전진수면각성위상장애를 가진 소아의 보호자에게 미치는 영향은 특히 심각할 수 있다.

발달 문제

전진수면각성위상장애는 노년층에서 가장 자주 발생한다. 전진수면각성위상장애가 이른 나이에 발생했다면, 가족력 여부를 추가로 조사해야 한다. 보호자는 어린이가 아침에 “너무 일찍” 깨어났다고 보고할 수 있으며 이는 가정의 일상에 지장을 주고 부모의 수면을 줄일 수 있다. 이는 성인의 감독이 필요할 수 있는 어린 아이들에게 특히 해당된다. 그러나 이러한 보호자의 불만은 진정한 수면-각성시간의 전진보다는, 어린 자녀의 "적절한" 기상시간에 대한 보호자의 비현실적인 기대 그리고/또는 발달상 부적절하게 이른 취침시간으로 인해 침상에 누워 있는 시간이 과도하게 길어지는 것과 더 관련이 있다. 경우에 따라 아이들은 부모의 관심, TV시청이나 깨어날 때 다른 미디어 활용 기회로 이러한 행동을 강화하기 때문에 원하는 것보다 더 일찍 기상할 동기를 갖기도 한다. 어린이가 특히 청소년기에 밤에 “너무 일찍 잠이 든다”는 경우는 드물며 이 때는 만성수면부족 그리고/또는 수면장애로 인해 수면요구가 증가된 것임을 의심해야 한다. 어린이들 사이에서 수면개시와 종료의 진전을 잘 볼 수 없는 것은 부분적으로는 이 연령대에 일찍 잠자리에 가기를 바라는 사회적 기대 때문일 수 있다. 따라서 하루주기형과의 불일치로 인한 가능성은 적다.

병리와 병태생리

가능한 원인은 다음과 같다: (1) 위상을 지연시키는 하루주기시계의 변경; (2) 동조화 요인에 대한 빛의 위상반응곡선의 위상전진 영역의 우세; (3) 자발적이거나 비자발적으로 유도된 동조화 요인의 강도의 변형 (예: 적절한 하루주기리듬의 시간에 빛 노출) 또는 (4) 내인성하루주기박동조율기(pacemaker)의 주기 단축. 이 중 마지막 원인만이 가족성 전진수면각성위상장애 환자들에서 확실하게 입증되었다. 유전자분석 결과, Period유전자(*hPer2*)의 카세인키나아제(*CK1ε*) 결합영역의 과오돌연변이(missense mutation)가 확인되었고 이는 결과적으로 *CK1ε*에 의한 저인산화를 일으킴이 체외실험에서 관찰되었다. Period단백질의 저인산화는 전사를 촉진시키며, 궁극적으로 시계주기의 길이를 감소시킨다. 그러나 같은 연구에서 다른 코호트와 다른 연구에서는 *hPer2* 돌연변이가 밝혀지지 않았다는 사실이 보여주듯 가족성 전진수면각성위상장애에서 유전적 이질성은 명백하다. 일본의 가족성 전진수면각성위상장애 코호트에 대한 별도의 보고서는 다른 카제인키나제 유전자(*CKIδ*)에서 과오돌연변이(missense)를 보고하였으며, 이는 또한 체외 분석에서 효소활성을 감소시켰다. 또 다른 그룹은 뚜렷한 전진수면각성위상장애가 없는 극단적인 아침형(설문지기반)과 *hPer1*과 *hPer2* 다형성 사이의 연관성을 보고했다.

객관적 소견

가족성 전진수면각성위상장애 환자들은 하루주기리듬의 위상을 측정하는 검사에서 대조군에 비해 체온리듬과 DLMO의 전진을 확실하게 보여준다. 비가족성 전진수면각성위상장애 환자들 중에서, 하루주기리듬의 표지 시각이 더 넓은 범위에서 관찰되었으며 일부 값은 대조군과 비슷했다.

수면다원검사(일반적으로 필요하지 않으며 진단을 위해서도 필요하지 않다)가 환자가 선호하는 전진된 수면 시간에 시행된다면 결과는 연령대비 정상이다. 그러나 일반적인 취침과 기상시간으로 검사를 하게 되는 경우, 수면다원검사에서는 짧은 수면잠복기와 이른 기상, 총수면시간의 단축이 나타날 수 있다.

감별진단

전진수면각성위상장애는 특히 노약자나 미취학 연령에서의 기능적 문제없이 이른 취침시간을 유지하는 "정상" 수면 양상과 구별되어야 한다. 전진수면각성위상장애는 또한 *만성불면장애*를 포함하는 이른 기상의 다른 원인과 구별되어야 한다. *잘못된 수면위생*, 특히 노인에서의 저녁 낮잠과 *불규칙한 수면-각성 양상*의 가능성도 고려해야 한다. "동조화되지 않은(non-trained, free-running) 하루주기리듬"의 가능성도 고려해야 하지만, 이런 환자들은 대부분 맹인이며 내부 리듬과 낮/밤과의 관계에 따라 주기적으로만 불면증을 호소한다. *주요우울증*은 고려되어야 하는 이른 기상의 일반적인 원인이다. 이 환자들은 전진수면각성위상장애의 특징인 이른 저녁에 졸려 하는 증상이 일반적으로 없다. 지속되는 어떤 종류의 수면장애와 마찬가지로 이차적으로 불면증이 발생할 수 있다. Horne-Östberg설문지(또는 다른 하루주기형 설문지)는 환자가 호소하는 수면/각성의 문제에 아침형 하루주기형이 기여하는지 아는데 도움이 될 수 있다. 한 개 이상의 요인들이 기여하는 것이 일반적이므로, 각각의 요인들을 적절하게 해결해야 한다.

미해결 문제 및 향후 방향

기존의 문헌에서는 임상의들이 엄격하게 정의된 전진수면각성위상장애를 가진 환자를 만날 가능성은 별로 없다고 제시한다. 가족형 코호트가 확인될 때까지 단지 4건만이 발표되었다. 다양한 치료 시도에서, 전진성 수면위상이라고 주관적으로 보고한 연구참여자들도 실제는 정상적인 취침 및 기상시간을 가졌음이 이를 뒷받침한다. 유지불면증/이른-아침각성만 *유일하게* 호소하는 환자들만을 뽑아 진행한 연구에서는 생리적으로 측정한 하루주기리듬의 현저한 전진(빠른 타이밍)을 보여주었다. 이른 저녁 졸림이 없는 이유는 취침시간이 기상시간보다 더 쉽게 바뀔 수 있고, 사회생활 또는 가족과의 생활에 지장을 주어 좀 더 적극적으로 일찍 자지 않으려 하기 때문일 수 있다. 또는 잠자리/침실에 들어가기 전에 취하는 저녁수면에 대해서 환자가 보고하지 않아 그럴 수 있다. 저녁 졸림이 나타나지 않거나 그리 뚜렷하지 않다면, 전진수면각성위상장애 대신 *전진관련 수면불만*(advance-related sleep complaint)이라는 명칭이 사용될 수 있다. 이 광의의 명칭이 사용된다면, 좀 더 많은 사람들에게서 관찰될 수 있다(40-64세의 개인 연구에서 응답자의 7%가 답함). 가족성 전진수면각성위상장애가 관련된 경우에 비해 비가족성 전진수면각성위상장애(또는 전진관련 수면불만)에 대해서는 병태생리에 대한 지식이 제한적이다. 생리적으로 측정한 하루주기리듬의 사용이 증가하게 된다면 임상의들에게 제시할 정상치 개발이 필요하다. 이러한 지식의 격차는 소아청소년 인구에서 더욱 두드러진다.

❖ 참고문헌

Ando K, Kripke DF, Ancoli-Israel S. Delayed and advanced sleep phase symptoms. Isr J Psychiatry Relat Sci 2002;39:11–8.

Auger R. Advance-related sleep complaints and advanced sleep phase disorder. Sleep Med Clin 2009;4:219–27.

Campbell SS, Dawson D, Anderson MW. Alleviation of sleep maintenance insomnia with timed exposure to bright light. J Am Geriatr Soc 1993;41:829–36.

Carpen JD, Archer SN, Skene DJ, Smits M, von Schantz M. A single-nucleotide polymorphism in the 5'-untranslated region of the hPER2 gene is associated with diurnal preference. J Sleep Res 2005;14:293–7.

Carpen JD, von Schantz M, Smits M, Skene DJ, Archer SN. A silent polymorphism in the PER1 gene associates with extreme diurnal preference in humans. J Hum Genet 2006;51:1122–5.

Carrier J, Monk TH, Buysse DJ, Kupfer DJ. Sleep and morningness-eveningness in the 'middle' years of life (20-59 y). J Sleep Res 1997;6:230–7.

Horne JA, Ostberg O. A self-assessment questionnaire to determine morningness-eveningness in human circadian rhythms. Int J Chronobiol 1976;4:97–110.

Jones C, Campbell SS, Zone SE, et al. Familial advanced sleep phase syndrome: A short-period circadian rhythm variant in humans. Nature Med 1999;5:1062–5.

Kamei R, Hughes L, Miles L, et al. Advanced-sleep phase syndrome studied in a time isolation facility. Chronobiologia 1979;6:115.

Moldofsky H, Musisi S, Phillipson EA. Treatment of a case of advanced sleep phase syndrome by phase advance chronotherapy. Sleep 1986;9:61–5.

Palmer CR, Kripke DF, Savage HC Jr, Cindrich LA, Loving RT, Elliott JA. Efficacy of enhanced evening light for advanced sleep phase syndrome. Behav Sleep Med 2003;1:213–26.

Sack RL, Auckley D, Auger RR, et al., Circadian rhythm sleep disorders: part II, advanced sleep phase disorder, delayed sleep phase disorder, free-running disorder, and irregular sleep-wake rhythm. An American Academy of Sleep Medicine review. Sleep 2007;30:1484–501.

Satoh K, Mishima K, Inoue Y, Ebisawa T, Shimizu T. Two pedigrees of familial advanced sleep phase syndrome in Japan. Sleep 2003;26:416–7.

Singer CM, Lewy AJ. Case report: use of the dim light melatonin onset in the treatment of ASPS with bright light [abstract]. Sleep Res 1989;18:445.

Toh K, Jones CR, He Y, et al. An hPer2 phosphorylation site mutation in familial advanced sleep phase syndrome. Science 2001;291:1040–3.

Xu Y, Padiath QS, Shapiro RE, et al. Functional consequences of a CKIdelta mutation causing familial advanced sleep phase syndrome. Nature 2005;434:640–4.

Yoon IY, Kripke DF, Elliott JA, Youngstedt SD, Rex KM, Hauger RL. Age-related changes of circadian rhythms and sleep-wake cycles. J Am Geriatr Soc 2003;51:1085–91.

불규칙수면각성리듬장애
Irregular Sleep-Wake Rhythm Disorder

ICD-9-CM code: 327.33 **ICD-10-CM code: G47.23**

대체 이름

불규칙수면각성주기장애(irregular sleep-wake cycle disorder), 불규칙수면각성리듬유형(irregular sleep-wake rhythm type).

진단기준

◆ 기준 A-D가 모두 충족되어야 함

A. 환자 또는 보호자가 예정된 수면시간(일반적으로 밤) 동안 불면증 증상, 낮 동안의 과도한 졸림(낮잠) 또는 두 가지 모두를 특징으로 하는, 24시간 동안의 불규칙한 수면 및 각성 삽화의 만성 또는 재발 양상을 보고함.

B. 적어도 3개월 동안 증상이 있음.

C. 수면일지의 기록과 가능하다면 적어도 7일 동안, 바람직하게는 14일 동안의 활동기록기를 착용하여 24시간 동안 주요 수면기간 대신 여러 번의 불규칙한 수면삽화(적어도 3회)가 나타나야 함.

D. 이 수면장애는 다른 현재의 수면장애, 의학적 또는 신경학적 질환, 정신과적 장애, 약물 또는 물질사용장애로 더 잘 설명되지 않아야 함.

필수 특징

불규칙수면각성리듬장애(irregular sleep-wake rhythm disorder, ISWRD)는 명확하게 정의된 수면과 각성의 하루주기리듬이 없는 것이 특징이다. 만성 또는 반복적으로 수면-각성 양상은 무질서하게 분포하고 수면 및 각성 삽화가 24시간 내내 변할 수 있다. 환자는 하루의 시간과 특정 수면각성 양상에 따라 불면증과 과도한 졸림을 보인다.

관련 특징

불규칙수면각성리듬장애는 치매와 같은 퇴행신경질환과 발달장애가 있는 어린이에게서 더 흔하게 관찰된다. 환자는 일반적으로 시간에 따라 불면증이나 과도한 졸림을 나타낸다. 24시간 주기의 수면과 각성 삽화가 단편화되며 가장 긴 수면 시간은 일반적으로 4시간 미만이다. 환자나 보호자는 낮잠을 자주 보고한다. 24시간 동안 취하는 총수면 시간은 연령에 맞는 정상 범위일 수 있다.

임상 및 병태생리 아형

일몰증후군(sundowning)을 경험하는 알츠하이머병이 있는 노인들은 그렇지 않은 노인들보다 수면 분절이 훨씬 더 심하고 하루주기리듬의 진폭이 더 감소하는 임상 유형을 나타낸다.

인구통계

인구학적 양상은 일반적으로 신경발달장애 및 신경퇴행질환과 같은 동반 위험인자의 양상과 유사하다.

선행 및 유발요인

알츠하이머병, 파킨슨병 및 헌팅턴병과 같은 신경퇴행질환은 불규칙수면각성리듬장애의 위험을 증가시킨다. 발달장애가 있는 어린이에서도 불규칙수면각성리듬장애의 위험도가 증가한다.

좋지 않은 수면위생, 활동 및 사회 일정과 같은 외부와 동조화할 수 있는 자극에 노출이 적은 경우, 특히 시설에 거주하는 노인에서 불규칙수면각성리듬장애 발생에 관여하는 소인 및 유발요인이 될 수 있다.

가계 양상

해당사항 없거나 또는 알려진 바 없음.

발병, 경과 및 합병증

모든 나이에서 발생할 수 있다. 성인의 불규칙수면각성리듬장애의 과정과 합병증에 대해서는 알려진 바가 거의 없다. 야간 수면 동안의 잦은 각성 및 야간 방황이 노인들에서 낙상의 간접적인 합병증이 될 수 있다. 환자의 수면-각성장애 외에도 보호자의 수면 역시 종종 방해를 받는다. 불규칙수면각성리듬장애와 관련된 수면 및 각성 방해는 환자가 시설로 들어가게 되는 흔한 원인이 된다.

발달 문제

보호자들은 불규칙수면각성리듬장애를 가진 소아가 원하는 취침시간에 잠들지 못하거나 저녁에 "너무 일찍 잠든다", "너무 일찍" 일어나거나 또는 아침에 깨우기 어렵다, 또는 주간에 부적절한 낮잠을 보인다고 보고한다. 부모는 자녀가 너무 많이 자거나 너무 적게 자고 부적절한 시간에 자고 있다고 보고한다. 낮 동안, 특히 앉아있는 활동 중에 아이를 깨우려고 하나 종종 실패한다. 불규칙수면각성리듬장애를 다른 수면장애 또는 다른 하루주기리듬수면각성장애와 구별하는 주요 특징은 길게 지속되는 수면시간이 없고 24시간 동안 수면을 취하는 시간이 무작위로 발생하며, 명확하게 예측할 수 있는 주요 수면-각성 양상이 거의 없고 일일 및 주간 별 변동성을 보인다는 것이다. 보호자의 수면과 낮 동안의 기능에 대한 영향은 특히 심각하다.

소아의 불규칙수면각성리듬장애의 표현형은 기저질환과 연관하여 증상의 발현, 심각도, 만성 여부에 따라 차이가 있다. 예를 들어, 발달 지연을 특징으로 하는 자폐증 또는 염색체증후군과 같은 만성신경질환을 가진 소아는 보다 자연적으로 호전되는 조건을 가진 소아(예: 뇌진탕 후)에 비해 치료하기 더 어렵고 치료에 잘 듣지 않는 양상을 가질 수 있다.

불규칙수면각성리듬장애는 정상적으로 발달중인 어린이에게는 드물지만 환경적 또는 행동 요인으로 유발될 수 있다. 이것은 혼란스러운 가정 때문에 불규칙하거나 분절된 취침 일정을 가진 아이들에게서 볼 수 있다. 발달장애가 있는 어린이는 불규칙수면각성리듬장애 위험이 보다 더 높다. 예를 들어, 자폐증, 아스퍼거증후군 또는 다른 발달장애(pervasive developmental disorder NOS)가 있는 어린이는 매우 불규칙한 수면 양상을 보인다. 또한 이 어린이들은 더 심하고 만성적인 하루주기리듬이상이 있으며 재발위험이 높다.

불규칙수면각성리듬장애와 비24시간수면각성리듬장애는 염색체 15q11-q13의 이상과 관련된 신경발달장애인 Angelman증후군에서 흔하며, 신체이상과 지적장애 및 학습장애를 갖는 신경발달 유전질환인 Williams증후군이 있는 어린이에게서도 보고되었다. 자폐스펙스럼장애가 있는 소아 및 성인과 Smith-Magenis증후군이 있는 소아에 대한 연구에서 멜라토닌 분비 양상이 크게 변화되어 있음이 보였다. Smith-Magenis증후군은 17번 염색체의 짧은 팔에 이상이 생겨 발병하는 발달장애이다. 이 병은 경하거나 중등도의 지적장애, 특징적인 얼굴 형태, 수면장애와 행동장애가 특징이다. 멜라토닌과 대사산물의 농도 감소, 멜라토닌 분비가 주간에 높아져 있고 비정상적/진폭이 감소된 멜라토닌리듬이 보고되었다. 이러한 결과는 멜라토닌 합성효소의 다형성 또는 멜라토닌 수용체 유전자의 변이 때문일 수 있다. 이들 집단에서 하루주기리듬장애, 특히 불규칙수면각성리듬장애에 대한 다른 기전은 시계유전자의 다형성 및 사회적/환경적 신호에 의한 동조화 감소로 추정한다.

정상적으로 발달 중인 어린이와 청소년의 경우 불규칙수면각성리듬장애에 취약하게 하는 의학적 상태가 있을 수 있다. 여기에는 외상뇌손상과 만성피로증후군이 포함된다. 뇌종양 생존자, 특히 시상하부뇌하수체축이 손상된 환자는 불규칙수면각성리듬장애를 포함하여 하루주기리듬장애의 유병률이 증가할 수 있다.

소아 집단의 불규칙수면각성리듬장애에 대한 문헌은 거의 없다. 유병률, 성별, 인종적/민족적 차이는 알 수 없다. 소아 집단에서 다양한 치료 방식의 영향, 자연적으로 증상이 호전될 가능성 또는 장기 결과를 포함한 불규칙수면각성리듬장애의 임상 경과에 대해서는 알려진 바가 거의 없다. 신경발달장애와 불규칙수면각성리듬장애를 가진 어린이의 보호자에게 미치는 영향은 특히 중대할 수 있다.

불규칙수면각성리듬장애의 유병률은 나이가 들수록 증가하지만, 노화 그 자체보다는 노화와 관련된 질환의 증가가 이 연관성을 설명하는 것으로 보인다.

병리와 병태생리

불규칙수면각성리듬장애의 병인은 다요인적일 수 있다. 하루주기시계의 해부학적 또는 기능적 이상은 휴식과 활동의 불규칙적 양상을 초래할 수 있다. 또한 빛과 구조화된 신체, 사회생활과 같은 환경동조화 요인에 대한 노출이 감소될 경우(시설에 거주하는 노인, 발달장애가 있는 어린이들) 불규칙적인 수면-각성 주기의 발생에 기여할 수 있다.

객관적 소견

세심한 수면 병력청취 외에, 수면일지 기록과 활동기록기를 착용하여 수면-각성 주기에서 명확하게 정의된 하루주기가 없음을 확인한다. 대신에 24시간 동안 여러 번의 불규칙적인 수면과 각성 삽화가 발생한다. 불규칙한 수면각성리듬을 식별하기 위해 수면일지와 활동기록기를 사용한다. 불규칙적인 수면각성 양상은 24시간 동안 여러 번의 수면삽화(일반적으로 2-4시간)를 갖는 것으로 정의된다. 양상은 날마다 다를 수 있으므로 불규칙한 양상을 다른 하루주기리듬수면각성장애와 구별하기 위해 최소 7일, 바람직하게는 14일 관찰이 필요할 수 있다.

수면다원검사는 진단을 위해 필요하지 않다. 수면다원검사는 다른 동반수면장애의 진단에 유용할 수 있다. 24시간 이상 동안 심부체온과 멜라토닌과 같은 다른 하루주기리듬의 관찰로 뚜렷한 하루주기리듬의 손실 또는 낮은 진폭을 관찰할 수 있다.

감별진단

*수면위생이 불량하고 불규칙한 수면일정을 자발적으로 유지하는 것*은 불규칙한 수면-각성 양상과 구별되어야 한다. 불규칙한 수면각성리듬을 가진 사람들은 불면증을 호소할 수 있다. 수면일기 또는 활동기록기를 주의 깊게 분석하면 24시간 주기 동안 불규칙적인 수면 기간이 여러 번 나타남을 확인할 수 있다. 성인과 어린이 모두에서, 수면분절과 낮잠을 자게 하는 다른 원인, *동반된*

*의학적 및 정신과적 장애, 다른 수면장애 또는 약물*이 확인되고 치료되어야 한다.

미해결 문제 및 향후 방향

병태생리 및 임상경과, 치료반응 및 성인과 어린이의 장애로 인한 합병증에 대한 지식이 제한적이다. 빛과 활동과 같은 환경적 동조요인 변경의 상대적 기여와 불규칙한 수면 및 각성 양상을 유발하는 내인성 하루주기시계의 기능장애에 대한 추가 연구는 이 질환에 대한 이해를 향상시킬 것이다.

❖ 참고문헌

Hopkins R, Rindlisbacher P. Fragmentation of activity periods in Alzheimer's disease. Int J Geriatr Psychiatry 1992;7:805–12.

McCurry SM, Ancoli-Israel S. Sleep dysfunction in Alzheimer's disease and other dementias. Curr Treat Options Neurol 2003;5:261–72.

Okawa M, Mishima K, Hishikawa Y, Hozumi S, Hori H, Takahashi K. Circadian rhythm disorders in sleep-waking and body temperature in elderly patients with dementia and their treatment. Sleep 1991;14:478–85.

Pillar G, Shahar E, Peled N, Ravid S, Lavie P, Etzioni A. Melatonin improves sleep-wake patterns in psychomotor retarded children. Pediatr Neurol 2000;23:225–8.

Pollack C, Stokes P. Circadian rest-activity rhythms in demented and non-demented older community residents and their caregivers. J Am Geriatr Soc 1997;45:446-52.

Shochat T, Martin J, Marler M, Ancoli-Israel S. Illumination levels in nursing home patients: Effects on sleep and activity rhythms. J Sleep Res 2000;9:373–9.

Volicer L, Harper DG, Manning BC, Goldstein R, Satlin A. Sundowning and circadian rhythms in Alzheimer's disease. Am J Psychiatry 2001;158:704–11.

Witting W, Kwa I, Eikelenboom P, Mirmiran M, Swaab D. Alterations in the circadian rest-activity rhythm in aging and Alzheimer's disease. Biol Psychiatry 1990;27:563–72.

Zee PC, Vitiello MV. Circadian rhythm sleep disorder: irregular sleep wake rhythm type. Sleep Med Clin 2009;4:213–8.

비24시간수면각성리듬장애

Non-24-Hour Sleep-Wake Rhythm Disorder

ICD-9-CM code: 327.34 **ICD-10-CM code: G47.24**

대체 이름

자유진행장애(free-running disorder), 비동조화장애(nontrained disorder), hypernychthemeral증후군.

진단기준

◆ 기준 A-D가 모두 충족되어야 함

A. 불면증, 주간과다졸림 또는 두 가지 모두가 무증상 삽화와 번갈아 나타나며 24시간의 낮밤주기와 수면각성 성향의 내인성 하루주기리듬 사이의 어긋남으로 발생함.

B. 증상은 3개월 이상 지속됨.

C. 14일 이상, 바람직하게는 시각 장애인의 경우 더 긴 수면일지와 활동기록기로 보통 24시간보다 긴 하루주기로 인해 매일 지연되는 수면과 각성 양상이 나타남.

D. 이러한 장애는 다른 현재의 수면장애, 의학적 또는 신경학적, 정신과적 질환, 약물 또는 물질사용장애로 잘 설명되지 않음.

◆ 주석

1. 환자는 점차적으로 지연되는 수면-각성 양상과 간헐적인 불면증과 과도한 졸림을 나타낼 수 있다. 개별 증상은 수면-각성 성향에 따른 하루주기리듬과 관련하여 잠을 자려고 하는 시점에 따라 나타날 수 있다. 매일 지연되는 정도는 내인성 하루주기의 길이에 따라 달라지며 30분 미만(기간이 24시간에 가까운 경우)에서 1시간 이상(기간이 25시간 보다 긴 경우)까지 다양할 수 있다.
2. 증상 삽화는 일반적으로 수면잠복기가 점차 길어지고, 수면개시가 점차 지연되는 것으로 시작된다. 수면성향 리듬이 점차 낮으로 바뀌면 환자는 밤에 잠이 들기 어렵고 낮 동안 깨어있기 어렵게 된다. 수면-각성 성향리듬이 점차 더 이동하게 되면 환자는 늦은 오후와 저녁에 졸리거나 낮잠을 자고, 취침시간이 빨라지며, 수면잠복기가 짧아진다고 호소한다.
3. 비동조화된 리듬을 확인하기 위해 2-4주 간격으로 두 시점에서(즉, 하루주기리듬이 이동하는 충분한 시간을 허용하기 위해) 얻은 DLMO 또는 소변의 6-sulfatoxymelatonin 리듬과 같은 다른 하루주기리듬을 측정한다.

필수 특징

비24시간수면각성리듬장애(non-24-hour sleep-wake rhythm disorder, N24SWD)는 내인성

하루주기박동조율기가 24시간 낮밤의 주기에 동조화되지 않아 발생하며 불면증 또는 과도한 졸림을 특징으로 한다. 비24시간 주기는 24시간보다 짧거나 혹은 일반적으로 더 길 수 있다. 내인성 하루주기리듬이 외부의 24시간 환경에 맞춰지지 않기 때문에, 환자는 하루주기리듬의 수면각성 성향에 맞춰 수면을 취할 때 그에 따라 증상이 달라진다. 환자는 일반적으로 잠들기 어렵거나 잠 들어있는 상태, 지나친 졸림 상태 또는 둘 모두를 짧은 무증상 기간과 번갈아 경험한다. 수면-각성 증상의 심각성은 다양할 수 있다. 내인성 리듬이 외부 시간에 맞추어져 있는 무증상 기간으로 시작하여 수면잠복기가 점차적으로 증가하고 환자는 점차 수면개시 불면증을 호소한다. 수면위상이 계속 이동하여 최대의 내인성 수면 경향이 주간에 존재하게 되면 환자는 낮 동안 깨어있기 힘들게 되고 (여러 번의 낮잠을 자게 됨) 졸림을 호소하게 된다.

관련 특징

비동조화된 하루주기리듬을 갖는 대부분의 환자는 완전 시각상실이며, 하루주기 박동조율기에 대한 빛자극의 부족함이 하루주기리듬 동조화의 실패와 관련된다. 소수의 완전 실명을 가진 맹인들에서 시력저하가 바깥쪽 망막층의 장애(막대와 원뿔 세포층)의 문제로만 발생하고 내인성 감광성망막신경절세포(intrinsically photosensitive retinal ganglion cell)와 망막시상하부경로의 기능이 유지된다면, 기능적으로 하루주기 광수용체와 동조화된 리듬을 유지할 수 있다. 일부 시각장애인은 비광원신호(예: 신체활동의 타이밍)에 동조화를 할 수 있어, 일부의 예에서는 반대방향으로 동조가 일어나기도 한다. 시력이 있는 경우, 사회와 행동요인이 이 장애의 발생과 유지에 중요한 역할을 할 수 있으며, 이 경우 정신장애의 발생률이 높다. 때로는 장애가 지적발달장애 또는 치매와 관련이 있다. 시력이 정상인 환자에서는 흔히 수면위상이 지연된 병력이 있으며, 빛 노출 및 구조화된 사회와 신체활동에 대한 노출이 줄어든 경우가 있다. 시력이 있는 N24SWD 일부 환자에서 긴긴 수면시간을 보이기도 한다.

인구통계

완전 실명을 가진 맹인의 절반 이상이 비24시간하루주기리듬을 가지고 있다고 생각된다. 맹인의 50%~80%가 수면장애를 호소한다. 성인과 어린이에서 비24시간수면각성리듬장애의 유병률, 성별 및 인종/민족적 차이는 알려져 있지 않다.

선행 및 유발요인

완전 실명이 가장 흔한 원인이다. 시력이 있는 사람들의 경우, 이 장애는 하루주기리듬의 동조를 일으키는 자극들, 특히 빛에 대한 노출이 감소되거나 부적절하게 노출되는 것과 같은 특정 환경 조건에 의해 유발될 수 있다. 지연수면-각성위상각성위상장애는 시력이 정상인 사람에서 비24

시간수면각성리듬장애의 소인이 될 수 있다. 지연수면각성위상장애 대한 시간요법 치료 후에 생기기도 한다. 이 장애는 성인에서 외상뇌손상 후 발생이 보고되었다.

가계 양상

해당사항 없거나 또는 알려진 바 없음.

발달 문제

보호자는 어린이가 원하는 취침시간에 잠들기가 어렵거나, 저녁에 너무 일찍 잠들거나, 너무 일찍 일어났거나, 아침에 일어나 하루 종일 깨어 있는 데 어려움을 겪는다고 보고한다. 부모는 자녀가 잠이 너무 많거나 적거나 불충분한 시간에 잠을 잔다고 불평할 수 있다. 비24시간수면각성리듬장애를 다른 수면장애 또는 다른 하루주기리듬수면각성장애와 구별하는 주요 특징은 다음 두 가지이다. (1) 소아의 수면 양상과 24시간 낮밤 주기 사이의 예측할 수 있는 불일치 양상(몇 주에서 수 주간 수면개시와 종료의 점진적인 지연); 그리고 (2) 일시적인 기간 동안 명백한 "증상 완화"의 기간. 이때 소아의 하루주기리듬의 취침성향이 원하는 수면시간대와 일치한다. 보호자의 수면과 주간 기능에 대한 영향이 매우 심각하다.

비24시간수면각성리듬장애는 일반적으로 성장중인 시력이 있는 어린이에게는 극히 드물지만 지적장애와 실명을 가진 어린이에게는 어느 정도 빈도가 보고되었다. 예를 들어, 다양한 원인에 의한 시신경저형성증이 있는 소아, 특히 뇌랑저형성과 동반한 심각한 시력 및 지적장애를 가진 어린이는 비24시간수면각성리듬장애의 특징을 갖는 것으로 보고되었다. 비24시간수면각성리듬장애는 또한 Rett증후군(거의 소녀에게만 발생하는 유전장애로, 심한 발달퇴행, 언어지연 및 제한된 사회적 상호작용을 특징으로 함), 자폐스펙트럼장애 및 Angelman증후군, 염색체 15q11-q13 이상과 관련된 신경발달장애를 가진 소아 환자에서 관찰되었다. 이러한 모든 장애에서 공통적인 기전은 사회적/환경적 시간단서(zeitgeber)에 대한 인지나 습득에 실패하여, 24시간에 동조되지 못한 것으로 추정된다. 또한 환경 및 기타 동조화 신호에 노출이 제한적이거나 부적절하게 노출된 정상 지능의 정상 시력 어린이나 청소년에서 비24시간수면각성리듬장애의 출현을 설명하는 몇 가지 사례 보고서가 있다(예: 낮에는 빛 감소 그리고/또는 저녁에는 과도한 빛 노출). 이러한 환자들은 사회적 상호작용을 회피하게 하는 심한 정신장애(예: 불안)나 장기간 활동을 할 수 없게 하는 의학적인 상태(외상뇌손상, 만성피로)를 가지는 경우가 흔하다.

소아집단에서 비24시간수면각성리듬장애의 임상 경과, 즉, 다양한 치료 방식의 영향, 자연적인 증상 소실의 가능성 또는 장기적 결과에 대해서는 알려진 바가 거의 없다.

소아에서는 기저질환과 관련되어 증상의 발현, 중증도 및 만성 여부의 차이를 보이는 비24시간수면각성리듬장애의 다양한 표현형이 있을 수 있다. 예를 들어, 실명 또는 신경발달장애와 같은 만성신경장애를 가진어린이는 자연적으로 호전될 수 있는 경우(예: 외상뇌손상)를 가진 어린이에 비해 치료하기가 더 어렵고 치료에 잘 듣지 않을 가능성이 높다.

발병, 경과 및 합병증

시각장애가 있는 모든 연령에서 발생할 수 있으며, 선천적으로 시각장애가 있는 어린이의 경우 출생 시 또는 유아기에 발병할 수 있다. 치료를 받지 않으면 만성적이다. 수면 및 기상시간을 조절하려는 시도에는 알코올, 진정/수면제 및 각성제를 사용하는 것이 포함될 수 있으며, 이는 기저 수면장애를 악화시킬 수 있다. 우울 증상 및 기분 장애는 특히 시력이 있는 환자에서 동반된다. 취침-기상시간을 예측할 수 없고 과도한 주간졸림으로 인해 학교 또는 업무수행에 대한 악영향 과 기타 심리사회적인 합병증이 발생하는 것이 치료를 찾는 주요 요인이다.

병리와 병태생리

인간의 하루주기박동조율기의 내인성 주기는 일반적으로 24시간보다 길기 때문에, 24시간인 하루와 동시성을 유지하기 위하여 매일 환경에서 신호를 받아야한다. 낮밤의 주기는 인간에서(다른 종에서도 마찬가지로) 가장 중요한 환경적 시간신호(zeitgeber)지만, 빛자극 외의 시간 신호도 정상적인 동조 과정에 중요한 역할을 한다. 하루주기 박동조율기에 빛자극을 주지 못하는 것이 완전실명 맹인에서의 비동조화 리듬의 명확한 원인이다. 시력이 있는 사람에서는 부적절하게 빛에 노출되어 체계적인 지연이 비24시간수면각성리듬장애 발달에 기여할 수 있다. 또한, 24시간 주기로 동조화되는 범위를 벗어나는 극단적으로 긴 내인성 하루주기를 가진 경우나 또는 빛의 동조화 효과에 대한 하루주기시계의 반응이 변경되면 이 질환이 생길 수 있다.

객관적 소견

수면다원검사에서는 수면 시간과 하루주기 박동조율기의 동기화된 정도에 따라 다른 결과를 나타난다. 장기간(적어도 14일, 이상적으로는 맹인의 경우 14일보다 긴 기간) 동안 수면일지와 활동기록기 기록을 확인하면 수면-각성 주기의 시점과 24시간의 하루 사이에 안정적인 관계가 없음이 나타난다. 수면 및 각성에 대한 내인성 하루주기성향을 따라 수면을 취하게 되면 일반적으로 매일 취침과 기상시간이 지연된다. 멜라토닌과 같은 하루주기리듬을 연속 측정하면 리듬의 위상이 매일 점차 지연되어 24시간보다 더 긴 주기임을 보여준다.

임상 및 병태생리 아형

비24시간수면각성리듬장애를 가진 맹인 환자는 시력이 있는 환자와 임상적으로 다르다. 비24시간수면각성리듬장애를 가진 시력이 있는 환자의 경우, 24시간 주기는 종종 25시간이나 그 이상이며, 맹인 환자의 경우, 24시간 주기는 종종 24시간에 가깝고 24시간보다 짧을 수도 있다.

감별진단

심각한 *지연수면각성위상장애*를 가진 일부 환자에서는 수 일간 30분 또는 그 이상 수면시간이 점진적으로 지연되어 비24시간수면각성리듬장애와 혼동될 수 있다.

의학적, 신경과적 장애(특히 실명, 치매 또는 정신지체)뿐만 아니라 행동 요소와 정신과적 장애는 비24시간수면각성리듬장애의 발달에 중요한 역할을 할 수 있다. 그러나 많은 경우에 생리, 행동 및 환경 등 다발요인이 기여한다. 이러한 경우의 대부분에서 수면장애가 비24시간수면각성리듬장애로 진단되어야 한다. 여기에는 실명과 관련된 비24시간수면각성 양상이 포함된다.

미해결 문제 및 향후 방향

시력을 가진 비24시간수면각성리듬장애 환자의 근본적인 병태생리에 대한 지식은 제한적이다. 시력이 있는 사람의 주요 위험요인은 24시간 주기로 동조화할 수 있는 범위를 벗어나는 긴 내인성 하루주기나 빛에 부적절한 노출로 인해 점진적으로 지연되는 것으로 보인다. 이 위험요인은 지연수면각성위상장애와 비24시간수면각성리듬장애의 중복을 설명할 수 있다. 비24시간수면각성리듬장애의 발병에 있어서 유전적 소인, 환경 또는 사회적 요인 및 외상뇌손상에서의 역할을 이해하고 이 장애에 의해 영향을 받는 다른 건강 문제를 파악하기 위하여 추가 연구가 필요하다. 소아와 청소년의 비24시간수면각성리듬장애의 유병률, 병태생리, 임상적 표현, 자연 경과, 효과적인 치료 전략 및 예후와 관련해서 성인과 비교하여 상당한 지식 격차가 있다.

❖ 참고문헌

Ayalon L, Borodkin K, Dishon L, Kanety H, Dagan Y. Circadian rhythm sleep disorders following mild traumatic brain injury. Neurology 2007;68:1136–40.

Boivin DB, James FO, Santo JB, Caliyurt O, Chalk C. Non-24-hour sleep-wake syndrome following a car accident. Neurology 2003;60:1841–3.

Czeisler CA, Shanahan TL, Klerman EB, et al. Suppression of melatonin secretion in some blind patients by exposure to bright light. N Engl J Med 1995;332:6–11.

Hayakawa T, Uchiyama M, Kamei Y, et al. Clinical analyses of sighted patients with non-24-hour sleep-wake syndrome: A study of 57 consecutively diagnosed cases. Sleep 2005;28:945–52.

Lewy AJ, Newsome DA. Different types of melatonin circadian secretory rhythms in some blind subjects. J Clin Endocrinol Metab 1983;56:1103–7.

Lockley SW, Arendt J, Skene DJ. Visual impairment and circadian rhythm disorders. Dialogues Clin Neurosci 2007;9:301–14.

Lockley SW, Dijk DJ, Kosti O, Skene DJ, Arendt J. Alertness, mood and performance rhythm disturbances associated with circadian sleep disorders in the blind. J Sleep Res 2008;17:207–16.

Lockley SW, Skene DJ, Butler LJ, Arendt J. Sleep and activity rhythms are related to circadian phase in the blind. Sleep 1999;22:616–23.

McArthur A, Lewy A, Sack R. Non-24 hour sleep-wake syndrome in a sighted man: circadian rhythm studies and efficacy of melatonin treatment. Sleep 1996;19:544–53.

Morgenthaler TI, Lee-Chiong T, Alessi C, et al. Practice parameters for the clinical evaluation and treatment of circadian rhythm sleep disorders: An American Academy of Sleep Medicine report. Sleep 2007;30:1445–59.

Sack RL, Lewy AJ, Blood ML, Keith LD, Nakagawa H. Circadian rhythm abnormalities in totally blind people: incidence and clinical significance. J Clin Endocrinol Metab 1992;75:127–34.

Uchiyama M, Lockley SW. Non-24-hour sleep-wake syndrome in sighted and blind patients. Sleep Med Clin 2009;4:195–211.

Uchiyama M, Okawa M, Shibui K, et al. Altered phase relation between sleep timing and core body temperature rhythm in delayed sleep phase syndrome and non-24-hour sleep-wake syndrome in humans. Neurosci Lett 2000;294:101–4.

Uchiyama M, Shibui K, Hayakawa T, et al. Larger phase angle between sleep propensity and melatonin rhythms in sighted humans with non-24-hour sleep-wake syndrome. Sleep 2002;25:83–8.

Zaidi FH, Hull JT, Peirson SN, et al. Short-wavelength light sensitivity of circadian, pupillary, and visual awareness in humans lacking an outer retina. Curr Biol 2007;17:2122–8.

교대근무장애
Shift Work Disorder

ICD-9-CM code: 327.36 **ICD-10-CM code: G47.26**

대체 이름

교대근무수면장애(shift work sleep disorder).

진단기준

◇ 기준 A-D가 모두 충족되어야 함

A. 총수면시간의 감소와 함께 불면증 그리고/또는 과도한 졸림에 대한 호소가 있으며, 이는 일반적인 취침시간과 겹치는 반복되는 작업일정과 관련이 있음.
B. 최소 3개월 동안 증상이 존재하며 교대근무 일정과 관련이 있는 24시간수면각성리듬장애.
C. 최소 14일(근무 및 쉬는 날) 동안 수면일지와 활동측정기(가능하다면 그리고 바람직하게는 빛노출도 함께 측정)에서 수면각성 양상에서의 장애를 보여줌.
D. 수면장애는 현재의 다른 수면장애, 의학적, 신경과적 또는 정신과적 장애, 약 또는 물질사용장애로 더 잘 설명되지 않음.

필수 특징

교대근무장애는 일반적인 수면시간 동안에 적어도 부분적으로 겹치는 근무시간과 관련하여 발생하는 불면증 또는 과도한 졸림이 특징이다. 저녁근무, 야간근무, 이른 아침근무, 순환교대근무, 분할교대근무, 당직 야간근무 및 야간근무를 포함한 장시간 근무 등 몇 가지 유형의 교대근무 일정이 있다. 수면장애는 야간근무, 이른 아침근무 및 순환교대근무와 관련하여 가장 흔하게 보고된다. 총수면시간은 일반적으로 1~4시간 단축되며 수면의 질은 야간, 이른 아침, 순환교대근무 및 장시간 근무자에게 만족스럽지 않은 것으로 인식된다. 직장에서의 업무수행능력의 장애 외에도, 각성도 감소는 업무 및 출퇴근 시 안전에 영향을 미칠 수 있다. 수면장애는 수면환경조건을 최적화하려는 시도에도 불구하고 발생한다. 이러한 수면장애는 일반적으로 교대근무 기간 동안만 지속된다. 그러나 일부에서는 수면장애는 교대근무 기간을 지나서도 지속될 수 있다.

관련 특징

오전 4시부터 오전 7시 사이에 시작되는 이른 아침근무는 아침에 일어나기 어려울 뿐 아니라 수면의 시작에도 어려움이 있을 수 있다. 영구적인 저녁근무는 주로 수면유지의 어려움과 관련이 있다. 과도한 졸림은 대개 근무 중(주로 밤, 이른 아침 및 순환교대근무)에 발생하며, 때때로 낮잠을 자야 할 필요성과 각성도 감소로 인한 정신능력의 장애가 동반된다. 깨어있는 시간 동안 각성도가 감소하고 피로가 증가하면 근무수행 능력이 감소하고 안전 문제를 일으킬 수 있다. 또한, 근무를 하지 않는 쉬는 날에 상당한 시간 동안 부족한 수면을 보충하게 되므로 사회생활에 악영향을 줄 수 있다. 교대근무장애가 없는 교대근무자와 비교할 때, 교대근무장애가 있는 환자는 참을성이 감소하고 동료와 어울리는 것을 회피하고 우울증의 위험도가 증가하며 사회적 기능의 장애와 대처능력저하와 같은 기분문제를 더 많이 호소한다. 교대근무장애가 있는 환자는 주관적인 건강불만, 궤양과 물질 남용의 위험이 더 높다. 졸림관련 오류 및 사고의 위험은 야간, 특히 새벽시간대에 가장 높다. 졸음운전 사고위험은 야간근무자가 집으로 퇴근하고 이른 아침에 근무하는 근무자가 출근하는 이른 아침시간대에 가장 높다.

임상 및 병태생리 아형

교대근무에 적응하는 능력에는 상당한 개인차가 있다. 그러나 이러한 개인차의 근간이 되는 기전은 알려져 있지 않다. 당직야간근무 및 야간근무시간을 포함한 장시간의 근무와 같이 연장된 근무시간을 가진 근무자들은 특정 임상아형을 보인다. 장시간의 지속적인 근무와 연관된 수면부족과 피로는 하루주기리듬의 불일치(야간에 일해야 함)에 더하여 과도한 졸림과 수행장애의 중증도를 증가시킬 수 있다.

인구통계

교대근무장애의 유병률은 인구의 교대근무율에 따른다. 산업화된 국가의 인력 중 약 20%가 교대근무를 필요로 하는 직업에 고용되어 있는 것으로 추산된다. 근무 일정으로 인한 임상적으로 유의한 수면장애와 과도한 주간졸림의 실제 유병률은 알려져 있지 않지만, 야간근무 근로자의 총수를 고려하면 일반 인구의 2~5%의 유병률로 추정된다. 순환근무자와 야간근무자 간의 교대근무장애의 유병률은 10~38%사이인 것으로 추산된다. 그러나 이 수치에는 이른 아침이나 분할교대근무가 있는 근무자들은 포함되지 않았으며 이 군들은 위험도가 다를 수 있다. 성별이나 인종에 따라 교대근무장애에 취약한 정도가 다른지 알려진 바는 없다.

선행 및 유발요인

교대근무 유형에 따라 하루주기리듬의 선호도가 교대근무에 적응하는 능력에 영향을 줄 수 있다. 예를 들어, 아침형 사람은 야간근무 이후 더 짧은 주간 수면을 가진다. 동반된 의학적, 정신과적 장애, 수면무호흡과 같은 수면장애를 가진 사람들 및 안정적인 수면시간이 필요한 사람들은 특히 위험할 수 있다. 근무전후의 사회적 압력(예: 가족 및 친구와의 어울림, 가정에서의 의무, 두 번째 직업 및 여가활동)은 교대근무자의 짧은 수면시간에 기여한다. 사회적 압력은 또한 휴무일에 일관되게 주간 수면일정을 유지하려는 욕구 또는 의지를 감소시켜 하루주기리듬의 조정가능성을 감소시킨다.

가계 양상

해당사항 없거나 알려진 바 없음.

발병, 경과 및 합병증

이 상태는 근무 일정과 밀접한 관련이 있으며, 주요 수면삽화가 근무자가 주로 수면을 취하는 시간에 있으면 완화된다. 간헐적인 야간근무에서 정기적인 야간근무에 이르기까지 매우 다양한 업무일정이 있기 때문에 경과는 매우 다양하다. 교대근무는 때때로 연장된 근무시간을 동반하기 때문에 피로가 복잡한 요소가 될 수 있다. 하루주기리듬의 적응은, 하루 중 부적절한 시간에 빛에 노출되는 것과 대부분의 근로자가 주말과 휴가 동안에는 낮에 활동하고 밤에 잠을 자므로 종종 방해된다. 일부 개인에서는 만성수면장애를 유발할 수 있다는 가설이 있다. 합병증에는 위장, 대사, 생식, 신생물 및 심혈관질환의 악화가 포함된다. 사회 및 가족 간 단절도 빈번하다. 교대근무에 의해 야기되는 수면과 각성장애를 개선하려는 시도에서 약물과 알코올 의존이 발생할 수 있다. 하루주기리듬의 불일치와 수면부족이 동반되어 발생하는 피로와 과다졸림이 중요한 안전 문제를 야기한다. 교대근무장애를 평가할 때 증상의 중증도 외에도 근무자에게 요구되는 각성도정도를 고려해야 한다. 예를 들어 개인이나 공공 안전에 중요한 직업을 가진 근로자(예: 의료종사자 또는 원자력발전소 또는 대중교통운전자)의 경우 조정을 해야하는 기준을 낮출 수 있다.

발달 문제

해당사항 없거나 알려진 바 없음.

병리와 병태생리

이 상태는 하루주기리듬의 불일치 및 수면부족과 직접적인 관련이 있는 것으로 생각된다. 수면 장애는 근로자가 수면을 취해야 하는 시기에 하루주기 각성 과정으로 인해 발생한다. 밤과 이른 아침 동안 과도한 졸림은 부분적으로 누적된 수면부족과 관련이 있으며, 부분적으로는 근무시간 및 출퇴근시간에 감소된 하루주기 각성 신호로 인한 것으로 보인다. 야간근무에 대한 내성은 상당히 다르며 야간근무, 주간 수면의 일정에 대한 하루주기리듬의 적응정도("시계 재설정")의 차이로 인해 발생한다. 다르게는, 내성은 수면과 각성의 조절에 대한 하루주기리듬과 항상성의 영향에 대한 개별적인 차이와 관련될 수 있다. 환경과 사회적 요인은 교대근무일정과 관련된 수면부족을 악화시킬 수 있다.

객관적 소견

교대근무장애는 일반적으로 병력으로 진단할 수 있다. 교대근무장애와 일치하는 방해된 수면-각성 양상을 보여주기 위해 수면일지와 활동측정기가 권장된다. 수면다원검사의 시행은 진단에는 필요하지 않으나 수면장애의 원인이 명확하지 않은 경우에(예를 들어 수면무호흡이나 기면병을 배제하기 위해) 유용하다. 교대근무 후 주간 수면 동안 수면다원검사를 시행하면 수면장애의 중증도를 판단하는 데 유용할 수 있지만, 이는 거의 교대근무장애의 연구목적으로만 수행된다. 수면다원검사는 하루주기리듬에 따른 시간과 관련하여 언제 수면을 취하느냐에 따라 수면의 질이 감소하고 수면잠복기가 길어지거나 수면유지에 어려움이 있거나 총수면시간이 단축될 수 있다. 수면삽화는 잦은 각성으로 인해 분절된다. 수면잠복기반복검사는 교대근무에 해당하는 시간 동안의 과도한 졸림을 보여준다. 측정이 가능한 경우 멜라토닌 리듬의 측정은 하루주기리듬의 불일치정도를 보여주는 데 유용하다.

감별진단

과도한 졸림은 *폐쇄수면무호흡*이나 *기면병*과 같은 다른 일차적인 수면장애에 의해 유발된 것과는 구분되어야 한다. 상충되는 주간활동(예: 육아)과 관련되거나 수면에 대한 환경적 방해요인(예: 주변 소음)과 관련된 불충분한 수면은 종종 졸림을 유발한다. 때때로 *지연수면각성위상장애* 환자는 수면성향에 더 적합한 야간근무 일정을 채택할 수 있다. 불면증과 과도한 졸림은 다른 지속적인 하루주기리듬수면각성장애를 시사할 수도 있다. 그러나 수면장애 발생과 근무시간 분포와의 관계에 대한 병력은 올바른 진단을 위한 충분한 정보를 제공할 수 있다. 좌절감의 증가, 부정적 기대 및 부적절한 수면위생이 교대근무일정 외에 지속될 수 있는 공존하는 *만성불면장애*의 발생에 취약하게 할 수 있다(즉, 교대근무는 불면증의 만성화로 이어질 수 있는 유발요인일 수 있음). 약물 및 알코올 남용 또는 의존은 수면장애를 줄이려는 노력으로 인해 발생할 수 있다.

미해결 문제 및 향후 방향

산업화된 인구집단에서 교대근무의 유병률에 관하여는 충분한 정보가 있으나 교대근무장애의 실제 유병률과 건강과 안전에 미치는 영향에 관한 정보는 적다. 앞으로 교대근무장애를 정의하는 데 필요한 요소, 교대근무장애에 대한 진단도구의 개발, 진단기준을 사용한 교대근무장애의 유병률 파악, 일반적 교대근무에 덧붙여서 교대근무장애로 인한 부담의 해소, 교대근무장애의 건강과 안전에 미치는 기전의 이해, 어떤 교대근무자들이 교대근무장애의 위험이 높은지를 파악 등에 대한 추가연구가 필요하다. 더욱이 교대근무장애의 취약성에 대한 연령, 성별 및 하루주기리듬유형의 역할에 대한 정보도 아직 제한적이다.

❖ 참고문헌

Akerstedt T. Shift work and disturbed sleep/wakefulness. Occup Med 2003;53:89–94.

Ancoli-Israel S, Cole R, Alessi C, Chambers M, Moorcroft W, Pollak C. The role of actigraphy in the study of sleep and circadian rhythms. Sleep 2003;26:342–92.

Boggild H, Knutsson A. Shift work, risk factors and cardiovascular disease. Scand J Work Environ Health 1999;25:85–99.

Costa G. Shift work and occupational medicine: an overview. Occup Med 2003;53:83–8.

Drake CL, Roehrs T, Richardson G, Walsh JK, Roth T. Shift work sleep disorder: prevalence and consequences beyond that of symptomatic day workers. Sleep 2004;27:1453–62.

Drake CL, Wright KP Jr. Shift work, shift work disorder, and jet lag. In: Kryger MH, Roth T, Dement WC, eds. Principles and practice of sleep medicine, 5th ed. Philadelphia: Elsevier Saunders, 2011:784–98.

Flo E, Pallesen S, Magerøy N, et al. Shift work disorder in nurses--assessment, prevalence and related health problems. PLoS One 2012;7:e33981.

Folkard S, Tucker P. Shift work, safety and productivity. Occup Med 2003;53:95–101.

Horne J, Reyner L. Vehicle accidents related to sleep: a review. Occup Environ Med 1999;56:289–94.

Knutsson A. Health disorders of shift workers. Occup Environ Med 2003;53:103–8.

Swanson LM, Arnedt JT, Rosekind MR, Belenky G, Balkin TJ, Drake C. Sleep disorders and work performance: findings from the 2008 National Sleep Foundation Sleep in America poll. J Sleep Res 2011;20:487–94.

Waage S, Moen BE, Pallesen S, et al. Shift work disorder among oil rig workers in the North Sea. Sleep 2009;32:558–65.

Wright KP Jr, Bogan RK, Wyatt JK. Shift work and the assessment and management of shift work disorder (SWD). Sleep Med Rev 2013;17:41–54.

시차장애

Jet Lag Disorder

ICD-9-CM code: 327.35 **CD-10-CM code: G47.25**

대체 이름

시차(jet lag), 시간대변화증후군(time zone change syndrome), 시차증후군(jet lag syndrome), 시차유형(jet lag type).

진단기준

◆ 기준 A-C가 모두 충족되어야 함

A. 적어도 2시간 이상의 시차를 가지는 지역으로의 비행 여행과 연관하여 불면이나 과도한 주간졸림에 대한 호소가 있고, 총수면시간이 단축됨.

B. 여행 후 1~2일 이내에 주간 기능의 장애, 전신권태, 또는 신체 증상(예: 위장장애)이 있음.

C. 수면장애는 현재의 다른 수면장애, 의학적 또는 신경과적 장애, 정신과적 장애, 약 또는 물질사용장애로 더 잘 설명되지 않음.

필수 특징

시차장애는 내인성 하루주기시계에 의해 생성된 수면 및 각성주기와 시간대 변화로 요구되는 수면 및 각성 양상의 시간 사이의 일시적인 불일치를 특징으로 한다. 개인은 수면장애, 졸림 및 피로, 주간기능의 장애를 호소한다. 증상의 중증도와 지속시간은 시차의 정도, 여행하는 동안 잠을 잘 수 있는 능력, 새로운 환경에서 적절한 하루주기시간 신호에 노출, 생물학적 밤 동안 깨어 있을 때 하루주기 불일치에 대한 내성 및 여행의 방향에 따라 달라진다. 동쪽으로의 여행(하루주기리듬과 수면각성시간의 전진이 필요)은 보통 서쪽으로 가는 여행보다 적응하기가 더 어렵다.

관련 특징

수면장애 및 주간각성의 감소 외에도 동반 증상에는 전신권태 및 위장 증상이 포함될 수 있다. 수면부족, 움직임의 감소, 알코올 그리고/또는 카페인 섭취와 같이 여행과 관련된 수많은 다른 변수가 전반적인 피로에 기여한다. 주간졸림은 기억장애, 집중력장애, 운전 및 비행기 조종 문제, 결정장애로 이어질 수 있다. 시차로 인한 졸림, 수면장애 및 하루주기리듬의 불일치는 운동능력(athletic performance)을 감소시킬 수도 있다. 시차로 인한 영향은 여행자뿐만 아니라 항공기 조종사 및 승무원에게도 중대한 영향을 미칠 수 있다.

임상 및 병태생리 아형

시차의 급격한 변화에 적응하는 능력에는 개인차가 있다. 그러나, 특정 임상아형은 확인되지 않았다.

인구통계

시차는 모든 연령, 성별, 인종 그룹에 영향을 미친다. 일부 자료에서 고령의 사람들이 젊은 사람들에 비해 시차 증상이 더 적을 수 있음을 시사한다. 그러나 이 자료는 한계가 있으며 나이와 시차장애의 발생 관계를 정의하기 위해서는 추가 연구가 필요하다.

시차장애의 유병률에 대한 연구는 없다.

선행 및 유발요인

여행 전과 여행 중에 방해되는 수면 그리고/또는 단축된 수면시간은 시차로 인한 증상에 기여한다. 오랫동안 불편하게 앉은 자세, 공기의 질과 기압, 스트레스, 과도한 카페인과 알코올 섭취는 불면증을 심하게 하고 각성도를 감소시키고 여행지역에서 시행해야하는 일을 방해할 수 있다.

동쪽으로의 여행은 여행자의 생물학적 시계가 각성을 촉진시키는 시간(생물학적 낮)인, 보다 더 이른 내적 생물학적 시간에 수면의 시도가 이루어지기 때문에 종종 수면의 시작에 어려움을 겪는다. 하루주기시계가 여전히 수면을 촉진시키는 이른 시간(여행자의 생물학적 밤)에 깨어나야 하기 때문에 아침에 일어나기 어렵고 낮에 졸리고 피곤하게 된다.

서쪽으로의 여행은 여행지의 저녁시간이 여행자의 내적 하루주기시계가 수면을 촉진하는 시간(생물학적 밤)이므로 저녁시간에 졸림과 피로를 초래한다. 수면장애는 여행자가 자는 시간이 여행자의 내적 하루주기시계가 각성을 촉진시키는 시간(생물학적 낮)이므로 전형적으로 이른 아침의 각성 및 각성 후 다시 잠들기 어려운 수면유지문제로 나타난다.

기본 하루주기 과학의 원칙에 따르면 비행여행 중 및 여행 직후에 부적절한 시간에 빛과 어둠에 노출되어 하루주기시계가 엉뚱한 방향으로 이동하여 시차장애의 지속시간이 증가할 수 있다. 또한 도착 시 목적지의 시간이 시차 증상에 영향을 줄 수 있어 동쪽으로 여행하였을때는 한낮에 도착하면 시차 증상이 적다.

개인의 선천적인 하루주기 선호도 역시 특정시간 변화에 더 잘 적응하거나 덜 적응할 수 있는

데 기여할 것이나 이러한 현상은 체계적으로 평가되지 않았다.

시차장애는 종종 서쪽으로의 여행보다 동쪽으로의 여행 후 더 심한 것으로 보고된다. 인간에서 유전적으로 결정된 하루주기시계의 주기가 평균 24시간보다 길기 때문에 일반적으로 서쪽으로의 여행이 더 쉬울 수 있다. 24시간보다 긴 주기는 하루주기나 생리적 경향이 취침 및 각성시간을 지연시키게 되므로 서쪽 방향으로 여행 시 하루주기시계를 더 지연된 수면 및 각성시간으로 이동시키는 것이 더 쉽다. 그러나, 인간의 20% 내지 25%는 24시간에 가깝거나 24시간보다 짧은 주기를 가지며, 이런 사람들은 동쪽으로의 여행에 적응하기가 더 쉬울 것이다.

가계 양상

해당사항 없거나 알려진 바 없음.

발병, 경과 및 합병증

시차장애는 일반적으로 일시적인 현상이다. 증상은 최소 2시간 이상의 시차를 넘어 비행한 후 약 1-2일 후에 시작되며 스스로 호전된다. 증상의 심각성과 지속시간은 일반적으로 시차 간격과 여행 방향에 비례한다. 하루주기리듬이 현지시간에 맞게 조정되려면 한 시간의 시차당 하루가 소요되는 것으로 추정된다. 그러나 6시간 이상의 시차를 가진 지역으로 여행하는 경우 하루주기리듬이 반대 방향으로 이동하여 시차에 적응하게 되는 시간이 수주까지도 길어지고 시차 증상도 심해진다. 부적절한 시간에 빛에 노출되면 하루주기리듬을 반대 방향으로 이동시켜 적응시간이 길어질 수 있다. 월경 및 생식 문제는 여성 항공사직원의 시차를 동반한 빈번한 여행과 관련이 있다. 부적절한 수면위생은 수면/각성문제를 지속될 수 있으며, 반복적으로 원하는 시간에 수면을 시작하거나 유지하지 못함으로 인해 불면장애의 발병을 유발할 수 있다.

발달 문제

시차장애의 발생 또는 중증도에 대한 연령의 영향은 알려져 있지 않다.

병리와 병태생리

시차장애의 증상은 내인성 하루주기리듬과 현지시간의 비동조화(desynchronization)와 수면장애로 인해 발생한다. 증상의 중증도는 여행자의 환경과 행동에 의해 영향을 받을 수 있다. 제한된 공간에 앉아있는 시간의 연장, 장거리 비행 시 잠자기 능력, 신체활동 감소 및 낮은 산소환경 등 비행 여행에 내재되어 있는 요인이 중증도에 영향을 줄 수 있다.

객관적 소견

객관적인 검사는 필요하지 않다. 수면다원검사를 시행하거나 활동측정기를 착용했다면 수면분절 및 정상적인 수면각성 양상의 소실 또는 수면각성시간이 여행지역에서 원하는 수면각성 양상과 일치하지 않음을 보여준다.

감별진단

다른 정신, 신체질환 또는 수면장애를 배제하기 위해 철저한 병력청취와 신체검진이 필요하다. 위장증상의 호소는 기존의 의학적 질환을 시사할 수 있다. 시차장애의 증상이 지속되면 좌절감, 부정적인 기대감과 부적절한 수면위생으로 인해 *만성불면장애*를 유발할 수 있다.

미해결 문제 및 향후 방향

시차로 인한 수면과 각성문제에 대한 취약성 및 내성의 개인차가 나는 기전을 이해하는 것이 필요하다. 시차 증상을 극복하고 수면, 수행능력과 안전성을 향상시키기 위한 효과적이고 실용적인 전략의 개발이 필요하다.

시차장애의 발현이 나이가 듦에 따라 어떻게 변하는지는 알려져 있지 않다.

❖ 참고문헌

Auger RR, Morgenthaler TI. Jet lag and other sleep disorders relevant to the traveler. Travel Med Infect Dis 2009;7:60–8.

Burgess HJ, Crowley SJ, Gazda CJ, Fogg LF. Eastman CI. Preflight adjustment to eastward travel: 3 days of advancing sleep with and without morning bright light. J Biol Rhythms 2003;18:318–28.

Daan S, Lewy AJ. Scheduled exposure to daylight: a potential strategy to reduce “jet lag” following transmeridian flight. Psychopharmacol Bull 1984;20:566–8.

Dawson D, Campbell SS. Timed exposure to bright light improves sleep and alertness during simulated night shifts. Sleep 1991;14:511–6.

Drake CL, Wright KP Jr. Shift work, shift work disorder, and jet lag. In: Kryger MH, Roth T, Dement WC, eds. Principles and practice of sleep medicine, 5th ed. Philadelphia: Elsevier Saunders, 2011; 784–98.

Eastman CI, Gazda CJ, Burgess HJ, Crowley SJ, Fogg LF. Advancing circadian rhythms before eastward flight: a strategy to prevent or reduce jet lag. Sleep 2005;28:33–44.

Moline ML, Pollak CP, Monk TH, et al. Age-related differences in recovery from simulated jet lag. Sleep 1992;15:28–40.

Muhm, JM, Rock PB, McMullin DL, et al. Effect of aircraft-cabin altitude on passenger discomfort. N Engl J Med 2007;357:18–27.

Sack R, Auckley D, Auger RR, et al. Circadian rhythm sleep disorders: part i, basic principles, shift work and jet lag: An American Academy of Sleep Medicine Review. Sleep 2007;30:1456–79.

Suhner A, Schlagenhauf P, Höfer I, Johnson R, Tschopp A, Steffen R. Effectiveness and tolerability of melatonin and zolpidem for the alleviation of jet lag. Aviat Space Environ Med 2001;72:638–46.

Tresguerres JA, Ariznavarreta C, Granados B, et al. Circadian urinary 6-sulphatoxymelatonin, cortisol excretion and locomotor activity in airline pilots during transmeridian flights. J Pineal Res 2001;31:16–22.

Waterhouse J, Edwards B, Nevill A, et al. Identifying some determinants of "jet lag" and its symptoms: a study of athletes and other travellers. Br J Sports Med 2002;36:54–60.

달리 분류되지 않은(NOS) 하루주기수면각성장애

Circadian Sleep-Wake Disorder Not Otherwise Specified (NOS)

ICD-9-CM code: 327.30 **ICD-10-CM code: G47.20**

하루주기리듬수면각성장애에 대한 모든 일반적인 진단기준을 충족하지만 특정 유형의 하루주기리듬수면각성장애 중 하나에 대한 기준을 충족하지 않는 환자는 여기에 분류된다. 이 진단은 주로 의학적, 신경과적 그리고 정신과적 장애로 인해 하루주기리듬수면각성 양상이 변경된 환자를 대상으로 한다. 환자가 가지고 있는 의학적, 신경학적 또는 정신과적 장애가 전형적인 유발요인이다. 환자는 야간 수면의 문제와 과도한 졸림을 포함하여 다양한 증상을 나타낼 수 있다. 수면-각성 양상은 수면각성주기 위상의 변화에서부터 불규칙한 수면각성 양상까지 다양할 수 있다. 적어도 7일, 바람직하게는 14일 이상의 기간에 걸친 수면일기와 활동측정기의 기록은 불규칙하거나 비24시간형, 지연되거나 전진된 수면의 시작과 끝을 보여준다.

수면장애는 신경발달장애뿐만 아니라 퇴행신경질환(알츠하이머병, 파킨슨병, 헌팅턴병) 환자에서 흔하다. 이러한 질환과 관련된 수면각성장애는 불규칙적인 수면각성 양상의 일부 특징을 나타낼 수 있지만, 하루에 최소 3개의 수면시간대에서 일관된 양상을 보이지 않는다. 이 장애의 특징은 공존하는 의학적, 정신과적 또는 신경학적 질환에 따라 다양하다. 수면-각성주기의 붕괴는 치매가 있는 노인에서 일몰증후군과 야간배회의 원인으로 제시하고 있다. 파킨슨병 환자는 다양한 유형의 하루주기리듬의 변경을 보일 수 있다. 또한, 파킨슨병 환자에서 운동변동(motor fluctuation) 역시 두드러진 하루 동안의 변동을 나타낼 수 있다.

사건수면

(Parasomnias)

비렘(NREM)관련 사건수면

렘(REM)관련 사건수면

기타 사건수면

단독 증상 및 정상 변형

사건수면은 잠에 빠져들 때, 자고 있을 때, 혹은 잠에서 깨어날 때 원하지 않게 발생하는 신체적 사건이나 경험이다. 사건수면은 비렘수면이나 렘수면 동안, 혹은 수면으로부터 또는 수면으로 이행하는 단계에서 나타날 수 있다.

사건수면에는 비정상적인 수면관련 복합운동, 행동, 감정, 지각, 꿈, 자율신경계활동 등이 포함된다. 사건수면은 대상자에게 신체적인 손상을 초래하거나 수면을 와해시키고, 대상자의 건강에 부정적인 영향을 주며, 뜻하지 않게 나쁜 심리사회적인 영향을 초래할 수 있기 때문에 임상적 장애이다. 사건수면의 임상적 결과는 환자나 환자와 같이 자는 사람, 혹은 둘 모두에게 영향을 끼칠 수 있다.

인간의 의식에는 각성, 비렘수면, 렘수면의 세 가지 필수적인 상태가 존재한다. 이 세 가지 상태는 아민성과 콜린성 신경화학적 편향의 정도, 중추신경계 활성, 내재성 대비 외인성 입력의 정도를 포함하는 여러 인자들에 의해 조절된다. 항상성 구동과 하루주기리듬을 포함하여 생리학적으로 정상적인 상태에서는, 의식 상태의 변화는 24시간 동안 안정적이고 예측가능한 방식으로 유지된다. 그러나 수면-각성 주기가 진동함에 따라, 정상적으로 분명히 구별되는 의식 상태가 완전히 구분되지 않은 상태로 변환되면서 일시적으로 불안정한 해리상태를 초래할 수 있다. 따라서 수면과 각성은 완전히 이분법적인 상태라기 보다는 일종의 스펙트럼으로 볼 수 있다.

사건수면은 이러한 해리 상태의 결과이다. 최근의 연구에 따르면 이러한 상태들이 하나 이상 결합되어 일어난 불안정한 의식변화 상태가 사건수면으로 나타나는 것으로 보인다. 몽유병, 야경증, 혼돈각성과 같은 각성장애는 각성과 비렘수면이 섞인 것으로, 고위인지기능이 심각하게 손상되어있으면서도 운동능력에 대한 잠재력은 대부분 유지되는 것이다. 렘수면행동장애(REM sleep behavior disorder, RBD)는 렘수면이 비렘수면 혹은 각성 수준의 긴장근전도(electromyography, EMG)활성과 결합되어 나타난다. 한 사람에게서 세 가지 상태 모두가 나타나는 중첩장애(overlap of disorders)도 보일 수 있다.

의식의 기본 상태의 혼합은 다양한 형태의 병태생리에 의해 나타난다. 각성장애의 경우 뚜렷한 신경병리가 존재하지는 않지만 비렘수면 동안 뇌 활동의 기능적 변화가 나타나 특정 영역이 비활성화(수면)되고 다른 영역은 활성화(각성)된다. 골격근과 자율신경계 활성이 동반되는 이 중추신경계 활성화는 수면 중 정상적인 억제를 담당하는 뇌 영역의 기능적 장애나 손상에 의한 것으로 여겨진다. 추가로 수면 관성과, 수면 상태 불안정성, 보행/중추양상발생기(locomotor/central pattern generators)가 비렘사건수면 발생에 기여하는 것으로 생각된다.

비렘각성장애에서는 흔히 식사, 성, 공격성과 같은 "기본욕동상태(basic drive state)"의 탈억제를 수반하는 것으로 보인다. 이것은, 중추양상발생기가 각성 동안 전전두엽피질(prefronal cortex)에 의해 억제되고 있던 원시고정활동양상(primal fixed action pattern)을 이끌어내기 때문인 것으로 추정된다. 이와 관련하여 공격성은 통상적으로 갑자기 나타나며 복잡하고 절차적인 행동과 달리 본능적 방어자세의 형태를 띤다. 이들은 수면관련 공격성 및 운동성(sleep related aggression and locomotion), 수면관련 섭식장애(sleep related eating disorder, SRED) 및 비정상적인 수면관련 성적행동(sleep related sexual behavior)에서 볼 수 있듯 사건수면과 함께 병리적 형태로 나타날 수 있다.

이와 대조적으로, 렘수면행동장애(REM sleep behavior disorder, RBD)는 종종 심각한 신경병리에 의해 나타난다. 이 신경병리는 초기에 렘수면 동안 근긴장을 억제하는 뇌 영역에 영향을 미친다. 그 결과 꿈이 실제 행동으로 나타난다. 렘관련행동의 경우에서 나타나는 경험과 활동은 실제의, 흔히 공격적인 꿈 내용을 반영한다. 관찰된 운동과 이후 꿈의 기술에서 연관성을 흔히 확인할 수 있다. 렘수면행동장애 증상의 초기 출현 이후에 종종 수년 후 파킨슨병 및 이와 연관된 시누클레인병증(synucleinopathy)과 같은 신경퇴행장애가 나타난다.

수면과 연관된 비정상적인 운동들은 별도의 장애 범주로 구분되며, 이는 수면관련 운동장애 부문에서 자세히 기술되어 있다. 일반적으로 더 복잡한 움직임과 행동을 수반하는 사건수면과 달리 운동 장애는 근간대성, 반복적, 흔들기, 리듬성, 이갈이(grinding), 근육경련성(cramping), 분절성(fragmentary), 근긴장이상성(dystonic), 운동이상성(dyskinetic)운동이나 떨림 등의 다양한 형태의 단순한 운동활동을 포함하며, 대체로 정신꿈의 정신활동(dream mentation)이나 수반되는 경험과 연관되지 않는다.

사건수면은 의식적인 의도적 제어가 없는 상태에서의 수면관련 행동과 경험을 포함한다. 제3판 국제수면장애분류에는 10가지의 핵심 사건수면 범주가 있다. 핵심 범주 중 단 하나, 렘수면행동장애만 필수 진단기준 중 하나로 비디오-수면다원검사를 필요로 한다. 그러나 다른 사건수면 대부분에서도 수면다원검사가 임상 진단을 뒷받침하는 확증적 소견을 제공할 수 있다.

각성장애와 관련하여 서파수면으로부터의 비정상 각성에 대한 신경생리학적 측면은 상당한 발전이 이루어졌다. 특히 성인의 유병률과 중증도와 관련하여 이들 비렘수면 사건수면의 임상적 이해에 대한 발전이 이루어졌다. 렘수면행동장애에 대하여는 중년 및 노인에서 렘수면행동장애 발병 이후 신경퇴행질환이 장기간 지난 뒤에 나타난다는 것은 흔하게 보고되었다. 철저한 임상 병력과 함께 비디오-수면다원검사는 성인에서 수면관련 손상의 원인을 밝히는 강력한 식별 도구이다.

❖ 참고문헌

Cramer Bornemann MA, Mahowald MW. Sleep forensics. In: Kryger MH, Roth T, Dement WC, eds. Principles and practice of sleep medicine, 5th ed. Philadelphia: Elsevier Saunders, 2010.

사건수면(Parasomnias)

Hobson JA. REM sleep and dreaming: towards a theory of protoconsciousness. Nat Rev Neurosci 2009;10:803–13.

Ohayon M, Caulet M, Priest R. Violent behavior during sleep. J Clin Psychiatry 1997;58:369–76.

Ohayon M, Mahowald M, Dauvilliers Y, Krystal A, Leger D. Prevalence and comorbidity of nocturnal wandering in the US adult general population. Neurology 2012;78:1583–9.

Schenck C, Milner D, Hurwitz T, Bundlie S, Mahowald M. A polysomnographic and clinical report on sleep related injury in 100 adult patients. Am J Psychiatry 1989;146:1166–73.

Siclari F, Khatami R, Urbaniok F, et al. Violence in sleep. Brain 2010;133:3494–509.

Tassinari C, Rubboli G, Gardella E, et al. Central pattern generators for a common semiology in frontolimbic seizures and in parasomnias. A neuroethologic approach. Neurol Sci 2005;26:s225–32.

비렘(NREM)관련 사건수면
NREM-Related Parasomnias

각성장애(비렘수면으로부터)
Disorders of Arousal(From NREM Sleep)

혼돈각성(confusional arousal), 몽유병(sleep-walking) 및 야경증(sleep terror)을 포함하는 비렘관련장애 그룹은 깊은 수면으로부터의 불완전한 각성에 의해 나타난다. 이 상태들은 (1) 유사한 유전적 및 가족력 양상; (2) 깊은 수면으로부터의 부분적 각성이라는 유사한 병태생리; 그리고 (3) 수면부족과 생물심리사회적 스트레스요인과 같은 유사한 유발요인을 포함한 공통점들을 공유한다. 각성장애는 (1) 정신장애에 의해 이차적으로 나타나는 것이 아니며; (2) 일반적으로 신경병리나 두부 손상에 의해 이차적으로 나타나지 않으며; (3) 인지기능이 없거나 최소한의 정도만 동반되며; (4) 이전 삽화에 대한 기억상실이 동반되며; (5) 소리, 촉각, 또는 다른 자극에 의해 유발될 수 있다.

각성장애의 일반적 진단기준

◆ 기준 A-E가 모두 충족되어야 함

A. 수면으로부터 불완전하게 깨어나는 삽화가 반복됨.[1]

B. 삽화 중 타인이 개입하거나 교정하려는 시도에 반응이 없거나 부적절하게 반응함.

C. 동반되는 인지나 꿈 이미지가 없거나 제한적(예: 단일 시각적 장면)임.

D. 삽화에 대한 부분적 혹은 완전 기억상실.

E. 장애가 다른 수면장애, 정신장애, 의학적 상태, 약물 혹은 물질 사용으로 더 잘 설명되지 않음.

◆ 주석

1. 삽화는 주로 주요 수면의 첫 1/3 동안 발생함.
2. 삽화 이후 수 분 이상 지속적으로 혼돈 상태 또는, 지남력장애를 보일 수 있다.

혼돈각성
Confusional Arousals

ICD-9-CM code: 327.41 **ICD-10-CM code: G47.51**

대체 이름

Elpenor증후군(Elpenor syndrome).

진단기준

◆ 기준 A-C가 모두 충족되어야 함

A. 비렘각성장애에 대한 일반적인 기준을 충족함.

B. 환자가 잠자리에 머무는 중 발생하는 정신혼동이나 혼돈 행동으로 특징지어지는 삽화.

C. 공포나 침대 밖으로 걸어다니는 행동은 없음.

◆ 주석

1. 삽화 중 일반적으로 산동, 빈맥, 빈호흡, 발한과 같은 자율신경 각성이 동반되지 않는다.

몽유병
Sleepwalking

ICD-9-CM code: 307.46 **ICD-10-CM code: F51.3**

대체 이름

수면이동(somnambulism).

진단기준

◆ 기준 A와 B가 모두 충족되어야 함

A. 비렘각성장애에 대한 일반적인 기준을 충족함.

B. 각성이 보행과 기타 잠자리 밖에서의 복합적 행동들과 연관됨.

야경증
Sleep Terrors

CD-9-CM code: 307.46 **ICD-10-CM code: F51.4**

대체 이름

야간놀람(night terror), 야간공포(pavor nocturnus).

진단기준

◆ 기준 A-C가 모두 충족되어야 함

A. 비렘각성장애에 대한 일반적인 기준을 충족함.

B. 각성이 공포에 질린 비명과 같은 두려운 발성으로 시작하는 갑작스러운 공포의 삽화로 특징지어짐.

C. 삽화 중 강렬한 공포와 산동, 빈맥, 빈호흡, 발한 등의 자율신경 각성의 징후가 있음.

필수 특징

각성장애는 일반적으로 서파(N3)수면으로부터의 부분적인 각성 동안 시작되는 복잡한 행동으로 구성된다. 대부분의 삽화는 매우 짧지만 일부 어린이들에서는 30-40분까지 지속될 수 있다. 잠꼬대를 하거나 소리지르는 행동이 동반될 수 있다. 일반적으로 삽화 중 눈을 뜨고 있으며 눈을 크게 뜨고 혼돈스럽고 무표정하게 응시하는 일이 드물지 않다. 각성장애 삽화 중에 환자를 깨우기가 매우 어려울 수 있으며 깨워도 혼돈 상태인 경우가 흔하다. 성인은 삽화의 단편을 기억할 수도 있지만 일반적으로는 삽화를 기억하지 못한다. 꿈과 같은 정신활동이 때때로 성인에서 보고되지만, 주의집중, 계획, 사회적 상호작용, 의도와 같은 다른 고위 인지기능은 나타나지 않는다. 각성장애는 보통 서파수면에서 발생하기 때문에 대부분 수면 간의 첫 1/3 또는 전반에 나타난다. 수면부족 이후의 회복기와 같이 서파수면이 증가한 경우 다른 시간대에 나타날 수 있으며, 낮잠 중에는 거의 발생하지 않는다.

각성장애는 소아에서 가장 흔하게 발생하며 일반적으로 사춘기때에는 소실되지만 청소년기나 성인기까지 지속될 수도 있으며 드물게는 청소년기나 성인기에 발병하기도 한다.

혼돈각성: 몽유병과는 달리 혼돈각성은 환자가 잠자리에 있는 상태에서 나타난다. 만약 환자가 잠자리를 떠난다면 몽유병이 시작된 것이다. 혼돈각성은 종종 환자가 침대에 앉아 혼돈스럽게 두리번거리는 형태로 시작한다.

몽유병: 몽유병 삽화는 일반적으로 혼돈각성으로 시작되지만, 바로 침대를 떠나고 침대에서 뛰쳐나와 달리는 것으로 시작할 수도 있다. 매우 부적절하게 흥분해있으며 저항적이거나 호전적이거나 폭력적인 행동이 나타날 수 있다. 행동은 단순하고 방향성이 없을 수도 있고 복잡하며 지속적일 수도 있는데, 자기 자신이나 옆에 있는 사람과 부적절한 성적 행동을 보일 수도 있다. 보행은 때로 부적절한 장소에서 저절로 끝나기도 하고, 의식을 회복하지 못한 채 잠자리로 스스로 돌아와서 다시 잠을 자기도 한다. 몽유병 환자는 시간과 장소에 대한 지남력이 없으며 말이 느리고, 정신활동이 심하게 감소된 상태로 질문이나 요청에 대해 둔감한 반응을 보인다. 종종 두드러지는 선행성과 역행성 기억장애를 보인다. 감각 입력의 차단으로 외부 지각이 감소해있음에도 불구하고 혼돈각성 중 일부 혹은 대부분에서 깨어있는 것처럼 보일 수 있다. 그러나 각성(vigilance)이 감소되어 있으며 인지반응의 손상을 보인다.

야경증: 야경증은 울음이나 날카로운 비명 및 강렬한 공포를 시사하는 자율신경계와 행동증후가 삽화 중 동반된다는 점에서 다른 각성장애와 다르다. 빈맥, 빈호흡, 피부 홍조, 발한, 동공확대, 근긴장도 증가와 같은 강렬한 자율신경 활동이 흔히 나타난다. 환자는 보통 잠자리에서 일어나 앉으며 외부 자극에 반응이 없다. 깨우면 혼돈과 지남력장애를 보인다. 그러나 성인에서는 잠자리에서 뛰쳐나가 달리는 행동도 드물지 않게 나타날 수 있으며 환자를 막거나 제지하려 할 때 폭력적 행동을 보일 수 있다. 앞뒤가 맞지 않는 말을 할 수도 있다. 때로는 주체할 수 없는 슬픔을 장시간 보이기도 한다.

관련 특징

각성장애 삽화 중에는 계획, 삽화 이전의 기억, 삽화 중의 기억형성, 진정한 사회적 상호작용 또는 타인에 대한 인식 등의 고위인지기능이 없다. 각성장애를 보이는 환자는 의식적 각성 상태가 아니며 그들의 행동은 소위 "자동" 행동으로 생각된다. 자기 자신뿐 아니라 가까이 있는 다른 사람도 부상을 입을 수 있다.

각성장애, 특히 몽유병에서는 단지 시점이 부적절한 것 외에는 정상적이고 통상적인 행동이 나타날 수 있다. 그러나, 몽유병 중 행동은 쓰레기통에 소변을 보거나, 아무렇게나 가구를 옮겨놓거나, 창문을 오르는 등 부적절한 경우가 더 흔하다. 몽유병 환자는 때로는 친숙한 주변 환경에서 잘 돌아다니기도 하지만 물체에 부딪히거나 쓰러지는 경향이 있다. 갑자기 야경증과 일치하는 각성이 나타난 후에 흥분하여 돌아다니거나 공황상태로 뛰어가는 등의 위험한 행동으로 이어지기도 한다. 자기손상(self-injury)이 드물지 않으며, 사망으로 이어진 경우 "사건수면 거짓자살(pseudo-suicide)"이라 불리기도 한다. 몽유병 중 자상, 타박상 그리고 다른 부상이 발생하여 환자가 깨어난 후 놀라는 경우가 있다. 몽유병 환자는 통증에 대한 내성이 높은 것으로 알려져있다. 몽유병 동안 칼에 베이거나 화상 그리고 다른 자기-손상을 입어도 깨지 않을 수 있다.

타인에 대한 폭력이 성인 몽유병 환자, 특히 남성에서 나타날 수 있다. 일반적으로는 몽유병 환자가 의도적으로 폭력의 궁극적인 피해자를 찾아 다니지는 않는다. 그 보다는 삽화 중에 이를 막거나, 움켜잡고, 제지하거나, 방향을 바꾸거나, 깨우려고 하는 사람이 공격을 받는 경우가 전형적이다. 이런 공격은 가족이나 친구에게도 나타난다. 폭력은 밀기, 치기, 발 차기 또는 물건 던지기 등의 원초적인 방어적인 공격성의 형태를 띤다. 수면검사실에서 환자를 잠자리로 되돌리려는 직원에게 폭력을 행사한 일이 보고되기도 했다. 극단적인 경우에는 피해자가 칼에 찔리거나 둔기에 맞기도 한다. 몽유병 환자가 공격, 구타, 살인미수, 살인, 성폭력, 성추행 등으로 체포되고 기소되는 등, 부적절하고 반사회적인 행동이 법적, 법의학적 의미를 갖는다.

얌전한 몽유병을 가진 어린이는 조용히 빛을 향해 또는 부모님의 침실을 향해 걸어가기도 한다. 때로는 어린이들이 창문이나 문으로 걸어가기도 하고 집 밖으로 나가는 등 위험한 행동을 하기도 한다.

임상 및 병태생리 아형

수면관련 비정상성행동(sleep related abnormal sexual behaviors)은 잠자리 밖에서의 행동이 동반되지 않는다는 점에서 혼돈각성으로 분류되지만, 드물게는 몽유병과 연관되기도 한다. 대체 이름으로는 "*수면중비전형성적행동*(atypical sexual behavior during sleep)", "*sexomnia*", "*sleep sex*"가 있다. 수면관련 비정상성행동은 종종 대인 관계에 영향을 미치며 때로는 범죄를 초래하기도 한다. 이상 각성 중 비정상적인 성적 행동으로는 장시간의 혹은 격렬한 자위 행위, 성추행 및 폭행(미성년자와 성인에 대한), (정상적인 각성시와 달리)파트너의 월경 상태에 상관 않는 성교, 수면 중 시끄러운(성적인) 발성 등을 보일 수 있고, 아침에는 이를 기억하지 못한다. 수면관련 비정상성행동 환자가 비렘 사건수면(혼돈각성이 가장 흔하지만 때로는 몽유병이나 수면관련 운전, 수면관련 섭식장애)을 이미 진단받은 경우가 많다. 폐쇄수면무호흡(obstructive sleep apnea, OSA)은 또 다른 유발요인으로 알려져있다.

렘수면행동장애와 부분적 각성장애(몽유병 또는 야경증)가 합병되는 중첩장애의 존재가 각 상태의 진단을 복잡하게 할 수 있다. 세심한 병력 검토와 수면다원검사가 식별에 도움이 될 수 있다.

인구통계

각성장애는 성별 차이가 없다. 각성장애는 어린이와 35세 미만의 성인에서 특히 흔하다. 혼돈각성과 몽유병의 유병률은 비슷하다.

대규모 인구기반 연구에 따르면 3세에서 13세 사이의 어린이에서 혼돈각성의 유병률은 17.3%였다. 최근 보고된 혼돈각성의 평생 유병률은 18.5%(신뢰 구간 16.1-20.9)였다. 15세 이상 성인의 유병률은 2.9-4.2%이다.

몽유병의 평생 유병률은 18.3%이다. 대부분의 몽유병 환자를 포함했을 가능성이 있는 "야간방황"에 대한 최근의 연구는 29.2%의 평생 유병률을 보고하였다. 6-16세 어린이에 대한 스웨덴의 연구에 따르면 몽유병의 발병률은 40%이다. 최대 4.3%의 성인에서 몽유병을 보인다. 한 연구에서는 손상을 초래한(야경증이 동반되거나 동반되지 않은) 몽유병을 가진 54명의 성인 환자 중 1/3이 16세 이후 발병하였다.

야경증의 유병률에 대해서는 잘 이루어진 연구가 없지만, 15세부터 64세까지의 군에서는 2.3% 내지 2.6%로 일정한 유병률을 보이는 반면 65세 이상에서는 1%로 유병률이 감소한여, 소아에서는 1-6.5%, 성인에서는 2.2%의 유병률이 보고된 바 있다. 다른 연구에 따르면 5세 미만 어린이의 25%가 간헐적으로 야경증을 보였다.

선행 및 유발요인

각성장애는 흔히 선행(predisposing), 시동(priming), 유발(precipitating or triggering) 요인으로 평가한다. 각성장애가 발생하기 위해서는 이러한 요인들이 동시에 발생해야 한다고 생각된다. 그러나 각성장애가 어느 날 밤에는 발생하고 다른 밤에는 발생하지 않는 이유는 불분명하다.

유전적 소인이 있으리라 추정되며, 여러 연구에서 서로 다른 유전자 자리와 유전 방식이 확인되었다(아래의 가계 양상 참조). 소아기의 각성장애는 일반적으로 임상적으로 부정적 결과를 야기한 경우를 제외하고는 정상적인 발달에 따른 수면 현상으로 간주할 수 있다. 그러나, 청소년기를 넘어서까지 지속되거나 성인기에 시작되는 경우에는 종종 문제가 될 수 있으며 임상적 관심이 필요할 수 있다.

각성장애, 특히 몽유병에 대한 시동요인이 여럿 확인되었다. 수면부족과 환경적인 스트레스가 가장 강력한 요인이다. 드물기는 하나 갑상샘항진증, 편두통, 두부 손상, 뇌염, 뇌졸중 등이 잠재적 시동 요인으로 보고되었다.

어린이와 성인의 각성장애의 유발요인으로서 OSA와 기타 수면관련 호흡장애 가 점차 주목

받고 있다. 이들 동반질환의 치료가 각성장애의 발생을 감소시키거나 제거할 수 있다. 각성장애는 또한 전화, 호출기, 전자장치의 메시지 등등의 환경 자극에 의해서도 유발될 수 있다. 응급의료요원이나 의사, 기타 당직자들은 이러한 자극에 취약할 수 있으며 부적절한 반응이나 행동의 위험이 높아질 수 있으므로 유의해야 한다.

여행, 낯선 환경에서 수면, 어린이에서의 발열, 성인의 신체적 또는 정서적 스트레스, 여성에서 월경 전 기간뿐 아니라 탄산리튬(lithium carbonate), 페노티아진(phenothiazines), 항콜린제, 진정/수면제와 같은 향정신약물 사용이 몽유병의 발병과 관련이 있지만 인과관계는 아직 확립되지 않았다. 이전 보고들은 알코올을 몽유병의 잠재적 유발요인으로 지적하였다. 그러나 각성장애와 동반되는 기억 상실을 고려할 때 이러한 보고의 신뢰도는 낮다. 보다 최근의 근거기반검토(evidence-based review)에서는 알코올과 각성장애 사이에 별다른 연관성을 발견하지 못했다. 방광 확장 같은 체내자극과 소음이나 빛 같은 외부자극도 유발요인이 될 수 있다.

소아기 각성장애와 정신병리학 사이에는 유의한 연관성이 없다. 성인 몽유병에 있어서는 상당수의 환자가 비정신병적 우울 및 불안장애의 병력을 가지고 있긴 하나 정신장애와 몽유병 사이에 특별한 연관성은 없어 보인다. 게다가 몽유병과 정신장애가 시간적으로 매우 근접하여 발생한 경우에서도 정신장애의 조절이 사건수면을 조절하지는 못하기 때문에 서로를 분리하여 치료할 필요가 있다.

가계 양상

유전적 요인은 모든 각성장애에서 중요한 역할을 하는 것으로 보인다. 그러나 발표된 연구 데이터는 주로 몽유병 환자에 대한 것이다. 몽유병에는 가계 양상이 있다. 부모에게 몽유병이 있는 경우 소아 몽유병의 발생이 증가한다. 부모 중 어느 쪽도 몽유병이 없었던 소아의 발생율은 22%, 부모 중 한 명에게 몽유병이 있었던 경우는 45%, 부모 둘 다 몽유병이 있었던 경우는 60%이다. 일란성 및 이란성 쌍둥이에 대한 인구기반 연구에 따르면 유전요인이 몽유병 환자의 65%에서 작용한다. 가족력 분석을 바탕으로 다인성 유전, 불완전 침투도를 보이는 열성유전, 감소된 침투도를 보이는 상염색체 우성유전 등 다양한 유전방식에 대한 모델이 제안되었다. 그러나 이런 결과들이 진단검사로 활용할 만큼 특이적이지는 않다. 게다가 혼돈각성이 기타 관련된 질환에 대한 유전적 소인이 질환의 발생에 기여하는 기전 또한 알려져 있지 않다.

발병, 경과 및 합병증

혼돈각성은 2세 전후의 초기 소아기에 가장 흔히 나타난다. 이러한 소아기 혼돈각성은 전형적으로 양성경과를 가지나 부모에게 우려를 일으킬 수 있다. 초기 소아기 혼돈각성은 5세 이후에는 발생이 감소한다.

몽유병은 어린이가 걸을 수 있게 되면서부터 발병할 수 있으나 60대에도 발병하는 등 삶의 주기 어느 순간에서든 시작될 수 있다. 몽유병 전에 혼돈각성이 선행하는 경우가 흔하다. 소아기 몽유병은 대개 사춘기를 즈음하여 저절로 사라지지만 사춘기까지 지속될 수도 있다. 삽화는 산발적으로 나타날 수도 있지만 여러 밤 연속적으로 하룻밤에 수 차례까지 빈번히 나타날 수도 있다. 몽유병은 성인에서 처음으로 발생할 수도 있고 수면부족이나 스트레스를 받는 기간 동안 성인에서 재발할 수도 있다.

야경증은 보통 4세에서 12세 사이의 어린이에서 나타나며(물론 성인에서 나타날 수도 있다), 몽유병과 마찬가지로 초기 청소년기에 저절로 사라지는 경향이 있다. 어린이와 성인 모두에서 야경증에 대한 사회적 당혹감이 사회적 관계를 손상시킬 수 있고, 심각하거나 치명적인 부상 또한 나타날 수 있다.

발달 문제

위에서 언급했듯이 각성장애는 어린 시절에 가장 흔하게 발생하며 젊은 성인에 이를때까지 점진적으로 발생이 감소한다. 그러나 성년기에 처음으로 나타날 수도 있으며 수 년간의 무증상 이후에 재발할 수도 있는데, 이 때에 흔히 스트레스, 수면부족, 다른 수면장애의 발생과 연관된다.

병리와 병태생리

각성장애 환자의 절대다수는 신경학적 또는 심리적 병리가 없다. 후시상하부, 중뇌 망상 부위 및 뇌실 주위 회백질 등 각성 보존과 관련된 뇌 부의의 병변과 연관된 각성장애가 드물게 보고되기는 하였다. 그러나 단일 혼돈각성 환자의 데이터에 따르면 해마 및 전두 연합 피질과 같은 일부 영역은 잠들어있는 반면 운동, 띠(cingulate), 섬(insular), 편도(amygdala), 측두극(temporopolar) 피질 등의 다른 부위는 활성화 혹은 깨어있는 기능적 이상이 혼돈각성의 원인으로 보인다.

일반적으로 각성장애는 보행/중추양상발생기의 활성화와 수면 관성 및 수면 상태 불안정성에 더불어 각기 다른 뇌 부위 간의 해리를 반영한다고 여겨진다.

객관적 소견

전형적이고 단순하며 손상을 일으키지 않는 사건수면의 평가에서는 통상 필요치 않지만, 수면다원검사에서 각성장애는 전형적으로 서파수면으로부터 각성으로 시작되며, 가장 흔하게는 첫 번째 혹은 두 번째 서파수면이 끝나가는 시점에 시작된다. 때로는 N2단계 수면에서 나타나기도 한다. 드물게 서파수면에서의 각성 전에 맥박 증가와 근긴장 증가, 근육단일수축(twitching)이 관찰되기도 한다.

진단적 수면다원검사에서 고진폭 과동기화 델타파와 함께 서파수면에서의 빈번한 각성이 보일 수 있다. 그러나, 이러한 소견은 증상이 없는 사람과 OSA와 같은 다른 장애에서도 발생했다는 보고가 있어 특이도가 낮다. 드물기는 하지만 수면다원검사에서 혼돈각성의 전형적인 행동이 서파수면에서의 각성과 더불어 나타나 진단에 도움을 주기도 한다. 수면검사실에서 침대 밖으로 나오는 행동은 매우 드물다. 수면검사실 환경과 시기, 습관 및 기타 요인이 검사실에서 몽유병 발현 가능성을 낮추는데 일조할 수 있다. 진단을 위해 수면다원검사를 시행한다면 비디오-수면다원검사가 필수적이다. 그러나 수면다원검사에서 정상 소견으로 각성장애를 배제해서는 안된다. 일년에 한두번의 삽화를 보이는 성인에서 수면검사 중 사건수면이 기록될 가능성은 매우 낮을 것이다. 그러나 수면검사가 유사한 임상 표현을 보이는 렘수면행동장애나 야간 뇌전증 등의 질환을 배제하는 데 도움이 될 수 있고, 수면다원검사는 수면관련 호흡장애나 수면주기사지운동 등과 같은 잠재적인 유발요인을 찾아내는데 유용할 수 있다. 연구 목적이기는 하나 수면부족과 음향 자극을 이용한 유발수면검사가 성공적으로 사용되고 있다. 하지만 이들 기법의 임상적인 민감도와 특이도는 알려져있지 않다.

몽유병이 있는 어린이와 성인에서 각성 후 뇌파에서는 부분적이거나 혹은 완전한 수면의 지속이 미만리듬델타활동, 미만델타와 세타활동, 델타-세타-알파-베타 혼합활동, 혹은 때로는 알파와 베타활동이 함께 나타난다.

수면다원검사는 또한 렘수면 중 정상적인 근육무긴장을 확인함으로써 렘수면행동장애를 배제하는데 도움이 될 수 있다(이를 위해서는 충분한 양의 렘수면이 기록되어야 한다). 몽유병 환자에서 수면의 "거시적 구조(macrostructure)", 즉, 다양한 비렘 및 렘수면 단계의 순환과 수면 단계의 상대적 분포는 일반적으로 정상적이지만 수면의 "미세구조(microstructure)"는 교란될 수 있다. 성인 몽유병 환자에서 서파 활동에 대한 파워스펙트럼 분석에서는. 고도의 서파수면의 분절이 특히 첫 번째 비렘-렘 주기에 나타나며 각성 직전 상당한 델타파워 증가가 관찰되고 전체 비렘수면 주기에 걸쳐 서파 활동의 증가되는 등 여러 형태의 서파수면 조절 장애가 나타났다

감별진단

각성장애를 의심하는 경우 유사한 증상을 보이지만 병태생리나 경과, 치료가 다른 여러 장애

들을 신중히 감별하여야 한다. 고려해야 할 다른 장애들로는 *렘수면행동장애*, *수면관련 뇌전증*, *수면관련 해리장애*, *알코올 및 약물관련 행동*, *OSA*가 있다.

*렘수면행동장애*는 일반적으로 밤 후반기에 꿈꾸는 대로 행동하는 증상으로 나타나며 보통 중년 남성에게 나타나나 여성이나 모든 연령대에서 나타날 수 있다. 성인에서 몽유병이 꿈꾸는 대로 행동하는 증상으로 보일 수 있기 때문에 렘수면행동장애와의 감별을 위해 비디오-수면다원검사가 필요할 수 있다. 각성장애와 대조적으로 렘수면행동장애의 징후인 렘수면 중 긴장성/위상성 근전도 활성은 수면검사 중 거의 항상 관찰할 수 있다. 만약 동일 환자에서 몽유병(또는 야경증)이 렘수면행동장애와 같이 나타난다면 두 장애 모두 진단하여야 한다. 이를 사건수면중첩장애라 한다.

*OSA*와 같은 다른 수면장애가 각성장애를 유발할 수 있다. 따라서 세심한 병력청취가 이루어져야 한다. *수면관련 뇌전증*이 방황하는 행동이나 광포한 걷기나 달리기로 나타날 수도 있다. 성인에서는 *꾀병*도 고려하여야 한다. 신경과 또는 의학적 질환이 각성장애를 유발하는 것으로 확인되는 경우 몽유병은 *의학적 질환에 의한 사건수면*(parasomnia due to a medical disorder)으로 진단하여야 한다.

*알코올중독*이 있는 상태에서는 각성장애를 진단해서는 안된다. 알코올 중독 환자의 행동은 피상적으로 몽유병과 유사할 수 있다. 그러나 몽유병의 경우 인지장애가 심하지만 운동장애는 심하지 않다. 알코올중독 상태에서는 인지기능이 감소할 수는 있어도 완전히 없어지지는 않는 반면 운동행동은 심하게 손상되는 경우가 흔하다. 알코올성 일시적 기억상실의 경우 선행 기억상실이 정의상 주된 증상이기는 하나 표면적인 운동행동이나 인지기능이 손상되지 않은 정상으로 보일 수도 있어 유의해야 한다. 그러므로, 알코올성 일시적 기억상실이 사건수면을 모방할 수 있기 때문에, 이들의 신경과학과 비정상적이고 기괴한 야간행동을 이해하는 것은 중요하다. 사건수면에 비해 알코올성 일시적 기억상실이 월등히 빈번하므로 범죄혐의가 있는 경우 원인으로서 알코올성 기억장애에 적절한 가중치를 부여하여 고려해야 한다.

미해결 문제 및 향후 방향

정교한 유전자검사와 신경영상의 발달에 따라 각성장애의 원인과 기전에 대한 직접적인 연구가 기대되며, 병태생리학적 특성 규명을 위한 추가연구가 필요하다. 수면검사실에서 몽유병 삽화를 유발할 수 있는 기술개발이 진단정확도를 향상시킬 것이다.

❖ 참고문헌

Achermann P, Werth E, Dijk DJ, Borbély AA. Time course of sleep inertia after nighttime and daytime sleep episodes. Arch Ital Biol 1995;134:109–19.

Broughton RJ. Sleep disorders: disorders of arousal? Science 1968;159:1070–8.

Fisher C, Kahn E, Edwards A, Davis D, Fine J. A psychophysiological study of nightmares and night terrors. III. Mental content and recall of stage 4 night terrors. J Nerv Ment Dis 1974;158:174–88.

Fisher C, Kahn E, Edwards D, Davis D. A psychophysiological study of nightmares and night terrors: physiological aspects of the stage 4 night terror. J Nerv Ment Dis 1973;157:75–98.

Gastaut H, Broughton R. A clinical and polygraphic study of episodic phenomena during sleep. In: Wortis J, ed. Recent advances in biological psychiatry, Volume 7. New York: Plenum Press, 1965:197–223.

Guilleminault C, Moscovitch A, Yuen K, Poyares D. Atypical sexual behavior during sleep. Psychosom Med 2002;64:328–36.

Guilleminault C, Silvestri JM. Disorders of arousal and epilepsy during sleep. In: Sterman M, Shouse M, Passouant P, eds. Sleep and epilepsy. New York: Academic Press, 1983:513–31.

Hublin C, Kaprio J, Partinen M, Heikkila K, Koskenvuo M. Parasomnias: co-occurrence and genetics. Psychiatr Genet 2001;11:65–70.

Hublin C, Kaprio J, Partinen M, Heikkila K, Koskenvuo M. Prevalence and genetics of sleepwalking: a population-based twin study. Neurology 1997;48:177–81.

Iranzo A, Santamaria J. Severe obstructive sleep apnea/hypopnea mimicking REM sleep behavior disorder. Sleep 2005;28:203–6.

Kales A, Soldatos C, Bixler E, et al. Hereditary factors in sleepwalking and night terrors. Br J Psychiatry 1980;137:111–8.

Klackenberg G. Somnambulism in childhood—prevalence, course and behavioral correlations: a prospective longitudinal study (3-16 years). Acta Paediatr Scand 1982;71:495–9.

Mahowald M, Schenck C, Goldner M, Bachelder V, Cramer Bornemann M. Parasomnia pseudo-suicide. J Forensic Sci 2003;48:1158–62.

Nino-Murcia G, Dement W. Psychophysiological and pharmacological aspects of somnambulism and night terrors in children. In: Meltzer H, ed. Psychopharmacology: the third generation of progress. New York: Raven Press, 1987:873–9.

Ohayon M, Guilleminault C, Priest R. Night terrors, sleepwalking, and confusional arousals in the general population: their frequency and relationship to other sleep and mental disorders. J Clin Psychiatry

1999;60:268–76.

Ohayon M, Priest R, Zulley J, Smirne S. The place of confusional arousals in sleep and mental disorders: findings in a general population sample of 13,057 subjects. J Nerv Ment Dis 2000;188:340–8.

Pilon M, Zadra A, Joncas S, Montplaisir J. Hypersynchronous delta waves and somnambulism: brain topography and effect of sleep deprivation. Sleep 2006;29:77–84.

Pressman M, Mahowald M, Schenck C, Cramer Bornemann M. Alcohol-induced sleepwalking or confusional arousal as a defense to criminal behavior: a review of scientific evidence, methods and forensic considerations. J Sleep Rev 2007;16:198–212.

Pressman M. Factors that predispose, prime and precipitate NREM parasomnias in adults: clinical and forensic implications. Sleep Med Rev 2007;11:5–30.

Pressman MR. Hypersynchronous delta sleep EEG activity and sudden arousals from slow wave sleep in adults without a history of parasomnias: clinical and forensic implications. Sleep 2004; 27:706–10.

Schenck C, Arnulf I, Mahowald M. Sleep and sex: what can go wrong? A review of the literature on sleep related disorders and abnormal sexual behaviors and experiences. Sleep 2007;30:683–702.

Schenck C, Boyd J, Mahowald M. A parasomnia overlap disorder involving sleepwalking, sleep terrors, and REM sleep behavior disorder in 33 polysomnographically confirmed cases. Sleep 1997;20:972–81.

Schenck C, Mahowald M. On the reported association of psychopathology with sleep terrors in adults. Sleep 2000;23:448–9.

Simonds J, Parraga H. Prevalence of sleep disorders and sleep behaviors in children and adolescents. J Am Acad Child Adolesc Psychiatry 1982;21:383–8.

Zadra A, Desautels A, Petit D, Montplaisir J. Somnambulism: clinical aspects and pathophysiological hypotheses. Lancet Neurol 2013;12:285–94.

수면관련 섭식장애
Sleep Related Eating Disorder

ICD-9-CM code: 327.40 **ICD-10-CM code: G47.59**

대체 이름

수면섭식(sleep eating).

진단기준

◆ 기준 A-D가 모두 충족되어야 함

A. 주요 수면기간 동안 각성 후 발생하는 기능장애적인 섭식의 삽화가 반복됨.

B. 불수의적 섭식의 반복된 삽화와 관련하여 다음 중 적어도 하나가 존재해야 함:

1. 독특한 음식의 형태 및 조합 또는 먹을 수 없거나 독성물질을 섭취함.
2. 음식을 찾거나 요리하는 동안 발생하는 수면과 관련된 해롭거나 잠재적으로 해로운 행동이나 타남.
3. 반복된 야간섭식으로 인한 유해한 건강 결과가 있음.

C. 섭식 삽화 중에 의식의 자각이 부분적인 또는 완전한 상실이 있으며, 그 후에 동반되는 회상의 손상.

D. 이 장애는 다른 수면장애, 정신과적 장애, 의학적 질환, 약 또는 물질 사용에 의해 설명되지 않음.

필수 특징

수면관련 섭식장애(sleep-related eating disorder, SRED)는 수면에서 각성하는 동안에 불수의적인 섭식의 삽화가 반복되는 것으로, 의식수준의 저하와 이에 따른 회상의 저하와 연관 있으며, 이로 인해 문제가 발생한다.

섭식의 삽화는 항상 수면기간 후에 불수의적 또는 "조절이 안 되는(out of control)" 방식으로 발생한다. 일반적으로는 이는 수면에서 부분적인 각성을 하는 동안 발생하고 그 이후에 부분적으로 회상이 가능하다. 한편으로는 일부 환자들은 몽유병의 경우와 마찬가지로 섭식 삽화 중에 쉽게 완전한 의식을 갖지 못하고 밤 동안 먹은 것을 기억하지 못할 수 있다. 다른 한편으로는 어떤 환자들은 삽화 중에 상당한 각성도를 보이며 아침에도 상당한 회상이 가능하다. 하루 밤 동안 의식과 그 후에 회상의 가능 정도가 다양할 수 있고, 한 개인에서 장애의 진행은 다양하다. 주요 수면기간 동안 불수의적 섭식과 음주의 반복되는 삽화는 일반적으로 섭식에 대한 통제력이 부족하다는 느낌과 관련된다.

반복되는 수면관련 섭식의 문제의 특징은 다음과 같다: 독특한 음식의 형태 혹은 조합, 또는 먹을 수 없거나 독성물질(예: 냉동된 피자, 생 베이컨, 버터를 바른 담배, 고양이 먹이 및 소금 샌드위치, 커피 가루, 암모니아 세척액); 수면관련 부상(예: 부주의한 주방용품 조작으로 인한 열상; 뜨거운 음식이나 음료를 섭취하거나 흘린 내부 또는 외부 화상; 또는 독성물질 섭취로 인한 중독 및 내부 상해); 건강에 해로운 결과(예: 냉동식품을 물어 뜯어 발생한 충치 및 치아 빠짐); 체중 증가; 비만(비만대사 수술을 초래하는 병적 비만 포함); 당뇨병, 고중성지질혈증 및 고콜레스테롤혈증의 불안정화 또는 악화와 같은 다양한 대사 문제; 수면 중단으로 인한 비회복수면; 아침 식욕부진 및 복부 팽창. 수면관련 섭식장애는 알레르기가 있는 음식을 섭취할 위험이 있으며, 또한 수술 또는 검사 전날 밤 금식이 제대로 되지 못할 수 있다. 지속되는 낙담과 야간섭식을 조절할 수 없다는 패배감은 이차우울장애를 유발할 수 있다. 야간섭식을 멈출 수 없다는 절망에 의해 유발되는 이차적인 식이 제한은 종종 장애가 진행되는 어느 시점에서 발생한다. 환자는 잠재적으로 위험한(그리고 값비싼) 체중감량 요법을 할 수도 있다. 불면증도 합병증으로 나타날 수 있다.

관련 특징

밤마다 섭식을 하는 것이 환자의 대부분에서 보고되는데, 하룻밤에 여러 번 있는 경우도 있다. 섭식의 삽화는 수면주기의 어느 시간에도 발생할 수 있으며, 일반적으로 고칼로리 음식이 우선적으로 섭취된다. 수면관련 섭식 중에 우선적으로 섭취되는 음식은 일반적으로 낮에는 선호되지 않는 것이다. 역설적으로, 기억될 정도의 배고픔과 갈증은 수면관련 섭식장애의 강박적 섭식 삽화 동안에는 없다는 것은 주목할 만하다. 섭식의 삽화는 때때로 음식관련 꿈이 행동으로 표출되는 경험으로 나타난다. 환자는 간단한 음식 또는 완전히 뜨겁거나 차가운 식사를 준비하고, 섭취한다. 환자는 음식을 종종 부주의하게부주의하게 다루고, 알코올 음료는 거의 소비되지 않는다. 섭식 삽화 중에 환자를 방해하면 과민하고 초조한 반응을 보인다.

임상 및 병태생리 아형

알려진 바 없음.

인구통계

자기 기입식 설문지를 사용하여 조사한 수면관련 섭식장애의 비율은 다음과 같이 보고되었다: 섭식장애로 입원한 환자그룹에서 16.7%; 섭식장애로 외래에 내원한 환자 집단에서 8.7%; 선별하지 않은 대학생 집단에서 4.6%. 다른 임상 및 비임상 인구 집단에 대한 확인연구가 필요하지만, 이 연구는 수면관련 섭식장애의 높은 유병률을 보여주고 있다. 일련의 보고에서 여성은 환자의 60-83%를 차지하였고, 수면관련 섭식장애 발생의 평균 연령은 22-39세로 보고되었다. 일련의 보고에서 수면관련 섭식장애가 임상적으로 표출되기 전까지의 기간이 4년에서 15년 사이로 나타나 수면관련 섭식장애가 만성장애의 형태를 종종 가질 수 있음을 시사한다.

선행 및 유발요인

수면관련 섭식장애는 특발성일 수 있지만, 가장 흔하게는 일차수면장애, 다른 임상적 상태, 또는 진정/수면제 사용과 관련이 있는 것으로 보인다. 몽유병은 수면관련 섭식과 관련된 가장 흔한 수면장애로, 섭식이 행동목록의 한 부분으로 나타나면 야간의 "몽유병" 행동 중 두드러진 증상이 되게 된다. 이것은 수면관련 섭식장애가 가장 흔한 "몽유병변형장애"라는 것을 보여준다. 많은 경우에서 소아기의 몽유병 병력이 선행요인으로 나타난다. 수면관련 섭식장애 환자, 몽유병 환자 및 대조군에 대한 최근 후향적 대조연구에 따르면 수면관련 섭식장애 환자는 주로 성인기에 장애가 시작된 여성이었다. 그들은 일반적으로 야간삽화를 경험했고 몽유병 환자나 대조군 보다 어린 시절에 더 빈번한 섭식 문제와 현재 더 높은 식욕저하 점수를 가지고 있었다. 또한 과거 또는 현재 몽유병의 높은 빈도(66%), 사건수면 삽화 발생과 비슷한 시기(밤의 앞쪽 절반 시기), N3수면에서 많은 각성을 포함하여 몽유병 환자와 공통점을 공유했다. 비디오-수면다원검사에서 섭식 삽화는 대부분 N2 또는 N3수면에서 깨어난 후 1분 이내에 발생했다. 하지불안증후군, 주기하지운동 및 수면무호흡의 빈도는 세 그룹에서 비슷했다.

수면관련 섭식장애와 밀접하게 관련될 수 있는 다른 수면장애에는 하지불안증후군, 주기하지운동장애, OSA 및 하루주기리듬수면장애(특히 불규칙한 수면-각성 양상)이 포함된다. 같은 환자에서 여러 수면장애가 수면관련 섭식장애와 같이 보고되었으며, 이는 수면성교증(sexsomnia), 혼돈각성과 몽유병의 변형이 포함된다. 약물 유발 수면관련 섭식장애는 특히 졸피뎀(zolpidem)에서 보고되지만 벤조디아제핀(benzodiazepine), 벤조디아제핀수용체 길항제, 멀타자핀(mirtazapine), 리스페리돈(risperidone), 쿠에티아핀(quetiapine), 탄산리튬(lithium carbonate), 항콜린약물 및 다양한 기타 향정신제를 포함한 넓은 범위의 진정수면제가 보고되었다. 수면관련 섭식장애는 또한 흡연중단, 알코올 및 약물 남용 중단, 급성스트레스(일반적으로 주요 분리 반응 포함), 주간 다이어트 후 및 기면병 발병, 자가면역성 간염, 뇌염 및 기타 상태에서도 발생이 보고되었다. 수면관련 섭식장애는 주간 섭식장애 및 야간 해리장애와 관련될 수 있다. 65명의 기면병-탈력발작 환자 대조연구에서 환자의 32%가 수면관련 섭식장애를 보였던 반면, 대조군에서는 2%에서 수면관련 섭식장애를 보였다. 야간 흡연은 수면관련 섭식장애-기면병-탈력발작 환자의 33%에서 나타났고, 수면관련 섭식장애가 없는 기면병-탈력발작 환자에서는 16%에서 나타났다. (수면관련 섭식장애와 야간 흡연과의 연관은 이전 2008년에 야간 흡연이 처음 보고되었을 때 확인됨). 하지불안증후군 환자 88명과 불면증환자 42명을 대상으로 수면관련 섭식장애 또는 기타 야간섭식의 존재에 대해 체계적으로 질문한 설문조사에서 하지불안증후군 환자는 36%, 불면증 환자는 0명에서 수면관련 섭식장애를 보였으며, 이와 같은 서로 다른 결과는 각성 빈도와 관련이 없는 것으로 나타났다. 이 연구에서 수면제를 복용한 하지불안증후군 환자는 수면관련 섭식장애의 발생 위험이 더욱 올라갔다.

가계 양상

비록 자세한 유전자 연구는 수행된 적은 없지만, 이란성 쌍둥이에서 동시 발생했던 경우를 포함하여 수면관련 섭식장애의 가족력 근거는 드물지 않다.

발병, 경과 및 합병증

수면관련 섭식장애의 발병은 서서히 진행되고 산발적일 수 있다. 또는, 불면증의 수면제 치료 시작과 관련되어 유발되거나 또는 관련없이, 야간섭식 삽화의 빠른 전개로 인해 급격하게 발병할 수 있다. 이 과정은 대개 끊임없이 지속된다. 수면관련 섭식장애를 가진 사람이 스토브나 오븐에서 음식을 요리하기 시작한 후 방치하여 화재가 발생할 수 있다. 또한, 다양한 다른 합병증에 대한 내용은 전술되었다.

발달 문제

수면관련 섭식장애는 가족력이 동반되거나 또는 관련없이, 어린이에서 나타날 수 있다.

병리와 병태생리

수면관련 섭식장애의 기본 병태생리는 불분명하다. 수면관련 섭식장애의 다양한 선행 및 유발 인자가 존재함에도 불구하고, 비교적 동질적인 임상 양상의 경향을 보이는 것을 보면 다양한 요인에 의해 접근할 수 있는 "최종 공통경로"가 있음을 시사한다. 또한, 비록 수면관련 섭식장애는 수면장애와 섭식장애 양쪽의 두드러진 특징을 가지고 있지만 비교적 균질한 임상 증상 발현은 별도의 진단으로 분리할 필요가 있음을 지지한다. 수면관련 섭식장애 환자의 절반 이상이 야간섭식이 시작되기 전에 다른 사건수면의 병력을 가지고 있다는 사실은, 사건수면의 존재가 수면관련 섭식장애의 주요 위험요소임을 시사한다. 그러나 수면관련 섭식장애에서 여성이 더 흔한 것은, 남녀에서 차이가 없는 몽유병이나 운동장애(RLS/PLMD)보다는 여성에서 더 흔한 섭식장애와 더 일치한다. 따라서 수면과 섭식, 두 가지 기본 욕구상태가 수면관련 섭식장애에서 병리학적으로 서로 얽혀 있는 것으로 보인다.

객관적 소견

비록 수면관련 섭식장애 평가에 일상적으로 권고되지는 않지만 비디오-수면다원검사에서 종종 이상이 관찰된다. 가장 일반적인 소견은 섭식 유무에 관계없이 서파수면에서 여러 번의 혼돈각성이 발생하는 것이다. 그러나 비정상적인 각성은 비렘수면의 모든 단계와 때로는 렘수면에서도 기록된다. 뇌파가 주로 각성 상태임에도 불구하고, 의식수준의 범위가 일반적으로 실제적 무의식 상태에서 다양한 수준의 부분적 의식 상태까지 걸쳐 있다는 것은 뇌파와 의식수준 사이의 해리를 시사한다. 이런 해리는 또한 섭식과 관련이 없는 성인 몽유병에서도 발견된다. 반대로, 유년기의 전형적인 몽유병은 대개 고전압 델타파(high-voltage delta waves)의 지속 또는 델타, 세타 및 알파 활성의 혼합을 보인다. 유년기 몽유병 환자에서 각성이 우세한 양상은 드물다. 주기하지운동과 OSA는 수면관련 섭식장애 환자의 수면다원검사에서 관찰될 수 있다. 수면관련 섭식장애와 완전히 의식하는 비정상적 야간섭식의 경계를 다룬 최근의 한 연구에서 35명의 환자 중 22명에게 주기하지운동이, 35명 중 5명은 하지불안증후군이 있었으며, 35명 중 29명은 수면 중 씹고 삼키는 동작을 반복했는데 이는 뇌파각성(EEG arousals) 전체 건수의 거의 절반과 연관이 있었다.

감별진단

수면관련 섭식장애는 일차적으로 *야간 섭식증후군*(Night eating syndrome, NES)과 구별되어야 하며, 이는 저녁과 취침시간 사이 및 수면기간 동안 완전한 각성 중에 과도한 섭식을 하는 것이 특징이다. 두 가지 장애가 함께 있을 수는 있지만, 주간 섭식장애(*bulimia nervosa*, *anorexia nervosa*)와는 달리 수면관련 섭식장애는 자가 유도 구토, 관장, 완하제, 이뇨제 혹은 기타 약물의 오용 또는 기타 제거 활동과 같은 부적절한 보상 행동은 존재하지 않는다. 주간 섭식장애가 있는 사람이 또한 수면관련 섭식장애가 함께 있을 수 있으며 혼돈각성을 보이지만 밤 동안 또는 아침에 일어날 때 제거 행동은 보이지 않는다. 수면관련 섭식장애가 오래 지속되고 체중이 지나치게 증가한 환자는 결국 낮에는 금식을 하거나 수면관련 섭식장애로 인한 비만을 막기 위해 과도한 운동을 한다. 마찬가지로, 수면관련 섭식장애의 기준을 충족하는 환자는 잠든 후 먹어야 할 강박을 억제하기 위해 취침 전 의식적으로 먹을 수 있다.

수면관련 섭식장애는 야간 섭식증후군(여성 유병률 〈 60%)보다 여성에서 더 빈번한 것으로 보이며, 기분장애는 수면관련 섭식장애보다 야간 섭식증후군에서 더 흔하다. 그럼에도 불구하고, 수면관련 섭식장애와 야간 섭식증후군은 상당한 수의 중복된 특징을 공유하며 공통된 병태생리 스펙트럼에 따라 존재할 지도 모른다. 수면관련 섭식장애는 또한 *신경폭식*(bulimia nervosa), *폭식장애*(binge-eating disorder) 및 *신경식욕부진*, *폭식/제거*형(anorexia nervosa, binge/purge type)의 야간(수면과 관련된) 확장과 구별되어야 한다.

최초의 국제수면장애분류에 기술된 *야간 섭식(음주)증후군*은 주로 먹거나 마시는 것 없이는 다시 수면할 수 없는 반복된 각성을 특징으로 하는 유아기 장애였다. *클라인-레빈증후군*(Kleine-Levin syndrome, 주기적 과다수면)은 부적절한 야간섭식을 할 수 있지만, 청소년기 남성에서 빈번하고 주기적인 과다수면, 성욕과다, 과식증의 특징적인 증상은 수면관련 섭식장애와 쉽게 구분될 수 있다. 주요 수면기간 동안 비정상적인 반복 섭식(보통 완전히 혹은 거의 완전히 깨어 있는)과 관련이 있을 수 있는 의학적 및 신경학적 장애도 배제해야 한다. 여기에는 *저혈당상태*, *소화궤양질환*, *역류식도염* 및 *클뤼버-부시증후군*(Kluver-Bucy syndrome)이 포함된다.

미해결 문제 및 향후 방향

수면관련 섭식장애와 야간 섭식증후군의 중첩 및 불일치의 정도는 더 밝혀져야 할 필요가 있다.

❖ 참고문헌

Brion A, Flamand M, Oudiette D, Voillery D, Golmard JL, Arnulf I. Sleep related eating disorder versus sleepwalking: a controlled study. Sleep Med 2012; 3:1094–101.

Howell MJ, Schenck CH, Crow SJ. A review of nighttime eating disorders. Sleep Med Rev 2009;13:23–34.

Howell MJ, Schenck CH. Restless nocturnal eating: a common feature of Willis-Ekbom syndrome (RLS). J Clin Sleep Med 2012;8:413–9.

Palaia V, Poli F, Pizz F, et al. Narcolepsy with cataplexy associated with nocturnal compulsive behaviors: a case-control study. Sleep 2011;34:1365–71.

Schenck CH, Hurwitz TD, Bundlie SR, Mahowald MW. Sleep-related eating disorders: polysomnographic correlates of a heterogeneous syndrome distinct from daytime eating disorders. Sleep 1991;14:419–31.

Schenck CH, Hurwitz TD, O'Connor KA, Mahowald MW. Additional categories of sleep-related eating disorders and the current status of treatment. Sleep 1993;16:457–66.

Vetrugno R, Manconi M, Ferini-Strambi L, Provini F, Plazzi G, Montagna P. Nocturnal eating: sleep-related eating disorder or night eating syndrome? A videopolysomnographic study. Sleep 2006;29:949–54.

Vinai P, Ferri R, Ferini-Strambi L, et al. Defining the borders between sleep-related eating disorder and night eating syndrome. Sleep Med 2012;13:686–90.

Winkelman JW. Clinical and polysomnographic features of sleep-related eating disorder. J Clin Psychiatry 1998;59:14–9.

Winkelman JW, Herzog DB, Fava M. The prevalence of sleep-related eating disorder in psychiatric and non-psychiatric populations. Psychol Med 1999;29:1461–6.

Winkelman JW. Sleep-related eating disorder and night eating syndrome: sleep disorders, eating disorders, or both? Sleep 2006;29:876–7.

렘(REM)관련 사건수면
REM-Related Parasomnias

렘수면행동장애
REM Sleep Behavior Disorder

ICD-9-CM code: 327.42 **ICD-10-CM code: G47.52**

대체 이름

없음

진단기준

◆ 기준 A-D가 모두 충족되어야 함

A. 수면관련 발성 그리고/또는 복합운동행동의 삽화가 반복됨.[1, 2]

B. 이러한 행동이 렘수면 중에 발생하는 것이 수면다원검사에 의해 확인되거나, 꿈행동화(dream enactment)의 임상 병력을 바탕으로 렘수면 중에 발생하는 것으로 추정됨.

C. 수면다원검사 기록에서 렘수면무긴장소실(REM sleep without atonia, RWA)을 보임.[3]

D. 장애가 다른 수면장애, 정신장애, 약물 혹은 물질 사용으로 더 잘 설명되지 않음.

◆ 주석

1. 이 기준은 하룻밤의 비디오-수면다원검사 동안 삽화가 반복되는 것을 관찰함으로써 충족될 수 있다.
2. 관찰된 발성 또는 행동은 흔히 동시에 발생하는 꿈의 정신활동과 연관되며, "꿈의 행동화(acting out one's dream)"에 대한 빈번한 보고로 이어진다.
3. 가장 최신판의 미국수면의학회 매뉴얼의 렘수면행동장애 수면다원검사 스코어링에 대한 권고에 따라 정의한다.
4. 환자는 일반적으로 깨웠을 때 잘 깨어나고 명료하며 일관성과 지남력이 유지된다.
5. 때로는 꿈행동화행동(dream-enacting behaviors) 등 렘수면행동장애의 전형적인 임상병력을 가진 환자에서 비디오-수면다원검사 중 전형적인 렘수면행동장애 행동을 보임에도 불구하고 현재의 증거-기반 데이터에 기초하였을 때 충분한 렘수면무긴장소실이 나타나지 않아 렘수면행동장애 진단을 위한 수면다원검사 기준을 충족하지 못할 수 있다. 이러한 환자의 경우, 임상적 판단에 따라 렘수면행동장애를 잠정적으로 진단할 수 있다. 비디오-수면다원검사가 불가능한 경우에도 같은 규칙이 적용된다.
6. 현재 전문가 의견에 따르면, 약물은 렘수면무긴장소실이 이미 있지만 증상이 없는 잠재적인 렘수면행동장애에서 증상을 드러나게 할 수 있다. 따라서 향후 종단연구 결과가 나올 때까지는 약물에 의해 유발된 램수면행동장애도 임상적 판단에 따라 램수면행동장애로 진단할 수 있다.

필수 특징

렘수면행동장애는 렘수면 중에 부상이나 수면장애를 일으킬 수 있는 비정상적인 행동이 특징이다. 또한, 렘수면행동장애는 렘수면 중의 근전도 이상과 관련이 있다. 근전도검사는 렘수면 동안 근육긴장의 증가 그리고/또는 렘수면 동안 과도한 위상성근전도단일수축(phasic EMG twitch) 활동을 보인다.

수면관련 부상에 대한 호소는 렘수면행동장애에서 흔하며, 이는 일반적으로 개인이 낯선 사람이나 동물과 맞딱뜨리거나, 공격적이고 추격당하는 불쾌하고, 행동으로 가득찬 폭력적인 꿈의 실행에 대한 시도로 나타난다. 일반적으로 삽화가 끝나면 개인은 빠르게 깨어나고, 빠르게 명료해지며 일관된 이야기로 꿈을 보고한다. 꿈 속에서의 사건은 관찰된 수면 행동과 밀접한 관련이 있다.

병력에 의해 보고되고 비디오-수면다원검사 동안 기록된 수면과 꿈관련 행동은 폭력적이고 (드물게) 비폭력적인 행동을 포함한다: 말하기(연설 포함), 웃기, 노래하기, 휘파람, 외침, 욕설, 울음, 씹기, 몸짓, 닿기, 잡기, 박수 치기, 때리기, 발로 차기, 앉기, 침대에서 뛰어 내리기, 기어가기, 달리기, 춤 등. 그러나 걷기는 렘수면행동장애에서 매우 드문 일이며, 특히 눈을 감고 주변 환경에 주의를 기울이지 않기 때문에 방을 떠나는 것은 드문 경우이다. 가상의 담배를 피우는 행위, 자위행위와 같은 행동, 성교와 비슷한 동작 및 먹거나, 음주, 배뇨 및 배변하는 것을 흉내 내는 행동이 드물게 발생할 수 있다. 대상자는 실제 환경이 아닌 꿈 속에서의 행동에 참여하는 것으로 눈은 보통 렘수면행동장애 삽화 동안 감은 상태로 유지된다.

본인이나 동침자가 수면과 관련한 부상이 발생하여 진료를 받으러 오는 경우가 일반적이며, 수면이 방해되어 진료를 받게 되는 경우는 드물다. 렘수면행동장애는 렘수면 중에 발생하기 때문에, 수면개시 직후에 sleep onset rapid eye movement period(SOREMP) 동안 렘수면행동장애가 발생할 수 있는 기면병이 동반되지 않는 한, 수면 발병 후 적어도 90분 이후에 나타난다. 알코올 및 진정 최면제에서 금단 동안, 또는 특정 약물 사용, 약물 중독 또는 재발성 다발경화증과 관련하여 강력한 렘수면 반동상태 중에 나타나는 급성 형태의 렘수면행동장애가 있다.

관련 특징

비렘수면 중 주기사지운동(periodic limb movement, PLM)은 렘수면장애에서 매우 흔하며 동침자의 수면을 방해할 수 있다. 기면병이 함께 있을지라도, 주간피로 또는 졸림은 흔하지 않다. 일반적으로 낮 동안에는 짜증을 잘 내거나, 공격적이거나 폭력적인 행동의 병력은 없으며, 수면 중에 꿈과 관련이 있을 수도 있고 그렇지 않을 수도 있는 잠꼬대, 소리지름, 팔다리단일수축 및 반사와 같은 다년간의 전조 병력이 있을 수 있다.

임상 및 병태생리 아형

사건수면중복장애는 환자가 렘수면행동장애와 함께 각성장애, 수면관련 섭식장애, 수면성교(sexomnia), 또는 리듬운동장애 중 하나가 같이 있는 상태이다. 남성에서 더 흔하나 렘수면행동장애만큼 남성에서 더 우세하게 나타나지는 않는다. 대부분이 유년기나 청소년기에 시작되지만 모든 연령대에서 나타날 수 있다. 특발성으로 나타날 수도 있고, 기면병이나 다발경화증, 뇌종양이나 뇌종양의 치료, 마름뇌염(우측다리뇌덮개 혹은 숨뇌 병터), 뇌 외상, 선천성 뫼비우스증후군, agrypnia excitata, Machado-Joseph병, 다양한 정신장애와 이에 대한 약물요법 그리고 약물남용장*애 및 금단상태 등 광범위한 질환에서 이차적(증상성, symptomatic)으로 나타날 수 있다.

해리지속상태는 렘수면행동장애의 아형으로 분류되며, 행동상으로는 수면을 취하고, 렘수면행동장애와 매우 유사한 꿈관련 행동을 보이지만 수면다원감사에서는 수면 단계를 확인할 수 없는 극단적 형태의 상태 해리를 보인다. 해리지속상태에서는 렘수면, 비렘수면 및 각성에 대한 주요 수면다원검사 표지자들이 나타나지 않으며, 이들 상태가 혼재되어, 수면다원검사에서 통상적인 수면단계를 식별할 수 없다. 비정상적인 행동의 발산이 꿈과 연관되어 나타나기 때문에 렘수면행동장애와 매우 유사한 꿈행동화행동이라 추정된다. 관찰자가 보기에는 환자가 자다가 꿈을 꾸며 행동하는 것 같은데 환자는 자신이 깨어있었다고 생각하거나, 반대로 환자는 자신이 자다가 꿈을 꾸며 행동한 것 같은데 관찰자에게는 깨어있었던 것으로 보이는 일이 드물지 않다. 거의 모든 경우에서 신경학적 혹은 의학적 기저질환이 존재하며, 광범위한 병리가 원인이 될 수 있다.

렘수면과 관련이 있거나 렘수면-각성 상태와 해리된 관계에 있는 꿈행동화("oneirism")은 전반적인 운동과잉활동, 수면을 시작하고 유지하는 능력의 손상("깨어있는 꿈"과 함께), 서파수면 상실 그리고 교감신경 활성화를 특징으로 하는 흥분불면증(agrypnia excitata)라고 불리는 병리상태의 핵심 특징이 될 수 있다. Agrypnia excitata는 진전섬망, Morvan증후군 및 치명가족불면증과 같은 다양한 조건에서 발견된다. 따라서, agrypnia excitata는 심한 사건수면과 심한 불면증으로 나타난다.

인구통계

렘수면행동장애는 일반적으로 50세 이후에 나타나는 남성 우세 장애이지만, 유아기부터 88세까지의 렘수면행동장애 사례가 보고되었다. 50세 이전의 성인에서 나타나는 렘수면행동장애는 성별 발생 차이가 줄어들고, 특발렘수면행동장애 및 사건수면중복장애(parasomnia overlap disorder, POD), 동반이환된 기면병, 항우울제 사용 및 자가면역질환의 증가를 포함하여 인구통계 및 관련 특징이 다른 경향이 있다. 또한 젊은 성인에서 렘수면행동장애의 임상 증상은 노년층에서 보이는 증상보다 덜 공격적이고 폭력적이며, 이것은 아마도 여성의 발생 정도가 높고 동반이환된 기면병 비율이 높기 때문(약한 렘수면행동장애 행동으로 나타남)으로 보인다.

렘수면행동장애와 관련된 신경학적 장애와 다른 증상의 형태의 렘수면행동장애는 기면병(아래 설명됨) 및 다계통위축을 제외하고 특발렘수면행동장애만큼 남성이 우세하다. 물론, 수면장애센터에서 렘수면행동장애와 관련된 증상을 호소하지 않을 수도 있다. 따라서 수면센터에서 새롭게 평가되는 모든 환자들에게 렘수면행동장애에 대한 체계적인 질문이 포함되어야 한다. 소아에서의 렘수면행동장애는 사실상 특발성인 경우는 없으며, 일반적으로 기면병(기면병 증상이 나타나기 몇 개월 전에 발병), 뇌간종양, 항우울제, 신경발달장애 및 다양한 희귀질환과 관련이 있다.

유병률은 노인과 일반 인구에서 0.38%~0.5%로 보고되었지만 확실하게 알려지지는 않았다. 현재 수면관련 폭력의 유병률이 2.1%로 보고되고 있다; 이 사건의 38%가 꿈행동화와 관련되어 있으며 렘수면행동장애의 유병률은 0.8% 정도로 높았다.

선행 및 유발요인

주요 선행요인은 50세 이상의 남성, 그리고 기저 신경학적 질환, 특히 파킨슨병, 다계통위축, 루이소체치매, 기면병 또는 뇌졸중이다. 최근 렘수면행동장애의 환경위험요인에 대한 다기관 환자-대조군 연구에서 흡연, 머리 부상, 살충제 노출 및 농업이 중대한 위험요인인 것으로 나타났다. 약물, 특히 항우울제인 venlafaxine, 선택세로토닌재흡수억제제(selective serotonin reabsorption inhibitor, SSRI), mirtazapine 및 기타 항우울제(bupropion 제외)는 점점 더 인정되는 선행요인이다. 베타차단제(bisoprolol, atenolol), 항콜린에스테라제억제제 및 selegiline도 렘수면행동장애를 유발할 수 있다. 우울증과 동반된 정신장애(항우울제 요법이 필요한)는 특히 50세 미만의 성인에서 선행요인이 될 수 있다. 렘수면행동장애는 외상후스트레스장애와 관련될 수도 있다.

가계 양상

최근의 다기관 통제연구에서 보였던 것처럼, 꿈행동화에 대한 가족력이 현저히 증가하는 것은 렘수면행동장애에서 유전적인 요소가 기여할 가능성을 좀 더 높여준다.

발병, 경과 및 합병증

만성렘수면행동장애의 발병은 점진적이거나 빠를 수 있으며 과정은 종종 진행성이다. 합병증에는 때때로 자기 자신 그리고/또는 수면파트너의 생명을 위협하는 수면관련 부상과 수면파트너의 수면중단을 포함하고 이는 심각한 문제가 될 수 있다. 렘수면행동장애로 인한 배우자 간 불화는 흔하지 않지만 반복되는 부상 그리고/또는 수면파트너의 수면장애로 인해 존재하는 경우 심각할 수 있다.

특발렘수면행동장애의 발병 후 10년 이상이 되어 신경퇴행질환의 지연된 발생은 50세 이상 남성에서 매우 흔하다. 이러한 장애에는 파킨슨병(parkinson disease), 다계통위축(multiple system atrophy) 및 루이소체치매(dementia with Lewy bodies)가 포함된다. 최근에 보고된 두 연구는 특발렘수면행동장애에서 파킨슨병/치매로의 최종 전환율이 81% 와 82%(후자의 연구에서는 경도인지장애 포함)로 보였다. 반대로, 렘수면행동장애는 다계통위축 증례보고의 90%, 루이소체치매 증례보고의 약 50%에, 보고된 파킨슨병 환자의 최대 46%에 존재한다.

발달 문제

앞서 언급한 바와 같이, 렘수면행동장애는 어린이에서 보통 기면병-탈력발작, 뇌간종양 또는 항우울제와 관련하여 나타날 수 있다.

병리와 병태생리

오늘날 렘수면행동장애와 *신경퇴행질환* 사이에 선택적 연관성을 시사하는 증거들이 존재한다. 시누클레인(synuclein)병증은 취약한 신경원 및 신경아교세포 집단에 선택적으로 불용성 알파 시누클레인(α-synuclein)단백질의 응집체가 형성되는 공통적인 병리병변을 가지는 일련의 신경퇴행장애이다. 이러한 병리학적 응집체는 신경퇴행질환에서 임상 증상의 시작과 진행 및 영향을 받는 뇌 영역의 퇴행과 밀접한 관련이 있는 것으로 보인다. 주요 시누클레인병증에는 파킨슨병, 루이소체치매, 다계통위축이 있다.

렘수면행동장애는 렘수면 운동-행동 조절장애의 다른 형태를 나타내는 기면병(대부분 기면병 1형)과 강하게 연관될 수 있다. 렘수면행동장애는 탈력발작의 약리학적 치료에 의해 유발되거나 악화될 수 있다. 기면병과 관련된 렘수면행동장애는 현재 남녀 간 발생 빈도 차이 소실, 렘수면에서의 복합운동이 더 적고, 단순 움직임이 더 많으며, 렘수면에서의 덜 폭력적인 행동, 조기 발병 연령, 히포크레틴(hypocretin) 결핍(기면병 1형의 특징)을 특징으로 하는 렘수면행동장애의 독특한 표현형으로 간주된다. 소아에서 렘수면행동장애의 존재는 기면병 유형 1의 초기 징후일 수 있다.

렘수면행동장애와 병인적으로 연관된 *신경학적 장애*는 허혈성 또는 출혈성 뇌혈관질환, 다발경화증, 진행핵상마비, 길랭-바레증후군, 뇌간 신생물(소뇌다리뇌각 종양 포함), 마카도-조셉병(Machado-Joseph disease) (척추소뇌실조증 유형 3), 미토콘드리아뇌병증, 정상압수두증, 투렛(torette)증후군, 그룹 A 피부건조증 및 자폐증을 포함한다.

사람에서 렘수면행동장애의 병태생리는 동물모델에서 확인한 렘무긴장 경로의 중단 그리고/또는 뇌간운동양상발생기의 탈억제와 상응하는 것으로 추정된다.

객관적 결과

수면다원검사는 렘수면 중 렘 무긴장의 과도한 양의 지속적 또는 간헐적 손실 그리고/또는 턱끝 그리고/또는 사지 근전도검사의 과도한 위상성근육단일수축 활동을 보여준다. 일부 환자는 렘수면 중 팔과 손에만 국한된 행동을 보이며, 이것은 렘수면행동장애를 완전히 평가하기 위해 상지 및 하지의 근전도검사 모니터링이 필요하다는 것을 나타낸다. 일부 환자는 대부분의 렘무긴장을 보존하지만 렘수면 동안 과도한 근전도단일수축이 있다. 렘수면행동장애의 평가에서 렘수면무긴장을 검출하기 위한 가장 최근의 증거기반 데이터는 얕은손가락굽힘근의 양측 위상 활동과 모든(any tonic/phasic) 턱근전도검사 활성도가 렘수면의 27%(30초 에포크로 점수화)를 초과해서 보이는 것을 기준으로 할 때, 렘수면행동장애 환자와 대조군을 확실하게 구별한다는 것을 나타낸다. 각성장애와는 달리, 렘수면행동장애에서 렘수면 운동이 나타나는 동안 자율신경계 활성화(빈맥과 같은)는 흔하지 않다. 비렘수면 중 환자의 약 75%가 주기사지운동을 갖는다; 이러한 움직임은 낮은 비율에서 뇌파의 각성 징후와 관련이 있다. 렘수면행동장애에서 증가된 분율의 서파수면 및 증가된 델타가 대조 및 비대조 연구에서 발견되었지만, 이러한 결과는 임상연구 대상에 따라 렘수면행동장애에서 매우 가변적인 발견일 수 있다. 렘 및 비렘수면 단계들 사이의 수면구조 및 통상적인 순환은 일반적으로 렘수면행동장애에서 유지되지만, 일부 환자는 N1 수면의 증가를 보인다.

렘수면행동장애 진단 과정을 지원할 수 있는 검증된 렘수면행동장애 선별설문지가 현재 이용가능하다.

감별진단

렘수면행동장애는 성인에서 복잡하고 해롭고 폭력적인 수면관련 및 꿈관련 행동으로 나타날 수 있는 몇 가지 질환 중 하나이다. 성인 그리고/또는 소아에서 렘수면행동장애를 모방할 수 있는 다른 장애로는 *몽유병*, *야경증*, *폐쇄수면무호흡*, *야간 발작(야간 전두엽뇌전증; 야간 복합부분발작); 리듬운동장애; 수면관련 해리장애*, *무서운 탈면환각* 및 *외상후스트레스장애; 꾀병* 진단도 고려해야 한다.

일반적으로 렘수면행동장애는 삽화에서 빠른 각성이 동반되는, 수면개시 2시간 이상 후에 발생하는 불쾌하고 공격적인 꿈의 행동화를 포함한다. 대조적으로, 몽유병과 야경증 삽화는 종종 수면 발병 후 2시간 이내에 나타나며, 일반적으로 빠른 각성과 관련이 없으며, 어린이에서는 꿈과 거의 관련이 없다. 성인은 각성장애와 관련된 꿈을 가질 수 있지만 렘수면행동장애 꿈보다 일반적으로 더 단편적이고 제한적이다. 수면관련 발작은 대개 반복적이고 틀에 박힌 행동으로 나타난다.

사건수면중첩장애(parasomnia overlap disorder)는 여러 가지 방법에서 해리지속상태와 구별될 수 있다: 렘수면행동장애, 몽유병 또는 야경증이 일어난 후 각성이 있는 경우, 잠들었음을 깨닫는다. 그러나 해리지속상태는 자고, 깨어있는지 또는 꿈 인지에 대한 혼란으로 나타날 가능성이 높다. 겹침장애는 비디오-수면다원검사는 렘수면행동장애와 각성장애 모두에 대해 전형적인 결과를 보여주지만, 해리 상태에서는 수면 단계를 식별할 수 없다. 또한, 해리지속상태를 가진 환자는 삽화 동안 멀리 걷지 않으며, 그들의 행동 레퍼토리는 각성장애의 것보다 렘수면행동장애의 것과 비슷하다.

미해결 문제 및 향후 방향

렘수면행동장애의 비디오-수면다원검사 평가와 관련하여 수많은 해결되지 않은 의문점들이 있다. 여기에는 다음과 같은 렘수면무긴장소실 및 렘수면행동장애 활동을 정의하고 정량화하는 문제가 포함되어있다. (1) 렘수면무긴장소실을 진단하거나 렘수면무긴장소실을 배제하는데 필요한 총수면시간대비 최소 렘수면비율(및 최소 절대 렘수면시간)은 얼마인가? (2) 렘수면무긴장소실을 진단하거나 렘수면무긴장소실을 배제하는데 필요한 최소 렘수면판독단위(epoch)의 수와 최소 렘수면판독단위의 기간은 얼마인가? (3) 폐쇄수면무호흡 및 약물복용과 같은 상태와 관련된 렘수면 연속성장애의 상황에서 렘수면무긴장소실을 진단 또는 배제하기 위해 어떤 지침을 개발할 수 있는가? (4) 충분한 렘수면무긴장소실이 없는 환자에서 렘수면행동장애를 식별하기 위해 비디오-수면다원검사에 의해 기록된 최소한의 실제 렘수면행동장애 행동은 무엇인가?

중년 및 노인에서 이 장애가 남성에서 우세한 이유는 확실하지 않다. 50세 이상의 남성 이외의 렘수면행동장애 하위 그룹이 파킨슨병 또는 치매 발병 위험이 증가하는지 여부는 알려져 있지 않다. 이러한 하위 그룹 중 하나는 미래의 파킨슨병과 치매에 대한 잠재적 위험이 분명하지 않은 항우울제유발 렘수면행동장애 환자이다. 임상용으로 개발 중인 새로운 항우울제 또는 기타 정신병약물은 렘 무긴장, 렘 위상활동, 렘수면 행동방출 및 꿈행동화행동을 촉진시키는 성향에 대한 즉각적이고 장기적인 영향에 대해 평가해야 한다.

❖ 참고문헌

Boeve BF. REM sleep behavior disorder: Updated review of the core features, the REM sleep behavior disorder-neurodegenerative disease association, evolving concepts, controversies, and future directions. Ann N Y Acad Sci 2010;1184:15–54.

Dauvilliers Y, Jennum P, Plazzi G. REM sleep behaviour disorder and REM sleep without atonia in narcolepsy. Sleep Med 2013;14:775–81.

Frauscher B, Gschliesser V, Brandauer E, et al. REM sleep behavior disorder in 703 sleep-disorder patients: the importance of eliciting a comprehensive sleep history. Sleep Med 2010;11:167–71.

Frauscher B, Iranzo A, Gaig C, et al. Normative EMG values during REM sleep for the diagnosis of REM sleep behavior disorder. Sleep 2012;35:835–47.

Iranzo A, Santamaria J. Severe obstructive sleep apnea/hypopnea mimicking REM sleep behavior disorder. Sleep 2005;28:203–6.

Iranzo A, Santamaria J, Tolosa E. The clinical and pathophysiological relevance of REM sleep behavior disorder in neurodegenerative diseases. Sleep Med Rev 2009;13:385–401.

Iranzo A, Tolosa E, Gelpi E, et al. Neurodegenerative disease status and post-mortem pathology in isolated rapid-eye-movement sleep behaviour disorder: an observational cohort study. Lancet Neurol 2013;12:443–53.

Ju YE. Rapid eye movement sleep behavior disorder in adults younger than 50 years of age. Sleep Med 2013;14:768–74.

Lloyd R, Tippman-Peikert M, Slocumb N, Kotagal S. Characteristics of REM sleep behavior disorder in childhood. J Clin Sleep Med 2012:15:127–31.

Olson E, Boeve B, Silber M. Rapid eye movement sleep behavior disorder: demographic, clinical, and laboratory findings in 93 cases. Brain 2000;123:331–9.

Oudiette D, De Cock VC, Lavault S, Leu S, Vidailhet M, Arnulf I. Non-violent elaborate behaviors may also occur in REM sleep behavior disorder. Neurology 2009;72:551–7.

Postuma RB, Gagnon JF, Vendette M, Fantini ML, Massicotte-Marquez J, Montplaisir J. Quantifying the risk of neurodegenerative disease in idiopathic REM sleep behavior disorder. Neurology 2009;72:1296–300.

Schenck CH, Mahowald MW. REM sleep behavior disorder: clinical, developmental, and neuroscience perspectives 16 years after its formal identification in SLEEP. Sleep 2002;25:120–38.

Schenck CH, Boeve BF, Mahowald MW. Delayed emergence of a parkinsonian disorder or dementia in 81% of older males initially diagnosed with idiopathic REM sleep behavior disorder (RBD): 16 year update on a previously reported series. Sleep Med 2013;14:744–8.

Schenck CH, Howell MJ. Spectrum of RBD (overlap between RBD and other parasomnias). Sleep and Biological Rhythms 2013;11(Supplement 1):27–34.

반복단독수면마비

Recurrent Isolated Sleep Paralysis

ICD-9-CM code: 327.43 **ICD-10-CM code: G47.53**

대체 이름

입면 및 출면 마비(Hypnagogic and hypnopompic paralysis), 수면전기 및 수면후기 마비(predormital and postdormital paralysis), Kanashibari(일본).

진단기준

◆ 기준 A-D가 모두 충족되어야 함

A. 수면이 시작되거나 잠에서 깨어났을 때 몸통과 모든 팔다리를 움직일 수 없는 재발성 장애.

B. 각 삽화는 몇 초에서 몇 분간 지속됨.

C. 삽화는 취침 불안 또는 수면에 대한 두려움을 포함하여 임상적으로 심각한 고통을 유발함.

D. 이 장애는 다른 수면장애(특히 기면병), 정신장애, 건강상태, 약물치료 또는 약물사용으로 잘 설명되지 않음.

필수 특징

반복단독수면마비는 기면병 진단이 없는 상태에서 수면개시(입면 또는 수면 전 형태) 또는 수면에서 깨어날 때(출면 또는 수면 후 형태) 자발적인 움직임을 수행할 수 없는 것이 특징이다. 사건은 말을 하지 못하거나 팔다리, 몸통 및 머리를 움직일 수 없는 것으로 구성된다. 호흡은 일반적으로 영향을 받지 않으며, 의식이 유지되고 완전하게 회상할 수 있다. 수면마비의 삽화는 몇 초에서 몇 분까지 지속된다. 그것은 보통 자발적으로 해결되지만 만지거나 말을 하는 것과 같은 감각 자극에 의해 또는 환자가 움직이기 위해 강렬한 노력을 기울임으로써 중단될 수 있다.

관련 특징

적어도 초기 삽화 중에는 강렬한 불안감이 있다. 환각 경험은 환자의 약 25%-75%에서 마비를 동반한다. 여기에는 청각, 시각 또는 촉각환각 또는 방에서의 존재감각이 포함될 수 있다. 일부 환자는 수면마비의 삽화와 별도의 시간에 수면 전 또는 수면 후 환각을 경험한다.

임상 및 병태생리 아형

수면마비의 가족력 형태는 다음과 같다(아래 참조).

인구통계

수면마비 유병률의 추정치는 사용된 정의의 차이, 추출된 표본의 연령, 문화적, 인종적 요인에 따라 크게 달라진다. 수면마비에 대한 대부분의 유병률 연구(보통 30세 미만의 학생)는 재발이나 고통없이 한 번 이상의 삽화가 발생하는 것을 조사했다. 이런 연구들은 적어도 1회의 수면마비 삽화의 유병률이 15~40% 라는 것을 보여준다. 주목할 만한 두 가지 예외는 대부분 대학생들이 참여한, 5%의 유병률을 보고한 1962년 연구와 모두 성인이 참여한 6%의 유병률을 보고한 1999년 연구이다. 여러 연구에서 일관된 성별 차이는 나타나지 않았고, 조기, 후기 발병이 보고되었지만 평균 발병 연령은 14-17세이다.

선행 및 유발요인

수면부족과 불규칙한 수면-각성은 수면마비의 선행요인으로 확인되었다. 정신적 스트레스는 다른 연구에서는 그렇지 않지만 일부 연구에서 유발요인으로 보고되었다. 수면마비는 앙와위자세에서의 수면에서 더 흔하게 나타난다. 한 연구에서 대조군과 비교하여 수면마비 환자의 미네소타 다면 인성검사의 편집증 척도에서 더 높은 점수를 얻었음에도 불구하고 성격요인이 중요한 역할을 하는 것으로 보이지 않는다. 회귀분석에서 언급된 다른 요인으로는 양극성 장애, 항불안제 사용, 수면관련 다리근육경련이 있다.

가계 양상

3세대와 4세대에 걸쳐 명백한 가족 수면마비가 있는 두 가족이 보고되었다. 모계 유전에 대한 가설이 있다.

발병, 경과 및 합병증

발병은 대개 청소년기에 있다. 대부분 발생은 20~30대에 하는 것으로 보이지만, 그 이후가 될 수도 있다. 삽화에 대한 불안을 제외하고 알려진 합병증은 없다.

발달 문제

수면마비는 소아에서 기면병의 4가지 양상의 일부로 존재할 수 있지만, 현재 반복단독수면마비의 어린 시절 발현에 대한 정보는 없다.

병리와 병태생리

야간 수면에서 각성한 환자에 의해 유발된 수면마비의 삽화는 렘수면으로부터 발생하는 것으로 보인다. 수면마비는 각성 상태로 지속되는 렘수면 요소와의 상태 해리의 예이다. 강제 각성 후 조기에 시작되는 렘수면은 개인에게 수면마비를 유발하는 소인이 되는 것으로 나타났다. 수면장애에 대한 내성이 적은 실험대상자들이 그 현상을 경험할 가능성이 더 높다.

객관적 소견

수면다원검사 연구 동안 강제 각성 후 수면마비의 분석은 수면마비가 렘관련 근전도무긴장이 의식적 각성 동안 지속되는 해리상태인 것으로 밝혀졌다. 환각경험이 있을 수 있지만 진단에 필수적인 것은 아니다.

감별진단

*탈력발작*은 유사한 골격근의 전신 마비를 일으키지만 각성상태에서 발생하며 감정에 의해 유발된다. *무긴장발작*은 각성상태에서 발생한다. *야간공황발작*은 일반적으로 마비와 관련이 없다. *가족성주기마비증후군*, 특히 *저칼륨주기마비*는 휴식 시와 깨어날 때 발생할 수 있다. 그러나, 삽화는 보통 수시간 지속되며, 탄수화물 섭취와 관련될 수 있으며, 저칼륨혈증을 동반한다. *고칼륨* 및 *정상칼륨주기마비*도 있다.

미해결 문제 및 향후 방향

해당사항 없음.

❖ 참고문헌

Fukuda K. Sleep paralysis and sleep-onset REM period in normal individuals. In: Olgilvie R, Harsh J, eds. Sleep onset: normal and abnormal processes. Washington: American Psychological Association, 1994:161–81.

Goode G. Sleep paralysis. Arch Neurol 1962;6:228–34.

Hishikawa Y. Sleep paralysis. In: Guilleminault C, Dement W, Passouant P, eds. Narcolepsy. New York: Spectrum, 1976:97–124.

Ohayon M, Zulley J, Guilleminault C, Smirne S. Prevalence and pathologic associations of sleep paralysis in the general population. Neurology 1999;52:1194–200.

Takeuchi T, Fukuda K, Sasaki Y, Inugami M, Murphy T. Factors related to the occurrence of isolated sleep paralysis elicited during a multi-phasic sleep-wake schedule. Sleep 2002;25:89–96.

Takeuchi T, Miyasita A, Sasaki Y, Inugami M, Fukuda K. Isolated sleep paralysis elicited by sleep interruption. Sleep 1992;15:217–25.

악몽장애
Nightmare Disorder

ICD-9-CM code: 307.47 **ICD-10-CM code: F51.5**

대체 이름

악몽(nightmares), 렘악몽(REM nightmares), 재발악몽(recurrent night mares), 꿈불안장애(dream anxiety disorder), 불안한 꿈(anxiety dream).

진단기준

◆ 기준 A-C가 모두 충족되어야 함

A. 일반적으로 생존, 안전 또는 신체적 온전함에 대한 위협을 수반하는 확장되고 극도로 불쾌하며 기억에 남는 꿈의 반복적인 발생.

B. 불쾌한 꿈에서 깨어날 때, 그 사람은 신속히 지남력을 찾고 명료해짐.

C. 꿈의 경험 또는 잠에서 깨어 발생하는 수면장애는 다음 중 적어도 하나의 항목에 의해 명시된 바와 같이 사회적, 직업적 또는 기타 중요한 기능 영역에서 임상적으로 심각한 고통이나 장애를 유발함:

1. 기분장애(예: 악몽 정동, 불안, 불쾌감의 지속).
2. 수면저항(예: 취침 불안, 수면에 대한 두려움/뒤이어 오는 악몽).
3. 인지장애(예: 침입 악몽 형상화, 집중력 또는 기억력장애).
4. 보호자 또는 가족의 기능에 부정적인 영향 (예: 수면방해).
5. 행동문제(예: 취침 시간 회피, 어둠에 대한 두려움).

6. 주간졸림.
7. 피로 또는 저에너지.
8. 직업 또는 교육기능장애.
9. 대인관계/사회기능장애.

◇ 주석

1. 소아의 악몽장애는 심각한 심리사회적 스트레스 요인에 노출된 사람들에게서 발생할 가능성이 높다. 어린 시절의 악몽은 종종 자연스럽게 해결되기 때문에 지속적인 고통이나 장애가 있는 경우에만 진단이 내려져야 한다.

필수 특징

악몽장애는 렘수면동안 일어나고 종종 각성을 야기하는 불쾌한 정신적 경험으로 반복적이고 매우 불쾌한 꿈을 특징으로 한다. 이러한 경험은 대부분 렘수면과 관련이 있다는 것을 감안하면, 삽화는 렘압력이 가장 두드러지는 주요수면삽화의 후반 동안 발생하는 경향이 더 크다. 악몽은 생생하고 실제적인 것처럼 보이는 내부적으로 생성된 의식적 경험 또는 꿈의 연속적인 사건들을 포함한다. 그것은 전개되면서 점점 더 혼란스러워지는 경향이 있다. 감정은 특징적으로 부정적이며 불안, 공포 또는 테러와 관련이 있지만 분노, 격노, 당황, 혐오감과 관련되기도 한다. 악몽의 내용은 대부분 개인에게 임박한 신체적 위험에 초점을 맞춰지지만 다른 고통스러운 주제를 포함할 수도 있다. 각성 시 악몽의 내용을 자세히 설명할 수 있는 것은 악몽장애에서 일반적이다. 단일 수면삽화 내에서 여러 악몽이 발생할 수 있으며 유사한 주제를 가질 수 있다. 악몽은 일반적으로 렘수면 중에 발생하기 때문에 렘압력이 높은 순간에 발생할 수 있다.

악몽은 아이들에게 매우 흔하다. 흔히 밤의 후반 1/3에서 발생하며 완전한 각성을 초래하여 악몽을 꾼 아이는 보통 무서운 꿈 내용을 자세히 설명할 수 있다. 그러나 때로는 어린아이들에서 혼돈각성과 야경증을 명확하게 구별하는 것이 불가능할 수 있다.

관련 특징

각성 후 불안과 수면으로 돌아가기에 어려움이 있을 수 있다. 악몽은 불안도가 높은 사람들에게 더 흔하다. 또한, 악몽은 신체적 또는 성적 학대를 받은 사람들과 외상후스트레스장애로 고통받는 사람들에게서 흔히 볼 수 있다.

외상 직후(급성스트레스장애[acute stress disorder, ASD]) 또는 외상 후 1개월 이상 경과하여(외상후스트레스장애[posttraumatic strss disorder, PTSD]) 발생하는 악몽은 렘수면 중과 수면 초기뿐만 아니라 비렘수면, 특히 N2수면 중에 나타난다. 외상 후 악몽은 외상성 사건을 현실적으로 재현하는 형태를 취하거나 사건의 요소 또는 감정적 내용 중 일부만이 묘사될 수 있다.

임상 및 병태생리 아형

알려진 바 없음.

인구통계

간헐적인 악몽은 어린이들에게 매우 흔하며, 어린이의 60~75%에서 2.5세부터 시작된다. 어린이에서 간헐적으로 악몽이 발생한다고 해서 악몽장애가 되는 것은 아니다. 그러나 잦은 악몽은 흔하지 않으며, 유아기 소아의 1~5%에서 발생한다. 3세에서 5세 사이의 어린이 중 최소 10~50%는 부모의 잠을 깨울 정도로 심한 악몽을 간헐적으로 경험하는 것으로 추정된다. 악몽은 어린 시절 동안 시간이 지남에 따라 지속되는 특성을 보인다. 나이가 들어도 반복되는 악몽을 가장 잘 예측할 수 있는 인자는 어린 시절의 반복되었던 악몽이다. 일반 인구의 약 2~8%는 현재 악몽으로 문제가 있으며, 이 빈도는 임상 인구에서 더 높다. 외상과 관련된 악몽은 외상후스트레스장애 환자가 자기보고하는 가장 일관된 문제이다. 외상 후 3개월 이내에 시작되는 악몽은 외상후스트레스장애 환자의 80%까지 나타난다. 외상후스트레스장애 사례의 약 50%가 3개월 이내에 해결되지만, 외상 후 악몽은 평생 지속될 수 있다.

선행 및 유발요인

잦은 악몽은 인내하는 성격 특성과 정신병리와 관련이 있으며, 이것은 웰빙과 역의 상관 관계가 있다. 정신병리와의 연관성이 성인과 청소년들에게 확인되었지만, 어린이에 대한 연구는 외상후스트레스평가 외에는 거의 없다. 악몽으로 인한 고통은 악몽의 빈도보다 정신병리학과 훨씬 더 연관되어 있다.

신경전달물질인 노르에피네프린, 세로토닌 및 도파민에 영향을 미치는 약제의 임상적 사용은 악몽의 불만과 관련이 있다. 이들 약제의 대부분은 항우울제, 항고혈압제 및 도파민수용체작용제이다. 신경전달물질인 감마아미노부티르산, 아세틸콜린 및 히스타민에 영향을 미치는 제제 및 렘수면억제제의 중단 또한 악몽 증상의 호소와 관련될 수 있다. 주목할 점은 악몽은 α-4-β-2 니코틴성 아세틸콜린수용체를 차단하는 작용제인 바레니클린(varenicline)에서 흔하게 나타나는 반응이라는 것이다.

가계 양상

쌍둥이기반연구는 유년기(성인에 의해 후향적으로 보고됨)와 성인기에 지속적인 유전적인 소인을 악몽에서뿐만 아니라 악몽과 잠꼬대와 같은 일부 사건수면의 동시 발생에서도 확인했다.

발병, 경과 및 합병증

악몽은 보통 3세에서 6세 사이에 시작된다. 악몽을 보고하는 어린이의 비율은 6세에서 10세 사이에 정점에 도달한 후 감소한다. 하위 그룹의 어린이들은 계속해서 청소년기 또는 성인기의 악몽을 겪으며 평생 악몽으로 고통받을 수 있다. 악몽은 일반적으로 수십 년에 걸쳐 빈도와 강도가 감소하지만, 일부 환자는 60세 또는 70세의 나이에도 여전히 빈번한 악몽을 겪는다. 악몽장애는 수면 회피와 박탈로 이어질 수 있으며, 이로 인해 더 심한 악몽으로 이어져 불면증이 발생할 수 있다.

급성스트레스장애 및 외상후스트레스장애관련 악몽은 신체적 또는 정서적 외상 후 어느 나이에나 발생할 수 있다. 외상후스트레스장애를 가진 개인은 기분장애 및 우울증, 사회적 및 직장에서 문제, 자기파괴적 및 충동적 행동, 약물 남용을 일으킬 위험이 있다. 외상후스트레스장애의 악몽 증상이 이러한 합병증에 어느 정도 기여하는지는 알려져 있지 않았다.

발달 문제

위에서 언급한 바와 같이, 악몽은 어린이들에게 매우 흔하지만 간헐적으로 발생하는 악몽이 악몽장애를 성립시키지 않는다. 인구 연구에 따르면 악몽의 유병률과 빈도는 어린 시절부터 청소년기로 가면서 증가한다. 예를 들어, 미취학 소아는 "나쁜 꿈"을 거의 보고하지 않는다. 게다가 악몽의 유병률과 관련하여, 소녀들이 사춘기 후반에 더 높은 유병률을 보이는 만큼 시간이 지남에 따라 어린이들에서 성별 차이가 나타난다.

병리와 병태생리

해당사항이 없거나 알려진 바 없음.

객관적 소견

실제 악몽 동안의 수면다원검사 기록은 적으나, 몇몇 기록에서 심박수와 호흡수가 빨라진 후 렘수면에서 갑자기 나타나는 각성을 보였다. 매우 불안한 꿈의 내용에 비해 자율신경 변화가 비교적 경미하다. 야간 수면구조의 독특한 변칙은 입증되지 않았으며, 뇌간청각유발전위는 정상으로 보인다. 외상 후 악몽 동안의 기록은 거의 없지만 렘수면 및 비렘수면 모두에서 기록되었다. 외상후스트레스장애 환자에서 수면의 수면다원검사 기록은 광범위하게 다양한 결과를 보인다.

수면다원검사 평가는 일상적으로 수행되지는 않지만 일부 상황에서 각성 및 수면관련 발작 장애와 같은 다른 사건수면을 배제하기 위해 적응증이 될 수 있다. 수면다원검사는 환자가 반복적 또는 고정적이거나 자기 자신이나 다른 사람에게 해로운 수면 행동과 관련된 악몽을 보고하는 경우에 특히 적합하다.

감별진단

악몽장애는 특정한 다른 신경계 및 수면장애와 관련된 꿈의 장애와 구별되어야 한다. "악몽"으로만 나타나는 드문 *발작*(seizures)이 보고되었으며, 특히 중추신경계 병력이 있는 환자의 경우 감별진단에서 고려해야 한다. 야간 발작(nocturnal seizures)과 관련된 악몽을 확인하기 위해 수면다원검사 또는 지속적 비디오뇌파검사가 필요할 수 있다. 악몽은 자세한 꿈의 기억이 가능하며, 늦은 밤에 일어나는 명백한 운동이나 자율신경 활성이 없거나 경미하고, 빠른 각성이 뒤따르며 수면으로 다시 돌아가는데 어려움이 있고, 대부분 렘수면 동안 일어나기 때문에 꿈의 파편만 기억하거나 전체 꿈의 회상이 되지 않는 *야경증*과 다르다. *렘수면행동장애*는 중년 후반 남성에서 더 자주 발생하며 폭력적인 움직임 및 밤중 부상과 관련이 있다. 렘수면행동장애에 있어 꿈 장애는 보통 낯선 사람이나 동물로부터 위협을 받거나 공격받는 것을 포함하며 적절한 약물에 의해 수면행동장애와 함께 조절된다. 악몽은 모든 연령대에서 발생하며 일반적으로 움직임, 명백한 행동 또는 부상과 관련이 없다. 개인이 의식은 느끼지만 움직일 수 없고, 말을 할 수 없고, 때때로 호흡할 수 없을 때 수면개시(입면) 또는 종료(출면) 시에 일어나는 *수면마비*의 삽화와 함께 불안이 동반될 수 있다. 고통을 주는 *입면 환각*이나 일련의 꿈이 마비를 동반한다면 불안이 더욱 악화될 수 있다. 악몽은 비록 어느 정도의 운동 억제 또는 어느 정도의 명백한 각성을 수반할 수 있지만, 일반적으로 완전한 마비 또는 완전한 각성을 동반하지 않는다.

기면병 환자는 종종 악몽을 호소하며, 이는 수면개시 때에 일어난다. 그러나, 기면병과 악몽장애는 다른 임상 증상에 의해 명확하게 구별될 수 있다. *야간공황발작*(Nocturnal panic attacks)은 일반적으로 수면삽화의 처음 4시간의 비렘수면으로부터 야간각성 중 또는 직후에 발생한다. 공황발작의 빈도는 악몽의 빈도와 상관관계가 있고 많은 환자들이 불쾌한 꿈이 공황 발작보다 선행한다고 보고하지만, 공황 발작으로 깨어났을 때 꿈을 회상하지 못할 수 있다.

*수면관련해리장애*는 정신장애진단통계편람, 제5판(Diagnostic and statistical manual of mental disorders Fifth Edition, DSM-V)에 의해 정의된 해리장애의 수면관련 아형이다. 여기에

는 해리성정체성장애(이전 명칭: 다중성격장애)와 해리둔주가 포함되며, 각성시에 이러한 진단기준을 충족하는 개인은 때때로 뇌파로 확인된 야간의 각성기간 동안 실제 신체적 또는 정서적 외상을 회상하며 이를 "꿈"이라고 생각한다.

급성스트레스 장애 또는 *외상후스트레스장애*의 경과 동안 간헐적으로 발생하는 악몽은 그러한 정신장애에서 예상되는 증상이며, 이러한 경우 악몽장애와 같은 독립적인 진단명이 항상 필요한 것은 아니다. 그러나, 외상 후 악몽의 빈도 그리고/또는 심각성이 독립적인 임상적 주의을 필요로 하는 경우에, 악몽장애의 진단이 적용되어야 하는 경우가 종종 있다. 어떤 경우에는 악몽이 계속되는 동안 외상후스트레스장애의 다른 증상이 대부분 해결되었을 수 있는데 이러한 경우에는 악몽장애로 진단되어야 한다. 이러한 그룹들에 대한 평가, 양상, 합병증 및 치료법이 크게 다르기 때문에 악몽이 외상후스트레스장애 또는 급성스트레스 장애와 관련이 있는지 여부를 확립하는 것이 임상적으로 중요하다.

미해결 문제 및 향후 방향

기본적인 병태생리학적 연구, 특히 "특발성" 악몽장애 및 외상후스트레스장애와 관련된 악몽을 대조하는 연구가 여전히 필요하다. 특히 외상 후 악몽이 수면에서 발생하는지 또는 주로 깨어나서 발생하는지 여부를 결정하는 것은 효과적인 임상 개입을 결정할 때 중요한 감별 소견이 될 것이다. 악몽장애 및 외상 후 악몽과 관련이 있는 수면다원검사 소견과 꿈의 정신기능 및 회상에 영향을 미치는 변수들에 대한 추가적인 정의 및 설명이 필요하다.

설문지에 의해서만 평가될 때 악몽과 야경증의 구분은 어렵다. 복잡한 수면 정신기능의 수준과 정도가 야경증과 관련이 있는지는 아직 불명확하다. 비렘수면 꿈 장애(야경증으로 발생할 수 있는 정신기능장애 이외)에 대한 주제도 비렘수면 악몽이라는 용어의 사용 여부를 포함하여 공식적인 조사가 필요하다.

악몽의 빈도와 악몽의 고통을 평가하는 최적의 방법은 여전히 불분명하다. 악몽의 고통을 평가하는 표준화된 척도를 개발하고 활용해야 한다. 악몽에 대한 후향적 설문지 기반의 평가는 가정일지에 비해 악몽 빈도를 과소평가한다는 점에서 문제가 되는 반면, 가정 기록은 악몽의 회상을 선택적으로 증가시킬 수 있다.

❖ 참고문헌

Germain A, Nielsen T. Sleep pathophysiology in posttraumatic stress disorder and idiopathic nightmare sufferers. Biol Psychiatry 2003;54:1092–8.

Hobson J. REM sleep and dreaming: towards a theory of protoconsciousness. Nat Rev Neurosci 2009;10:803–13.

Hublin C, Kaprio J, Partinen M, Koskenvuo M. Nightmares: familial aggregation and association with psychiatric disorders in a nationwide twin cohort. Am J Med Genet 1999;88:329–36.

Lavie P. Sleep disturbances in the wake of traumatic events. N Engl J Med 2001;345:1825–32.

Levin R, Fireman G. Nightmare prevalence, nightmare distress, and self-reported psychological disturbance. Sleep 2002;25:205–12.

Muzur A, Pace-Schott EF, Hobson J. The prefrontal cortex in sleep. Trends Cogn Sci 2002;6:475–81.

Nielsen T, Zadra A. Idiopathic nightmares and dream disturbances associated with sleep-wake transitions. In: Kryger MH, Roth T, Dement WC, eds. Principles and practice of sleep medicine, 5th ed. Philadelphia: Elsevier Saunders, 2010:1106–15.

Pagel J, Helfter P. Drug induced nightmares—an etiology based review. Hum Psychopharmacol 2003;18:59–67.

Zadra A, Donderi D. Nightmares and bad dreams: their prevalence and relationship to well-being. J Abnorm Psychol 2000;109:273–81.

기타 사건수면
Other Parasomnias

폭발머리증후군
Exploding Head Syndrome

ICD-9-CM code: 327.49 **ICD-10-CM code: G47.59**

대체 이름

감각수면놀람(sensory sleep starts), 감각수면충격(sensory sleep shocks).

진단기준

◆ 기준 A-C가 모두 충족되어야 함

A. 환자는 각성-수면 이행기나 밤중에 깨었을 때 머리에서 느껴지는 갑작스런 큰 소음이나 감각을 호소함.

B. 환자는 종종 공포에 사로잡히면서 증상 발생 후에 급격한 흥분을 경험함.

C. 증상은 주요 통증 호소와 관련이 없음.

필수 특징

폭발머리증후군은 환자가 야간에 잠들거나 깨어날 때 발생하는 머리에 격렬한 폭발의 느낌이나 갑작스럽고 큰 가상의 소음이 특징이다.

사건은 무통의 굉음, 폭발음, 심벌즈 충돌, 폭탄의 폭발 등으로 다양하게 기술되지만 가끔은 덜 놀라운 소리일 수도 있다. 대개 놀람의 감각과 관련되고 많은 환자들은 뇌졸중이 발생하였다고 생각한다. 발작 빈도는 하룻밤에 여러 번에서 드물게 발생하는 경우까지 다양하여, 일부 환자에서는 몇 주에서 몇 달의 공백을 두고 여러 밤에 걸친 군집성 발작을 보고하는 경우도 있다. 임상적 고통이 큰 경우는 반복되는 발작이 강렬하거나, 기저 원인에 대한 걱정이 동반될 때이다.

관련 특징

소리와 함께 빛의 번쩍임이 동반되기도 하고 근간대성 반사가 때때로 발생한다. 이 사건은 일반적으로 통증이 없지만, 증상 발생과 동시에 머리를 찌르는 통증이 보고되기도 하였다. 사건과 관련된 반복적인 각성과 불안의 결과로 불면증이 발생할 수 있다.

임상 및 병태생리 아형

알려진 바 없음.

인구통계

유병률은 알려져 있지 않다. 폭발머리증후군은 남성보다 여성에서 더 흔하게 보고된다. 평균 발병 연령은 58세이지만, 10세 이하와 80대를 포함하는 모든 연령에서 발병이 보고되었다.

선행 및 유발요인

대부분의 환자는 선행요인을 찾아내지 못하지만 일부에서는 개인적인 스트레스나 과로 시에 발작 횟수가 늘었다고 호소한다.

가계 양상

같은 가족에서 폭발머리증후군의 우연한 증례들이 보고되었으나 진정한 가계 양상(familiar pattern)은 아니다.

발병, 과정 및 합병증

경과는 양성이고 신경학적인 후유증은 보고된 바 없다. 하룻밤 내 잦은 발생으로 불면증이 야기될 수 있다. 폭발머리증후군의 심각한 원인에 대한 걱정으로 임상적 수준의 불안이 발생할 수 있다. 또한, 동반 편두통을 악화시킬 수 있다. 많은 환자에서 증상은 수년에 걸쳐 나타났다가 저절로 완화된다.

발달 문제

알 수 없거나 해당사항 없음.

병리와 병태생리

사건은 가장 흔하게는 수면 전에 졸린 시기에 발생한다. 일부 사건은 밤에 깨어날 때 발생하는 것으로 보고되었지만 실제로는 다시 잠이 들 때도 발생할 수 있다. 증상은 각성-수면 이행기에 발생하고 잘 알려진 일시적 운동 현상인 수면놀람(sleep starts) 또는 수면움찔(hypnic jerk)의 감각성 변형으로 여겨진다. 이러한 입면 현상의 근본적인 신경생리적 기전은 알려져 있지 않다.

객관적 소견

일부 수면다원검사의 결과를 보면 증상 발생 시 세타활동과 함께 우세한 알파리듬이 졸림이 오는 초기부터 나타난다. 한 환자에서는 증상은 각성에서 N1수면으로 발생하였고, 다른 환자에서는 N1수면에서 각성 시, 그리고 또 다른 환자에서는 N2수면에서 각성으로 이행시에 발생하였다. 야간 수면다원검사 및 수면잠복기반복검사 모두에서 N1/N2에서 각성 이행시기에 증상 발생이 기록되었다. 느린안구운동(Slow eye movement)은 각성에서 N1수면으로 이행 시에 발생한 폭발머리증후군에서반복적으로 확인된 유일한 신경생리적 기록이다. 삽화에 즉시 뒤따라서 각성이 일어난다. 뇌파에서 뇌전증파형활동이 보고된 바는 없었다.

감별진단

폭발머리증후군은 *급성시작두통증후군*(sudden onset-headache syndrome)과 구별되어야 한다. *특발찌름(얼음송곳)두통*(idiopathic stabbing headache(ice-pick headache)은 머리의 한쪽에 찌르는 듯한 짧은 통증이 오는 양성증후군이다. 이 두통은 비록 수면개시 때에 발생할 수 있지만 각성 동안에 더 흔하다. *벼락두통*(thunderclap headache)은 매우 심한 급발두통으로 거미막밑출혈(subatachnoid hemorrhage)에서 특징적이지만 또한 다른 원인에서 기인할 수 있고, 때때로 양성 증상으로 나오기도 한다. 이 경우는 보통 수면개시 때에 발생하지는 않는다. *수면두통증후군*(hypnic headache syndrome)은 노인에 많은데 수면개시 후 4~6시간 후 규칙적으로 깨어 미만성의 두통이 30~60분간 지속되고 자율신경 증상은 없지만 종종 구역이 동반된다. 감별해야 할 다른 상태로는 *수면관련 편두통*(sleep related migraines), *군발두통*(cluster headaches), *야간 돌발반두통*(nocturnal paroxysmal hemicranias) 등이 포함된다. 두통증후군과 대조적으로, 폭발머리증후군은 보통 통증이 없다. *단순부분발작*(simple partial seizures)은 유사한 감각 현상으로 나타날 수 있으나 이 경우 대개 수면개시 때에 우세하게 발생하지 않는다. *야간공황발작*(nocturnal panic attacks)은 개인을 잠에서 깨울 수 있으나 대개 소음이나 폭발의 감각과 관련되지 않는다. *재발악몽*(recurrent nightmares)은 더 복잡하고 오래 지속되는 시각적 형상의 회상이 특징이다. *수면놀람*(sleep starts)은 각성-수면 이행기에 주로 발생하고 감각성 증상에 중점을 두기보다 주로는 갑작스러운 근간대발작을 동반하는 운동 증상이 주되게 나타난다.

미해결 문제 및 향후 방향

이러한 사건의 신경생리학적 기초는 추가 연구가 필요하다.

❖ 참고문헌

Chakravarty A. Exploding head syndrome: report of two new cases. Cephalalgia 2008;28:399–400.

Evans RW. Exploding head syndrome followed by sleep paralysis: a rare migraine aura. Headache 2006;46:682–3.

Kallweit U, Khatami R, Bassetti CL. Exploding head syndrome - more than “snapping of the brain”? Sleep Med 2008;9:589.

Palikh GM, Vaughn BV. Topiramate responsive exploding head syndrome. J Clin Sleep Med 2010;6:382–3.

Pearce JM. Clinical features of the exploding head syndrome. J Neurol Neurosurg Psychiatry 1989;52:907–10.

Sachs C, Svanborg E. The exploding head syndrome: polysomnographic recordings and therapeutic suggestions. Sleep 1991;14:263–6.

수면관련 환각
Sleep Related Hallucinations

ICD-9-CM code: 368.16 **ICD-10-CM code: H53.16**

대체 이름

입면환각(hypnagogic hallucinations), 출면환각(hypnopompic hallucinations), 복합야간환시(complex nocturnal visual hallucination).

진단기준

◆ 기준 A-C가 모두 충족되어야 함

A. 환자는 잠들기 직전이나 야간 수면 중 또는 아침 기상 시에 반복되는 환각을 경험함.

B. 환각은 시각이 우세함.

C. 장애는 다른 수면장애(특히, 기면병), 의학적 또는 신경학적 질환, 정신과적 장애, 약물의 사용이나 물질사용장애로 더 잘 설명되지 않는다.

필수 특징

수면관련 환각은 주로 시각적 경험이며, 수면개시 때나 잠에서 깰 때 발생한다. 수면관련 환각은 주로 시각이 우세하지만, 청각, 촉각 또는 운동 증상 등을 포함하기도 한다. 수면개시 때 환각(입면 환각)은 수면개시 때의 꿈과 구별하기 어려울 수 있다. 아침에 잠에서 깰 때, 환각(출면환각)은 렘수면 중에 발생할 수 있으며 환자는 이러한 경험이 꿈과 관련된 것인지 각성을 의미하는지 분명히 인지하지 못할 수 있다. 복합야간환시는 수면관련 환각의 특징적 형태이다. 전형적으로는 갑작스러운 각성 뒤에 발생하고 앞선 꿈을 기억하지 못한다. 대개 복잡하고 생생하며 상대적으로 움직임이 없는 사람이나 동물의 인상, 가끔은 모양이나 크기가 왜곡된 형태를 띤다. 이러한 환각은 몇 분 동안 남아있을 수 있으나 대개 주변의 조명이 밝아지면 사라진다. 환자는 분명히 깨어있지만 처음에는 종종 환각을 현실처럼 인지하기도 한다.

관련 특징

수면관련 환각은 수면마비의 삽화와 연관될 수 있는데 동시에 나타나기도 하고 다른 밤에 환각과 관련한 수면마비가 연관되어 나타나기도 한다. 복합야간환시 환자는 공포를 느껴 침대에서 뛰어나오기도 하고, 종종 이 과정에서 상처를 입기도 한다. 일부 환자는 환각과 분리되어 잠꼬대 또는 몽유병 같은 다른 종류의 사건수면을 경험하기도 한다. 일부 환자는 수면과 관련 없이 낮 동안 복합환각과 유사한 경험을 하기도 한다.

임상 및 병태생리 아형

몽환적인(dream-like) 입면 그리고 출면환각은 임상 양상과 병인에 있어서 야간에 갑작스러운 각성 후 깬 상태에서 발생하는 야간복합환시와는 다른 것으로 생각된다. 수면관련 환각은 기면병에서 흔하지만 일반 인구에서도 상당한 비율로 발생한다. 대조적으로, 야간복합환시는 좀더 드물게 나타나며, 특발성 형태뿐만 아니라 신경학적 질환, 시각장애에서 동반되는 것으로 보인다. 그러나, 이런 형태의 환각들이 다른 본질을 나타내는 것인지 여부에 대하여는 좀 더 연구가 필요하다.

인구통계

유럽의 대규모 인구 연구에서 수면관련 환각은 입면환각의 유병률이 25~37%이고, 출면환각의 유병률은 7~13%로 보고되었다. 입면과 탈면환각 모두는 젊은 사람들에게 더 흔하고, 남성보다 여성에서 좀 더 자주 발생한다.

선행 및 유발요인

대규모 인구 연구의 다변량분석결과는 수면관련 환각이 어린 나이, 현재의 약물 사용, 과거의 알코올 사용, 불안, 기분장애, 수면-시작 불면증, 인지된 수면부족 등과 연관되어 있음을 제시하였다.

가계 양상

해당사항이 없거나 알려져 있지 않다.

발병, 경과 및 합병증

수면관련 환각은 청소년과 초기성인기에 더 흔한 것처럼 보인다. 많은 환자에서 나이가 들면서 빈도가 감소한다. 야간복합환시의 자연 병력은 기저의 원인에 따른다.

발달 문제

알려져 있지 않거나 해당사항 없음.

병리와 병태생리

대부분의 수면관련 환각은 렘수면의 꿈생각(dream ideation)이 각성에 끼어들기 때문이라고 추정되지만 명확히 확립된 바는 없다. 이런 형태의 아주 드문 환각은 정상적인 수면-각성 이행 시에 발생한다. 일부 경우에서 야간복합환시는 방출현상(release phenomena)일 수 있는데, 시각적 입력의 상실이나 감소된 망상활성시스템(reticular activation system) 활동이 시각피질에서 생성되는 비정상적인 영상을 생성하여 방출하는 현상일 수 있다.

객관적 소견

수면관련 환각은 수면개시 후 렘단계에 주로 나타나는 것으로 보인다. 그러나, 소수의 수면다원검사 결과에서 비렘수면에서의 증상이 보고되기도 하였다. 뇌의 MIRI검사, 수면다원검사, 뇌파, 신경정신계측검사 등은 감별진단과 기저질환을 확인하는 데 도움이 된다.

감별진단

*악몽*은 환자를 잠에서 깨우는 무서운 꿈이다. 환자는 이를 분명히 꿈으로 인지하고 각성 이후까지 지속되지는 않는다. *폭발머리증후군*은 일반적으로 수면이 시작될 때 머리에서 갑자기 폭발

하는 느낌으로 시작되며 때로 소음이나 빛의 번쩍임이 동반된다. 이는 복잡한 시각적 이미지를 포함하지 않으며 단 몇 초간 지속된다. *렘수면행동장애*에서는 렘수면 중에 꿈을 꾸게 된다. 관찰자가 깨우지 않으면, 환자는 보통 꿈의 내용을 거의 기억하지 못한다. *몽유병*은 가끔 꿈 생각과 관련있으나 환자는 꿈이 수면 중에 발생함을 인지한다. 환시는 *뇌전증 발작* 때문에 발생할 수 있다. 그렇지만 뇌전증발작관련 환시는 짧고 정형화되어 있으며 분절된 형태를 보인다. 가끔 복합 환시가 *편두통*과 연관될 수 있는데 그 경우는 환시 증상 뒤에 항상 두통이 뒤따른다.

야간복합환시가 *기면병, 파킨슨병, 루이소체치매, 시각상실(Charles Bonnet 환각), 중뇌와 사이뇌 병리(뇌다리환각; peduncular hallucinosis)*, 베타아드레날린수용체차단제 약물 사용 환자 등에서 보일 수 있다. 일부 환자에서는 *불안장애*가 보고되었다.

미해결 문제 및 향후 방향

수면마비에 대한 광범위한 연구와는 달리, 수면관련 환각에 대한 연구는 거의 없다. 수면환각이 정상 변형인지 병리적 실체를 갖는지는 불확실하다. 또한, 각성으로 귀결되는 렘수면과 항상 연관되는지도 명확하지 않다. 야간복합환시가 다른 질환들의 최종적인 공통 경과를 보이는 것과 달리 수면관련 환각이 얼마나 독립적인 실체인지 확실하지 않다. 또, 어떤 수면 단계에서 발생하는지에 대하여도 추가 연구가 필요하다.

❖ 참고문헌

Barnes J, David AS. Visual hallucinations in Parkinson's disease: a review and phenomenological survey. J Neurol Neurosurg Psychiatry 2001;70:727–33.

Kavey N, Whyte J. Somnambulism associated with hallucinations. Psychosomatics 1993;34:86–90.

Mahowald M, Woods S, Schenck C. Sleeping dreams, waking hallucinations, and the central nervous system. Dreaming 1998;8:89–102.

Manford M, Andermann F. Complex visual hallucinations. Clinical and neurobiological insights. Brain 1998;121:1819–40.

Ohayon M. Prevalence of hallucinations and their pathological associations in the general population. Psychiatry Res 2000;97:153–64.

Ohayon M, Priest R, Caulet M, Guilleminault C. Hypnagogic and hypnopompic hallucinations: pathological phenomena? Br J Psychiatry 1996;169:459–67.

Silber MH, Hansen M, Girish M. Complex nocturnal visual hallucinations. Sleep Med 2005;6:363–6.

수면유뇨증
Sleep Enuresis

ICD-9-CM code: 788.36 **ICD-10-CM code: N39.44**

대체 이름

야간유뇨증(enuresis nocturna); 야간오줌싸기(nocturnal bedwetting); 일차, 가족성, 기능성, 특발성, 단일 증상성, 본태성(primary, familial, functional, idiopathic, monosymptomatic, or essential) 유뇨증; 야간침구적시기(night wetting); 수면관련 유뇨증(sleep related enuresis).

진단기준

◆ 일차수면유뇨증–기준 A-D가 모두 충족되어야 함

A. 환자는 5세 이상임.
B. 환자는 일주일에 적어도 2회 이상 발생하는 수면 중 불수의적이고 반복적인 배뇨를 보임.
C. 이 상태는 3개월 이상 지속됨.
D. 환자는 수면 중에 일관되게 소변을 가린 적이 없음.

◆ 이차수면유뇨증–기준 A-D가 모두 충족되어야 함

A. 환자는 5세 이상임.
B. 환자는 일주일에 적어도 2회 이상 발생하는 수면 중 불수의적이고 반복적인 배뇨를 보임.
C. 이 상태는 3개월 이상 지속됨.
D. 환자는 이전에 적어도 6개월이상 수면 중 일관되게 소변을 가렸음.

필수 특징

수면유뇨증은 반복적이고 불수의적 배뇨가 수면 중에 발생하는 것을 특징으로 한다. 일차수면유뇨증은 수면 중 재발성 불수의적 배뇨가 6개월 이상 수면 중 일관되게 소변을 가린 적 없는 5세 이상 환자에서 일주일에 적어도 두 번 이상 발생할 때 진단된다. 이차수면유뇨증은 소아나 성인에서 연속하는 6개월 동안 소변을 가린 적이 있던 사람이 적어도 일주일에 두 번 이상 소변을 못 가리는 경우이다. 일차 및 이차유뇨증 모두 적어도 3개월 이상 지속되어야 진단한다. 일차 및 이차유뇨증은 수면 중 배뇨의 공통 증상을 보이지만, 상이한 병인에 대한 특징적인 현상으로 이해된다.

수면유뇨증은 소변에 대한 충동적 반응으로 수면개시의 어려움이 있으며 어느 수면 단계에서도 발생할 수 있다. 수면무호흡과 같은 수면의 분절을 야기하는 수면장애는 수면유뇨증과 관련이 있으며, 이러한 관련 질환의 치료로 수면유뇨증의 발병률을 줄이거나 그 증상을 치유할 수 있다.

관련 특징

완전히 깨어 있는 동안에 불수의적 배뇨는 수면유뇨증과 관련이 있고 일반적으로는 기질적 병인을 시사한다. 정신사회적 문제는 일차수면유뇨증에서 비교적 드문 원인으로 보이나, 주의력결핍과잉행동장애가 있는 소아와 와해된 가족과 사는 소아에서 더 흔하게 발생한다. 이차수면유뇨증은 최근 부모의 이혼, 신체적 또는 성적 학대나 방치와 같은 심각한 정신사회적 스트레스를 경험한 소아에서 더 흔하게 보인다. 만성변비와 유분증(fecal soiling)이 때때로 이차유뇨증이 있는 소아에서 동반된다.

수면유뇨증은 당뇨병, 요로감염과 관련하여 발생할 수 있다. 또한 야간 뇌전증발작을 보이는 환자에서도 발생할 수 있다. 노인에서 수면유뇨증은 울혈심부전, 폐쇄수면무호흡, 우울증 및 치매의 증상과 관련되기도 한다.

수면관련 호흡장애는 전체 유병률이 1%~2%인 반면, 수면유뇨증이 있는 소아에서는 8%~47%로 보고된다. 불응성(refractory) 수면유뇨증 환자에서 수면주기사지운동(periodic limb movement of sleep)이 보고되었다. 6-10세 소아에 대한 대규모 역학 연구에서 수면유뇨증에 대한 문제는 주관적으로 높은 각성 역치, 악몽, 유뇨증 및 각성 시의 혼돈에 대한 오즈비(odd ratio)의 증가(2.7-3.4)를 보여 이들이 상당히 관련이 있음을 시사하였다. 또 다른 연구에서는 구강호흡, 코막힘, 코골이 및 불안한 수면은 소아의 유뇨증과 관련이 보고되었다.

임상 및 병태생리 아형

일차 및 이차수면유뇨증의 구별이 가장 중요하다.

인구통계

수면유뇨증은 5세 소아의 15~20%에서 발생한다. 여아보다 남아에서 3배 더 흔하다. 수면유뇨증은 지역사회 거주 노인의 2.1%에 의해 보고되었으며 남성보다 여성에게 더 흔하다.

선행 및 유발요인

수면유뇨증의 병인은 복잡하다. 수면유뇨증이 특히 밤과 특정 시간에 발생하는 이유는 알려져 있지 않다. 대표적인 병인 가설은 많은 양의 야간 소변생성, 방광의 야간 과잉활성 및 수면 중 각성의 어려움의 세 가지 요소의 상호 관련 및 영향으로 추정한다. 여러 연구에 의하면, 이차유뇨증에서는 방광의 불안정과 과다활성이 중요한 반면, 일차유뇨증은 수면 중 각성의 어려움이 가장 중요한 요소로 보인다.

환아의 가족들은 유뇨증을 보이는 아이들이 수면 중 깨우기 어려운 "깊은 수면자(Deep sleeper)"라고 이야기한다. 실제 이 아이들에서 높은 각성 역치가 보고되었다.

수면무호흡과 같은 장애에 의한 수면의 분절은 수면유뇨증과 높은 상관관계가 있는 것으로 보고된다. 수면무호흡 및 수면주기사지운동과 같은 수면분절을 일으키는 수면장애는 각성장애(몽유병, 혼란각성 및 악몽)의 유발요인인 것으로 보고되었다. 수면무호흡의 성공적인 치료로 각성장애가 치료되거나 감소되는 것이 보고되었다. 유사하게, 아데노이드 및 편도 절제수술의 수면무호흡의 외과적 치료는 일관된 결과는 아니지만 60% 이상의 환자에서 야간 유뇨증 증상을 치료하는 것으로 보고되었다. 여러 연구에 의하면, 유뇨증 환자의 40% 이상에서 수면관련 호흡장애가 동반 된다. 그러나 모든 유뇨증 환자의 수면다원검사에서 수면관련 호흡장애가 발견되는 것은 아니다. 수면관련 호흡장애가 없는 유노증 환자의 경우는 수면 중 높은 각성 역치를 보이는 것으로 알려져 있다.

일차수면유뇨증은 방광 감각에 반응하여 수면에서 깨지 못하거나 방광 수축을 억제하지 못할 때 발생하는 장애이다. 이는 모두 성장하면서 습득하게 되는데 나름대로 이를 습득하게 되는 연령이 있다. 일차수면유뇨증을 보이는 소수의 소아는 수면 중 바소프레신 방출이 정상적으로 증가하지 않아서 방광용량을 초과하는 많은 양의 소변이 생성된다. 이 경우 가득찬 방광의 감각에 의한 각성이 일어나지 않으면 일차수면유뇨증이 발생한다. 이차수면유뇨증은 다음 중 어떤 한 가지 규명 가능한 문제에 의해 야기되거나 이와 연관되어 발생할 수 있다. (1) 진성 당뇨병, 요붕증, 신장성 요붕증[특발 또는 약리학적(예: 리튬 카보네이트 사용에 의하여 이차적으로 기인하는)] 또는 겸상적혈구병으로 인한 소변 농축의 불능; (2) 카페인, 이뇨제 또는 다른 약제에 의해 이차적으로 소변 생성의 증가; (3) 요로감염, 과민방광, 비뇨생식기 기형(예: 이소성 요관)과 같은 비뇨기계 병리; (4) 만성변비 및 유분증; (5) 발작 또는 신경성 방광과 같은 신경학적 병리; 또는 (6) 부모 이혼, 방치, 신체적 또는 성적학대, 공공시설 수용과 같은 정신사회적 스트레스 요인. 이러한 문제와 관련되는 이차 수면유뇨증의 기전은 명확히 알려져 있지 않다.

가계 양상

일차유뇨증이 있는 소아는 유전적 요인을 의심할 수 있다. 종종 일차유뇨증인 소아의 부모, 형제자매 및 다른 친척에서 높은 유병률을 보인다. 부모 모두가 소아기에 유뇨증이 있었던 경우 77%의 유병률을 보이고, 한 부모만 유뇨증의 병력이 있으면 44%이다. 최근 연관 연구(linkage study)는 유뇨증 표현형 및 유전형의 비균질성(heterogeneity)의 가설을 지지한다. 최근 연구들은 상이한 가족들에 걸쳐서 염색체 22q, 13q, 12q의 부위와 유뇨증의 잠정적인 연관성을 보고하였다.

발병, 과정 및 합병증

배뇨은 유아에서 약 18개월의 연령까지는 각성 및 수면 동안의 척수반사이다. 18개월과 3세 사이의 연령에서 소아는 방광이 꽉 차도 배뇨를 지연시킬 수 있는데 우선 각성 중에, 후에는 수면 중에도 가능해진다. 이런 기술이 습득되는 연령의 일차적 결정인자는 발달 성숙이다. 다소 임의적으로 일차유뇨증은 5세를 넘어서 지속될 때 문제로 정의한다. 자연적인 치유 비율은 일년에 15%이다. 유뇨증의 일차적인 합병증은 소아의소아의 자존감이다. 소아의소아의 가족이 이 증상을 얼마나 잘 다루느냐 하는 점이 합병증이 발생 여부를 결정 짓는 중요한 요소이다. 이차유뇨증은 어느 연령대에서나 발생할 수 있다. 이차유뇨증의 합병증은 아뇨증에 이르게 한 문제에 따라 다르다.

발달 문제

유뇨증의 발달 양상은 성인에서 처음 나타나는 일은 드물지만 비렘사건수면과 유사하다.

병리와 병태생리

수면아뇨증은 다양한 병태생리 기전을 갖는 비균질적인 질환으로 야간의 방광 능력과 수면 중 소변생성의 양 사이에 불일치로 인해 초래된다. 동시에 방광이 가득 찬 느낌에 반응하여 각성하지 못하는 것과 관련된다. 수면유뇨증은 수면관련 호흡장애를 포함한 수면분절장애와 관련하여 볼 수 있으며, 이는 소아에서 아데노이드 편도비대의 가장 흔한 이차적 동반 증상이다.

객관적 소견

일차 및 이차수면유뇨증에서, 유뇨증 삽화는 모든 수면 단계, 야간 각성 동안 및 일시적인 각성과 관련하여 발생할 수 있다. 수면구조는 유뇨증이 발생한 밤과 그렇지 않은 밤이 다르지 않았다. 정상적인 대조군과 비교하여 유뇨증이 있는 소아에 대한 수면다원검사 연구 결과는 일관성이 없었다. 수면 자료의 전산화 분석연구에서는 델타 활성의 증가를 시사하는 반면, 다른 연구의 대부분은 차이가 없다고 보고했다. 그러나 최근 연구에 따르면 6-14세의 유뇨증 소아는 정상 대조군과 비교하여 N1수면이 다소 증가하고 N3수면 및 렘수면이 감소함이 보고되었다. 유뇨증이 있는 인구에서 각성지수가 유의하게 상승하였다.

수면관련 호흡장애는 수면유뇨증 소아의 8~47%에서 보고되었다. 수면유뇨증과 수면무호흡은 호흡장애지수(respiratory disturbance index, RDI)가 증가함에 따라 유뇨증의 유병률이 증가하는 상호 관계를 보였다. 수면관련 호흡장애와 함께 수면주기사지운동(수면시간당 3.9-38.6 범위)은 치료 저항 수면유뇨증을 가진 환아 그룹에서 보고되었다.

최근의 연구에 따르면 유뇨증 환자는 정상 대조군보다 주관적으로 더 잠이 많았다. 이것은 야간 수면분절의 결과로 추측할 수 있으며 이는 다른 분야의 많은 연구와 일치하는 결과이다.

감별진단

유뇨증은 *당뇨병*, *요붕증*, *뇌전증*, *겸상적혈구병*, *장 또는 방광 기능장애*, *해부학적 이상 또는 요로감염*, *신경발달장애* 및 *기타 수면장애*, *특히 폐쇄수면무호흡*과 같은 다양한 의학적 또는 신경학적 질환으로 인해 발생할 수 있다. 소아가 낮에도 유뇨증이 있고, 배뇨의 시작이 비정상적이고, 비정상적 소변의 흐름이 있다면 요로의 기질적인 병리가 있을 가능성이 더 높다.

수면유뇨증의 평가는 이러한 병인을 배제하기 위해 완전한 유뇨증 병력, 수면력, 신체검사 및 검사실검사가 포함되어야 한다. *수면무호흡*의 징후와 증상이 나타나면(구강호흡, 코골이, 편도아데노이드 비대, 주간졸림, 과다행동) 수면검사를 시행해야 한다.

미해결 문제 및 향후 방향

최근의 연구에서 일차와 이차유뇨증이라는 용어가 너무 단순하다는 점이 지적되었다. 유뇨증은 유전적, 임상적 측면을 이해하기 위하여 좀더 연구가 필요하다.

수면유뇨증 소아에서는 다른 수면장애가 흔하다. 수면관련 호흡장애가 있는 소아의 무호흡, 저호흡 및 코골이관련 각성 등이 수면유뇨증을 유발할 수 있지만, 많은 수면유뇨증 환아에서는 다른 수면장애가 동반되지 않는다. 이 경우들에서는, 기본적인 방광과다활성이 각성에 대한 자극이 될 수 있다.

현재까지 수행된 수면, 수면장애 및 수면분절과 수면유뇨증의 관계에 대한 연구는 일관성이 없다. 이는 서로 다른 수면유뇨증 정의를 사용하고 다양한 연구방법이 사용되기 때문이다. 그 관계를 밝히기 위해서는 더 면밀한 수면관련 연구가 필요하다. 특히, 수면유뇨증 삽화에 대한 유발요인은 알려지지 않았다. 일부 연구는 유뇨증이 자연발생적이라고 하였고, 또 다른 연구는 각성장애의 결과와 유사한 수면장애와의 관련성을 제시하였다.

❖ 참고문헌

Burgio K, Locher J, Ives D, Hardin J, Newman A, Kuller L. Nocturnal enuresis in community-dwelling older adults. J Am Geriatr Soc 1996;44:139–43.

Brooks LJ, Topol HI. Enuresis in children with sleep apnea. J Pediatr 2003;142:515–8.

Chandra M, Saharia R, Hill V, Shi QH. Prevalence of diurnal voiding symptoms and difficult arousal from sleep in children with nocturnal enuresis. J Urol 2004;172:311–6.

Cohen-Zrubavel V, Kushnir B, Kushnir J, Sadeh A. Sleep and sleepiness in children with nocturnal enuresis. Sleep 2011;34:191–4.

Dhondt K, Raes A, Hoebeke P, Van Laecke E, Van Herzeele C, Vande Walle J. Abnormal sleep architecture and refractory nocturnal enuresis. J Urol 2009;182:1961–5.

Jeyakumar A, Rahman SI, Armbrecht ES, Mitchell R. The association between sleep-disordered breathing and enuresis in children. Laryngoscope 2012 Aug;122:1873–7.

Neveus T. The role of sleep and arousal in nocturnal enuresis. Acta Paediatr 2003;92:1118–23.

Kalorin CM, Mouzakes J, Gavin JP, et al. Tonsillectomy does not improve bedwetting: results of a prospective controlled trial. J Urol 2010;184:2527.

Neveus T, Stenberg A, Lackgren G, Tuvemo T, Hetta J. Sleep of children with enuresis: A polysomnographic study. Pediatrics 1999;103:1193–7.

Norgaard JP, Hansen JH, Nielsen JB, Petersen BS, Knudsen N, Djurhuus JC. Simultaneous registration of sleep-stages and bladder activity in enuresis. Urology 1985;26:316–9.

Sakellaropoulou AV, Hatzistilianou MN, Emporiadou MN, et al. Association between primary nocturnal enuresis and habitual snoring in children with obstructive sleep apnoea-hypopnoea syndrome. Arch Med Sci 2012;8:521–7.

Stone J, Malone PS, Atwill D, et al. Symptoms of sleep-disordered breathing in children with nocturnal enuresis. J Pediatr Urol 2008;4:197.

Weissbach A, Leiberman A, Tarasiuk A, Goldbart A, Tal A. Adenotonsillectomy improves enuresis in children with obstructive sleep apnea syndrome. Int J Pediatr Otorhinolaryngol 2006;70:1351–6.

Wolfish N. Sleep arousal function in enuretic males. Scand J Urol Nephrol Suppl 1999;202:24–6.

Wolfish NM, Pivik RT, Busby KA. Elevated sleep arousal thresholds in enuretic boys: clinical implications. Acta Paediatr 1997;86:381–4.

Yeung CK, Chiu HN, Sit FK. Sleep disturbance and bladder dysfunction in enuretic children with treatment failure: fact or fiction? Scand J Urol Nephrol Suppl 1999;202:20–3.

Yeung CK, Diao M, Sreedhar B. Cortical arousal in children with severe enuresis. N Engl J Med 2008;359;22–4.

의학적 질환으로 인한 사건수면
Parasomnia Due to a Medical Disorder

ICD-9-CM code: 327.44 **ICD-10-CM code: G47.54**

이 진단의 핵심은 사건수면이 기저의 신경학적 또는 의학적 상태에 기인한다는 것이다. 렘수면행동장애는 기저의 신경학적 상태(증상성 렘수면행동장애)와 가장 흔하게 연관되는 사건수면이다. 하지만, 렘수면행동장애에 대한 진단기준을 만족하면 렘수면행동장애로 진단되어야 한다.

복합야간수면관련(입면 및 각성 시) 환시는 *기면병, 파킨슨병, 루이소체치매, 시각상실(Charles Bonnet환각), 중뇌와 사이뇌병리(뇌다리환각)* 등과 같은 신경학적 질환과 함께 발생할 수 있다. 꿈과 수면마비는 이러한 환각과 관련이 있을 수도 있고 없을 수도 있다.

약물 또는 물질로 인한 사건수면
Parasomnia Due to a Medication or Substance

ICD-9-CM code: 292.85 (drug-induced); 291.82 (alcohol-induced)
ICD-10-CM code: F11-F19
(자세한 coding 지침은 부록 B의 표를 참조하길 바란다)

이 진단의 핵심은 약물, 치료 약물 또는 생물학적 물질에 대한 노출과 해당 장애의 징후 및 증상의 시작 사이에 밀접한 시간적 관련성이다. 약물이나 치료약물이 중단될 때 사건수면의 징후와 증상이 사라지면 원인-관계를 유추할 수 있다.

출현하는 사건수면은 새로운 사건수면일 수도 있고 만성적이고 간헐적인 사건수면의 악화 또는 이전 사건수면의 재활성화일 수 있다. 앞서 언급한 바와 같이, 선택세로토닌재흡수억제제(selective serotonin reuptake inhibitors), venlafaxine, 삼환계항우울제(tricyclic antidepressants), MAO억제제(monoamine oxidase inhibitors), mirtazapine, bisoprolol, selegiline, 알츠하이머병의 콜린성치료제를 포함한 다양한 약물 및 생물학적 물질은 급성 또는 만성렘수면행동장애와 관련이 있는 것으로 보고되었다. 급성 렘수면행동장애는 코카인(cocaine), 암페타민(amphetamine), 알코올(alcohol), 바르비튜레이트(barbiturate), 메프로바메이트(meprobamate) 남용에서 금단상태인 동안 나타날 수 있다. 카페인과 초콜릿 남용은 렘수면행동장애를 드러내거나 유발시킬 수 있다. 그러나 렘수면행동장애에 대한 진단기준이 충족되면 렘수면행동장애로 구체적인 진단이 되어야 한다.

β-아드레날린수용체차단제와 같은 치료약물의 사용은 수면관련 환각과 관련이 있을 수 있다. 임상 발현이 약물 또는 치료약물과 수면관련 환각 사이의 직접적인 관계를 보일 때, 약 또는 약물로 인한 사건수면 진단이 사용되어야 한다.

Zolpidem 및 zopiclone과 같은 진정수면제는 수면관련 섭식장애 및 수면운전을 포함한 명백한 비렘사건수면과 관련이 있다. 수면운전은 행동이 시작될 때는 진정수면약물이 수면 중의 각성 역치를 증가시키고, 이후의 행동은 깨어 있는 동안 약물의 중추신경계 억제효과에 기인하는 중첩된 행동의 결과이다. 약물관련 비렘사건수면이 동일한 유전적 소인, 시동인자(priming factors) 및 각성장애에서 관찰되는 유발과 관련이 있는지는 확인되지 않았다. 임상 발현이 각성장애 및 약물 또는 치료약물의 사용 사이의 직접적인 관계를 시사하는 경우, 약물 또는 치료약물로 인한 사건수면으로 진단되어야 한다.

알코올은 종종 신뢰할 수 있는 경험적 연구 근거 없이 잠재적인 몽유병 유발요인으로 인지되어 왔다. 최근의 근거기반 연구는 알코올과 몽유병과의 관계를 발견하지 못했다. 알코올에 중독된 개인의 행동은 표면적으로는 몽유병 환자의 행동과 닮을 수 있다. 그러나, 몽유병 환자는 일반적으로 증상 발생 시 인지능력이 심각하게 저하되지만 운동능력의 저하는 제한적이다. 알코올중독을 보이는 경우 인지 수준은 저하될 수 있지만 완전히 결여되지는 않으며, 운동 및 관련 행동은 심각한 손상을 보인다.

알코올관련 몽유병이론의 지지자들은 알코올의 깊은 잠을 강화시키는 효과가 수면박탈의 효과와 유사하다고 주장한다. 그러나, 이 주장은 정상 대조군에서의 수면검사 기반연구에 의해 입증되지 않았으며, 알코올과 몽유병에 대한 수면연구는 수행된 적이 없다.

알코올 섭취 후 수면 중 발생하는 복잡한 행동이 알코올 중독에서 보이는 야간방황 이외의 다른 것이라는 과학적 증거는 없다. 의식불명, 알코올중독, 수면은 매우 다른 의식 상태이다. 사건수면은 취침 전에 상당한 알코올 섭취를 하는 알코올중독과 쉽게 구별된다.

진정수면약물의 치료용량과 명백한 사건수면의 연관성은 중추신경계 억제를 초래하는 약물남용 또는 오용의 예상 효과와 신중하게 구별되어야 한다. 약물관련 수면운전으로 인한 사고를 낸 운전자의 조사에 따르면 (1) 처방된 진정수면제의 혈중 농도가 치료 범위를 초과; (2) 정확한 시간에 약물을 복용하지 못했거나 복용 후 충분한 시간 동안 침대에 그대로 있지 않은 경우 또는 (3) 진정수면제를 다른 중추신경계 억제제 또는 알코올과 함께 복용한 경우이다. 진정수면 약물이 혈중 고농도를 보이는 상태에서 운전하면 상당한 인지 및 운동저하가 나타날 수 있다. 그 결과는 심각한 사고로 이어질 수 있다. 이러한 집단의 수면운전 및 기타 복잡한 행동은 진정한 사건수면 보다는 약물 남용 및 오용으로 인한 것이다.

상세불명 사건수면

Parasomnia, Unspecified

ICD-9-CM code: 327.40 **ICD-10-CM code: G47.50**

이 진단은 달리 분류할 수 없는 사건수면이나 사건수면에 대한 임상적 의심을 가지고 있지만 특정 진단을 내릴 수 없는 경우이다. 많은 경우에, "상세불명 사건수면"은 일시적인 진단이 될 것이다. 그러나, 일부 환자들에게는 근본적인 상태를 확인하지 못할 수 있으며, 그러한 경우에 "상세불명 사건수면"은 지속적인 진단으로 남아 있어야 한다.

단독 증상 및 정상 변형

잠꼬대
Sleep Talking

대체 이름

수면말하기(somniloquy).

핵심적인 특징은 수면 중에 말을 하는 것이며, 말의 내용에 대해 이해할 수 있는 정도는 다양하다. 렘 또는 비렘수면 중에 잠꼬대가 발생할 수 있다. 잠꼬대는 특발성이거나 렘수면행동장애와같은 사건수면 또는 혼돈각성(confusional arousal)과 같은 각성장애와 관련될 수 있다. 잠꼬대는 수면 중 각성 이후 나타나는데 드물게는 잠꼬대에 의해 각성이 유발될 수도 있다. 잠꼬대는 높은 유병률을 보인다. 최근의 단면 역학 연구에 따르면 잠꼬대의 평생 유병률은 66%이고 최근 3개월간 유병률은 17%인 것으로 나타났다. 명백한 성별의 차이는 없다. 발병 시기와 그 과정은 알 수 없다.

잠꼬대가 매우 잦거나 시끄러울 때 또는 내용이 다른 사람에게 불쾌감을 주는 경우 합병증이 발생한다. 잠꼬대는 일반적으로 동침자 또는 같은 수면 공간에서 잠을 자고 있는 사람에 의해서 보 된다. 잠꼬대는 집단수면 상황(예: 대학 기숙사, 군대 막사, 소방서 또는 캠핑 중 텐트)에서 동침자, 또는 룸메이트의 수면을 방해할 수 있다. 잠꼬대의 내용은 실제 잠들기 전 각성상태에서의 행동이나 기억을 반영하지 않는다. 잠꼬대를 한 사람은 대부분 잠꼬대를 인지하지 못한다.

잠꼬대를 포함한 야간의 발성은 종종 렘수면행동장애 및 무증상 렘수면행동장애 환자에서 볼 수 있다. 최근 연구에 따르면 잠꼬대는 루이소체치매를 알츠하이머병 및 다른 유형의 치매와 구별하는데 유용한 진단표지자로 활용할 수 있다. 렘수면행동장애의 발성은 시끄럽고 감정적이며 모욕적이며 기억하는 꿈의 내용과 연관된 행동과 관련이 있다. 야간 뇌전증발작은 상동형 발성과 관련이 있다. 야경증과 관련된 발성은 감정적으로 가득 차 있으며 격렬한 흥분 및 동요와 관련이 있다. 외상 후 스트레스장애에서는 수면 중 발성의 증가가 보고되었다.

❖ 참고문헌

Arkin AM, Toth MF, Baker J, Hastey JM. The frequency of sleep talking in the laboratory among chronic sleep talkers and good dream recallers. J Nerv Ment Dis 1970;151:369–74.

Bjorvatn B, Grønli J, Pallesen S. Prevalence of different parasomnias in the general population. Sleep Med 2010;11:1031–4.

Honda K, Hashimoto M, Yatabe Y, et al. The usefulness of monitoring sleep talking for the diagnosis of Dementia with Lewy bodies. Int Psychogeriatr 2013;25:851–8.

Hublin C, Kaprio J, Partinen M, Koskenvuo M. Sleeptalking in twins: epidemiology and psychiatric co-morbidity. Behav Genet 1998;28:289–98.

Reimao RN, Lefevre AB. Prevalence of sleep-talking in childhood. Brain Dev 1980;2:353–7.

수면관련 운동장애

(Sleep Related Movement Disorders)

단독 증상 및 정상 변형

수면관련 운동장애는 주로 수면이나 수면개시를 방해하는 비교적 단순하고 정형화된 운동으로 특징지어 진다. 하지불안증후군(restless legs syndrome)은 환자가 다리의 불편함을 줄이기 위해 보행 또는 비전형적인 사지운동에 일반적으로 관여한다는 점에서 특이하다. 그러나 하지불안증후군은 대개는 연속된 순서 내에서 단순하고 정형화되어 있는 주기사지운동(periodic limb movement)과 밀접한 관련이 있다. 야간수면장애 또는 주간졸림 또는 피로에 대한 호소는 수면관련 운동장애의 진단을 위한 전제 조건이다. 예를 들어, 정상적인 수면을 취하는 많은 사람들은 수면주기사지운동(periodic limb movement of sleep, PLMS)의 삽화를 나타내지만 수면방해에 대한 호소는 없으며 움직임으로 인한 그들 수면의 유의미한 불편함을 나타내지 않는다. 그러한 사람들은 주기사지운동장애(periodic limb movement disorder, PLMD)를 갖는 것으로 분류되어서는 안되며, 대신 수면주기사지운동(PLMS)의 존재를 명시해야 한다. 이와 유사하게 고려되어야 할 사항은 리듬운동장애와 리듬운동의 존재의 구별과 관련이 있다.

수면을 방해하는 운동이상은 다른 많은 수면장애 범주에서도 볼 수 있다[예: 몽유병, 야경증 및 렘수면행동장애와 같은 사건수면에서]. 그러나, 이러한 사건수면은 수면 중에 발생하는 복잡한 행동을 포함한다는 점에서 수면관련 운동장애로 분류된 단순하고 정형화된 운동이상과 다르다. 사건수면관련 운동은 의도적이고 목표지향적 행동을 보이지만 의식적인 것은 아니다. 사건수면은 수면관련 운동장애로부터 분리되어 달리 구분되어 있다.

수면관련 운동장애는 병력청취로 진단할 수도 있지만, 수면다원검사가 수면관련 운동장애를 확실하게 진단하고 때때로 사건수면 장애와 감별하기 위해 필요하다. 이러한 경우, 밤새 비디오녹화를 수면다원검사 기록에 추가하고, 기록된 움직임을 환자의 행동 및 의식수준에 대한 기사의 설명과 연관시켜 진단을 확정한다. 수면과 각성 중에 발생할 수 있는 일부 운동장애가 있다. 수면 중에 나타나는 현상이 각성 중에 나타나는 것과 크게 다르거나, 움직임이 완전히 수면에 국한된 경우, 이러한 운동장애가 여기에 분류된다(예를 들어, 수면 중 이갈이 발생).

하지불안증후군
Restless Legs Syndrome

ICD-9-CM code: 333.94 **ICD-10-CM code: G25.81**

대체 이름

윌리스-에크봄병(Willis-Ekbom disease).

진단기준

◇ 기준 A-C가 모두 충족되어야 함

A. 다리를 움직이려고 하는 충동, 대개 다리의 불편함과 불쾌한 감각이 동반되거나 혹은 이로 인해 발생되었다고 생각됨[1, 2] 이러한 증상은 다음과 같아야 함:
  1. 눕거나 앉는 것과 같이 쉬거나 비활동적인 기간 동안 시작되거나 악화됨;
  2. 걷기 또는 스트레칭과 같은 움직임에 의해, 적어도 움직임이 지속되는 동안은, 부분적으로 또는 완전히 호전됨;[3] 그리고
  3. 낮보다는 저녁이나 밤에만 나타나거나 주로 발생함.[4]

B. 위의 특징은 다른 의학적 혹은 행동적 상태(예: 다리근육경련, 위치불편, 근육통, 정맥정체, 다리부종, 관절염, 습관성 발두드림)로 설명되지는 않음.

C. 하지불안증후군의 증상은 정신, 신체, 사회, 직업, 교육, 행동 또는 기타 중요한 기능 영역의 손실

혹은 걱정, 고통, 수면장애를 유발함.[5]

◆ 주석

1. 때로 다리를 움직이려는 충동은 불편한 감각 없이 나타나기도 하고 다리 외에도 팔이나 몸의 다른 부분에서 나타나기도 한다.
2. 어린이의 경우, 이러한 증상의 설명은 소아의 자신의 언어로 표현해야 한다.
3. 증상이 매우 심할 경우, 움직임에 의한 증상 완화가 확실하지 않을 수 있지만, 이전에는 호전되었던 적이 있어야 한다.
4. 중증도, 치료 개입 또는 치료로 인한 증상 악화의 결과로 인하여, 저녁이나 밤에 증상이 심해지는 것이 뚜렷하지 않을 수 있지만 이전에는 틀림없이 있어야 한다.
5. 유전학 또는 역학 연구와 같은 특정 연구적용의 경우 기준 C를 생략하는 것이 적절할 수 있다. 그렇다면, 이것은 연구 보고서에 명확하게 명시되어야 한다.

필수 특징

하지불안증후군은 사지를 움직이려는 강한, 거의 저항할 수 없는 충동을 특징으로 하는 감각운동장애이다. 이러한 움직임의 충동은 사지 안쪽으로 느껴지는 다른 불편한 감각이 항상 동반되는 것은 아니고 종종간단히 설명하기 어렵거나 불가능한 느낌이 동반되기도 한다. 비록 다리가 가장 두드러지게 영향을 받지만 하지불안증후군 환자의 21~57%가 팔의 감각을 표현한다는 점에서 “하지불안”은 부적절한 명칭이다. 하지불안증후군을 경험하는 성인들의 대부분은 영어로 이와같이 표현한다. “restless, 가만히 있지 못하는”, “uncomfortable, 불편한”, “twitchy, 움찔거림”, “need to stretch, 스트레칭 필요”, “urge to move, 움직이고 싶은 충동” 및 “legs want to move on their own 다리가 저절로 움직일 것 같음”이다. 약 절반은 하지불안증후군의 감각을 통증으로 표현한다. "Numb, 먹먹한" 및 "cold, 차가운"은 하지불안증후군의 감각 증상을 설명하는 매우 드문 표현이다.

기준 A1-3은 하지불안증후군 감각의 필수적인 특징을 명시한다: 휴식 시에 더 악화되고, 움직일 때 완화되고, 저녁이나 밤에 주로 발생한다. 저녁/야간 악화(기준 A3)에서 휴식 중 악화(기준 A1)의 분리는 활동 수준에 관계없이 밤에 증상이 악화되는 것을 하루주기리듬 연구결과를 기반으로 한다. 하지불안증후군은 하지불안증후군(기준 B)을 모방할 수 있는 다른 조건과 감별되어야 한다. 임상적으로 유의미한 하지불안증후군은 상당한 고통, 수면장애 또는 기능손상(기준 C)을 유발하는 하지불안증후군 증상으로 정의된다.

관련 특징

하지불안증후군에서 수면방해는 흔하고 두드러지며 고통스러운 면이 있다. 하지불안증후군을 경험하는 개인의 수면개시와 수면유지에 대한 불편은 대조군보다 월등하게 높아 오즈비(odd ratio)는 1.7과 3.5 사이다. 실제 임상에서는 하지불안증후군 환자 중 수면방해는 60~90%로 보고되며 이는 일반적으로 가장 문제가 되는 증상이고, 종종 병원을 찾는 주요한 이유이다. 수면 양, 수면방해, 수면충분성 및 수면문제에 대한 MOS수면척도점수(the Medical Outcomes Study Sleep Questionnaire scores)는 대조군보다 하지불안증후군 환자에서 현저히 나쁘다. 주간 피로와 주간 졸림도 흔한 증상이다. 그러나, 수면장애 정도에 비해 예상한 만큼 졸림이 심하지 않아, 하지불안증후군은 과각성 상태를 의미한다. 폐쇄수면무호흡과 달리 하지불안증후군의 엡워스졸림척도 점수는 일반적으로 정상 범위에 있으며 정상 대조군과 비교할 때 차이가 없거나 거의 높지 않다. 임상적인 수면방해는 하지불안증후군의 심각성과 하지불안증후군의 건강영향과 모두 관련이 있다. 하지불안증후군를 가진 일부 환자들은 밤에 일하는 것을 선택하기도 하는데, 그렇게 함으로써 정적인 활동과 수면 일정은 하지불안증후군 증상의 하루주기 정점에서 멀어지게 된다.

수면주기사지운동의 병존, 하지불안증후군의 가족력과 도파민요법에 대한 반응은 하지불안증후군의 진단을 뒷받침한다. 수면주기사지운동은 수면 또는 각성상태에서도 발생할 수 있다. 각성주기사지운동은 조용한 휴식 중 혹은 각성과 수면 이행 시에 자주 일어나서 잠들기를 방해하거나 각성 후 다시 잠이 드는 것을 방해한다. 수면주기사지운동은 때때로 수면 중 각성과 관련이 있다. 하지불안증후군의 감각 및 운동 증상은 거의 모든 경우에 치료 초기에 도파민요법에 반응한다.

여러 외래기반 및 인구기반 연구에 따르면, 하지불안증후군 환자의 기분장애와 불안장애의 유병률이 증가한다. 검증된 평가를 사용하는 대부분의 대조군 연구에서 중등도 또는 심도의 우울 증상(오즈비 1.95 및 3.67), 주요우울증(오즈비 2.6), 주요우울장애(오즈비 2.57 및 4.7), 범불안장애(오즈비 3.5), 공황장애(오즈비 4.7, 12.9 및 18.9) 및 외상후스트레스장애(오즈비 3.76)에 대한 위험이 크게 증가했음을 보여주었다. 또한, 하지불안증후군의 중증도와 우울증/불안 증상 사이에 양의 상관관계가 발견되었다. 하지불안증후군-우울증 관계와 관련하여 하지불안증후군의 치료가 우울증상을 개선시킨다는 근거가 있다.

유사하게, 소아 및 성인 연구에서 하지불안증후군에서 주의력결핍과잉행동장애(attention deficit hyperactivity disorder, ADHD)가 증가되었다. 최근 데이터에 따르면 하지불안증후군을 가진 개인의 약 1/4이 ADHD 증상을 나타내고, 반대로 주의력결핍과잉행동장애 환자의 12% ~ 35%가 하지불안증후군의 진단기준을 충족시키는 것으로 나타났다. 연관성이 있는 다른 질환들에는 기면병, 편두통, 만성폐쇄폐질환, 파킨슨병, 다발경화증, 말초신경병증, 폐쇄수면무호흡, 당뇨병, 섬유근육통, 류마티스관절염, 야간섭식, 비만, 갑상샘질환 및 심장질환이 포함된다.

임상 및 병태생리 아형

하지불안증후군의 하위 유형을 구분하는 데에 문헌을 통한 근거는 부족하다. 조기발병 하지불안증후군 (45세 이전)은 후기발병 하지불안증후군보다 더 가족력이 있으며 진행속도가 느리다. 또한, 철분결핍, 임신 및 만성신부전과 관련하여 발생할 때 "이차성" 하지불안증후군의 분류가 제안되었지만, 이 분류는 병태생리학적, 가족력, 유전자 및 임상 데이터등을 고려하면 논란이 있다.

인구통계

하지불안증후군의 전반적인 유병률은 유럽 및 북미 인구기반연구에서 5~10%로 추산된다. 그러나 지금까지의 연구에서 아시아국가에서는 서양의 연구에 비하여 유병률이 낮다. 유병률은 남성보다 여성에서 약 두 배로 높은 편이다. 대부분의 연구에서 유병률은 60-70세까지 증가하지만, 아시아 인구에서는 나이 상승에 따른 증가가 관찰되지 않는다. 빈도(주당 1-2회), 심각성(중증등도에서 중증), 감별진단 및 영향과 같은 다양한 임상적인 측정이 인구기반 연구에 적용되었다. 이러한 분석결과 임상적으로 유의미한 하지불안증후군의 유병률이 유럽과 북미에서는 2~3%이지만, 아시아에서는 낮다. 연간 발생률은 0.8~2.2%로 보고되었다.

소아 유병률은 영국/미국 및 터키 연구에서 2~4%이며, 중등도에서 중증의 하지불안증후군은 약 0.5~1%이다. 청소년기에 중등도 이상의 중증 증상을 보일 확률이 높아서 8세에서 11세 소아 환자 중 1/4인 것과 비교하여 12세에서 17세 청소년 환자는 절반이 중등도에서 중증의 하지불안증후군 증상을 보인다. 소년들과 소녀들의 차이는 없으며, 10대 후반이나 20대까지 성별에 따른 차이가 나타나지 않는다.

선행 및 유발요인

하지불안증후군에 영향을 미치는 가족력과, 아래에 언급된 유전자변이, 여성의 성별은 하지불안증후군의 위험을 증가시킨다. 가장 특징적인 유발요인은 철분결핍, 특정약물, 임신, 만성신부전 및 장기간의 부동상태이다. 혈청 페리틴이 50 μg/L 미만인 경도의 철분결핍은 하지불안증후군의 중증도 증가와 관련이 있으며, 50-75 μg/L 미만인 경우 철분의 보충은 하지불안증후군 증상을 감소시키는 것으로 밝혀졌다. 하지불안증후군 그리고/또는 수면주기사지운동을 유발하거나 악화시킬 수 있는 약물에는 항히스타민제, 일부 중추신경계 도파민수용체길항제 및 대부분의 항우울제가 포함된다. 도파민촉진활성을 갖는 항우울제 부프로피온은 예외이다.

임신 중 하지불안증후군의 유병률은 일반 인구보다 2~3배 더 높다. 임신 3기째에 하지불안증후군의 영향을 받는 여성의 수가 가장 많았으며, 출산 후 1개월까지 대부분의 증상이 호전된다. 임신 중 하지불안증후군의 독립적인 예측인자는 하지불안증의 가족력(오즈비 8.43), 이전 임신에서의 하지불안증 병력(오즈비 53.74), 과거의 하지불안증 병력(오즈비 12.91) 및 혈색소≤11 g/dL(오즈비 2.05)이다. 출산경력, 이전의 임신횟수는 하지불안증후군이 일반인구에서 여성이 남성보다 2배 높은 유병률의 차이의 이유를 설명하는 것으로 보인다.

만성신부전 환자의 하지불안증후군의 유병률은 일반 인구보다 2-5배 더 높다. 미국과 유럽의 만성신부전 클리닉에서 조사한 자료에 따르면 만성신부전 환자의 11~58%가 하지불안증후군의 유병률을 나타낸다. 하지불안증후군이 없는 만성신부전 환자와 비교하여, 하지불안증후군 환자는 수면장애가 더 크고, 삶의 질이 나쁘게 보고되고, 투석의 조기중단이 잦다. 일반적으로 하지불안증후군 증상은 신장이식 후 1개월 이내에 크게 개선되지만 이식 실패시에 다시 악화된다.

하지불안증후군의 악화 요인으로 수면부족, 말초신경병증, 근병증, 통증, 카페인, 담배 또는 알코올은 이에 대한 서로 상반되는 연구결과들이 있거나 아직 미흡한 증거이다.

가계 양상

조기발병 하지불안증후군은 가족력 빈도가 높으며 40~92% 환자가 가족력이 있음을 보고한다. 일란성 쌍둥이에서는 높은 일치율이 관찰된다. 하지불안증후군의 위험은 일반 인구보다 하지불안증후군 환자의 직계가족(first-degree relatives)에서 2-6배 더 높다. 많은 가족연구에 의해 하지불안증후군의 상염색체 우성모델 가능성이 제시되었지만, 최근의 유전체연계 및 연관연구는 보다 복잡한 유전자-환경 양상을 시사한다. 연관분석은 하지불안증후군와 관련된 몇 가지 상이한 유전자위치(gene loci)를 보고했지만, 현재까지 단일원인유전자는 없다. 그러나, 유전체관련 연구는 하지불안증후군에서 단일뉴클레오티드다형성을 확인하였으며, 그 중 4개의 유전자*(BTBD9, MEIS1, MAP2K5/ LBXCOR* 및 *PTPRD)*가 재현되었다. 그럼에도 불구하고, 가족성 하지불안증후군과 이러한 소견사이의 관계는 불명확하다.

발병, 경과 및 합병증

하지불안증후군 증상의 발생은 어린 시절부터 성년까지 모든 연령에서 발생한다. 가족성 하지불안증후군의 평균 발병연령은 20-30대이며, 환자의 약 1/3에서 21세 이전에 발병한다. 하지불안증후군의 임상 과정은 발병 연령에 따라 다르다. 조기발병 하지불안증후군(45세 이전)에서 약 2/3의 환자는 증상이 느리게 진행한다. 나머지 1/3의 대부분은 시간이 지남에 따라 안정된 증상을 보였고, 완화가 된 경우도 있다. 후기발병 하지불안증후군에서는 빠른 진행이 일반적이며 악화요인이 흔하다.

건강관련 삶의 질(HRQoL)의 심각한 손상은 중등도와 중증 하지불안증후군에서 보인다. 하지불안증후군 환자에게 신체건강 및 정신건강 점수는 표준건강관련 삶의 질 평가을 시행했을 때, 지속적으로 낮은 것으로 밝혀졌다. 건강관련 삶의 질 손상은 하지불안증후군의 중증도와 밀접한 관련이 있으며 연령, 성별 및 동반질환을 통제한 후에도 유지된다. 또한 하지불안증후군이 동반된 암, 제2형당뇨병 또는 신부전 환자는 하지불안증후군이 없는 환자보다 삶의 질이 좋지않은것으로 나타났다. 전반적으로, 하지불안증후군은 이로 인해 고통받는 사람들에게 주요 질병 부담을 주게 되는데, 이는 골관절염, 울혈성심부전, 우울증, 파킨슨병 또는 뇌졸중과 관련된 경우와 비슷하거나 보다 심한 것으로 나타났다.

대규모 인구기반 연구에서 관상동맥심장질환 및 뇌졸중을 포함한 심혈관질환과 하지불안증후군 간에 양의 상관관계가 보고되었다. 수면주기사지운동과 관련된 심박수 및 혈압의 반복적인 증가는 이러한 관계의 생리기전의 잠재적인 매개자이다. 사망률에 대한 자료가 부족하지만, 하지불안증후군을 앓는 여성 및 만성신부전 환자에서 사망 위험이 증가함을 시사하였다.

발달 문제

어린이와 청소년의 하지불안증후군을 정확하게 진단하려면 언어발달과 인지능력에 대한 이해가 필요하다. 어린이가 하지불안증후군의 감각적 요소를 전달하기 위해서는 적절한 언어기술이 필요하며, 기술은 부모나 보호자가 아닌 "소아고유의 언어"로 작성해야 한다. 기준 A의 경우, 어린이들은 "충동"이라는 단어를 거의 사용하지 않고 이해하지 못한다. 대신에 그들은 다리가 "움직일 필요가 있다"고 하거나 "움직여야 한다"고 설명한다. 불편함에 대한 기술은 다음을 포함한다: 벌레, 개미, 이상하고 재미있는 느낌, 따끔거림, 흔들기, 흔들리는 소리. 어린 아이들은 때때로 "움직임(move)"대신 "발차기(kick)"라는 단어를 사용한다. (예, "다리를 차고 싶어요") 성인과 마찬가지로 어린이들도 거의 절반의 경우에 팔의 증상을 이야기한다. 수업시간에 앉아 있기, 침대에 누워있기, 책읽기와 차를 타는 것이 아이들이 증상이 시작되거나 악화되는 상황들이다. 완화는 일반적으로 움직이기, 걷기, 문지르기, 발로 차기 또는 주의 분산을 통해 이루어진다. 아마도 학교에서의 수업 시간이 길기 때문에 어린이와 청소년의 3분의 2가 낮 시간에 하지불안증후군 다리감각 증상을 보고한다. 이로 인해 진단기준 A3(저녁/야간에 악화)의 경우 동일한 시간 동안 낮에 앉거나 누워있는 것과 저녁/밤에 앉거나 누워있는 것을 비교하는 것이 중요하다. 그러나 이러한 비교에도 불구하고, 상당수의 소아는 가족력을 포함한 하지불안증후군에 대한 다른 모든 진단기준을 충족하지만 저녁이나 밤에 증상이 악화된다고 말하지 않는다. 6세 이상이고 발달이 정상인 어린이는 하지불안증후군 증상에 대한 상세하고 적절한 기술을 한다. 하지불안증후군의 감각을 설명하기에 너무 어리거나 발달이 지연된 어린이의 경우, 수면주기사지운동의 진단이 초기 진단일 수 있으며 시간이 지남에 따라 완전한 하지불안증후군 증상이 나타난다. 관찰기법에 의한 진단이 제안되었지만 아직 검증되지 않았다.

소아 하지불안증후군의 감별진단에는 체위에 따른 불쾌감, 다리 근육통, 관절/힘줄 부상 및 타박상이 포함되며, 이는 모두 일반적인 유사 증상이다. 소아기에 하지불안증후군은 종종 "성장통"으로 잘못 진단된다. 소아 하지불안증후군에 영향을 미치는 4가지 특정 영역은 수면, 일상 활동, 기분 및 에너지/활력이다. 수면개시, 수면유지 지속의 어려움, 수면의 질 저하가 흔하다. 각성활동에 대한 하지불안증후군의 부정적인 영향에는 학업과 숙제의 어려움, 및 집중력 저하로 인해 학업에 좋지 않은 영향을 준다. 소아 하지불안증후군의 심각도 평가는 지금까지 자가보고 빈도 및 강도의 간단한 측정으로 제한되었다.

소아 하지불안증후군은 가족력이 높기 때문에 부모, 형제나 자매에 하지불안증후군이 있으면 소아 하지불안증후군에서 진단 확실성을 높이는데 도움이 된다. 마찬가지로 수면주기사지운동의 존재 또는 주기사지운동장애의 과거력은 어린이의 하지불안증후군 진단을 뒷받침하는데 매우 도움이 된다. 성인과 마찬가지로 하지불안증후군을 가진 어린이의 약 70%가 하루 밤에 시간당 5회 이상의 수면주기사지운동이 나타나고 여러 날을 검사할 경우 거의 90%에서 나타난다. 정상소아에서는 시간당 5회 이상의 수면주기사지운동은 흔하지 않다. 위에서 언급한 바와 같이, 소아 하지불안증후군은 약 1/4의 사례에서 주의력결핍과다활동장애와 병존하며, 성인에서와 같이 더 높은 불안 및 우울 증상이 발견된다. 하지불안증후군은 소아 만성신장질환에서 흔하다.

하지불안증후군의 유병률은 성인 후반까지 연령에 따라 증가하다가 노년층에서 안정되거나 약간 감소한다. 그러나 노인들에게는 불안, 기분장애 및 감소된 삶의 질과 관련된 강한 연관성이 남아있다. 인지장애 노인의 하지불안증후군 진단기준이 제안되었지만 검증되지는 않았다.

병리와 병태생리

뇌 철분결핍, 중추신경계 도파민조절과 유전은 하지불안증후군의 병태생리에서 주된 요인인 것으로 보인다. 철은 뇌 도파민 생산 및 시냅스밀도뿐만 아니라 신경수초합성 및 에너지 생산에서 중요하다. 부검자료, MRI, 뇌 초음파검사 및 뇌척수액분석을 통해 하지불안증후군과 뇌의 낮은 철분농도의 연관성이 뒷받침된다. 중추신경계 도파민시스템 관련에 대한 증거는 주로 하지불안증후군 및 수면주기사지운동에 대한 도파민약물의 효과를 분명히 입증한 다수의 무작위임상시험을 통해서이다. 또한, 하지불안증후군에서 변화된 도파민 상태는 기능적 MRI, 양전자방출단층촬영 및 부검자료를 통해 확인된다. 하지불안증후군과 유전자 변이체 *BTBD9, MEIS1, MAP2K5/LBXCOR* 및 *PTPRD*의 연관성이 재현되었으며, 이에 환경인자가 작용할 수 있는 유전적 기질을 나타낸다. *BTBD9*는 하지불안증후군에 대해 50%의 집단 기인 위험(population attributable risk)을 보이는 것으로 추정된다. *BTBD9, MEIS1* 및 *MAP2K5/LBXCOR*는 유럽혈통 개인에서 70%의 PAR을 보인다. 지금까지 *BTBD9*와 *MEIS1*의 두 가지 변형이 철 항상성뿐만 아니라 수면주기사지운동의 발현에 영향을 미치는 것으로 보인다. 그러나, 하지불안증후군 유전자 변이의 전체 역할은 적절하게 규명되지 않았다.

객관적 소견

수면다원검사는 하지불안증후군의 평가에 일반적으로 포함되지는 않지만 수면다원검사 연구는 하지불안증후군에서 객관적 수면 이상을 보인다. 수면구조에서 지속적인 수면으로 수면잠복기가 증가하며 각성지수가 높다. 하루밤 수면다원검사를 시행하면 하지불안증후군 성인 환자의 70~80%에서 시간당 5회 이상의 수면주기사지운동이 확인되고, 여러 날 검사를 시행하면 90%이상의 환자에서 관찰된다. 성인 하지불안증후군에서 수면주기사지운동은 수면 전반기 동안 더 두드러지며 밤마다 빈도가 다르다. 수면주기사지운동의 약 1/3은 대뇌피질각성과 관련이 있으며, 대부분 자율각성이 관련되어 있다. 수면주기사지운동은 위약효과의 영향을 받지 않는다. 수면주기사지운동 각성은 수면방해의 주요한 하기불안증후군 이환율에 기여한다. 또한, 하지불안증후군 감각증상은 다시 잠이 드는 것을 방해하고, 이에 따라 더욱 장기적인 각성을 초래한다.

운동억제검사(Suggested immobilization test, SIT)는 깨어서 쉬는 동안 각성 주기사지운동(periodic limb movement of wakefulness, PLMW)과 하지불안증후군의 관련 감각요소를 평가한다. 평상시 수면시간 1시간 전에 호흡 측정이 없는 표준수면다원검사를 이용하여, 피험자는 침대에 편안하게 깨어있는 상태로 똑바로 앉아다리를 뻗은 상태에서 시행한다. 하지불안증후군 진단은 각성 주기사지운동이 시간당 40 이상의 결과를 통해 뒷받침된다.

고주파수 샘플링 및 신체위치 모니터링장비를 발목이나 발에 부착하여 주기사지운동 측정을 대체할 수 있다. 기록은 일반적으로 3-5일 이상 시행하여 밤과 밤사이의 주기사지운동의 빈도와 변동성을 평가한다.

감별진단

하지불안증후군이 없는 개인의 약 40%가 휴식 시에 다리를 움직여야 하는 충동이나 필요성을 보고하기 때문에 하지불안증후군의 특성을 가질 수 있는 다른 조건과 하지불안증후군을 감별하는 것이 필수적이다. 구조화된 진단 면담을 사용한 연구에 기반하여 진단기준 A2(움직이면 호전)와 A3(저녁/밤에 악화)를 충족하면 하지불안증후군 진단의 특이도가 약 70%로 향상된다. 그러나 감별진단의 중요성을 강조하여 *다리근육경련*과 *체위 불쾌감*을 하지불안증후군와 구분하면 특이도는 94%로 향상된다. 하지불안증후군의 가장 중요한 유사한 다른 질환은 *다리근육경련, 체위에 따른 불편감, 관절통/관절염, 근육통, 다리부종, 말초신경병증, 신경근병증 및 습관적 발두드리기*(habitual foot tapping)이다. 하지불안증후군이 아닌 특성은 다음과 같다: 근육의 "매듭짓기"(다리근육경련), 단일자세변화로 인한 완화(위치불편), 관절제한(관절염), 촉진통증(근육통) 및 신체검사의 기타 이상. 하지불안증후군과 감별해야하는 덜 흔한 상태에는 *신경이완제유발정좌불능증*(neuroleptic-induced akathisia), *척수병증*(myelopathy), *증상성 정맥부전*(symptomatic venous insufficiency), *말초동맥질환*(peripheral artery disease), *습진*(eczema), *정형외과문제*(orthopedic problems), *고통스러운 다리 및 움직이는 발가락*(painful legs and moving toes), 및 *긴장유발안절부절*(anxiety-induced restlessness)이 포함된다. 신경이완제유발정좌불능증은 정좌불능증이 전신을 움직여야 하는 증상과 연관되고 도파민-수용체길항제의 사용과 관련하여 발생한다는 점에서 하지불안증후군와 다르다. 고통스러운 다리와 움직이는 발가락은 명확한 하루주기 양상이 없고 움직이고 싶은 충동의 느낌도 없다.

다리와 관련된 통증은 관절염, 혈관문제, 스포츠/정형외과 상해와 신경병증을 포함한 수많은 상태에서 발생한다. 이러한 통증은 야간에 나타날 수 있으며 휴식 시에 악화될 수 있지만, 움직임과 함께 호전되지 않거나 다리의 단순한 움직임보다 더 많은 운동을 필요로 한다. 만약 움직이려는 충동이 모두 나타난다면, 움직임에 대한 강한 일차적 충동이 아니라 대개 움직임으로 인한 완화를 인식함에 기인한다. 그러나 하지불안증후군 환자의 약 50%가 하지불안증후군 증상을 아프다고 보고하기 때문에 통증의 존재가 하지불안증후군에 대한 가능성을 배제하지 않는다.

하지불안증후군 증상이 다른 의학적 또는 행동 상태에만 기인하지 않고, 이러한 유사 증상은 하지불안증후군을 가진 환자에서도 발생할 수 있음을 이해하는 것이 중요하다. 예를 들어, 일부 환자는 하지불안증후군과 다리근육경련이 모두 있을 수 있다. 하지불안증후군 진단이 확실하지 않은 경우 수면주기사지운동의 존재 또는 하지불안증후군의 가족력과 같은 뒷받침하는 소견이 진단에 도움이 될 수 있다. 하지불안증후군의 감별진단을 포함하는 진단면담(diagnostic interviews)이 검증되었다. 이는 90%가 넘는 민감도와 특이도를 보여준다.

미해결 문제 및 향후 방향

하지불안증후군의 진단은 일반적인 감각경험 수준을 벗어나는 감각 증상의 주관적인 호소에 의존한다. 많은 환자들이 이상감각을 설명하기가 어렵다. 하지불안증후군에 대한 생물학 기반의 연구는 하지불안증후군을 더 잘 분류하고, 객관적인 검사법을 제시할 수 있다. 철분, 도파민 및 유전자 연구는 유망한 가능성을 가지고 있다. 뚜렷한 인구차이를 조사하기 위해서는 미국과 유럽 이외의 추가적인 역학 및 유전연구가 필요하다. 어린이와 인지장애가 있는 성인에 대한 진단표준 및 심각도 평가를 위해서는 추가적인 개발이 필요하다. 자연경과와 잠재적 악화요인에 대한 명확화가 필요하다. 기분장애 및 주의력결핍과잉행동장애와 같은 하지불안증후군의 동반질환에 대한 이해가 해당 질환의 예후를 향상시킬 수 있다. 고혈압, 심혈관질환 및 뇌졸중과의 연관성의 설명을 포함하여 장기 합병증의 추가 평가가 중요하다.

❖ 참고문헌

Allen R, Picchietti D, Hening W, et al. Restless legs syndrome: diagnostic criteria, special considerations, and epidemiology. A report from the restless legs syndrome diagnosis and epidemiology workshop at the National Institutes of Health. Sleep Med 2003;4:101–19.

Allen RP, Stillman P, Myers AJ. Physician-diagnosed restless legs syndrome in a large sample of primary medical care patients in western Europe: Prevalence and characteristics. Sleep Med 2010;11:31–7.

Dauvilliers Y, Winkelmann J. Restless legs syndrome: update on pathogenesis. Curr Opin Pulm med 2013;19:594-600.

Earley CJ, Silber MH. Restless legs syndrome: Understanding its consequences and the need for better treatment. Sleep Med 2010;11:807–15.

Ekbom K. Restless legs: a clinical study. Acta Med Scand 1945;158:1–122.

Ferini-Strambi L, Walters AS, Sica D. The relationship among restless legs syndrome (Willis-Ekbom Disease), hypertension, cardiovascular disease, and cerebrovascular disease. J Neurol 2013 Aug 21. [Epub ahead of print]

Hening WA, Allen RP, Washburn M, Lesage SR, Earley CJ. The four diagnostic criteria for Restless Legs Syndrome are unable to exclude confounding conditions (“mimics”). Sleep Med 2009;10:976–81.

Ohayon MM, O’Hara R, Vitiello MV. Epidemiology of restless legs syndrome: A synthesis of the literature. Sleep Med Rev 2012;16:283–95.

Picchietti DL, Arbuckle RA, Abetz L, et al. Pediatric restless legs syndrome: analysis of symptom descriptions and drawings. J Child Neurol 2011;26:1365–76.

Picchietti DL, Bruni O, de Weerd A, et al. Pediatric restless legs syndrome diagnostic criteria: An update by the International Restless Legs Syndrome Study Group. Sleep Med 2013;14:1253-9.

주기사지운동장애
Periodic Limb Movement Disorder

ICD-9-CM code: 327.51 **ICD-10-CM code: G47.61**

대체 이름

수면주기운동장애(periodic movement disorder of sleep), 수면근간대성경련증후군(sleep myoclonus syndrome), 야간근간대경련증후군(nocturnal myoclonus syndrome).

진단기준

◆ 기준 A-D가 모두 충족되어야 함

A. 수면다원검사에서 수면과 관련사건 스코어링을 위한 미국수면의학회 매뉴얼의 최신판에 의해 정의한 수면주기사지운동을 보임.

B. 빈도는 어린이의 경우 >5/시간 또는 성인의 경우 >15/시간임.[1]

C. 수면주기사지운동은 임상적으로 유의한 수면방해 혹은 정신, 신체, 사회, 직업, 교육, 행동 또는 기타 중요한 기능영역에 손상을 유발함.[2, 3]

D. 수면주기사지운동과 이러한 증상은 다른 현재 수면장애, 의학적 및 신경과적 또는 정신장애로 설명되지 않음(예: 무호흡 또는 저호흡과 같이 발생하는 수면주기사지운동은 수면주기사지운동을 간주하지 않는다).[4, 5]

◆ 주석

1. 수면주기사지운동지수는 피험자의 수면관련 불만과 연계하여 해석되어야 한다. 성인의 경우 호흡사건관련각성(민감한 호흡기 모니터링 사용)과 수면주기사지운동의 다른 원인을 배제하지 않은 연구에서는 정상 값이 시간당 5보다 크다. 데이터는 증상과 증상이 없는 개인 간에 수면주기운동장애지수 값의 부분적 중복을 제안하며, 절대 기준보다는 임상적 상황의 중요성을 강조한다.
2. 임상적인 수면방해 또는 주간 장애 없이 수면주기사지운동이 존재하는 경우, 수면주기사지운동은 수면다원검사 소견으로 볼 수 있지만, 주기사지운동장애 진단에 대한 기준은 충족되지 않는다.
3. 수면주기사지운동과 함께 불면증 또는 과다수면의 존재는 주기사지운동장애의 진단을 확립하기에 충분하지 않다. 연구에 따르면 대부분의 경우 동반된 불면증 또는 과다수면의 원인은 수면주기사지운동 이외의 것으로 보인다. 주기사지운동장애의 진단을 확정하기 위해서는 불면증 또는 과다수면과 수면주기운동장애 사이에 합리적인 인과관계가 있어야 한다. 이는 불안과 같은 불면증의 다른 원인이나 폐쇄수면무호흡 또는 기면병과 같은 과다수면의 다른 원인들을 배제해야 한다. 수면주기사지운동은 흔하지만 주기사지운동장애는 성인에서 드물 것으로 생각된다.
4. 주기사지운동장애는 하지불안증후군, 기면병, 치료되지 않은 폐쇄수면무호흡 또는 렘수면행동장애가 있는 경우 진단할 수 없다. 수면주기사지운동은 이러한 질환에서 흔히 발생하지만, 수면 불편감

은 동반되는 장애 때문으로 생각된다. 하지불안증후군과 관련하여 잠재적으로 수면을 방해하는 수면주기사지운동이 발생할 때 하지불안증후군의 진단이 주기사지운동장애의 진단보다 우선한다. 그러한 경우, 하지불안증후군의 진단이 이루어지고 수면주기사지운동이 명기된다.

5. 약물에 의한 수면주기사지운동이 유발되었다고 확신하고 주기사지운동장에 대한 기준이 완전히 충족되는 경우, "약물 또는 물질로 인한 수면관련 운동장애"보다는 수면주기사지운동으로 구보다 세부적으로 진단하는 것이 바람직하다.

필수 특징

주기사지운동장애는 수면 중에 발생하는 반복적이고 아주 정형화된 사지운동의 주기적 삽화가 특징이며, 임상적 수면장애 또는 피로와 관련하여 다른 1차수면장애 또는 다른 병인에 의해 설명될 수 없어야 한다.

수면주기사지운동은 하지에서 가장 자주 발생한다. 일반적으로 엄지발가락의 신전이 일어나며 발목, 무릎 및 때로는 엉덩이의 부분 굽힘과 함께 나타난다. 비슷한 움직임이 상지에서도 발생할 수 있다. 개별운동은 자율각성, 대뇌피질각성 또는 자각과 관련될 수 있다. 환자는 일반적으로 사지 움직임이나 빈번한 수면방해를 알지 못한다. 각성이 팔다리 운동에 선행하거나, 팔다리 운동과 일치하거나, 팔다리 운동에 따라 나타나며, 중추발생기(central generator)가 주기적인 움직임 및 관련된 수면방해를 유발할 가능성을 제시한다.

수면주기사지운동의 진단을 위해서는 수면주기사지운동와 관련된 수면개시문제, 수면유지문제 또는 상쾌하지 않은 수면의 임상병력이 필요하다. 이러한 증상은 수면주기사지운동과 대부분 일관되게 관련되어 있으며, 이러한 임상 증상의 존재는 주기사지운동장애를 무증상 수면주기사지운동과 감별한다. 과거에 주기사지운동장애로 주간과다졸림이 보고된 바 있지만, 최근 연구결과는 수면주기사지운동을 가진 환자에서 웹워스졸림척도 점수 또는 수면잠복기반복검사 값이 크게 증가하지는 않는다. 만약 유일한 증상이 수면파트너의 수면방해인 경우 수면주기운동장애를 진단해서는 안되지만 수면파트너의 수면장애는 명시할 수 있다.

주기사지운동장애를 진단을 위해서는 수면주기사지운동지수가 어린이의 경우 시간당 5, 성인의 경우 시간당 15를 초과해야 한다. 이것은 어린이의 실질적인 정상자료를 기반으로 한다. 성인의 경우 시간당 15회를 초과하는 수면주기사지운동에서 수면장애가 크게 증가한다.

수면주기사지운동과 수면장애 또는 비회복수면의 증상을 더 잘 설명할 수 있는 다른 요인이 없어야 한다. 감별진단에서 가장 중요한 것은 하지불안증후군, 렘수면행동장애 및 기면병이다. 연구에 따르면 시간당 5 이상의 수면주기사지운동은 하지불안증후군 환자의 80~90%, 렘수면행동장애의 약 70%, 기면병의 45%~65%에서 발생한다. 렘수면행동장애에서 수면주기사지운동은 종종 비렘수면 중에 각성없이 나타나지만, 다른 모든설정에서는 드물게 렘수면 동안 계속될 수 있다. 낮에 졸림과 수면주기사지운동이 같이 나타나면 기면병 진단을 고려해야 한다. 이 세 가지 질환 중 하나에 대한 기준이 충족되면 주기사지운동장애을 진단해서는 안 된다. 그러나, "수면주기사지운동을 동반하는 1차 수면장애는 명시할 수 있다(예를 들어, "수면주기사지운동를 갖는 하지불안증후군").

수면주기사지운동의 직접적인 원인으로 수면관련 호흡장애(sleep-related breathing disorder)를 합리적으로 배제하기 위해, 압력변환기류모니터링 또는 식도내압검사 같은 민감한 기술을 사용하여 수면다원검사 중 호흡을 모니터링 해야 합니다. 수면관련 호흡장애 환자에게 독립적인 수면주기사지운동이 존재하는 경우, 수면관련 호흡장애의 적절한 치료에도 불구하고 수면주기사지운동이 지속되고 설명할 수 없는 수면장애가 남아 있으면 주기사지운동장애의 별도 진단이 고려될 수 있다. 이상적으로는 주기사지운동장애 진단을 위한 수면다원검사는 수면주기사지운동을 유발하거나 악화시키는 것으로 알려진 항우울제와 같은 약제이나 물질의 생물학적 효과가 없어진 후에 수행하는 것이 바람직하다.

관련 특징

주기사지운동장애 환자에 대한 일부 연구에서 기분장애, 불안, 주의력결핍, 반대행동 및 수면행동장애의 높은 빈도가 보고되었다. 주기사지운동장애를 가진 어린이의 경우 하지불안증후군의 가족력이 흔하다. 도파민요법에 대한 지속적인 임상반응은 주기사지운동장애의 진단을 뒷받침한다. 주기사지운동장애 증상이 벤조디아제핀에 반응할 수 있지만, 벤조디아제핀 반응성은 수면에서 벤조디아제핀의 비특이적 효과로 인해 진단을 뒷받침하지 못한다.

임상 및 병태생리 아형

해당사항이 없거나 알려져 있지 않다.

인구통계

주기사지운동장애는 드물 것으로 생각되지만 정확한 유병률은 알려져 있지 않다. 주기사지운동장애는 어린이와 성인 모두에서 보고되었다. 시간당 5회 초과의 수면주기사지운동은 40세 미만의 성인과 어린이에게는 매우 드물지만, 나이가 들어감에 따라 급격하게 증가해 노인의 45%이상에서 발생한다. 시간당 15회 초과 수면주기사지운동의 인구 유병률은 18세~65세의 7.6%로 추정되었으며 전체인구의 4.5%에서도 수면장애 또는 주간과다졸림이 보고되었다. 그러나, 하지불안증후군및 약물-유도 수면주기사지운동은 이 집단에서 배제기준이 아니었고, 이는 주기사지운동장애에 대해 훨씬 낮은 비율을 시사한다. 연령에 따른 수면주기사지운동의 증가는, 하지불안증후군 또는 하지불안증후군의 직계가족이 제외될 때 연령에 따른 수면주기사지운동의 증가가 거의 나타나지 않아, 하지불안증후군와 관련된 가족적 또는 유전적 요인의 부분적 발현으로 발생할 수 있겠다. 수면주기사지운동는 백인보다 흑인 성인과 어린이에게 덜 흔하다. 수면주기사지운동 또는 주기사지운동장애에 대해서는 성별에 따른 차이는 보이지 않는다.

선행 및 유발요인

하지불안증후군의 가족력이 있으면 수면주기사지운동 및 주기사지운동장애의 위험이 증가한다. 아래에 언급된 유전자 변이는 이 위험의 매개자일 수 있다. 수면주기사지운동의 유발 또는 악화는 여러 약물의 사용과 관련되어 보고되었다. 선택적세로토닌재흡수억제 항우울제, 삼환계항우울제, 리튬 및 도파민수용체길항제가 가장 관련이 있다.

혈청 페리틴수치에 의해 반영되는 뇌의 낮은 철분농도는 도파민 기능에서 철분의 역할을 통해 수면주기사지운동를 악화시킬 수 있다. 수면주기사지운동을 악화시키는 요인으로 폐쇄수면무호흡(OSA), 알코올, 통증 및 수면박탈에 대한 증거는 근거가 낮다.

가계 양상

주기사지운동장애의 가계 양상은 자세히 연구되지 않았다. 하지불안증후군 가계는 하지불안증후군이 없지만 수면주기사지운동 또는 주기사지운동장애를 가지는 가까운 친척의 빈도가 증가한다는 점은 주기사지운동장애가 하지불안증후군의 약화된 발현 혹은 전단계일 가능성이 있다. 하지불안증후군의 유전체연구에서 발견된 유전자 변이체 *BTBD9* 및 *MEIS1*은 수면주기사지운동의 발현에 영향을 미치는 것으로 보인다.

발병, 경과 및 합병증

전형적인 발병연령은 알려져 있지 않지만 주기사지운동장애는 소아와 성인 모두에서 발생하며, 유아기 초기에도 발병한다. 자연적인 경과에 대한 자세한 설명은 없지만 주기사지운동장애의 일부 소아 사례는 하지불안증후군으로 진행된다. 발생률과 관해율은 알려져 있지 않다. 주기사지운동장애 환자에서 모의운전수행실험에서 능력이 저하됨이 확인되었다. 수면주기사지운동의 증가는 심혈관질환, 뇌졸중 및 사망위험의 증가 등과의 관련성이 일부 연구에서 보고되었다. 수면주기사지운동과 관련된 교감신경계의 과활성이 이러한 연관성에 대한 잠재적인 기전으로 추정된다.

발달 문제

소아에서 수면주기사지운동의 낮은 빈도를 감안할 때 주기사지운동장애는 소아 수면에서 유용한 진단 범주로 나타난다. 소아 주기사지운동장애는 소아 폐쇄수면무호흡과 유사한 중요한 임상적 및 수면다원검사 소견과 관계가 있다. 그러나 2세 미만의 어린이에서 수면주기사지운동 및 주기사지운동장애의 정상 범위에 대한 보고는 드물다.

노인의 경우, 수면주기사지운동이 흔하지만, 수면 방해 및 피로를 설명할 수 있는 다른 조건이 자주 발생하므로 주기사지운동장애의 진단기준을 그대로 적용하기가 어렵다.

병리와 병태생리

도파민성 이상은 수면주기사지운동 및 주기사지운동장애의 병태생리와 관련되어 있다. 하지불안증후군의 수면주기사지운동 연구와 어린이의 수면주기사지운동 연구로 유전적 소인과 철분상태가 한 요인으로 밝혀졌다. 비회복수면의 지표인 주기교차패턴(cyclic alternating pattern)은 주기사지운동장애를 가진 개인에서 증가하며, 주기사지운동장애의 주기성에 영향을 줄 수 있다. 대뇌피질의 각성은 수면주기사지운동에 선행하거나, 동시에 혹은 이어서 나타나며 이는 수면주기사지운동이 각성을 유발하지 않음을 나타낸다. 또한, 수면주기사지운동은 약리학적 각성으로부터 분리되며, 이는 아마도 중추발생기에 의해 매개되는 간접적인 관계를 시사한다. 수면주기사지운동와 관련된 자율각성은 심혈관 및 뇌혈관질환위험 증가를 시키는 심박수 및 혈압 상승이 특징이다.

객관적 소견

수면주기운동장애는 N1단계의 수면개시와 함께 나타나며, N2단계 수면 동안 빈번하고, N3단계에서 빈도가 감소하며, 일반적으로 렘수면 중에는 없다. 수면주기사지운동은 일반적으로 몇 분에서 1시간 동안 지속되는 개별적인 삽화로 발생한다. 양쪽 하지움직임에 대하여 모니터링해야한다. 임상적으로 인지된다면 상지의 움직임을 측정할 수도 있다. 전경골 근전도(EMG)는 각각 0.5-10초 지속되는 수축을 보인다. 움직임은 하나 또는 일반적으로 양쪽하지 모두에 나타나지만 반드시 대칭적이거나 동시적인 필요는 없다. 수면주기사지운동의 특정 평가기준은 수면 및 관련 사건에 대한 미국수면의학회 매뉴얼에 설명되어 있다.

본인 보고나, 파트너 관찰 또는 어린이를 위한 부모의 진술은 수면주기사지운동에 대한 객관적 검사를 대체할 수 있는 충분한 특이도 또는 민감도을 가지고 있지 않은 것으로 밝혀졌다.

수면주기사지운동은 신체위치의 단순 변화, 사지 스트레칭 또는 근육경련과 같은 다른 움직임과 주의 깊게 감별해야 한다. 수면주기운동은 근간대성경련보다 지속시간이 길며, 전형적으로 지속시간은 50~150 msec이다. 호흡사건, 입면발떨림 또는 수면 중 교대성 하지근육수축과 관련된 움직임은 수면주기사지운동 지수에 포함되어서는 안된다.

수면주기사지운동은 뇌파(피질)각성 또는 자각과 관련될 수 있다. 심박수, 혈압 또는 맥박전달시간의 변화에 의해 측정된 자율각성은 피질각성보다 빈번히 나타난다. 경우에 따라 수면주기사지운동이 사라지더라도 주기적인 각성이 지속될 수 있다. 각성은 일반적으로 수면주기사지운동 보다 측정하기가 어렵고, 이의 임상적 의의는 지속적으로 논쟁중에 있다. 폐쇄수면무호흡과 마찬가지로, 관련 피질각성지수는 임상적 결정을 내릴 때 수면주기사지운동 지수보다 더 유용한 것은 아니다. 주기사지운동을 가진 일부 환자들에서 주간과다졸림에 대한 주관적인 보고가 있지만, 다수면잠복기검사에 의해 측정된 평균 수면잠복기가 일관되게 비정상이거나 수면주기사지운동 피질 각성 지수와 관련되지는 않는다.

움직임은 수면주기사지운동 지수라고 하는 총수면시간을 기준으로 한 지수로 보고되어야 한다. 수면주기사지운동 지수는 수면다원검사에 의해 결정된 시간당 주기적인 사지움직임의 값이다. 수면주기사지운동 각성지수는 총수면시간당총수면시간당 표현되는 대뇌피질 각성이 일어나는 수면주기사지운동 값이다. 수면주기사지운동을 설명하기 위한 다른 매개변수에는 주기성 지수, 운동간 간격 분포 및 야간 시간 분포가 포함된다. 이러한 특성은 다른 조건에서 수면주기사지운동 양상을 감별하는 데 도움이 되는 것으로 나타났다(예: 성인 하지불안증후군과 주기사지운동장애에서 가장 높은 주기 지수 소견).

다리 활동측정기는 수면주기사지운동의 측정을 위해 수면다원검사와 대조검증되었으며, 야간 변동은 물론 대규모 인구집단의 수면주기사지운동을 평가하는 방법을 제시한다.

감별진단

필수 임상 증상 파트에서 설명한 것처럼 주기사지운동장애는 감별진단 후 진단이며 수면주기사지운동이 발생하는 다른 조건, 특히 *하지불안증후군, 램수면행동장애, 기면병 및 수면관련 호흡장애*와 감별하는 것이 중요하다. 수면주기사지운동의 증가된 빈도는 *다기관위축, 도파-반응성긴장이상증, 수면관련 섭식장애, 척수손상, 만성신장질환, 울혈심부전, 파킨슨병, 낫적혈구병, 외상후스트레스 장애, 아스퍼거증후군, 윌리엄스증후군* 및 *다발경화증*에서 나타난다. 수면사지운동장애에 대한 중추양상발생기(central pattern generator)의 도파민성 장애 그리고/또는 감소된 억제는 수면주기사지운동를 연결하는 다양한 장애의 공통인자로 생각된다.

*수면놀람(수면움찔)*은 수면주기사지운동과 감별이 필요하다. 수면놀람은 일반적으로 깨어있는 상태에서 수면까지의 이행기간 동안만 나타나며 비주기적이고 수면주기사지운동보다 짧다(20~100밀리 초). 정상적인 *위상렘활동*은 렘수면 동안으로 제한되며 일반적으로 5초에서 15초 내에서 군집되어 발생하며 보통 렘돌발파형(Burst)과 관련이 있다. 위상렘근전도수축(Phasic REM EMG twitch)은 지속기간이 더 다양하며 수면주기사지운동같은 주기성이 없다. *분절근간대경련*(fragmentary myoclonus)은 더 짧고(75-150msec) 지속시간이 더 다양하고 수면주기사지운동보다 덜 주기적이며 관련된 가시적인 움직임이 거의 또는 전혀 없는 근전도활동을 특징으로 한다. 또한, 수면주기사지운동은 *알츠하이머병*, *크로이츠펠트-야콥병* 및 *기타 신경병리학적 상태*에서 발생하는 *야간 뇌전증발작*(nocturnal epileptic seizures)과 *근간대경련발작*(myoclonic epilepsy)등 등과 관련된 움직임 및 깨어 있는 동안 보이는 많은 형태의 질환과 감별되어야 한다. 그러나, 이러한 장애에서, 불수의운동은 낮 동안 두드러지고, 종종 움직이는 동안 사라지지 않고, 다리 외에 팔과 다른 신체 부위에서 두드러지며, 수면주기사지운동에서 보이는 주기성을 나타내지 않는다.

미해결 문제 및 향후 방향

수면주기사지운동의 임상적 중요성에 대한 논란이 있다. 현재까지 대부분의 연구결과 해석은 다음과 같은 여러 가지 요인에 의해 교란되었다: 부정확한 진단기준; 수면주기사지운동와 주기사지운동장애의 혼동; 미세한 수면관련 호흡장애에 대한 부적절한 모니터링; 수면주기사지운동을 유도, 악화 또는 억제하는 것으로 알려진 약물에 대한 고려부족; 수면주기사지운동의 야간변동성의 부적절한 측정. 수면다원검사를 위한 새로운 호흡기 모니터링 기법과 수일 밤 동안 활동기록기 측정으로 이러한 문제를 해결하는데 도움이 된다. 임상 증상과 관련하여 연관된 각성의 역할은 불명확하다. 피질각성 뿐만 아니라 자율기능각성의 인지가 중요할 수 있다. 수면주기사지운동은 유전적 특성 및 도파민장애와 관련된 불안정한 수면의 측정가능한 지표일 수 있다.

❖ 참고문헌

Ferri R. The time structure of leg movement activity during sleep: The theory behind the practice. Sleep Med 2012;13:433–41.

Gingras JL, Gaultney JF, Picchietti DL. Pediatric periodic limb movement disorder: sleep symptom and polysomnographic correlates compared to obstructive sleep apnea. J Clin Sleep Med 2011;7:603–9.

Hornyak M, Feige B, Riemann D, Voderholzer U. Periodic leg movements in sleep and periodic limb movement disorder: prevalence, clinical significance and treatment. Sleep Med Rev 2006;10:169–77.

Koo BB, Blackwell T, Ancoli-Israel S, Stone KL, Stefanick ML, Redline S. Association of incident cardiovascular disease with periodic limb movements during sleep in older men: Outcomes of Sleep Disorders in Older Men (MrOS) Study. Circulation 2011;124:1223–31.

Pennestri MH, Whittom S, Adam B, Petit D, Carrier J, Montplaisir J. PLMS and PLMW in healthy subjects as a function of age: prevalence and interval distribution. Sleep 2006;29:1183–7.

Picchietti DL, Rajendran RR, Wilson MP, Picchietti MA. Pediatric restless legs syndrome and periodic limb movement disorder: parent-child pairs. Sleep Med 2009;10:925–31.

Picchietti D. Periodic limb movements in sleep: irrelevant epiphenomenon, marker for a potential problem, or a disorder? J Clin Sleep Med 2006;2:446–7.

Scofield H, Roth T, Drake C. Periodic limb movements during sleep: population prevalence, clinical correlates, and racial differences. Sleep 2008;31:1221–7.

Stefansson H, Rye DB, Hicks A, et al. A genetic risk factor for periodic limb movements in sleep. N Engl J Med 2007;357:639–47. Walters AS, Rye DB. Review of the relationship of restless legs syndrome and periodic limb movements in sleep to hypertension, heart disease, and stroke. Sleep 2009;32:589–97.

수면관련 다리근육경련
Sleep Related Leg Cramps

ICD-9-CM code: 327.52 **ICD-10-CM code: G47.62**

대체 이름

다리근육경련(leg cramps), “charley horse”, 야간다리근육경련(nocturnal leg cramps).

진단기준

◆ 기준 A-C가 모두 충족되어야 함

A. 강한 근육 수축을 나타내는 갑작스럽고 불수의적인 근육의 딱딱함 또는 압박감과 관련된 다리 또는 발의 고통스러운 느낌.

B. 고통스러운 근육 수축은 취침시간에 발생하지만 깨어 있거나 수면 중에도 일어날 수 있음.

C. 환부 근육의 강한 스트레칭에 의해 통증이 완화되어 수축이 풀림.

필수 특징

수면관련 다리근육경련은 근육연축 및 딱딱함이 몇 초 동안 나타나는 근육 또는 근육군의 갑작스럽고 강한 불수의적 수축으로 야기되는 통증감각이다. 이 고통스러운 감각은 보통 종아리 또는 발의 작은 근육에 나타날 수 있다. 취침시간 동안 발생하는 수면관련 다리근육경련은 깨어있는 동안 또는 수면 중에도 발생할 수 있다.

수면관련 다리근육경련은 일반적으로 갑자기 시작되지만 어떤 경우에는 덜 고통스러운 따뜻한 감각이상이 나타날 수 있다. 근육 수축은 몇 초 동안에서 몇 분 동안 지속된 후 자발적으로 완화된다. 수면관련 다리근육경련은 1년 넘게 안 생길 수 도있고 매일 밤에 여러 번 나타나기도 하는 등 다양한 빈도로 발생한다.

근육경련은 영향을 받는 근육을 강하게 스트레칭하거나 때로는 국소 마사지, 열을 가하거나 영향을 받은 사지의 움직임을 통해 완화될 수 있다. 다리 근육경련은 주로 낮 동안 나타날 수 있다.

관련 특징

근육경련은 수면에 영향을 미친다. 근육경련 자체에 의한 것도 있지만 통증을 줄이고자 하는 움직임으로 입면이 방해되고 각성이 초래된다. 종종 주요 증상으로 불면증이 있고 때로는 심할 수도 있다.

근육의 압통과 불편함은 근육경련 후 몇 시간 동안 지속될 수 있다. 근육경련 삽화 후에도 불편함이 지속되면 후속 수면재개가 지연되는 경우가 많다.

임상 및 병태생리 아형

수면관련 다리근육경련은 특발성이거나 다른 의학적 상태에 의해 이차적으로 발생할 수 있지만, 원인에 따라서 이 질환의 임상적 양상이 차이를 보이는 경우는 없다고 알려져 있다.

인구통계

수면관련 다리근육경련은 흔하다. 50세 이상의 거의 모든 성인은 적어도 한 번은 수면관련 다리근육경련을 경험한 것으로 나타났다. 유병률과 발생 빈도는 나이가 들면서 증가한다. 수면관련 다리 근육경련은 어린이와 청소년의 약 7%, 60세 이상 성인의 경우 33%, 80세 이상 성인의 경우 50%에서 발생하는 것으로 보고되었으며 두 노인 그룹은 두 달에 한번 이상 증상을 경험한다고 보고하였다. 야간 다리근육경련은 60세 이상 성인의 6%에서 보고되었다. 한 연구에서 여성의 유병률이 높았다고 하지만 뚜렷한 성별 차이는 없다.

선행 및 유발요인

선행요인에는 당뇨병, 근위축축삭경화증(amyotrophic lateral sclerosis), 경련근막증후군, 말초혈관질환, 저칼륨혈증, 저칼슘혈증, 저마그네슘혈증 및 대사장애가 포함된다. 이 질환은 이전의 격렬한 운동, 직장에서의 장기간 기립, 탈수, 체액 및 전해질이상, 내분비이상, 신경근육장애, 거동불편장애, 혈관질환, 간경변 및 혈액투석과 관련될 수 있다. 수면관련 다리근육경련과 관련된 약물에는 경구피임약, 정맥 철 수크로스(intravenous iron sucrose), 테리파라타이드(teriparatide), 랄록시펜(raloxifene), 이뇨제, 오래 지속되는 β-작용제 및 스타틴(statin)이 포함된다. 수면관련 다리근육경련은 임산부의 약 40%에서 발생하며 일반적으로 분만 후 호전된다.

가계 양상

알려진 바 없음.

발병, 경과 및 합병증

수면관련 다리근육경련은 유아기나 8세 미만의 어린이에게는 보고되지 않는다. 최대 발병시기는 대개 성인이지만 노년기에 처음으로 나타날 수 있다. 다리근육경련의 자연경과에 대해서는 잘 알려져 있지 않다. 많은 환자들이 수년간 지속적으로 악화와 호전을 경험한다. 합병증에는 근육압통, 불면증 및 수면방해로 인한 주간 피로가 있다. 수면관련 다리근육경련만으로 확실한 정신적 또는 사회적 기능장애는 보이지 않는다.

병리와 병태생리

많은 수면관련 다리근육경련이 특발성인 것으로 보인다. 다리근육경련은 비정상적인 근육긴장도를 포함하지만, 일반적으로 작용-반작용 근육의 동시 수축이 일어나지 않는 것으로 간주되므로 근긴장이상으로 분류되지 않는다. 일부 야간 다리근육경련, 특히 발의 근육경련은 근긴장이상과 유사할 수 있지만, 고전적인 근긴장이상과 달리, 수면관련 다리 및 발 근육경련은 환부근육을 스트레칭하면 완화된다.

전기생리학적 기록은 근육경련이 전형적으로 전방뿔세포(anterior horn cell)의 자발적 활성으로 시작하고 이어서 최대 300 Hz의 속도로 수축을 위한 운동단위방전(자발적인 근육수축보다 훨씬 더 빠름)이 관찰된다. 통증은 국소 대사산물 축적 또는 국소 허혈로 인해 발생할 수 있다.

나이 또는 스트레칭 운동부족으로 인한 근육 및 건 단축(tendeon shortening)은 수면관련 다리근육경련의 발생에 기여하는 것으로 생각된다. 영향을 받는 근육을 스트레칭하는 운동은 수면관련 다리근육경련의 발생을 예방하거나 줄이는데 도움이 된다.

객관적 소견

만성수면관련 다리근육경련이 있는 환자의 수면다원검사 연구에서 장딴지근(gastrocnemius) 근전도 활동의 비주기적 돌발파형이 보인다. 수면 중에는 특정한 선행하는 생리적 변화없이 증상이 관찰된다.

감별진단

수면관련 다리근육경련은 *만성척수병증, 말초신경병증, 근육통속상수축증후군* 및 *칼슘대사장애*에서 흔하다. 이러한 원인은 임상 병력청취와 이학적 검사로 감별해야 한다. 하지불안증후군은 수면 동안 다리에 불쾌감을 줄 수 있고 하지불안증후군 환자는 때로 근육경련을 호소하기 때문에 수면관련 다리근육경련과 혼동되기도 한다. 그러나 환자가 하지불안증후군 진단기준을 충족하고 실제 근육경련 또는 근육경직을 설명하지 못하는 경우의 진단은 하지불안증후군여야 한다. 다리근육경련이 하지불안증후군를 모방하고 하지불안증후군에 대한 모든 기준을 충족할 수 있기 때문에 실제 근육경련 또는 근육경직에 대한 증상 묘사는 중요한 감별 요소이다. 다리근육경련은 몇 시간 동안 지속될 수 있는 하지불안증후군의 전형적인 증상보다 훨씬 짧은 증상이다. 그러나 하지불안증후군와 다리근육경련이 때때로 같은 사람에게 나타날 수 있다.

*근긴장이상*은 매일 근육의 경련으로 진행되며, 작용-반작용 근육의 지속적인 동시 수축라는 전기생리학적 특성으로 다리근육경련과 구별된다. 근긴장이상은 목(torticollis) 또는 손근육의(필기경련) 경우와 같이 국소적이거나 비틀림긴장이상증의 경우와 같이 전신적으로 나타날 수 있다.

미해결 문제 및 향후 방향

수면관련 다리근육경련은 흔하며 수면에 영향을 줄 수 있다. 다른 장애 및 다른 약물과의 연관성은 정확한 역학자료분석을 어렵게하고 수면 및 삶의 질에 미치는 영향이 과소 평가될 수 있다. 임상적 관련성, 치료 및 잠재적인 직업의 위험을 적절하게 평가하기 위해 질환의 심각성과 그 영향을 정량화하는 평가도구가 필요하다. 수면관련 다리근육경련에 대한 효과적인 치료법은 아직 개발되지 않았다. 스트레칭 운동의 예방적 효과는 검증의 여지가 남아 있다.

❖ 참고문헌

Allen RE, Kirby KA. Nocturnal leg cramps. Am Fam Physician 2012;86:350–5.

Bahk JW, Kim H, Jung-Choi K, Jung MC, Lee I. Relationship between prolonged standing and symptoms of varicose veins and nocturnal leg cramps among women and men. Ergonomics 2012;55:133–9.

Butler J, Mulkerrin E, O'Keeffe S. Nocturnal leg cramps in older people. Postgrad Med J 2002;78:596–8.

Garrison SR, Dormuth CR, Morrow RL, Carney GA, Khan KM. Nocturnal leg cramps and prescription use that precedes them: a sequence symmetry analysis. Arch Intern Med 2012;172:120–6.

Hawke F, Chuter V, Burns J. Factors associated with night-time calf muscle cramps; a case control study. Muscle Nerve 2013;47:339–43.

Hawke F, Chuter V, Burns J. Impact of nocturnal calf cramping on quality of sleep and health-related quality of life. Qual Life Res 2013;22:1281–6.

Heimisdottir F, Guddnason V, Sigurdsson G, Benediktsson R. [Foot disease in Icelandic patients with established type 2 diabetes]. Laeknabladid 2008;94:109–14.

Hudson AJ, Brown WF, Gilbert JJ. The muscular pain-fasciculation syndrome. Neurology 1978;28:110 5–9.

Jacobsen J, Rosenberg R, Huttenlocher P, Spire J. Familial nocturnal cramping. Sleep 1986;9:54–60.

Kleopa KA, Zamba-Papanicolaou E, Kyriakides T. Compressive lumbar myelopathy presenting as segmental motor neuron disease. Muscle Nerve 2003;28:69–73.

Leung AK, Wong BE, Chan PY, Cho HY. Nocturnal leg cramps in children: incidence and clinical characteristics. J Natl Med Assoc 1999;91:329–32.

Matsumoto M, Watanabe K, Tsuji T, et al. Nocturnal leg cramps: a common complaint in patients with lumbar spinal canal stenosis. Spine (Phila Pa 1976) 2009;34:E189–94.

Norris FJ, Gasteiger E, Chatfield P. An electromyographic study of induced and spontaneous muscle cramps. Electroencephalogr Clin Neurophysiol 1957;9:139–47.

Parisi L, Serrao M, Rossi P, et al. Afterdischarge activity in neuropathic patients with frequent muscle cramps. Acta Neurol Scand 2000;102:359–62.

Pitkin RM. Endocrine regulation of calcium homeostasis during pregnancy. Clin Perinatol 1983;10:575–92.

Saskin P, Whelton C, Moldofsky H, Akin F. Sleep and nocturnal leg cramps. Sleep 1988;11:307–8.

Weiner I, Weiner H. Nocturnal leg muscle cramps. JAMA 1980;244:2332–3.

수면관련 이갈이
Sleep Related Bruxism

ICD-9-CM code: 327.53 **ICD-10-CM code: G47.63**

대체 이름

야간이갈이(nocturnal bruxism), 야간이갈이(nocturnal tooth grinding), 이악물기(tooth clenching).

진단기준

◆ 기준 A와 B가 모두 충족되어야 함

A. 수면 중 규칙적 또는 빈번한 이갈이 소리.

B. 다음 임상 징후 중 하나 이상 존재:

1. 수면이갈이와 상당한 관련성이 있을 것으로 여겨지는 비정상적인 치아 마모.
2. 아침에 일시적인 턱근육의 통증 또는 피로; 그리고/또는 측두부 두통; 그리고/또는 수면 중 이갈이와 상당한 관련성이 있을 것으로 여겨지는 기상 시 턱의 잠김.

◆ 주석

1. 수면 이갈이 진단에 반드시 수면다원검사가 필요하지는 않지만, 미국수면의학회 매뉴얼의 최신판에 설명된 바와 같이, 진단 신뢰도를 높이기 위해 수면이갈이는 이상적으로는 오디오-비디오 신호기록이 동반된 교근활성도와 함께 기록되어야 한다.

필수 특징

이갈이는 치아를 갈거나 치아를 악무는 것 그리고/또는 하악골의 긴장 또는 내밀기 등을 특징으로 하는 반복적인 턱근육 활동으로 정의된다. 이갈이는 하루주기 형태에 따라 수면 이갈이와 각성 이갈이 두 가지로 분류된다.

수면 중 턱근육 수축은 빈번하게 반복되는데 이를 리듬저작근활성(Rhythmic masticatory muscle activity, RMMA)이라고 한다. 이러한 수축은 근전도의 두 가지 양상을 보이는데, 일련의 반복적인 활동(위상성 근육수축) 또는 독립된 지속적인 이악물기(긴장성 근육수축) 이다. 수면 중 이러한 근육수축은 이갈이 소리를 만들어내고, 이는 수면관련 이갈이로 간주된다.

수면관련 이갈이는 비정상적인 치아마모, 치아통증, 턱근육통증 및 측두부두통을 유발할 수 있다. 심한 수면관련 이갈이는 수면을 방해할 수 있다. 이갈이 소리는 일반적으로 불쾌한 것으로 인식될 수 있고 소리가 큰 경우 주위 사람들에게 상당한 방해가 될 수 있기 때문에, 이는 본인뿐만 아니라 함께 침실을 사용하는 사람에게도 영향을 끼칠 수 있다.

이 장애는 일반적으로 치아손상, 통증 또는 이갈이 소리로 인해 치과 또는 의학적 치료를 받게 된다. 드물지만 수면 이갈이는 수면방해의 원인이 될 수 있다. 수면관련 이갈이를 보이는 대체로 젊고 건강한 사람들은 정상적인 수면구조와 항상성을 보인다. 수면 중 리듬저작근활성 삽화의 대부분은 수면각성과 관련되어 발생한다.

턱근육통증, 교근 및 측두근 부위의 압통, 아침 두통 또는 피로 등은 수면관련 이갈이로 인해 발생할 수 있다.

관련 특징

추가 증상으로는 다양한 근육과 치아의 불편감, 턱 움직임의 제한, 구강안면 통증 및 측두부/긴장형두통이 포함된다. 치아 마모, 치아 골절 및 협점막 열상도 발생할 수 있다. 이러한 증상은 수면관련 이갈이에 의해 유발될 수 있지만, 관련성이 분명하지 않을 수 있으며 진단식별능력이 약하다.

두통은 수면관련 이갈이가 있는 성인과 어린이 모두에게서 자주 보고된다. 두통은 대개 측두부 영역을 포함하며 긴장형두통의 특징을 가지고 있다. 이는 아침에(더 자주) 또는 낮 동안(각성 이갈이의 경우) 발생한다. 수면관련 이갈이를 가진 사람의 두통 증상의 오즈비(odds ratio)는 대조군과 비교하여 4배 이상이다.

수면관련 이갈이의 강도와 지속시간은 개인 편차가 크고, 심한 경우 하루 밤의 수면 중에 이갈이가 수백 회 이상 발생할 수도 있다. 그러나 수면관련 이갈이의 심각도와 임상 징후 및 증상 사이에는 직접적인 관계가 관찰되지 않았다. 실제로, 경도에서 중등도의 수면이갈이 지수(2~4회 리듬저작근활성/시간)를 가진 사람이 심한 수면관련 이갈이(>4회 리듬저작근활성/시간)를 가진 사람과 비교하여 각성 시 턱통증(오즈비 3.9) 및 저작근 피로(오즈비 5.1)가 더 높은 위험이 있다고 보고된 바 있다.

심리사회적 요소 또한 수면관련 이갈이와 관련될 수 있다. 수면관련 이갈이를 가진 건강한 성인의 심리학적 평가는 이갈이와 스트레스/불안 사이에 관련성(아직 인과관계로 입증되지 않았지만)을 암시한다. 또한, 수면관련 이갈이가 있는 어린이와 성인 모두 대조군에 비해 스트레스, 불안 및 정신적 척도에서 더 높은 점수를 보이는 것으로 보고된다.

임상 및 병태생리 아형

명백한 원인이 없는 수면관련 이갈이는 *일차*수면관련 이갈이 또는 *특발*수면관련 이갈이라고 한다.

향정신약물, 기분전환약물 또는 다양한 의학적 질환(예: 파킨슨병, 렘수면행동장애, 다운증후군)와 관련된 수면관련 이갈이는 *이차수면관련 이갈이*로 정의된다. 또한 치료로 인한 수면관련 이갈이를 *의인성*(iatrogenic) 수면관련 이갈이라고 한다.

일차수면관련 이갈이는 건강한 어린이와 성인에서 가장 많이 보고되지만 이차수면관련 이갈이는 뇌성마비 및 정신지체가 있는 어린이와 비정상적인 움직임을 보이는 성인 환자(예: 구강하악 근육간대경련/안면하악 근육간대경련 또는 수면관련 호흡장애)에서 관찰된다. 폐쇄수면무호흡과 수면관련 이갈이는 흔하게 함께 발생한다.

이갈이와 이악물기는 주간 이갈이로 알려진 구강부기능 활동의 한 가지 종류로 깨어 있는 동안 발생할 수 있다. *주간 이갈이*는 아마도 수면 이갈이와는 다른 진단기준과 병태생리학을 가진 다른 장애로 간주된다; 주간 이갈이와 수면 이갈이의 연관성은 여전히 논란의 여지가 있다. 그러나 두 구강 활동증이 한 개인에게 발생할 수 있다.

인구통계

부모 또는 수면파트너의 보고를 기반으로 한 수면관련 이갈이의 유병률은 어린 시절에 가장 높으며(약 14%~17%) 나이가 들면서 점차 감소한다. 10대와 젊은 성인의 유병률은 12%이다. 청년에서 중년 성인의 경우 약 8%이지만, 노인의 경우 3%에 불과하다. 노인의 이갈기 감소는 아마도 치아 감소, 틀니 사용 및 수면행동 변화(가령 혼자 수면함)가 보고에 영향을 줄 수 있기 때문에 실제 감소한 것보다 과대추정되었을 수 있다. 수면관련 이갈이의 유병률에 대해서는 성별 차이가 보고되지 않았다.

선행 및 유발요인

선행요인에는 성격유형을 포함한다; 예를 들어, 동기부여가 높은 사람이나 특징적으로 경계심이 높은 사람은 수면관련 이갈이가 증가할 수 있다.

유전적 선행요인은 그럴듯하지만 여전히 연구 중이다. 아래에 설명된 바와 같이, 환경적 또는 유전적 요인으로 인해 일부 가족력 선행요인이 있다. 최근에 세로토닌유전자가 이갈이 환자에게 설명되었지만 이 보고서에서는 각성과 수면양식의 구별이 없으므로 확실한 결론을 내리지 못한다.

유발요인에는 현재의 생활 사건과 관련된 불안, 높은 수준의 성과를 요구하는 작업 및 짧은 마감 시간을 가진 반복작업이 포함될 수 있다. 수면 전 수시간 이내 흡연이나 카페인을 섭취하면 수면관련 이갈이가 발생할 수 있다(아마도 증가된 불안과 수면불안정성 때문으로 여겨짐).

치아의 형태적 "결함"(교합간섭)의 역할은 수면관련 이갈이의 병인론에서 논란의 여지가 있다. 치아접촉은 일반적으로 이갈이 삽화에서 발생하지 않는다; 그들은 일반적으로 수면과 관련된 이갈이/이갈이의 일련 사건보다 늦게 발생하다. 따라서, 치아접촉과 수면관련 이갈이 간의 인과관계는 시간적 순서에 의해 설명되지 않는다.

가계 양상

수면관련 이갈이는 가족 내에서 발생하는 경향이 있다; 이갈이 환자의 약 20%~50%는 이갈이 병력이 있는 적어도 한 명의 직계 가족이 있으며, 소아 수면관련 이갈이는 보고된 사례의 2/3에서 성인으로 지속되는 것으로 보인다. 그러나, 현재까지 유전자 변이 또는 유전자 계승 양상은 수면관련 이갈이와 관련이 없었다.

발병, 경과 및 합병증

수면관련 이갈이의 최초 발병은 어린 시절, 청소년기 또는 성인기 모두에서 발생할 수 있다. 그것은 주로 이갈이를 보고하는 개인 또는 그 가족의 인식에 기초하기 때문에 정확한 발병 시기를 정하는 것은 어렵다.

유년기의 수면관련 이갈이는 윗니와 아랫니가 모두 나오면서 부모에 의해 보고된다. 이차수면관련 이갈이는 모든 연령대에서 발생할 수 있지만 젊은 성인과 중년 성인에서 더 흔하다.

이갈이 병력이나 통증이 없더라도 대부분의 정상 수면자에게 있어서 일생 동안 리듬저작근활성 (평균적으로 수면 1시간당 1회 삽화)가 관찰될 수 있다. 그러나 수면관련 이갈이를 가진 개인의 경우, 턱근육 수축이 더 빈번하고 더 강하다. 이는 이차적 치아 손상과 통증 및 기타 증상을 설명할 수 있다.

이갈이 소리의 삽화는 밤마다 변동성이 크다(변동계수 50% 이상). 검사실 내 수면다원검사 기록에서는 리듬저작근활성의 빈도에서 변동성이 더 작지만(대략 25%), 이동형 수면다원검사의 기록에서는 다소 높은 리듬저작근활성 변동성을 보인다. 리듬저작근활성지수에 대한 첫날 밤의 효과는 미미하다.

치아 손상과 비정상적인 치아 마모는 이갈이의 가장 빈번한 징후이다. 그러나, 이 징후는 현재 수면관련 이갈이에 대한 직접적인 증거가 아니며, 많은 유발요인을 배제해야 한다(예: 비정상적인 치아마모 존재 시 섭취하는 음식 종류). 이러한 치과 소견은 진단식별능력이 약하다; 또한 마모가 심한 정도가 지수(즉, 리듬저작근활성의 빈도)를 설명할 수 없다. 최근의 증거가 이 연관성을 뒷받침하지 못하지만, 수면관련 이갈이는 턱관절장애(예: 통증, 관절음 또는 턱 운동 제한)를 유발할 수 있다. 위에서 설명한 바와 같이 아침 기상 시 측두부 두통을 포함한 일시적인 구강안면 통증도 흔히 볼 수 있다. 때때로 교근과 측두근의 비대를 발견할 수 있지만 이것으로 수면관련 이갈이를 판단하기에는 진단의 특이도가 낮다.

이 수면장애의 자연적 경과는 일반적으로 양성이다. 수면관련 이갈이를 가진 많은 사람들은 대부분의 일상생활에 특별한 증상이 없다. 그러나 일부 환자에서는 삶의 질 그리고/또는 수면을 방해할 수 있고 치료가 필요한 관련 증상(즉, 통증)을 경험할 수 있다. 만약 수면관련 이갈이가 다른 더 심각한 수면 또는 의학적 질환(예: 수면관련 호흡장애, 렘수면행동장애, 뇌전증)와 관련된 경우라면 추가적 진단조사 및 평가가 권장된다.

발달 문제

수면관련 이갈이는 어린 시절에 빈번하게 보고되지만 나이가 들어감에 따라 감소한다. 그러나 일부 사람은 살면서 거의 매일 밤 경험할 수도 있다.

어린이의 수면관련 이갈이의 개념은 다양하다. 어떤 사람들은 이를 치아가 발생하거나 조직변화하는 동안 생리학적 구강 이상 기능으로 간주하며, 한편으로는 여러 징후와 증상이 관련된 수면장애로 간주하기도 한다. 특히 어린이의 수면관련 이갈이는 주의력결핍과다행동장애, 사건수면, 수면관련 호흡장애, 코골이와 많은 심리적 및 의학적 상태와 관련이 보고되기도 한다.

노인에서는 운동장애(예: 파킨슨병 또는 수면 중 지속되는 구강지연이상운동), 렘수면행동장애 및 치매와 관련하여 수면관련 이갈이가 관찰되기도 한다.

병리와 병태생리

수면 중 리듬저작근활성 삽화의 대부분(최대 80%)은 수면각성과 관련되어 발생하다. 수면관련 이갈이 삽화는 일반적으로 리듬저작근활성 삽화가 시작되기 몇 분에서 몇 초 전에 증가된 교감신경-심장 활성과 빠른 뇌파(EEG) 파동으로 시작된다. 이어서, 턱근육 수축이 일어나고 또는 동시에 혈압 및 환기의 증가를 보인다. 리듬저작근활성 삽화는 때때로 삼킴으로 끝나기도 한다. 수면이갈이 발생의 다른 원인은 알려지지 않았지만 잠재적 후보에는 기도저항 및 구강인두 건조가 포함된다.

수면관련 이갈이를 가진 대부분의 개인에서 수면각성의 빈도는 정상범위 내에 있다. 그러나, 그들은 수면 각성에 대한 과장된 반응 또는 증가된 각성정도를 보일 수 있다. 수면관련 이갈이를 가진 개인은 증가된 각성 스트레스 및 증가된 수면불안정성을 표현하지만, 대조군 보다 더 많은 CAP(cyclic alternating pattern) 단계 A3(수면 중 주기교체 양상의 채점 및 분석으로 정의됨)를 보여준다. 이 증가된 수면불안정성은 수면 중 리듬저작근활성 발생에 대한 "허용 창(permissive window)"인 것으로 보인다.

객관적 소견

수면관련 이갈이를 가진 개인의 수면다원검사 모니터링은 수면 중에 이갈이 소리와 함께 증가된 교근 및 측두근 활성을 보인다. 리듬저작근활성 삽화는 모든 수면 단계에서 발생할 수 있지만, N1 및 N2수면 단계(삽화의 80% 이상)에서 가장 흔하고, 10% 미만은 렘수면 중에 발생한다. 그러나 일부 사람의 경우 렘수면에서 주로 발생한다.

위에 언급한 바와 같이, 수면관련 이갈이 대부분은 시간적으로 수면각성과 관련되고, 자율신경계/심장 활성의 징후(예를 들어, 심박수 및 혈압 증가)가 선행된다.

수면관련 이갈이의 근전도 양상은 세 가지 아형으로 설명된다. 0.25 - 2초 동안 지속되는 돌발형근전도를 갖는 1 Hz 주파수의 위상근활성; 2초 이상 지속되는 긴장근활성; 또는 두 가지가 혼합된 양상이다. 이 삽화는 적어도 3초의 근육 활동이 없는 상태 이후에 시작된다.

수면다원검사는 일반적으로 일상적인 임상 환경에서 수면관련 이갈이를 가진 건강한 개인에게 수행하지 않는다. 그러나, 수면장애를 보이고 호흡장애, 위식도역류, 렘수면행동장애, 야경증, 안면하악근간대경련(faciomandibular myoclonus) 또는 뇌전증을 확인하기 위해 시행할 수 있다. 심한 수면관련 이갈이를 확인할 때 수면다원검사의 민감도는 중등도 또는 높다; 그러나 경미한 경우에는 리듬저작근활성 및 이갈이증의 밤마다 변동성으로 인해 민감도가 낮을 수 있다.

이동형 홈 모니터링은 일상적인 환경에서 진단 및 치료결과 평가에 사용될 수 있지만, 시청각 기록이 없기 때문에 진단특이도가 낮다(즉, 리듬저작근활성 빈도에서 20% 과대 평가는 비특이적 특성을 반영하는 능력이 떨어지는 것으로 사료됨).

수면관련 이갈이 활동(즉, 리듬저작근활성)을 기록하려면 이갈이증 소리와 연관된 근육활성을 측정하기 위해 최소 하나의 교근 모니터가 있어야 하며 이는 시청각기록을 함께해야 이상적이다. 비디오모니터링은 수면 중에 일반적으로 발생하는 다른 구강안면 및 저작운동(예: 삼키기, 기침) 및 특정 운동장애(렘수면행동장애, 뇌전증 및 치아 딱딱거림, 입턱근육간대경련)과 이갈이를 구별하는 데 도움이 된다.

최상의 진단적 특이도와 민감도를 위해서는 귀, 유두돌기 또는 협골을 기준으로 하는 양쪽 교근과 측두근 근전도 기록이 권장된다

감별진단

이갈이는 진단에 거의 문제가 없다. 진단 시 턱관절장애 및 치열에 관한 평가가 필요하다.

수면관련 이갈이는 *안면하악근육간대경련, 수면관련 호흡장애, 렘수면행동장애, 비정상적인 삼키기, 위식도역류, 야경증, 혼란각성, 수면 중에 지속되는 이상운동 턱 움직임(근긴장이상, 떨림, 무도증, 운동이상증)* 그리고 드물게 *수면관련 뇌전증*과 같은 수면 중에 발생하는 다른 안면하악골의 운동과 구별되어야 하다.

*입턱 또는 안면하악근육간대경련*은 심각한 수면관련 이갈이를 가진 사람의 약 10%에서 관찰되지만 리듬저작근활성이 비정상적으로 증가하지 않은 개인에서도 발생할 수 있다. 수면관련 이갈이와는 달리, 안면하악골 근육간대경련은 안면근육의 짧은 지속시간(길이 250 밀리 초 미만)의 근전도의 돌발파로 구성된다. 이러한 문제는 단독 돌발파(burst) 또는 규칙적으로/불규칙적으로 발생하는 짧은 돌발파집단으로 발생할 수 있다. 특발렘수면행동장애 환자에서 수면 중 *입턱근간대경련* (oromandibular myoclonus)의 높은 지수(index)가 관찰된다.

리듬 양상의 턱 움직임은 *부분복합 또는 전신발작장애*와 관련하여 관찰된다. 뇌전증이 비교적 독립된 수면관련 이갈이로 나타나는 것은 매우 드물지만, 뇌전증을 감별진단으로 고려할 필요가 있다.

미해결 문제 및 향후 방향

이갈이 전문가 국제그룹은 수면 및 각성 이갈이 모두에 대해 "가능한", "추정" 및 "확실한"의 진단 등급 체계을 제안했다. 이러한 임상도구는 모든 관련 치과 및 의료 분야에서 임상 및 연구목적을 위해 추가 검증이 필요하지만 수면 이갈이를 각성 이갈이와 구별하는 데 도움이 될 것이다. 요약하면 이 그룹은 다음과 같은 평가를 제안하다. (1) "가능한"은 자체 보고서, 설문지 그리고/또는 임상 검사의 기왕력 부분에 근거하는 경우 (2) “추정”은 수면 또는 각성 이갈이가 자기보고 및 근거가 있는 신체적 발견에 기초할 경우; (3) "확실한"은 자기보고, 신체적 소견 및 시청각 기록이 있는 수면다원검사 기록이 있을 경우.

수면관련 이갈이의 임상적 타당성은 코골이, 수면관련 호흡장애, 렘수면행동장애, 주의력결핍과잉행동장애, 두통 및 구강안면통증과 같은 다른 의학적 문제를 동반하는 경우는 더 심각한 수면장애 및 의학적 질환의 부수현상을 나타내는 것으로부터 수면관련 이갈이의 주된 상태를 구별하기 위해 평가를 필요로 한다.

수면관련 이갈이는 호흡장애와 폐쇄수면무호흡의 심각도의 다양한 단계와 관련되어 나타날 수 있다. 이 연관성의 특이도과 타당도를 평가하기 위한 추가 연구가 진행 중이다.

현재 수면관련 이갈이 환자에게 있어 신경과적 질환의 위험성이 증가된다는 가능성을 지지하는 증거는 없다. 이러한 위험요인 평가를 위해서는 장기적 연구가 필요하다.

수면관련 이갈이에 대한 유전자 연관성을 조사하기 위해서는 다른 입턱근긴장이상 활동에 비해 리듬저작근활성의 특이도을 평가하기 위해 스트레스 또는 리듬저작근활성의 기타 관련 유발요인과 관련된 것에서 이갈이에 특정한 유전자 후보를 구별하기 위해 타당한 도구를 이용한 큰 표본 연구가 요구된다.

❖ 참고문헌

Abe S, Yamaguchi T, Rompré PH, De Grandmont P, Chen YJ, Lavigne GJ. Tooth wear in young subjects: a discriminator between sleep bruxers and controls? Int J Prosthodont 2009;22:342–50.

Carra MC, Macaluso GM, Rompre PH, et al. Clonidine has a paradoxical effect on cyclic arousal and sleep bruxism during NREM sleep. Sleep 2010;33:1711–6.

Hublin C, Kaprio J, Partinen M, Koskenvuo M. Sleep bruxism based on self-report in a nationwide twin cohort. J Sleep Res 1998;7:61–7.

Lavigne G, Guitard F, Rompre P, Montplaisir J. Variability in sleep bruxism activity over time. J Sleep Res 2001;10:237–44.

Lavigne G, Manzini C, Huynh NT. Sleep bruxism. In: Kryger MH, Roth T, Dement WC, eds. Principles and practice of sleep medicine, 5th ed. St. Louis: Elsevier Saunders, 2011:1129–39.

Lobbezoo F, Ahlberg J, Glaros AG, et al. Bruxism defined and graded: An international consensus. J Oral Rehab 2013;40:2–4.

Ohayon M, Li K, Guilleminault C. Risk factors for sleep bruxism in the general population. Chest 2001;119:53–61.

Rompre PH, Daigle-Landry D, Guitard F, Montplaisir JY, Lavigne GJ. Identification of a sleep bruxism subgroup with a higher risk of pain. J Dent Res 2007;86:837–42.

Vetrugno R, Provini F, Plazzi G, et al. Familial nocturnal facio-mandibular myoclonus mimicking sleep bruxism. Neurology 2002;58:644–7.

수면관련 리듬운동장애
Sleep Related Rhythmic Movement Disorder

ICD-9-CM code: 327.59 **ICD-10-CM code: G47.69**

대체 이름

몸흔들기(body rocking), 머리부딪치기(head banging), 머리돌리기(head rolling), 몸돌리기(body rolling), 야간머리진동(jactatio capitis nocturna), 야간몸진동(jactatio corporis nocturna), 야간리듬(rhythmie du sommeil)

진단기준

◆ 기준 A-D가 모두 충족되어야 함

A. 대근육군과 관련된 반복적이고 정형화된 리듬운동행동을 보임.

B. 운동은 주로 수면과 관련이 있으며, 낮잠 및 취침시간 근처 또는 졸리거나 잠들 때 나타남.
C. 이러한 행동으로 인해 다음 중 적어도 하나 이상의 명백한 증상을 호소:[1]
  1. 정상 수면의 방해.
  2. 주간기능(낮 시간 동안의 기능)에 대한 중대한 장애.
  3. 자해 신체손상 또는 예방조치가 없을 경우 부상의 가능성.
D. 리듬운동은 뇌전증 또는 다른 운동장애로 설명되지 않음.

◈ 주석

1. 리듬운동에 의한 임상 결과가 없을 때, 리듬운동은 간단히 언급될 수 있으나 리듬운동장애라는 용어는 사용하지 않는다.

필수 특징

수면관련 리듬운동장애(Sleep related rhythmic movement disorder, RMD)는 졸림 또는 수면 중에 주로 발생하며 대근육군과 관련된 반복적이고 정형화된 리듬운동행동(떨림이 아닌)을 특징으로 한다. 동반하는 유의한 임상적인 영향의 유무로 수면관련 리듬운동장애를 발달상 나타날 수 있는 정상적인 수면관련 운동과 구분할 수 있다.

일반적으로 수면관련 리듬운동장애는 영아와 어린이뿐 만 아니라 성인에게도 관찰되며 여러 하위분류가 있다. 몸흔들기(body rocking)는 주로 손과 무릎을 짚고 몸 전체를 사용하나, 앉은 자세로 몸통에만 국한될 수 있다. 머리부딪치기(head banging)는 종종 엎드린 채로 머리 또는 상체 전체를 반복적으로 들어올리고 머리를 베개나 매트리스에 강하게 부딪치는 형태로 나타난다. 다른 양상으로, 환자는 침대 머리맡 또는 벽에 머리를 기대어 앉아 반복적으로 후두부를 부딪치기도 한다. 머리부딪치기(head banging)와 몸흔들기(body rocking)가 함께 나타날 때는, 손과 무릎을 흔들며 정수리나 앞 이마를 벽이나 침대 머리맡에 부딪치기도 한다. 머리돌리기(head rolling)는 대개 어린이(또는 성인)가 반듯이 누운 자세에서 머리를 양 옆으로 움직이는 형태로 나타난다. 덜 일반적인 리듬 운동 형태에는 몸돌리기(body rolling), 다리부딪치기(leg banging) 또는 다리돌리기(leg rolling)가 포함된다. 리듬허밍(rhythmic humming) 또는 불명료발음소리(inarticulate sounds)는 종종 신체, 머리 또는 팔다리 운동과 동반되며 상당히 클 수 있다.

증상은 밤에 언제라도 발생할 수 있고, 심지어 음악을 듣거나 차량을 타고 다니는 등 조용히 깨어있는 활동 중에도 발생할 수 있지만, 입면기 무렵(near sleep onset)에 주로 발생한다. 운동의 빈도는 다양할 수 있지만, 일반적으로 초당 0.5와 2 사이이다. 개별 운동군집(individual movement clusters) 지속시간도 다양하지만, 일반적으로 15분 미만이다. 운동은 주변환경의 방해나 말하기로 중단될 수 있다. 겪었던 사건을 언어로 말할 수 있는 어린이들도 대체적으로 아침의 사건을 기억하지 못한다. 드물게 성인들은 자발적으로 사건의 내용들을 보고할 수도 있다.

수면관련 리듬운동은 정상 영아와 어린이에게 흔하다. 유의한 임상적인 영향에 대한 증거가 없으면 운동은 장애로 간주되어서는 안된다. 수면관련 리듬운동이 분명히 정상 수면을 방해하거나 주간기능에 중대한 장애를 주거나 자해 신체손상을 일으키는(혹은 예방 조치가 없다면 부상을 입을 수 있는)경우에만 장애로 간주해야 한다.

관련 특징

대부분의 청소년과 성인과 마찬가지로, 수면관련 리듬운동을 하는 대다수의 영아와 어린이는 발달이나 지적으로 정상적이다.

임상 및 병태생리 아형

몸흔들기(Body Rocking): 손과 무릎을 짚고 있는 동안 몸 전체를 흔듦.

머리부딪치기(Head Banging): 머리가 강하게 움직여 물체에 부딪침.

머리돌리기(Head Rolling): 일반적으로 바로 누운 자세에서, 머리를 측면으로 움직임.

기타(Other): 몸돌리기(body rolling), 다리돌리기(leg rolling), 다리부딪치기(leg banging) 포함.

혼합(Combined): 개별 유형 중 둘 이상이 같이 나타남.

인구통계

9개월 영아의 59%에서 다음 중 하나 이상의 수면관련 리듬운동이 나타나는 것으로 보고되었다: 몸흔들기(43%), 머리부딪치기(22%), 머리돌리기(24%). 18개월 영아에서 전체 유병률은 33%로 감소하며, 5세에는 5%로 보고되어 있다. 대부분의 소아연구에서 성비의 차이는 없었다.

청소년과 성인에서는 50건 이상 수면관련 리듬운동장애가 보고되었으며 남성에서 보고가 더 많았다.

선행 및 유발요인

전정자극에 의한 진정(soothing)효과는 영유아의 유발요인으로 알려져 있다. 주변 환경에 의한 스트레스와 부족한 주위 자극 또한 유발요인으로 알려져 있다. 한 연구에서는 몸흔들기를 보이는 어린이들이 대조군에 비하여 불안의 정도가 더 높다고 보고하였다. 특히 지적장애, 자폐 및 정서불안 아이들에서는 자기자극(self-stimulation) 또한 유발요인으로 알려져 있다. 리듬운동은 어린이들의 불면증을 방지하기 위해 진정시키는 방법으로 알려져 있기도 하다.

리듬운동과 하지불안증후군(RLS), 폐쇄수면무호흡(OSA), 기면병, 렘수면행동장애(RBD) 및 주의력결핍과다활동장애(ADHD)의 연관성에 대해서는 보고되어 있다. 리듬운동은 움직임에 대한 충동이나 하지불안증후군과 관련된 불편한 감각을 완화하기 위한 의식적인 전략으로 사용될 수 있다. OSA관련 수면관련리듬운동장애는 양압기 사용으로 개선될 수 있다. 기면병 환자는 수면마비의 삽화를 종료시키기 위해 리듬운동을 시작할 수 있다.

소아기나 성인의 경우에는 정형화된 움직임은 지적장애나 자폐스펙트럼장애와 관련이 있을 수 있다. 그러나 대부분의 경우 이러한 움직임들은 수면과 관련이 없으며, 이런 상황에서 수면관련 리듬운동장애의 진단은 바람직하지 않다.

가계 양상

일란성 쌍둥이에게서 발생하는 것과 같은 가계 양상은 거의 보고되지 않았다.

발병, 경과 및 합병증

수면관련 리듬운동의 발병은 일반적으로 유아기에 시작한다. 몸 흔들림의 평균 연령은 6개월, 머리 흔들기는 9개월, 머리 굴리기는 10개월이다. 중추 신경계 외상 후 더 나이가 많은 경우에도 드물게 증상이 나타날 수 있다. 수면관련 리듬운동은 일반적으로 2살이나 3살에 호전된다. 5세 때까지 지속되는 경우는 어린이의 약 5%에서 발생한다. 수면관련 운동은 거의 청소년기와 성인기에는 지속되지 않는다.

성인기에 증상이 악화되거나 자연 발생하는 경우는 매우 드물다. 성인에서 발생하는 사례 일부에서는 같이 잠자리에 드는 상대방에 대한 수면방해를 호소하기도 한다. 대부분의 청소년과 성인들은 한 가지 양상의 수면관련 리듬운동을 가지고 있으나 일부는 두 개 이상의 양상을 가지기도 한다.

머리부딪치기는 가장 혼란을 주는 형태이다. 전형적인 영아와 유아의 경우에는 심각한 부상의 위험이 거의 없다. 환자가 침대의 프레임에 부딪치거나 침대가 벽이나 바닥에 부딪힐 때 심한 소음이 발생할 수 있으며 이 소음은 다른 가족들에게 방해가 될 수 있다. 부모의 걱정이 흔하며 나이가 들수록 심리적으로 고민스러울 수 있다. 환자를 돌보는 사람과 적절한 안전 예방 조치에 대해서 논의하는 것이 중요하다. 발달장애와 같은 특수한 상황에서 연조직이나 뼈에 대한 손상이 보고되기도 한다.

발달 문제

수면관련 리듬운동장애는 연령이 결정적인 역할을 하므로, 발달 문제는 필수 특징과 다른 문단에서 논의될 것이다.

병리와 병태생리

영유아에서 전정계의 자극에 의해 리듬운동이 발생되었다고 가정되어 왔다. 보다 최근에는, 중추 운동양상발생기(central motor pattern generator)의 억제역할이 소아와 성인 모두에서 수면관련 리듬운동을 설명하는 생리적 기전으로 제안되었다.

객관적 소견

수면관련 리듬운동장애에 대한 수면다원검사 스코어링 규칙은 미국수면의학회 매뉴얼의 수면관련 사건 항목에 정의되어 있다. 비디오-수면다원검사를 이용한 연구들은 리듬운동이 주로 N1 및 N2 수면과 관련되어 일어나며, 46%는 잠들거나 비렘수면 중, 30%는 비렘 및 렘수면 모두, 24%는 렘수면 중에만 발생한다고 보고하였다. 렘수면시에만 발생하는 리듬운동은 성인에서 더 자주 발생한다. 뇌전증 병인을 가진 사례가 한 명에서 보고된 적이 있지만, 대부분의 뇌파연구에서 리듬행동시 뇌파는 정상 활동을 보였다.

감별진단

수면관련 리듬운동장애는 *수면관련 이갈이*(sleep related bruxism), *엄지손가락빨기*(thumb sucking), 입술 또는 고무젖꼭지 *리듬빨기*(rhythmic sucking of a pacifier or the lips)와 같이 국소적인 작은 근육군을 포함하는 반복운동과, *입면발떨림*(hypnagogic foot tremor)과 같이 특별히 정의된 다른 수면리듬운동과 구별되어야 한다.

성인에서 수면관련 리듬운동장애는 렘수면행동장애가 동반되어 있거나 또는 *렘수면행동장애* 자체로 오인될 수 있다. 이러한 경우 비디오-수면다원검사가 유용하다. 리듬운동은 *하지불안증후군* 증상을 완화시키기 위해 의식적으로 또는 무의식적으로 발생할 수 있으며, 리듬운동이 하지불안증후군 증상에 명확히 동반된다면 수면관련 리듬운동장애를 별도로 진단할 필요가 없다. 그러나 수면관련 리듬운동장애 진단기준이 충족되고 하지불안증후군에 의한 리듬운동이 적절히 설명되지 않으면 수면관련 리듬운동장애로 진단할 수 있다.

자폐스펙트럼장애가 있는 어린이는 종종 반복적인 행동을 보이지만 이러한 운동은 일반적으로 각성 중에 발생하며 주로 수면과 관련이 없다. *상동증적 운동장애*(stereotypic movement disorder)는 일반적으로 지적장애에서 보일 수 있으며, 수면과 관련이 없는 정신장애진단통계편람(DSM)에서 사용하는 진단이다. 자폐스펙트럼장애 또는 지적장애가 있는 어린이의 경우, 운동이 주로 수면과 관련된 경우에만 수면관련 리듬운동장애를 추가로 진단할 수 있다. *좌불안석증*(akathisia)은 신경이완약물의 합병증으로 여겨지며 주로 수면과 관련이 없다.

자기성애 혹은 자위 행위(autoerotic or masturbatory behaviors)는 몸흔들기나 다른 반복적인 신체운동을 동반할 수 있으나 직접적인 생식기 접촉에 의한 자극에 집중되어 있다. 드물지만, 수면관련 리듬운동장애는 다른 신경학적 상태와 관련된 *뇌전증, 틱장애, 불수의운동*과 감별되어야 한다.

미해결 문제 및 향후 방향

입면발떨림이 수면관련 리듬운동의 하위 형태인지 또는 분리 형태인지에 대해서는 논란이 있다. 수면관련 리듬운동의 여러 측면은 정상 영유아에서 보이는 전형적인 리듬운동에서 지적장애 및 자폐스펙트럼장애가 있는 어린이의 리듬운동까지 추가적인 연구가 필요하다. 성인까지 지속되는 수면관련 리듬운동장애의 병태생리는 다른 수면장애와의 연관하여 아직 잘 알려져 있지 않다.

❖ 참고문헌

Dyken M, Lin-Dyken D, Yamada T. Diagnosing rhythmic movement disorder with video-polysomnography. Pediatr Neurol 1997;16:37–41.

Kohyama J, Matsukura F, Kimura K, Tachibana N. Rhythmic movement disorder: polysomnographic study and summary of reported cases. Brain Dev 2002;24:33–8.

Laberge L, Tremblay R, Vitaro F, Montplaisir J. Development of parasomnias from childhood to early adolescence. Pediatrics 2000;106:67–74.

Manni R, Terzaghi M. Rhythmic movements during sleep: a physiological and pathological profile. Neurol Sci 2005;26:s181–5.

Mayer G, Wilde-Frenz J, Kurella B. Sleep related rhythmic movement disorder revisited. J Sleep Res

2007;16:110–6.

영아 양성수면근간대경련
Benign Sleep Myoclonus of Infancy

ICD-9-CM code: 327.59 **ICD-10-CM code: G47.69**

대체 이름

양성신생아수면근간대경련(benign neonatal sleep myoclonus)

진단기준

◆ 기준 A-E가 모두 충족되어야 함

A. 사지와 몸통 또는 몸 전체에서 관찰되는 반복적인 근간대움찔.
B. 운동은 초기 영아에, 일반적으로 생후부터 생후 6개월까지 발생.
C. 운동은 오직 수면 시에만 발생.
D. 운동은 영아가 깨어났을 때 일관되게 갑작스럽게 멈춤.
E. 이 장애는 다른 수면장애, 의학적 및 신경학적 질환 또는 약물사용으로 설명되지 않음.

필수 특징

영아 양성수면근간대경련(Benign sleep myoclonus of infancy, BSMI)은 신생아와 영아의 수면 중에 반복되는 근간대움찔이 특징이다. 영아 양성수면근간대경련은 양성이며 비교적 드물지만, 뇌전증으로 혼동될 수 있기 때문에 수면관련 운동장애 부분에 포함되었다. 근간대뇌전증(myoclonic epilepsy)과 근간대뇌병증(myoclonic encephalopathy)과 다르게 영아 양성수면근간대경련에 의한 움찔은 오로지 수면 중에만 발생한다. 움찔은 종종 양측이고 광범위하며, 일반적으로 대근육군과 관련된다. 운동은 전신에서 발생할 수 있으나, 사지, 몸통, 드물게는 얼굴에만 국한될 수 있다.

관련 특징

해당사항이 없거나 알려진 바 없음.

임상 및 병태생리 아형

영아 양성수면근간대경련을 보이는 대부분의 영아는 신경학적으로 정상이며 불법적인 약물 사용의 과거가 없는 어머니에게서 태어난다. 그러나 신생아 아편유사제 금단증후군(neonatal opioid withdrawal syndrome)이 있는 영아의 절반 이상에서 영아 양성수면근간대경련이 관찰된 보고가 있어 특정 병인을 가진 아형을 시사하였다. 그러나 신생아 금단증후군의 몇 사례는 양성의 임상경과를 보이지 않았음이 강조된다. 이러한 사례들이 영아 양성수면근간대경련의 풀리지 않는 문제이다.

인구통계

유병률은 알려져 있지 않으나, 발생률은 10,000명 출생당 3.7로 추정된다. 문헌에는 200건 이상의 증례가 기술되어 있고 남성과 여성은 2:1 비율로 남성에서 더 흔하다. 일반적인 발병 연령대는 생후부터 6개월까지이다.

선행 및 유발요인

선행요인은 아직 알려져 있지 않으나, 흔들기나 반복적인 소음이 영아 양성수면근간대경련의 각 삽화를 유발할 수도 있다.

가계 양상

발병의 가족력은 보고되었다.

발병, 과정 및 합병증

신경학적으로 정상적인 영아에서 보통 생후 1개월 내에 나타난다. 이 장애는 자기한정적이고 양성의 경과를 보이며, 며칠 동안만 존재하거나 몇 개월 동안 지속될 수 있다. 최대 증상 발현은 일반적으로 생후 15일에서 35일 사이이다. 영아 양성수면근간대경련은 증상이 나타난 영아에서 3개월 내 64%, 6개월 내 95%, 12개월 내 97%에서 증상이 소실되며, 2년 이상 지속되는 경우가 거의 없다. 알려진 합병증은 없으며, 제한된 수의 소아를 장기간 추적 관찰했을 때 5-10세에서 정상적인 정신운동발달과 인지기능을 보여주었다. 발작의 위험이 증가한다는 증거도 없다.

발달 문제

영아 양성수면근간대경련은 연령과 관련된 요인이 결정적인 역할을 하므로, 발달 문제는 이 섹션을 통해 논의될 것이다.

병리와 병태생리

하행경로(descending pathway)의 미성숙 수초화(immature myelination)로 인해 적절히 억제되지 않는 경부척수(cervical spinal cord) 발생기(generator)의 존재가 가정되었다.

객관적 소견

비디오-수면다원검사의 뇌파 및 근전도 모니터링은 발작 또는 발작사이 뇌파의 이상이 없는 발작성 근육활동이 나타난다. 영아 양성수면근간대경련은 조용한 수면 중에 주로 발생하지만 활성수면 중에도 나타날 수 있습니다. 근육경련은 일반적으로 초당 4-5개의 경련 연속 발생에서 볼 수 있으며 각 경련은 40-300 밀리초 지속된다. 영아 양성수면근간대경련 연속 발생은 일반적으로 1~15분 동안 불규칙적으로 반복되지만, 경우에 따라 연속발생은 최대 60분 이상 반복될 수 있으며 뇌전증지속증으로 오인될 수 있다. 한 연구에 따르면 움찔 중 30%가 전신을, 20%가 복부 또는 근위근을, 50%가 팔 또는 다리만 관련되는 것으로 나타났으며, 보통 다리보다 팔에서 더 나타난다. 90% 이상에서 양측 대칭으로 발생하나, 편측화 될 수 있다. 근간대경련은 각성(arousals), 깨어남(awakenings), 수면단계이행(sleep stage trasitions)과 관련이 없다.

영아에서 자발 또는 자극에 의한 깨어남으로 인해 운동은 신속하고 갑작스럽고 일관되게 중단된다. 영아 또는 영아용 침대를 부드럽게 흔드는 것은 근간대경련을 유발하는 것으로 알려져 있다. 만약 뇌전증발작(seizure)과 구별이 어려운 경우 뇌파 모니터링이 도움이 될 수 있다. 불안감과 다른 비뇌전증성 병인과 달리 영아 양성수면근간대경련은 가벼운 규제에 의해 억제되기보다는 종종 증가한다. 신경영상은 정상이다.

감별진단

오진은 불필요한 진단검사 및 약물 사용으로 이어질 수 있으므로, 영아 양성수면근간대경련은 *근간대뇌전증*(myoclonic seizure)과 구별되어야 한다. 영아 양성수면근간대경련은 깨어 있는 동안 증상이 없는 것이 가장 유용한 임상 특징이다. 또한 영아 양성수면근간대경련은 깨어날 때 갑자기 일관되게 증상이 멈춰질 것이다. *신생아발작*(neonatal seizure)은 종종 저산소-허혈뇌병증, 감염, 대사이상과 같은 주산기 장애와 관련하여 나타나는 반면 영아 양성수면근간대경련은 일반적으로 신경학적으로 정상적인 영아에서 발생한다. *영아연축*(Infantile spasms) *(웨스트증후군,* West syndrome*)*은 생후 첫 달 이후에 가장 자주 나타나지만 때로는 더 일찍 발생할 수 있고, 보통 갑자기 팔을 펴고 하지를 굽히며 머리를 굽히는 모습으로 보인다. 영아연축은 일반적으로 뇌파검사에서 고진폭부정뇌파(hypsarrhythmia)를 동반한다. 또한, *피리독신의존발작*(pyridoxine dependency seizures)은 비타민 B6 치료에 반응한다. 구별하기 어려운 경우, 수면 도중 영아 양성수면근간대경련을 부드러운 흔들림으로 유발시킬 때 뇌파에서 정상 소견을 확인하는 것이 도움될 수 있다. 항경련제투약은 영아 양성수면근간대경련은에서 효과가 없고 불필요하다.

영아 양성수면근간대경련은 또한 *근간대뇌병증*(myoclonic encephalopathies), *과다놀람*(hyperekplexia) (*놀람장애,* startle disease), *약물금단*(drug withdrawal) *및 불안증*(jitteriness)을 포함하여 각성 중에 발생하는 다른 장애들과 구별되어야 한다. 초기 영아의 양성근간대경련(Benign myoclonus of early infancy)은 일반적으로 생후 3개월 후에 발생하며 깨어 있는 동안에만 발생한다.

주기사지운동장애(periodic limb movement disorder)는 영아에서 발생할 수 있지만 일반적으로 기간과 빈도가 분명히 다르다. 근육활동의 지속시간이 더 길고(0.5-10초) 더 규칙적이고 긴 간격(일반적으로 20-40초)으로 반복된다. 주기사지운동장애는 뇌파각성(EEG arousal)과 관련될 수 있지만 영아 양성수면근간대경련은 그렇지 않다. 영아 양성수면근간대경련은 다리보다 팔에서 더 자주 볼 수 있지만, 주기사지운동장애는 대부분 하지에서 발생한다.

위상성렘근육활동(Phasic-REM muscle activity)은 일반적으로 더 작은 근육군을 포함하며 안구 운동이 관찰될 수 있다. *수면놀람*(sleep starts)은 수면-각성 이행에서 발생하며 일반적으로 반복되지 않는다. *입면기 척수고유근간대경련*(Propriospinal myoclonus at sleep onset)은 어린이에게서 보고되지 않은 드문 장애로, 깨어있는 상태에서 수면으로 이행될 때 복부와 몸통 근육이 관련된 움찔이 특징이다. *분절근간대경련*(fragmentary myoclonus)은 성인에서 나타나며 보이는 운동이 거의 또는 전혀 없이 주로 비특이 근전도가 관찰된다.

미해결 문제 및 향후 방향

영아 양성수면근간대경련의 유병률, 발병률 및 병태생리에 대한 추가 연구가 필요하다.

❖ 참고문헌

Alfonso I, Papazian O, Aicardi J, Jeffries HE. A simple maneuver to provoke benign neonatal sleep myoclonus. Pediatrics 1995;96:1161–3.

Di Capua M, Fusco L, Ricci S, Vigevano F. Benign neonatal sleep myoclonus: clinical features and videopolygraphic recordings. Mov Disord 1993;8:191–4.

Held-Egli K, Rüegger C, Das-Kundu S, Schmitt B, Bucher HU. Benign neonatal sleep myoclonus in newborn infants of opioid dependent mothers. Acta Paediatrica 2009;98:69–73.

Hrastovec A, Hostnik T, Neubauer D. Benign convulsions in newborns and infants: Occurrence, clinical course and prognosis. Eur J Paediatr Neurol 2012;16:64–73.

Maurer VO, Rizzi M, Bianchetti MG, Ramelli GP. Benign neonatal sleep myoclonus: a review of the literature. Pediatrics 2010;125:e919–24.

입면기 척수고유근간대경련
Propriospinal Myoclonus at Sleep Onset

ICD-9-CM code: 327.59 **ICD-10-CM code: G47.69**

대체 이름

척추근간대경련(spinal myoclonus), 다분절근간대경련(plurisegmental myoclonus), 분절간 근간대경련(intersegmental myoclonus), 축 근간대경련(axial myoclonus)

진단기준

◆ 기준 A-E가 모두 충족되어야 함

A. 주로 복부, 몸통 및 목의 갑작스러운 움찔을 호소.
B. 환자가 잠을 자려고 할 때, 이완된 각성 또는 졸림시 움찔이 나타남.
C. 움찔은 정신적으로 활성화되고 안정된 수면 단계가 시작되면 사라짐.
D. 움찔로 인해 잠에 들기 어려움.
E. 장애는 다른 수면장애, 의학적 및 신경학적 장애, 정신과적 장애, 약물 사용 또는 물질사용장애로 잘 설명되지 않음.

◆ 주석

1. 입면기에 국한된 척수고유근간대경련이 척수의 중요한 구조병변과 관련이 있다는 확실한 증거는 현재 없지만, 낮에도 지속되는 척수고유근간대경련은 16-20%의 사례에서 척수의 구조적 병변과 관련이 있다.

필수 특징

입면기 척수고유근간대경련(propriospinal myoclonus at sleep onset, PSM)은 각성에서 수면으로 이행될 때 갑작스러운 근간대움찔로 나타나며, 드물게 수면 내 각성과 아침 각성시에도 발생한다. 움찔은 주로 축근육에서 발생하며 척수고유로(propriospinal propagation)를 따라 입과 꼬리쪽으로 퍼진다. 움찔의 강도는 다양하며, 다양한 지속시간 동안 준주기적 경향으로 반복되거나 더 긴 간격으로 짧은 몇 운동의 무리로 반복될 수 있다. 움찔은 복부와 몸통에서 시작하여 팔다리와 목의 근위근으로 퍼진다. 운동 양상은 일반적으로 몸통의 굽힘(flexor)이나, 폄(extensor)으로 발생하기도 한다. 발성은 거의 발생하지 않는다. 움찔은 누운자세와 연관되며 특히 잠을 자려고 할 때 이완된 각성 시에 나타난다. 정신적으로 활성화되면 움찔은 사라진다. 움찔은 결국 입면 후 사라지고, 가끔 수면 중 각성 동안 다시 나타나긴 하나 수면의 모든 단계에서 사라진 채 유지된다.

관련 특징

입면기 척수고유근간대경련은 반복적인 근활동의 방해로 인해 환자가 잠들지 못하여 심한 수면개시 불면증과 관련이 있다.

임상 및 병태생리 아형

입면기 척수고유근간대경련은 보다 일반적으로 설명된 주간에 보이는 척수고유근간대경련의 변형으로 생각된다. 주간 척수고유근간대경련은 흉복부/척추옆 또는 목 근육에서 발생하고 입 또는 꼬리쪽으로 퍼진다. 움찔은 누운자세에서 유발되거나 악화되며 자발적으로 억제할 수 없다. 이들은 종종 전조 증상을 선행하고, 시간이 지남에 따라 안정화되며, 약물 치료에 따른 반응의 예측이 어렵다. 주간 척수고유근간대경련에서 약 50% 정도로 빈번하게 수면 전 악화되며, 이는 입면기 척수고유근간대경련이 단일 임상 및 신경생리를 가지는 경증 혹은 변이 형태일 수 있다는 것을 시사한다.

인구통계

입면기 척수고유근간대경련에 대한 역학 자료는 부족하나 드문 질환으로 알려져 있다. 남성에서 유병율이 높고, 성인에서 발생하고 소아에서는 보고된 바 없다.

선행 및 유발요인

해당사항이 없거나 알려진 바 없음.

가계 양상

해당사항이 없거나 알려진 바 없음.

발병, 경과 및 합병증

입면기 척수고유근간대경련은 성인기에 발생하며 대개 만성적이고 지속적인 상태이다. 환자는 잠들기를 두려워할 수 있으며 불안과 우울이 생길 수 있다. 심한 근간대경련은 환자나 동침자(bed partner)에게 부상을 입힐 수 있다.

병리와 병태생리

입면기 척수고유근간대경련의 병태생리는 알려져 있지 않다. 입면기 척수고유근간대경련은 국소 척수양상발생기에서 유래한 것으로 생각되며, 척수위 이상촉진에 의해 운동이 시작되어 전형적으로 이완된 각성 및 졸림 상태에 영향을 준다. 입면기 척수고유근간대경련은 느리게 진행되는 긴 척수고유(분절간)경로를 통해 척수의 상하로 전파되는 것으로 추정된다. 그로 인해 국소 척추 생성기는 여러 분절의 근육에 영향을 줄 수 있다.

객관적 소견

수면다원검사에서 비주기적으로 반복되는 짧은 근간대성 근전도 돌발파를 보이며 뇌파상 알파파가 나타나는데, 특히 알파파가 후두부에서 전두부로 퍼지는 경우에 두드러진다. 뇌전증뇌파방전(epileptic EEG discharges)은 입면기 척수고유근간대경련에서 관찰되지 않는다. 정신적 활성화로 인해 뇌파가 비동기화되거나 수면방추차(sleep spindle) 및 K-복합체(K-complexes)가 나타날 때 움찔은 사라진다. 움찔은 수면 내내 나타나지 않다가 깨어날 때와 수면 중 각성 시에 때때로 다시 나타날 수 있다. 확장된 근전도 기록을 시행한 수면다원검사에서 움찔이 척추신경근육에서 먼저 발생하고 척수고유 양상에 따라 머리 및 꼬리 방향으로 전파되는 것이 확인되었다. 움찔에 대한 자세한 분석은 근전도 활동이 흉부 또는 경부 척수 분절(흉쇄유돌근, 척추옆근, 복직근)이 지배하는 근육에서 시작되어 느린 속도(2-16 밀리 초; 평균 약 5밀리 초)로 더 머리 및 꼬리 방향 근육으로 퍼지는 것을 보여준다. 움찔이 나타나는 시기와 연관시켜 뇌파를 중첩시겨보면 움찔이 나타날 때 피질 활동은 관찰되지 않는다. 뇌 자기공명영상은 정상이며, 수면다원검사에 대한 최근 평가에서 수면개시 때 악화를 겪는 한 환자만이 흉추 T10-T11에서 고신호를 갖고 비특이적 척수원뿔병변(medullary cone lesion)이 확인되었다. 나머지 환자들은 수면이 시작될 때 척수 자기공명영상에 아무런 징후가 없었다.

척수 자기공명영상은 일반적으로 정상이지만 약 20%에서 국소 병변이 보일 수 있다. 비록 백질섬유추적기법(fiber tracking)을 사용한 자기공명확산텐서영상(magnetic resonance diffusoin tensor imaging)에서 척수로의 이상을 확인할 수 있지만, 이러한 척추병변과 입면기 척수고유근간대경련의 인과관계는 불분명하다.

감별진단

입면기 척수고유근간대경련은 *강화수면놀람*(intensified sleep starts)증후군과 유사한 소견을 보인다. 그러나 수면놀람(수면움찔)은 일반적으로 각성과 수면 사이의 이행 및 가벼운 비렘수면 중 나타나는 반면 입면기 척수고유근간대경련은 때때로 이완된 각성 상태 동안 나타날 수 있다. 입면기 척수고유근간대경련과 달리, 수면놀람(수면움찔)은 때때로 하나 또는 몇 개의 신체 분절에만 영향을 줄 수 있지만 신경생리학적 검사에서 척수고유의 전파는 나타나지 않는다. 렘수면 중 정상적인 현상인 *위상렘수축*(phasic REM twitches)은 종종 신체 분절의 변위 없이 손과 얼굴의 원위근에 나타날 수 있다. *분절근간대경련*(fragmentary myoclonus)은 생리적 수면근간대경련과 유사하지만 강화된 형태이며 비렘 및 렘수면의 모든 단계에서 지속된다. 생리적 수면근간대경련과 분절근간대경련은 둘 다 근전도에서 명백한 근활동과 관련이 없고, 큰 관절을 지나 작용하는 근육을 침범하지는 않는다. *뇌전증근간대경련*(epileptic myoclonus)는 이완된 각성에 국한되지 않으며 뇌파에서 뇌전증방전과 관련될 수 있다. *수면주기사지운동*(PLMS)은 지속기간이 더 길고 주로 하지를 포함하며 보통 몸통 및 복부 근육은 침범하지 않는다. 수면주기사지운동은 수면 전 각성 중에 시작될 수 있지만 일반적으로 비렘수면 중에 발생한다. *하지불안증후군*이 있는 일부 환자는 앉거나 누워있는 동안 눈에 띄는 수면주기사지운동이 있을 수 있으나, 이 환자들은 두드러지게 다리의 불편함을 호소한다. 때때로 입면기 척수고유근간대경련은 수면 전 깨어 있는 하지불안증후군/수면주기사지운동 환자에게 나타날 수 있지만, 다른 근전도 형태를 보인다. 게다가, 다리 근육에 근간대움찔이 나타나면 입면기 척수고유근간대경련은 사라진다. *정신성 근간대경*련(Psychogenic myoclonus)은 입면기 척수고유근간대경련과 유사하게 나타날 수 있지만, 근육점증양상(muscle recruitment pattern), 확산속도 및 자발운동 전 관찰되는 피질 전운동 활동(cortical premovement activity)의 기록은 두 유형의 움찔을 구별하는 데 유용하다.

미해결 문제 및 향후 방향

수면놀람(수면움찔), 특히 강화수면놀람(intensified sleep starts)증후군 관련 상태들과 입면기 척수고유근간대경련 사이의 차이를 더 잘 정의하기 위한 향후 연구가 필요하다. 또한, 신경영상 및 사후 연구는 근간대움찔의 시작을 담당하는 신경구조를 알아낼 수 있을것이다.

❖ 참고문헌

Montagna P, Provini F, Plazzi G, Liguori R, Lugaresi E. Propriospinal myoclonus upon relaxation and drowsiness: a cause of severe insomnia. Mov Disord 1997;12:66–72.

Montagna P, Provini F, Vetrugno R. Propriospinal myoclonus at sleep onset. Neurophysiologique clinique 2006;36:351–5.

Roze E, Bounolleau P, Ducreux D, et al. Propriospinal myclonusmyoclonus revisited. Clinical, neurophysiologic, and neuroradiologic findings. Neurology 2009;72:1301–9.

Tison F, Arne P, Dousset V, Paty J, Henry P. Propriospinal myoclonus induced by relaxation and drowsiness. Rev Neurol (Paris) 1998;154:423–5.

Vetrugno R, Provini F, Meletti S, et al. Propriospinal myoclonus at the sleep-wake transition: a new type of parasomnia. Sleep 2001;24:835–43.

의학적 질환으로 인한 수면관련 운동장애

Sleep Related Movement Disorder Due to a Medical Disorder

ICD-9-CM code: 327.59 **ICD-10-CM code: G47.69**

진단기준

◆ 기준 A-C가 모두 충족되어야 함

A. 환자의 수면 또는 수면개시를 방해하는 수면관련 운동.

B. 중대한 기저 의학적 또는 신경학적 상태의 결과로 발생하는 운동장애.

C. 증상은 다른 수면관련 운동장애, 다른 치료되지 않은 수면장애, 물질 사용 또는 정신장애로 잘 설명되지 않음.

이 진단은 다른 특정 운동장애의 기준을 충족하지 못하는 기저 의학적 또는 신경학적 상태로 인한 수면관련 운동장애에 대한 것이다. 많은 신경학적 상태는 각성과 수면에서 명백한 운동이상과 관련될 수 있다. 어떤 경우에는, 운동 이상에서 보일 수 있는 야간 증상이 신경학적 진단이 내려지기 전에 나타날 수 있다. 따라서, 그러한 경우에 "의학적 질환으로 인한 수면관련 운동장애"라는 진단을 기저 의학적 또는 신경학적 상태를 완전히 진단하기 전에 수면 진단이 필요할 때 일시적으로 사용할 수 있다. 의학적 또는 신경학적 상태의 존재가 명확하게 확립되는 즉시, 수면 불만이 독립적인 임상적 관심의 초점이 아닌 한 그 진단이 유일한 진단이 된다.

국제수면장애분류 3판의 수면관련 운동장애 섹션 내 존재하는 운동장애가 의학적 또는 신경학적 상태(예, 하지불안증후군)에 의해 유발되거나 악화되는 경우, 의학적 또는 신경학적 장애과의 관계에 대한 주석과 함께 "의학적 질환으로 인한 수면관련운동"보다는 더욱 구체적인 진단(예, 하지불안증후군)을 사용하는 것이 바람직하다.

약물 또는 물질로 인한 수면관련 운동장애
Sleep Related Movement Disorder Due to a Medication or Substance

ICD-9-CM code: 292.85 (drug-induced); 291.82 (alcohol-induced)
ICD-10-CM code: F11-F19
(자세한 coding 지침은 부록 B의 표를 참조하길 바란다)

진단기준

◇ 기준 A-C가 모두 충족되어야 함

A. 환자의 수면 또는 수면개시를 방해하는 수면관련 운동.
B. 현재의 약 또는 물질 사용 또는 각성-촉진 약 또는 물질의 금단 결과로 발생하는 운동장애.
C. 증상은 다른 수면관련 운동장애, 다른 치료되지 않은 수면장애, 물질 사용 또는 정신장애로 잘 설명되지 않음.

이 진단은 다른 특정 운동장애의 기준을 충족하지 않는 약물 또는 물질(독소 또는 기타 생물활성 물질)로 인한 수면관련 운동장애를 대상으로 한다. 많은 물질들이 각성과 수면에서 분명한 운동이상과 관련이 있을 수 있다. 운동이상 정도가 관련 물질의 예상 합병증(예, 신경이완제 사용과 관련된 지연이상운동 또는 좌불안석증)인 경우, 이 진단은 운동이상 또는 그 후유증의 수면 관련 측면이 독립적인 임상 관심의 초점이 되지 않는 한 사용할 필요가 없다.

제3판 국제수면장애분류의 수면관련 운동장애 섹션 내 존재하는 운동장애가 약물 또는 물질(예, 하지불안증후군)에 의해 발생하거나 악화되는 경우 약이나 물질과의 관계에 대한 주석과 함께 "약물이나 물질에 의한 수면관련 운동장애"보다는 더 구체적인 진단(예, 하지불안증후군)을 사용하는 것이 바람직하다.

상세불명 수면관련 운동장애
Sleep Related Movement Disorder, Unspecified

ICD-9-CM code: 327.59 **ICD-10-CM code: G47.69**

이 진단은 환자가 다른 곳으로 분류될 수 없거나 기저 정신상태와 관련이 있는 것으로 의심되는 수면관련 운동장애가 있는 경우에 사용한다. 일부 경우에, "상세불명 수면관련 운동장애"는 수면관련 운동을 설명할 수 있는 기저 정신과적인 상태를 확립하기 전에 일시적으로 사용할 수 있다

(예, 정신과적 진단이 확정되기 전의 외상후스트레스장애 악몽과 관련된 운동). 정신과적 진단이 이루어지는 즉시, 수면 불만이 독립적인 임상적 관심의 초점이 아닌 한 그 진단이 유일한 진단이 된다.

단독 증상 및 정상 변형

과다분절근간대경련
Excessive Fragmentary Myoclonus

과다분절근간대경련(Excessive Fragmentary Myoclonus, EFM)은 입꼬리, 손가락, 발가락의 작은 움직임 혹은 눈에 보이지 않는 움직임에 의해 수면다원검사의 근전도에서 주로 우연히 발견된다. 이 소견과 관련된 임상 결과는 알려진 바가 없다. 대관절을 통한 큰 사지 운동은 과다분절근간대경련의 특징이 아니며, 이것이 있으면 진단에서 제외된다. 과다분절근간대경련의 스코어링은 수면 및 관련사건 점수평가(Scoring of Sleep and Aossociated Events)를 위한 미국수면의학회 매뉴얼의 최신판에 설명되어 있다. 이는 비렘수면의 현상이며, 운동은 정상 렘수면에서 볼 수 있는 위상수축(phasic twitch)과 유사하지만 일반적으로 수면판독단위(epoch)의 작은 군 안에 모여있는 위상렘수축(phasic REM twitch)보다 수면판독단위의 전체에 더 널리 분산되어 있다. 다른 수면관련 운동장애와 감별진단하는 것이 중요하다.

환자는 일반적으로 수축을 인식하지 못한다. 환자에게 다른 공존하는 수면장애가 있을 수 있지만, 과다분절근간대경련은 이러한 수면장애의 증상에 영향을 미치지 않는다.

비렘 현상인 과다분절근간대경련은 수면문제가 없는 정상인의 렘수면에서 발생하는 위상렘수축에 비해 덜 흔하다. 대부분 성인에서 보고되며, 남성에서 더 흔하다. 최근 연구에 따르면 다양한 수면장애가 있는 62명의 환자 중 100%에서 과다분절근간대경련이 발견되어 과다분절근간대경련의 특이도가 의문시되고 있다.

만성 수면분절(sleep fragmentation)의 많은 원인이 과다분절근간대경련과 관련이 있을 수 있다. 이 상태는 폐쇄수면무호흡과 일차중추수면무호흡, 수면관련 저산소혈증/저환기증후군, 기면병, 주기사지운동장애 및 다양한 불면증 원인들과 같이 기술된다. 무호흡 환자에서 저산소혈증이 심해질수록 수축은 심해진다. 한 보고에 따르면 과다분절근간대경련이 니만-픽(Niemann-Pick)병 C형 어린이에게 매우 흔하다는 것을 발견했다. 구체적인 유발인자는 보고되지 않았다. 이 장애의 증상에 대한 과다분절근간대경련의 영향은 알려져 있지 않다.

임상 경과는 잘 연구되지 않았지만 양성적이고 진행하지는 않는 것으로 보인다. 주간과다졸림이 있는 환자에서 과다분절근간대경련이 유일하게 관찰될 수 있는데, 그 인과관계는 뚜렷하지 않다. 과다분절근간대경련 단독으로 임상적으로 다른 심각한 결과를 초래한다고 생각되지는 않는다.

어떤 경우에는 과다분절근간대경련이 정상인에게 관찰된다. 비교적 경과가 양성이라는 것은 신경퇴행 과정과 관련이 없음을 시사한다. 대부분의 보고된 사례에서 수면이상과 수면중단(distuption)이 관련되어 있으므로, 과다분절근간대경련은 수면 중 정상적인 운동제어기전의 중단으로 인한 것으로 보인다. 개인의 유전 혹은 다른 기본 성향이 과다분절근간대경련을 유발하는 지는 알려져 있지 않다. 어떤 경우든 그것은 정상 운동 현상의 강화에서 비롯되는 것으로 보인다. 원위 근육과 안면 근육에서 관찰되는 과다분절근간대경련의 국소 분포 형태는 피질운동중추가 과다분절근간대경련 발생에 관여함을 시사한다.

과다분절근간대경련은 얼굴, 몸통, 팔, 다리의 다양한 근육에서 독립적인 매우 짧은(보통 75-150밀리초) 비대칭, 비동기 근전도 전위로 발견된다. 진폭은 대략 50에서 수백 마이크로볼트이며, 큰 진폭은 종종 손가락, 발가락 또는 입꼬리의 눈에 보이는 운동과 관련이 있는 반면, 작은 진폭은 근섬유다발수축(fasciculation) 전위와 유사하며 뚜렷한 움직임이 없을 수 있다. 대관절을 지나는 큰 운동이 있는 경우 과다분절근간대경련의 진단에서 제외한다. 비디오 녹화 시 수축과 같은 운동이 관찰될 수 있다. 이러한 근간대성 전위의 삽화는 일반적으로 10분에서 수시간 지속된다. 수면이 시작될 때 종종 나타나며 비렘수면 단계에서 지속되어 서파수면에도 관찰된다. 렘에서 과다분절근간대경련의 존재는 생리적인 위상렘수축의 정상 위상 집단에 중첩되므로 구분하기가 어렵다. 과다분절근간대경련은 근전도적으로는 후자와 유사하다. 때때로, 근전도 활동이 수면 기간 중 각성 상태의 뇌파가 관찰될 때나 수면개시 전 졸림 상태에 존재하기도 한다. 높은 진폭의 근전도 전위가 K복합체와 관련이 있거나 일시적인 뇌파 각성과 관련이 있을 수 있지만 일반적으로 뇌파는 움직임이 있을 때 아무런 변화를 나타내지 않는다. 안구 혹은 자율신경계 반응은 동반되지 않는다. 디지털데이터 샘플링속도에 따라, 디지털시스템은 과거 종이기록보다 근육간대경련이 덜 분절되도록 기록이 가능하다. 과다분절근간대경련을 평가하는 데는(다수 근전도 전극을 통해 최적화한) 수면다원검사가 유일하게 도움이 된다.

과다분절근간대경련은 일반적으로 최대발생 지속시간이 150밀리 초에 불과하며 주기적으로 반복되지는 않는다. 수면주기사지운동는 지속시간이 길며(일반적으로 0.5-10초) 발생간격이 긴(5-90초) 것이 특징이기 때문에 구별될 수 있다. 비렘에서 발생하는 과다분절근간대경련은 *위상렘수축*과 지속시간이 유사하지만, 위상렘수축은 렘상태에만 나타나고 한 수면판독단위 안에서 무리로 나타나는 것과 반대로 과다분절근간대경련은 한 특정 수면판독단위에서 무리로 나타나지 않는 특징이 있어 구별된다. 대관절을 지나는 큰 신체 운동은 과다분절근간대경련의 특징이 아니며, 다른 장애을 시사한다.

수면 중단의 결과로 과다분절근간대경련이 발생하는지 또는 과다분절근간대경련이 수면 중단 및 주간 증상의 독립적 원인인지 알기 위해서는 추가 연구가 필요하다. 또한 과다분절근간대경련과 정상인에서 보이는 분절근간대경련을 구별하는 생리학적 차이가 있는지 여부도 확인되어야 한다. 분절근간대경련이 비정상 범위로 증가하기 위해 추가적인 병태생리학적 요소가 필요한지 여부는 알려져 있지 않다. 과다분절근간대경련 진단의 특이도가 낮으므로 추가적인 연구가 필요하다. 남성들에게 뚜렷하게 많이 나타나는 이유도 불분명하다.

❖ 참고문헌

Broughton R. Pathological fragmentary myoclonus, intensified sleep starts and hypnagogic foot tremor: three unusual sleep-related disorders. In: Koella WP, Schulz OF, Visser P, eds. Sleep 1986. Stuttgart: Fischer-Verlag, 1988:240–3.

Broughton R, Tolentino MA. Fragmentary pathological myoclonus in NREM sleep. Electroencephalogr Clin Neurophysiol 1984;57:303–9.

Broughton R, Tolentino MA, Krelina M. Excessive fragmentary myoclonus in NREM sleep: a report of 38 cases. Electroencephalogr Clin Neurophysiol 1985;61:123–33.

Frauscher B, Kunz A, Brandauer E, Ulmer H, Poewe W, Hogl B. Fragmentary myoclonus in sleep revisited: A polysomnographic study in 62 patients. Sleep Med 2011;12:410–5.

Goyal MK, Kumar G, Sivaraman M. Sahota P. Teaching neuroimages: excessive fragmentary hypnic myoclonus. Neurology 2011;77:e59–e60.

Lins O, Castonguay M, Dunham W, Nevsimalova S, Broughton R. Excessive fragmentary myoclonus: time of night and sleep stage distributions. Can J Neurol Sci 1993;20:142–6.

Vankova J, Stepanova I, Jech R, et al. Sleep disturbances and hypocretin deficiency in Niemann-Pick disease type C. Sleep 2003;26:427–30.

Vetrugno R, Plazzi G, Provini F, Liguori R, Lugaresi E, Montagna P. Excessive fragmentary hypnic myoclonus: clinical and neurophysiological findings. Sleep Med 2002;3:73–6.

Montagna P, Liguori R et al. Physiological hypnic myoclonus Electroencephalogr Clin Neurophysiol 1988;70:172–6.

입면발떨림 및 교대하지근육활성
Hypnagogic Foot Tremor and Alternating Leg Muscle Activation

입면발떨림(hypnagogic foot tremor, HFT)은 각성과 수면의 이행 또는 얕은 비렘수면(수면단계 N1 및 N2) 중에 발생하는 발 또는 발가락의 리듬운동이다. 교대하지근육활성(alternating leg muscle activation, ALMA)는 수면 중 또는 각성하면서 한 다리에서 앞정강근의 짧은 활성과 반대편 다리에서 비슷한 근활성이 교대로 일어나는 것이다. 입면발떨림은 비교적 흔하고 정상적인 소견이다. 졸린 상태거나 얕은 수면 단계에서 발 또는 발끝을 몇 초에서 몇 분 동안 리듬 운동을 한다. 일부 환자에서는 병적으로 과장될 수 있다. 교대하지근육활성은 불명확한 임상 증상으로 수면다원검사 소견으로 정의되지만 근육 활성화 빈도, 지속시간, 각성과 함께 발생하는 점 등은 입면발떨림과 유사하거나 몇 개의 입면발떨림의 근전도 소견으로 나타나는 현상임을 시사한다. 교대하지근육활성을 묘사한 최초의 증례시리즈는 교대하지근육활성을 하지의 움직임과 연관시키지 않았지만 후속 증례 보고는 하지의 움직임과 연관되었다. 입면발떨림과 교대하지근육활성은 관계가 불명확하므로 함께 고려되며, 많은 유사한 특징을 가지고 있어 완전히 독립된 장애가 아닐 수 있다.

입면발떨림(HFT)과 교대하지근육활성(ALMA)의 관련 특징은 비슷하다. 대부분의 입면발떨림 증례는 하지불안증후군 또는 수면관련 호흡장애(SRBD)와 같은 다른 수면장애가 있는 사람에게서 보고되었다. 교대하지근육활성은 주로 수면관련 호흡장애 또는 주기사지운동 환자에서 확인되었다. 초기 증례 보고된 교대하지근육활성 환자 군의 75%가 항우울제를 사용했다. 이 연구에서 교대하지근육활성 환자들은 주로 졸림, 불면증 또는 다리가 불안하다고 불평했지만, 한 환자만이 다리에 갑작스러운 야간 근육수축과 다리가 떨리고 있다는 느낌을 호소했다. 다른 보고된 교대하지근육활성 환자의 경우에는 수면관련 호흡장애, 주기사지운동은 없었고, 항우울제도 사용하지 않았다. 이 환자는 빈번하고 쉽게 유발되는 깨어남 및 주간과다졸림을 불평했다. 교대하지근육활성과 동반 증상은 프라미펙솔(pramipexole) 치료에 반응하였다.

다른 특정한 이유로 수면다원검사가 시행된 한 연구에서 7.5% 환자가 입면발떨림이 발견되었다. 입면발떨림이 있는 환자의 나이는 14-72세로 대부분 중년(40-65세)였으며, 남성과 여성이 똑같이 나타났다. 운동의 빈도는 하지불안증후군 또는 수면관련 호흡장애와 같은 장애가 있는 사람에서 증가할 수 있지만, 정상 수면을 보이는 사람에게도 발생할 수 있다. 전체 인구에서의 유병률과 증상군에서 발생 빈도는 불확실하다. 교대하지근육활성을 보고한 최초의 증례 시리즈는 수면장애 센터 전체 환자의 1.1%에서 발생한다고 보고했다. 교대하지근육활성 환자는 대부분 남자(11:5)였으며 나이는 12-70세 사이였고 대부분 35-55세(평균 41세)였다. 따라서 입면발떨림과 교대하지근육활성 모두 연령 범위가 비슷하며, 남성과 여성 모두에게 나타난다. 이런 분포는 다른 수면문제로 수면검사를 받는 환자 군에서 우연히 이들이 발견되기 때문일 수도 있다.

입면발떨림에 대한 유발요인은 알려지지 않았다. 항우울제를 사용하면 교대하지근육활성의 위험을 증가시킬 수 있다.

입면발떨림과 교대하지근육활성 모두에 대해 추적 연구가 수행되지 않았다. 어떤 사람들에게는 입면발떨림이 가끔 발견되지만, 다른 사람들은 수 개월에 걸쳐 여러 날에 리듬운동을 나타내는 것으로 보인다. 교대하지근육활성은 최초 증례 보고 시리즈에서 두 번의 검사 간에 지속적으로 관찰되는 경향을 보여주었다. 대부분의 개인은 입면발떨림의 존재를 인지 못하고 교대하지근육활성이 동반된 환자도 그에 따르는 불편 호소나 인식이 없을 수 있으므로 수면검사실 또는 가정에서 모니터링을 하지 않고서는 입면발떨림과 교대하지근육활성의 증상 발현을 감지하기 어려울 수 있습니다. 일반적으로 우연히 발견되고 양성 경과를 보이지만, 입면발떨림은 충분히 지속시간이 길거나 심할 경우 수면 방해와 수면개시 불면증(sleep-onset insomnia)을 유발할 수 있다.

입면발떨림(HFT) 환자는 일반적으로 각성과 수면 간 이행 시 또는 얕은 수면 중에 발생하는 (직접 경험하거나 다른 사람이 관찰한) 발 운동으로 보고한다. 때때로 운동은 관찰되지 않았지만 입면발떨림은 다른 적응증에 대한 수면 연구에서 우연히 발견된다. 수면다원검사는 한쪽 다리에서 앞정강근(anterior tibialis)의 짧고 반복적인 활성화의 양상을 보여준다. 최소 빈도는 0.3 Hz, 최대는 4.0 Hz이다. 한 다리에서 다발다리활성화(multiple leg activation)는 최소한 네 번의 운동으로 일어난다. 발 또는 다리 근육의 근전도 기록 또는 운동의 비디오 기록은 반복적으로 1-Hz에서 2-Hz 근전도 전위 또는 운동의 무리를 보여줄 수 있다. 더 긴 돌발파 행렬(train)이 보고되었지만, 일반적인 관련 뇌파 돌발파의 지속시간은 300-700 밀리 초이며 행렬의 일반적인 지속시간은 10-15초이다. 병적 상태에서 행렬은 훨씬 오래 지속될 수 있다. 사건들은 수면으로의 이행과 N1 및 N2수면 단계에서 기록된다. 야간 분포는 완전히 조사되지 않았다. 지속적인 입면발떨림은 여러 번 검사를 시행한 경우에 참여한 사람들의 약 절반에서 발견되었다. 다리 사이의 교대는 설명되지 않았지만, 입면발떨림에 대한 두 개의 연구에서 잠재적인 발생이 제안되었다.

교대하지근육활성(ALMA)은 수면다원검사에서 한쪽 다리 내 앞정강근의 짧고 반복적 활성화 양상이 다른 다리에서 교대로 유사하게 수축을 보인다. 최소한 한번 이상의 한쪽 다리의 단일 근 활성화에 이은 반대쪽 다리의 유사한 단일 근 활성화, 원래 다리의 재활성화 이후 반대쪽 다리의 재활성화가 이루어지고 대부분 경우 이러한 최소한의 연쇄 과정이 몇 연속적인 교대로 나타난다. 교대로 발생하는 근전도 돌발파의 최소 빈도는 0.5 Hz이며 최대 빈도는 3.0 Hz이다. 환자는 각성과 수면 사이 이행 시 또는 얕은 수면 중에 발생하는(직접 경험하거나 다른 사람이 관찰한) 발운동을 보고할 수 있다. 위에서 언급한 바와 같이, 관찰된 운동에 대한 보고가 없는 경우가 많지만 수면다원검사를 통해 교대되는 양 다리 근육활성화가 관찰된다.

교대하지근육활성(ALMA)은 표면 근전도 전극을 오른쪽 및 왼쪽 앞정강근에 각각 부착하여 기록하는 경우 수면다원검사를 통해 확인할 수 있다. 교대하지근육활성의 결과로 한쪽 또는 양쪽 다리에서 하나에서 여러 긴 활성화(1-2초)가 시작할 수 있다. 일부 환자는 때때로 한쪽 다리에서만 관찰된다. 교대하지근육활성은 일반적으로 수면 중 각성(arousal) 또는 깨어남(awakening)에 선행하거나 뒤따르며 수면상태로 들어가면서 점차 감소한다. 그러나 교대하지근육활성은 어떤 수면단계에서도 각성없이 나타날 수 있다. 야간 수면주기의 특정 부분에 대한 발생경향은 확인되지 않았다. 비렘수면과 비교하여 렘수면 중 다리 근육 활성화는 종종 더 짧고, 다소 덜 규칙적이다. 교대하지근육활성은 때때로 주기사지운동과 유사한 간격으로 반복되기도 한다. 전완의 신근(extension of forearm) 근전도 전극을 통해서는 다리에서 보다 덜 두드러지긴 하지만 상지에서 교대근육활성을 감지할 수 있다. 교대하지근육활성은 밤마다 어느 정도 일관성이 있다. 반복검사를 통해서는 교대하지근육활성의 일관성 정도를 파악할 수 있다. 평균적으로 기록된 교대하지근육활성 연쇄의 수 및 각성과 시간적 연관성은 일정하게 유지되는 경향이 있다.

수면 중 입면발떨림 및 교대하지근육활성에 대한 세부기준은 수면다원검사의 수면과 관련사건 스코어링을 위한 미국수면의학회 매뉴얼의 최신판에 의해 정의하였다.

입면발떨림(HFT) 또는 교대하지근육활성(ALMA)은 흔하게 다른 수면장애와 함께 발현된다.

운동의 빈도, 지속시간 및 관여되는 신체부위가 비슷하므로 입면발떨림과 교대하지근육활성은 동일한 장애의 변형일 수 있다. 이에 대한 과학적 증거는 충분하지 않다. 따라서 이 두 가지는 순차적이지만 별도로 분리해서 보고한다.

물론 일부 사람들은 입면발떨림과 교대하지근육활성이 그 운동이 다리에만 국한되고 고령 인구가 영향을 받는 리듬운동장애의 변형으로 볼 수 있지 않을까 의문을 제기한다.

입면발떨림과 교대하지근육활성은 다른 수면개시운동인 *주기사지운동장애*(특히 다중간대[polyclonic] 형태), *입면기 척수고유근간대경련* 및 *수면관련 리듬운동장애*와 구별되어야 한다. 입면발떨림 및 교대하지근육활성과 구별되어야 하는 운동장애에는 발의 *이상운동*(dyskinetic movement)들, 예를 들어, *다리의 통증과 발가락의 움직임*(painful legs and moving toes), 다른 원인(파킨슨병, 간대)의 떨림 또는 *리듬운동*(tremors or rhythmic movements), *신경이완제유발 정좌불능증*(neuroleptic-induced akathisia) 등을 포함한다. 이러한 다른 운동이상은 교대하지근육활성에서 보이는 양측의 규칙적인 교대 움직임이나 항우울제 사용과 관련이 없다.

입면발떨림이 교대하지근육활성과 구별되어야 하는지 여부는 알려져 있지 않다. 기존 보고서에 근거한 잠재적 차이는 교대하지근육활성이 운동을 포함해야 하는지 여부가 불확실한 것과 달리 입면발떨림에서는 명확하게 움직임이 관찰된다는 것이다. 교대하지근육활성은 입면발떨림과 달리 측면 사이에서 번갈아 가며 모든 수면 단계에서 발생하며 각성 없이 발생하고 항우울제의 사용과 관련이 있다.

고빈도다리운동(High-frequency leg movements, HFLM)은 반복적인 앞정강근에서 수면다원검사의 활성화 현상으로 설명될 수 있으며, 아마도 하지불안증후군과 일부 관련이 있을 수 있으며, 입면발떨림 및 교대하지근육활성과 잠재적으로 중복될 수 있다. 그러나 입면발떨림과 달리 고빈도다리운동은 모든 수면 단계에서 발생하며 대부분 양측성이 아닌 일측성이다. 교대하지근육활성과 달리 고빈도다리운동은 대체로 교대성보다는 일측성이고, 종종 교대하지근육활성보다 오래 지속되는 경우가 있다. 고빈도다리운동은 교대하지근육활성보다 일반적으로 더 흔히 보고되며, 교대하지근육활성은 다리 근육의 교대 수축이 일어나는 고빈도다리운동의 아형일 가능성이 있다.

이러한 운동 중 일부는 억제 가능하므로, 준자발성(quasi-voluntary)의 정도는 명확하지 않다. 입면발떨림과 교대하지근육활성이 동일한 기본 운동 기전의 다른 형태인지 여부는 확실하지 않다. 이러한 이상운동에 대한 보고는 모두 수면센터 기록을 통한 것이므로 전체 인구에서의 발현 양상은 알려진 바가 없다. 수면장애, 특히 호흡장애를 가진 사람들에 대한 왜곡으로 그 연관성이 치우친 표본에 의한 결과일 수 있다. 입면발떨림와 교대하지근육활성이 임상적인 중요성도 불확실하다.

❖ 참고문헌

Berry RB. A woman with rhythmic foot movements. J Clin Sleep Med 2007;3:749–51.

Broughton R. Pathological fragmentary myoclonus, intensified sleep starts and hypnagogic foot tremor: three unusual sleep-related disorders. In: Koella WP, Schulz OF, Visser P, eds. Sleep 1986. Stuttgart: Fischer-Verlag, 1988:240–3.

Chervin RD, Consens FB, Kutluay E. Alternating leg muscle activation during sleep and arousals: a new sleep-related motor phenomenon? Mov Disord 2003;18:551–9.

Consentino FI, Iero I, Lanuzza B, Tripodi M, Ferri R. The neurophysiology of the alternating leg muscle activation (ALMA) during sleep: Study of one patient before and after treatment with pramipexole. Sleep Med 2006;7:63–71.

Cunningham SL, Winkelman JW, Dorsey CM, et al. An electromyographic marker for neuroleptic-induced akathisia: preliminary measures of sensitivity and specificity. Clin Neuropharmacol 1996;19:321–32.

Wichniak A, Tracik F, Geisler P, Ebersbach G, Morrissey SP, Zulley J. Rhythmic feet movements while falling asleep. Mov Disord 2001;16:1164–70.

Yang C, Winkelman JW, White DP. The effects of antidepressants on leg movements (abstract) Sleep 2004;27(Abst Suppl):A311–2.

Yang C, Winkelman JW. Clinical and polysomnographic characteristics of high frequency leg movements. J Clin Sleep Med 2010;6:431–8.

수면놀람(수면움찔)
Sleep Starts (Hypnic Jerks)

수면움찔이라고도 하는 수면놀람은 수면개시 때 발생하는 신체 전체 또는 하나 이상의 신체 분절의 갑작스럽고 짧은 동시 수축이다. 수면놀람(또는 수면움찔)은 대개 신체의 비대칭적인 단일 수축으로 구성된다. 움찔은 자발적이거나 자극에 의해 유도될 수 있다. 이 운동 활동은 떨어지는(falling) 느낌이나 드물게 통증(pain)이나 저림(tingling)의 몸감각 증상, 부딪치거나(banging) 찰칵거리거나(snapping) 딱딱거리는(crackling) 청각 증상, 빛이 반짝거리거나(flashing lights) 입면꿈을 꾸거나(hypnagogic dreams) 환상을 보는(hallucination) 시각 증상 등의 감각적인 부분과 연관될 수 있다. 날카로운 외침이 있을 수 있다. 수면놀람으로 인해 각성이 일어나지 않는 한 환자는 수면파트너가 보고한 움찔을 기억하지 못할 수 있다. 여러 번의 움찔은 종종 수면 초기에 연속적으로 발생한다. 수면놀람 혹은 수면움찔은 빈번하거나 강렬하고 반복적이면 수면개시불면증으로 이어질 수 있다.

순수 감각수면놀람은 수면개시 때 발생하고 운동 활동과 관련이 없는 주관적이고 국소화된 감각적 증상이다. "강화수면놀람(intensified sleep starts)"이라는 용어는 놀람의 결과로 수면개시의 문제가 있을 때 운동 및 순수 감각 형태 모두에 적용된다.

60-70%의 유병률이 보고되지만 산발적으로도 발생한다. 수면놀람은 모든 연령과 두 성별 모두에서 나타난다.

과도한 카페인 또는 다른 자극제 섭취, 이전의 강렬한 신체 작업 또는 운동, 수면부족 및 정서적 스트레스는 수면놀람의 빈도와 증상 정도를 악화시킬 수 있다.

수면놀람은 종종 회상되지 않지만 수면개시 과정의 본질적이고 보편적인 구성 요소이다. 수면떨림은 주관적 불편으로 어느 나이에서나 발생할 수 있다. 그러나 일반적으로 성인이 되어 발생한다. 임상 경과는 보통 양호하다. 집중수면놀람은 수면의 회피/지연, 잠드는 것에 대한 두려움 및 만성불안으로 이어질 수 있다. 결과적으로 급성 및 만성수면부족이 발생할 수 있다. 수면개시 불면증은 놀람에 의해 유발된 반복적 깨어남 또는 잠드는 것에 대한 불안으로 인해 발생할 수 있다. 수면동료를 차고 침대틀을 차 발에 멍드는 등의 부상이 때때로 발생할 수 있다.

수면놀람의 생리기전은 확실하지 않다. 뇌줄기병변과 관련된 청각수면놀람의 단일 증례를 제외하고 병리학적 소견은 기술되지 않았다. 수면움찔은 각성과 수면 사이의 이행에서 체계 불안정성에 의해 활성화되는 뇌줄기그물체(brainstem reticular formation)에서 발생한 갑작스러운 하행경로에 의해 유발되는 것으로 추정된다. 그러나 수면놀람은 놀람반응(startle response)과 유사하게 감각 처리의 이상은 일차적이며 그물척추로를 수반하는 이차적으로 운동 증상이 발생하는 것으로 생각할 수도 있다. 수면놀람은 유전과다놀람증(hereditary hyperekplexia)에서 두드러진 증상이며, 일부 증례의 경우 글라이신(glycine) 수용체의 돌연변이로 인해 발생한다. 또한 수면놀람은 입면형상(hypnagogic imagery)에 대한 반응이라고 가정한다.

수면다원검사를 통해 수면움찔이 주로 수면 초기에서 각성상태에서 수면으로 전환되는 과정에 발생하는 것을 확인할 수 있다. 관련된 근육의 표면 근전도를 통해 짧은(일반적으로 75-250 밀리초) 고진폭 전위가 단독 또는 연속적으로 관찰할 수 있다. 뇌파는 전형적으로 졸림 또는 N1수면단계이며, 때로는 움찔 시점에 음성두정예파(negative-vertex sharp wave)가 발생한다. 심한 움찔 이후 빈맥, 빈호흡 또는 불규칙한 호흡 및 땀분비 활성화와 같은 자율신경계 활성화가 발생할 수 있다. 움찔 이후 짧은 각성이나 지속적인 각성상태로 되돌아 갈 수 있다. 이학적 및 신경학적 검사와 기본 검사실검사는 정상이다. 대부분에서 진단에 수면다원검사가 필요하지는 않지만, 불면증과 잦은 운동에 대한 문제 호소가 있는 경우 시행할 수 있다.

수면움찔은 수면개시 또는 수면 중 발생하는 많은 생리적 또는 병리적 운동과 구별되어야 한다. 생리적 *부분수면근간대경련*(partial hypnic myoclonus)은 원위근의 일부에서 작은 분리된 수축으로 근섬유다발수축(fasciculation)과 유사하게 발생한다. 수축은 특히 N1 및 렘수면 중에 뚜렷하다.

분절근간대경련(fragmentary myoclonus)은 특히 원위근에서 비동기적이고 대칭적이며 양측성으로 발생하고 많은 짧고 작은 진폭의 수축으로 나타난다. 분절근간대경련은 모든 수면 단계뿐만 아니라 수면개시 때에 발생한다. 수면놀람 및 수면움찔의 큰 움직임과는 달리, 생리적인 부분수

면 근간대경련은 근전도만으로 확인되며 관절에서의 뚜렷한 움직임은 없다. *정상신체운동*(normal body movements)은 복잡하며, 일반적으로 체위변화가 한 수면 단계에서 다른 단계로 이행할 때 발생한다. *영아 양성수면근간대경련*은 영아의 수면 중 팔꿈치, 손가락, 발가락 및 얼굴의 근간대움찔로 나타난다.

*입면기 척수고유근간대경련*은 주로 자발적이지만 가끔씩 유발되기도 하며, 처음에는 척수신경이 분포된 몸통, 목 또는 복부의 근육에서 발생해서 느리게 머리 및 꼬리 쪽으로 전파되는 움찔이 특징이다. 입면기 척수고유근간대경련은 이완된 각성상태 동안 광범위한 뇌파 알파파를 특징으로 하고 수면개시 또는 정신적 활성화와 함께 사라진다. 입면기 척수고유근간대경련은 일반적으로 수면개시 불면증과 관련된 만성질환이다.

과도한 놀람(Excessive startling)과 수면움찔은 *과다놀람증증후군*(hyperekplexia syndrome)의 일부로 발생할 수 있는데 자극에 의해 전신적 근간대경련이 수면이나 각성상태에서 쉽게 유발된다. 이 상태의 주요 형태는 경직(stiffness)과 쓰러짐(fall)이다. 짧은 *뇌전증근간대경련*(epileptic myoclonus)은 동반하는 뇌파 방전과 뇌전증발작의 다른 특징, 수면개시에서만 있기 보다는 수면 중 및 각성상태 모두에서 근간대경련이 발생하는 점으로 구별될 수 있다.

*주기사지운동장애*의 근육수축은 지속시간이 훨씬 길고 발과 다리를 주로 포함하며 주기적이고 수면 중에 발생한다. *하지불안증후군*은 수면개시 때 느리고 반복적이고 반자발적인 움직임으로 구성되며, 깊고 불쾌하며 때로는 견딜 수 없는 감각과 관련이 있으며, 이는 일어나거나 운동을 하면 일시적으로 완화된다.

❖ 참고문헌

Broughton R. Pathological fragmentary myoclonus, intensified sleep starts and hypnagogic foot tremor: three unusual sleep-related disorders. In: Koella WP, Schulz OF, Visser P, eds. Sleep 1986. Stuttgart: Fisher Verlag; 1988:240–3.

Kennard MA, Schwartzman AE, Millar TP. Sleep, consciousness, and the alpha electroencephalographic rhythm. Arch Neurol Psychiatry 1958;79:328–35.

Montagna P, Liguori R, Zucconi M, et al. Physiological hypnic myoclonus. Electroencephalgr Clin Neurophysiol 1988;70:172–6.

Oswald I. Sudden bodily jerks on falling asleep. Brain 1959;82:92–103.

Salih F, Klingebiel R, Zschenderlein R, et al. Acoustic sleep starts with sleep-onset insomnia related to a brainstem lesion. Neurology 2008;70:1935–7.

Sander HW, Geisse H, Quinto C, Sachdeo R, Chokroverty S. Sensory sleep starts. J Neurol Neurosurg Psychiatry 1998;64:690.

Vetrugno R, Montagna P. Sleep-to-wake transition movement disorders. Sleep Med 2011;12:S11–6.

기타 수면장애

(Other Sleep Disorder)

ICD-9-CM code: 327.8 **ICD-10-CM code: G47.8**

국제수면장애분류의 다른 곳에서 분류할 수 없는 수면장애가 여기에 나열된다. 이것은 여기에 포함된 수면장애가 둘 이상의 범주와 겹치거나 다른 진단을 명확히 하기에 불충분한 경우가 많기 때문이다. 현재 주요 범주에 속하지 않는 새로운 수면장애가 제3판 국제수면장애분류이 유효한 기간 동안 발견될 수도 있다. 특정 진단이 아직 결정될 수 없지만 발현되는 문제가 특정 범주(예, 하루주기리듬수면각성장애)에 분명히 속하는 경우, 해당 범주 내의 "상세불명(unspecified)" 진단(예, 상세불명의 하루주기리듬수면장애)이 바람직하다.

제2판 국제수면장애분류에는 이 섹션에 환경수면장애(environmental sleep disorder)에 대한 구체적인 진단이 포함되어 있다. 이 진단은 임상 환경에서 드물게 사용되며 환경유발수면방해(environmentally induced sleep disturbance)가 임상질환 그 자체를 나타내는지에 대한 논란이 많이 된다. 이 상태는 일반적으로 환경요인의 직접적인 결과로 수면개시 그리고/또는 유지에 대한 문제호소가 특징이다. 졸림, 피로 또는 인지나 정서 장애와 같은 관련된 주간 증상이 나타날 수 있다. 환경 장애는 소음(예, 차량 운행, 항공기, 동침자의 코골이), 빛, 온도, 움직임(예, 동침자의 운동장애나 사건수면)과 같은 물리적 자극과, 환경적 위험(예, 전투 환경 또는 재난 지역), 환경적 요구(예, 영아 또는 노인 가족 돌보기와 같은)와 같은 감정적 자극일 수 있다. 입원이 때때로 환경수면방해의 촉진 요인으로 언급되지만 이런 경우에도 많은 추가적 요인(예, 불안 또는 통증)이 수면방해에 기여할 수 있다. 임상의가 환경적 요인이 수면방해의 주요 원인이라고 판단하면, 기타 수면장애 진단이 사용될 수 있다.

수면불만(sleep complaint)을 설명하는 것은 심리적 의미보다는 환경의 물리적 측면이다. 불면장애와 달리, 수면방해(sleep disturbance)는 환경요인의 존재에 따른다. 자극이 없으면 수면은 정상적이다.

언급된 바와 같이, 환경유발 수면방해는 수면센터에서 일반적으로 진단되지만, 그 유병률은 알려져 있지 않다. 일부 개인은 환경 방해에 더 취약할 수 있지만, 이 조건에 영향을 줄 수 있는 특징에 대해서는 알려진 바가 거의 없다.

어떤 만성불면장애 환자의 경우 환경요인이 유발하는 역할을 할 수 있지만, 여러 가지 다른 요인으로도 발생 가능하며 이는 환경자극이 없는 경우에 뚜렷해진다. 환경유발 수면방해와 불면장애를 구별하는 것은 특정 임상적 상황에서 어려울 수 있으며, 의료제공자는 진단을 위해 임상적인 판단을 해야 한다.

소아기의 행동불면증(behavioral insomnia)에서 소아는 잠을 자기 위해 특정 환경상황(예, 고무 젖꼭지, 음악, 조명, 텔레비전 또는 부모)이 필요할 수 있다. 이러한 상황이 없으면 수면개시 또는 유지 문제가 발생한다. 이러한 경우 만성불면장애(소아기 행동불면증 – 수면개시 관련 유형, behavioral insomnia of childhood - sleep-onset association type)로 진단한다.

❖ 참고문헌

Basner M, Griefahn B, Berg MV. Aircraft noise effects on sleep: mechanisms, mitigation and research needs. Noise Health 2010;12:95–109.

Hume KI, Brink M, Basner M. Effects of environmental noise on sleep. Noise Health. 2012;14:297–302.

Thiessen G, Lapointe A. Effect of continuous traffic noise on percentage of deep sleep, waking, and sleep latency. J Acoust Soc Amer 1983;73:225–9.

Yilmaz M, Sayin Y, Gurler H. Sleep quality of hospitalized patients in surgical units. Nurs Forum 2012;47:183–92.

부록 A: 수면관련 의학적 및 신경계장애

(Appendix A: Sleep Related Medical and Neurological Disorders)

이 섹션에 제시된 장애는 수면 중에 독특하게 표현되거나 수면 중에만 독점적으로 나타날 수 있다. 이러한 장애 중 일부(예: 수면관련 뇌전증 및 수면관련 두통)는 다른 수면장애에 대한 평가 중에 발견될 수 있다. 또한, 이러한 장애 중 일부는 다른 수면장애의 감별진단에 포함된다. 수면관련 뇌전증은 특정 운동장애와 사건수면의 감별진단에서 고려되어야 한다. 수면관련 두통은 수면무호흡의 실마리가 될 수 있다. 수면관련 위식도역류는 수면무호흡삽화를 유발할 수도 있고, 가장 심각한 결과인 흡인 폐렴이 있는 수면무호흡에 의해 유발될 수 있다. 수면관련 심근허혈은 심근 경색이 수면 후반기에 이른 아침 시간에 더 잘 나타나고, 수면무호흡의 삽화에 의해 유발될 수 있기 때문에 중요한 고려사항이다. 다계통위축(multiple systemic atrophy)과 같은 신경퇴행질환에서 수면관련 후두경련은 잠재적으로 생명을 위협하는 결과를 낳을 수 있어 중요하다. 치명가족불면증은 드물지만 심각한 불면증을 나타내며 신경병리기전이 잘 알려져 있다.

치명가족불면증

Fatal Familial Insomnia

대체 이름

자율신경기능이상을 가진 치명적인 진행성 불면증(fatal progressive insomnia with dysautonomia), 전방 및 후내방 시상핵의 가족 시상 변성(familial thalamic degeneration of the anterior and dorsomedial thalamic nuclei), 시상불면증(thalamic insomnia).

필수 특징

치명가족불면증은 매우 드문 진행성 장애로, 잠들기가 어려울 뿐 아니라 수면이 유지되는 것이 어렵고, 조용히 깨어있는 상태에서 갑작스럽게 꿈을 꾸며 꿈의 내용을 행동으로 옮기는 상태로 전환되며(oneiric stupor) 서파수면 기능의 상실을 특징으로 한다. 질병의 후기 단계에서는 뚜렷한 수면 단계를 식별하지 못할 수 있다.

시간적 및 공간적 지남력의 상실이 발생하더라도, 인지기능은 주의력 손상이 심해 테스트가 불가능해질 때까지 유지된다. 무질서한 혼수상태, 그리고 마지막으로 죽음으로 진행된다.

관련 특징

폐기관지 및 기타 감염이 동반될 수 있다. 내분비리듬과 하루주기리듬이 상실된다. 자율신경과다행동(예: 발열, 타액분비, 다한증, 빈맥, 빈맥, 호흡곤란)이 존재한다. 이 장애에는 운동장애, 연하곤란, 진전, 자발 및 반사 근간대경련, 근긴장이상 자세(dystonic posturing), 운동실조 및 바빈스키(Babinski)징후 양성을 보이게 된다. 환각이 있을 수 있다.

임상 및 병태생리 아형

없음.

인구통계

발병 연령은 대개 36세에서 62세 사이의 성인이다. 장애는 드물고, 성별 차이는 없다.

선행 및 유발요인

알 수 없거나 해당사항이 없음.

가계 양상

치명가족불면증(FFI)은 상염색체 우성 양상으로 유전된다. 환자는 20번 염색체에 위치한 프리온 단백질 유전자 *PRNP*의 178 코돈에서 AAC 돌연변이에 대한 과오돌연변이(missense)GAC를 보유하고, 돌연변이 된 대립유전자 상의 동일한 유전자의 129코돈에서 메티오닌 다형성과 공존한다(D178N 129M). 임상 증후군은 M129V 유전자형에 따라 다르다. 129 코돈에서 메티오닌 동형접합인 환자는 129 코돈에서 메티오닌-발린 이형접합인 환자보다 젊고 짧은 질환 경과를 보인다.

발병, 경과 및 합병증

이 장애는 대개 8~72개월 내에 사망에 이른다. 발병 후 지속적인 악화경과를 밟게 된다. 환자는 단기간(12개월 미만) 또는 장기간(12~72개월)의 질병경과 후 사망할 수 있다. 질병이 발병할 때의 나이가 더 적고, 결과적으로 동반질환이 더 적으므로 다른 프리온병에 비해 FFI에서 일반적으로 질병의 경과가 더 길다. 합병증은 질병 진행 중, 특히 말기 단계에서 발생하며 일반적인 사망의 원인이 될 수 있는 감염(특히 폐 및 방광)이 포함된다. 다른 빈번한 합병증으로는 환자가 쇠약해졌을 때의 욕창과 심한 연하곤란으로 인한 음식의 흡인이 있으며 후자는 코위(nasogatric) 또는 위창냄술(gastrostomy) 급식이 필요할 수 있다.

병리와 병태생리

심한 양측성 전방 및 등쪽안쪽(dorsomedial) 시상핵의 신경세포 소실과 반응 신경아교증(gliosis)과 하부 올리브의 심한 신경세포 소실 및 반응 성상교세포증(astrogliosis)이 발견된다. 질병의 경과가 연장된 경우 피질층의 해면체변화(spongiform change)가 보고된 바 있다. 단백분해효소 K-저항성 프리온단백질 유형 2가 백질이 아닌 회색질에 축적되는데, 이는 가족 및 산발 치명불면증 모두에 발생한다. 가족 및 산발 치명불면증은 뇌 균질액의 뇌내 접종원에 의해 유전자변형동물에게 전염되었다.

객관적 소견

치명가족불면증(FFI)의 초기 단계에서, 편안하게 깨어있는 시기는 뇌파(EEG)의 비동기화, 빠른-안구운동(REM)의 돌발, 반중력(antigravity) 근육의 근력상실, 생생한 꿈과 관련된 불규칙한 근간대경련 또는 진전 같은 사지 근육활동과 번갈아 나타난다(oneiric stupor). 수면방추차와 서파수면의 특징은 질병이 진행되는 동안 없어지거나 점진적으로 사라진다. 질병의 마지막 단계에서, 뇌파는 반응이 없어지고 사망할 때까지 점차 편평해진다. 주기적인 극파(spike) 방전이 나타날 수 있다.

(18F)-2-플루오로 데옥시-d-글루코스 양전자방출단층촬영(PET)은 시상하부 대사를 보여준다. 다중 서열 자기공명분광법(multisequence magnetic resonance spectroscopy)은 생체 내 프리온-유도된 신경교증을 검출할 수 있다. 체온, 혈압, 심박수 및 호흡수의 하루주기와 성장호르몬, 프로락틴, 황체형성호르몬, 여포자극호르몬 및 부신피질자극호르몬의 내분비 리듬이 손실될 수 있다. 혈청 카테콜아민과 코티솔 수치는 상승하며, 동시에 부신피질자극호르몬 수치는 낮거나 감지할 수 없다한다. 병리학적 검사에서는 전방 및 등쪽안쪽 시상핵의 퇴행 및 하부 올리브핵의 위축을 보인

다. 단백분해효소 K내성 프리온단백질 2형(Proteinase K-resistant prion protein type 2)의 침적이 뇌에서 발견된다.

감별진단

이 장애는 자율과잉행동 또는 가계 양상과 관련이 없는 *렘수면행동장애*(RBD)와 구별되어야 한다. 감별진단에는 *치매*, 돌연변이된 대립 유전자에 대한 129코돈의 발린 다형성, *모반 섬유성 협착증*, *진전 섬망* 또는 심지어 *조현병*과 함께 PRNP에서 178개의 코돈 돌연변이를 갖는 *가족 크로이츠펠트-야콥병*이 포함된다. 치명불면증의 산발 형태도 보고되었다.

미해결 문제 및 향후 방향

해당사항이 없거나 알려진 바 없음.

❖ 참고문헌

Cortelli P, Perani D, Parchi P, et al. Cerebral metabolism in fatal familial insomnia: relation to duration, neuropathology, and distribution of protease-resistant prion protein. Neurology 1997;49:126–33.

Goldfarb L, Petersen R, Tabaton M, et al. Fatal familial insomnia and familial Creutzfeldt-Jakob disease: disease phenotype determined by a DNA polymorphism. Science 1992;258:806–8.

Haik S, Galanaud D, Linguraru MG, et al. In vivo detection of thalamic gliosis. A pathoradiologic demonstration in familial fatal insomnia. Arch Neurol 2008;65:545–9.

Krasnianski A, Bartl M, Sanchez Juan PJ, et al. Fatal familial insomnia: clinical features and early identification. Ann Neurol 2008;63:658–61.

Lugaresi E, Medori R, Montagna P, et al. Fatal familial insomnia and dysautonomia with selective degeneration of thalamic nuclei. N Engl J Med 1986;315:997–1003.

Monari L, Chen S, Brown P, et al. Fatal familial insomnia and familial Creutzfeldt-Jakob disease: different prion proteins determined by a DNA polymorphism. Proc Natl Acad Sci U S A 1994;91:2839–42.

Montagna P, Cortelli P, Gambetti P, Lugaresi E. Fatal familial insomnia: sleep, neuroendocrine and vegetative alterations. Adv Neuroimmunol 1995;5:13–21.

Montagna P, Gambetti P, Cortelli P, Lugaresi E. Familial and sporadic fatal insomnia. Lancet Neurol 2003;2:167–76.

Sforza E, Montagna P, Tinuper P, et al. Sleep-wake cycle abnormalities in fatal familial insomnia. Evidence of the role of the thalamus in sleep regulation. Electroencephalogr Clin Neurophysiol 1995;94:398–405.

Telling G, Parchi P, DeArmond S, et al. Evidence for the conformation of the pathologic isoform of the prion protein enciphering and propagating prion diversity. Science 1996;274:2079–82.

수면관련 뇌전증
Sleep Related Epilepsy

대체 이름

수면뇌전증(sleep epilepsy), 야간발작(nocturnal seizure), 수면관련발작(sleep related seizures).

필수 특징

경련발작은 뇌 피질의 뉴런의 갑작스러운 과도한 흥분으로 인한 발작 사건이며, 뇌전증은 비유발 발작이 재발되는 상태이다. 수면은 뇌전증 활동과 발작을 촉진한다. 수면관련 뇌전증의 특정 하위 유형의 특성은 아래의 임상적 및 병리학적 하위유형 섹션에서 설명한다.

관련 특징

여러 유형의 야간전두엽뇌전증(nocturnal frontal lobe epilepsy; NFLE)은 심각한 수면장애를 유발하여 수면의 거시적 구조와 미세 구조에 영향을 미쳐 일부 환자의 수면의 질, 주간피로 및 수면부족을 초래할 수 있다. 움직임이 너무 심해서 부상을 입을 수도 있다. 수면관련 뇌전증 환자의 3분의 1에서 반 정도는 낮에도 가끔 발작이 나타나지만, 밤에 발생하는 것과 동일한 발작 유형일 필요는 없다.

신경인지장애는 일반적으로 비렘수면 중 수면 시의 지속적 극서파를 동반한 뇌전증(Continuous Spike and Wave during Sleep, CSWS)의 거의 모든 경우에 진단된다. 운동장애가 일측성 이상을 보이는 경우는 때때로 CSWS의 관련 특징으로 여겨진다.

임상 및 병태생리 아형

임상적 및 뇌파기준은 다양한 수면관련 뇌전증 하위유형을 정의하는 데 사용된다.

여러 유형의 뇌전증증후군은 수면 중 또는 수면에서 각성한 후에 현저하게 나타나는 경향이 있다. 여기에는 NFLE, 중추측두부 발작파를 동반한 소아기양성뇌전증(benign epilepsy of childhood with centrotemporal spikes; BECT), 후두부발작파를 동반한 양성뇌전증(benign epilepsy with occipital paroxysm; BEOP), 조기발병 또는 후기소아기후두뇌전증, 청소년근간대뇌전증(Juvenile myoclonic epilepsy; JME), 각성시전신강직간대발작(epilepsy with GTCS on awakening), 특정 형태의 측두엽뇌전증, 강직발작(레녹스-가스토증후군의 증상으로서), 란다우-클레프너 증후군 및 서파수면시의 지속적 극서파를 동반한 뇌전증(CSWS)이 있다.

*NFLE*는 (1) 야간 발작성 각성, (2) 야간 발작성 근긴장 이상, 또는 (3) 일시적인 야간방황의 세 가지 방법으로 나타날 수 있다.

*BECT*는 종종 말초마비가 선행되는 국소 안면 간대경련이 있을 수 있다. 이러한 발작은 각성보다 졸림과 수면에서 더 자주 나타난다. 임상 과정은 종종 성인에서 발작이 사라지기 쉽다.

*BEOP*는 눈의 한쪽으로 돌아가는 편위와 구토와 동반된 국소발작이 특징이다. 수면이 주된 요인이며, 대부분의 발작은 수면이 시작된 직후 또는 이른 아침에 발생한다. 2차 전신발작으로 자주 진행한다. 초기 발병유형의 임상적 진화는 양성인 반면, 발작이 후기에 발생한 후기 발병유형에서는 예후가 불확실하다.

*JME*는 대량의 양측성 동시발생 근간대경련을 특징으로 하며, 가장 자주 깨어난다.

CSWS[이전 명칭: ESES(electrical status epilepticus of sleep)]는 신경심리학적 및 운동장애뿐만 아니라 비렘수면(지속기간의 85% 이상)을 통해 지속되는 연속 및 확산형 느린 발작파-서파 복합체를 특징으로 한다. 수면 중 뇌파에 뇌전증 발작파 활동의 지속적인 존재에도 불구하고, 눈에 보이는 수면관련 움직임이 없을 수 있다. 그러나 임상 뇌전증발작은 때때로 낮에 보이기도 한다.

인구통계

성별 간 의미 있는 차이는 없다.

선행 및 유발요인

스트레스, 수면부족, 수면리듬의 불규칙성, 기타 수면병리 및 수면구조를 수정하는 자극제 또는 기타 약물의 사용은 개인이 발작을 유발할 수 있다. 주산기 또는 태아기 문제, 선천적 반신불완전마비(hemiparesis) 및 이전의 뇌병증은 CSWS증후군의 선행조건으로 간주될 수 있다. 폐쇄수면무호흡(OSA)은 수면관련 발작을 악화시키고 치료를 어렵게 할 수 있다.

가계 양상

특발전신뇌전증은 유전적인 것처럼 보이지만 명확한 멘델유전 성향을 보이지 않는 뇌전증의 범주를 의미한다. 청소년 발병이 있는 청소년근간대뇌전증 및 특발전신뇌전증은 유전적으로 이질적인 것으로 보인다. 부분뇌전증 중 BECT는 가족적 양상을 보여준다. 많은 국가에서 침투율이 70%~80%인 상염색체우성 NFLE의 한 형태가 보고되었으며 유전적 이질성도 보고되었다. CSWS에서 유전적 요인이 확립되지 않았으며 사소한 역할을 하는 것으로 보인다. 발작의 가족력(열성경련 포함)이 15%의 사례에서 발견되었다.

발병, 경과 및 합병증

특발전신뇌전증 및 부분뇌전증은 모든 연령에서 시작할 수 있다. BECT의 발병은 4세에서 12세 사이이다. NFLE의 발병은 일반적으로 10세에서 16세 사이이며, 대부분 20세 이전이다. CSWS의 평균 인식 연령은 4세에서 14세 사이이지만 첫 발작의 출현은 일반적으로 2개월에서 12세 사이이다. 수면관련 뇌전증이 재발하는 대부분의 환자는 발작이 계속 수면으로 제한된다. 어떤 경우에는 수면과 각성 중에 발작을 일으킬 수 있다. 국소뇌전증(BECT 및 BEOP의 초기 발병 유형 제외)의 경우, 예후는 일반화된 뇌전증에 비해 덜 유리하다. 수면에 국한된 국소발작의 35% 이상이 항뇌전증약에 내성이 있다.

NFLE 환자에서 사건수면의 유병률이 높은 것으로 보고되었음에도 불구하고 NFLE의 자연사에 대한 결정적인 자료는 현재 없다.

CSWS는 발생 후 3년 이내에, 그리고 대부분의 경우 거의 10년 중반까지 해결된다. 뇌파의 정상화 및 발작제거에도 불구하고, 신경심리학적 장애가 지속될 수 있다. 뇌전증 발작성 활동은 인지 및 운동장애의 연장을 유발할 수 있다. 운동장애, 공격성 및 정신병 상태가 나타날 수 있다. OSA는 수면관련 발작을 악화시키고 치료를 복잡하게 할 수 있다.

병리와 병태생리

특발전신뇌전증에서 유전적 요인이 기여한다. 병태생리의 표지자, 관련 신경결함 또는 특징적인 뇌영상 소견은 확인되지 않았다. 그러나, 미세발생장애는 특발전신뇌전증의 일부 형태로 설명되었다. 나비뼈전극(sphenoidal) 또는 관골(zygomatic)전극을 사용한 뇌파기록은 복합부분발작에서 내측 측두엽영역에서 뇌전증 활성을 보일 수 있다.

비디오-수면다원검사 분석은 NFLE의 운동 양상이 안와(orbital)와 내측전두부(mesial frontal)발작에서 언급된 것과 유사함을 확인한다. 야간 전두엽발작은 대규모의 뇌신경 네트워크에 의해 나타나는데, 이들의 임상적 표현 중 일부는 중추 양상발생기(central pattern generator)에 의해 생성된 선천적 운동 양상(innate motor pattern)의 탈억제(disinhibition)에 의한 결과일 수도 있다. 스테레오뇌파(Stereo-EEG) 연구에서 온 최근 보고에 의하면, 일부 경우에서 발작(특히 야간방황)은 띠다발(cingulate)영역으로 2차 확산을 하는 측두(temporal) 또는 섬(insular) 부분(전두영역이 아닌)으로부터 발생할 수 있다. 그들은 때때로 사건수면을 모방할 수 있다.

2차 양측성 동기화는 CSWS를 생성하는 메커니즘이다. 이 가설은 뇌파, 두개내 기록, 일관적 컴퓨터보조분석(EEG with coherence computer-assisted analysis)을 통한 뇌파와 대사(양전자방출촬영[positron emission tomography, PET]) 및 단일광자방출컴퓨터단층촬영(single-photon emission computed tomography [SPECT]) 연구에 의해 뒷받침된다. 란다우-클레프너증후군(후천뇌전증실어증)과 관련된 CSWS는 측두엽영역에서의 기능변경에 의해 이차적으로 발생할 수 있다.

객관적 소견

수면관련 뇌전증이 의심되는 환자는 올바른 진단을 얻기 위해 비디오와 전체두피(full head) 뇌파 모니터링을 통해 수면검사실에서 때때로 평가를 받아야 한다. 특발전신뇌전증에서 특징적인 발작사이 뇌전증모양활성은 일반적으로 비렘수면 동안 증가하는 반면, 렘수면과 각성 동안 감소한다. 발작 사이 뇌전증모양활동은 각성과 관련될 수 있다.

부분뇌전증에서, 발작간기 뇌전증 모양 활성은 렘수면과 비교하여 N2 및 N3단계에서 발작파의 빈도가 증가된 국소분포에서 발생한다. 발작의 대부분은 N2단계 수면에서 활성화된다. 모니터링은 발작 중 심장박동, 혈압 및 호흡의 일시적인 자율신경 변화를 감지할 수 있다. 뇌전증이 의심되는 경우 표준 주간 16채널에서 20채널 뇌파(전날 밤에 부분 또는 전체 수면부족이 유발된)를 수행해야 한다. 외래 24시간 뇌파기록은 수면-각성 주기 동안 발작사이 뇌전증모양활동의 분포를 검출하는데 유용할 수 있다.

야간 비디오-수면다원검사는 NFLE진단을 위한 표준검사다. 발작의 대부분은 비렘수면 중에 나타나며 NREM N1 및 N2단계에서 우세하다(60% 이상). 그들은 거의 렘수면에서 나오지 않는다. 경우에 따라, 특히 발작성 각성에서, 운동 증상은 주기성(20초 내지 2분마다)을 나타낼 수 있다. 방전은 전두엽의 깊은 곳에서 발생하고 두피 뇌파를 사용하여 볼 수 없기 때문에, 증상 중 뇌파는 거의 절반의 경우에 유익하지 않다. 일부의 경우에서, 두개내 또는 심부전극(depth)을 이용한 기록은 운동 증상이나 그 이전에 발작성을 확인할 수 있더. 뇌전증 수면뇌파는 일반적으로 정상이지만, 대상 환자의 30% 내지 40%에서, 국소 뇌전증 이상이 주로 전방영역(anterior regions)에서 관찰된다. NFLE에서 다양한 유형의 증상을 비디오로 녹화하면 발작을 분류하고 주요 기능을 특성화 할 수 있다.

CSWS 동안, 임상 증상의 유무에 관계없이 2-2.5 Hz의 발작파 돌발(burst)이 연달아 나타나 확산되는 양상이 발생한다. 방전은 연속적이며 비렘수면 단계의 85%에서 100%를 차지한다. 환자가 잠들고 깨어날 때 갑자기 사라지는 즉시 이상이 발생한다. 렘수면은 일반적으로 유지되며 발작파 방전의 주파수는 크게 감소하지만 드물게 발생하는 연속성 파형의 정면 우위는 더욱 두드러질 수 있다. 일반적으로 렘수면 중 뇌파 양상은 각성 기록의 양상과 유사하다. 수면구조는 정상이지만 거의 연속적인 발작파 방전이 존재하면 정상적인 비렘수면 뇌파요소(예: K 컴플렉스, 방추차[spindle] 또는 정수리 경계파(sharp transient)를 인식하기가 어렵다.

감별진단

NFLE는 *몽유병, 혼돈각성* 또는 *야경증* 같은 비렘수면 각성장애로 오인될 수 있다. 뇌전증 발작파의 초점이 깊어 질 수 있기 때문에 발작기 및 발작사이뇌파는 때때로 정상이다. 각성장애는 N3수면 이외에서 발생하고, 전형적이지 않으며, 때때로 지속적인 자율신경 증상이 나타나며, 밤의 첫 번째 부분에서 자주 볼 수 있는 등 다른 양상을 보인다. 청소년기 이후에는 부분각성장애는 사라지거나 빈도가 감소하는 경향이 있다. 비디오-뇌파검사가 때때로 유용하다. *잠꼬대, 이갈이* 및 *리듬운동장애*는 병력과 비디오-뇌파검사에 의해 야간 발작과 구별될 수 있다. *신생아 양성수면근간대경련*은 수면 중에 간대경련 또는 근간대경련 발작과 혼동될 수 있다. 노인(60세 이상)에서 렘수면행동장애와의 주요 차이점은 비디오-수면다원검사 기록이다. *주기하지운동장애, 수면놀람*과 *입면기 척수 고유근간대경련*은 뇌파에서 뇌전증모양활성을 나타내지 않으며 수면중 운동장애 범주에 속한다. OSA 환자의 호흡재개에 따른 이상운동 또는 각성 또한 수면관련 뇌전증의 감별진단에 들어간다. 장기간(2분 이상) *폐쇄성 사건*이 끝날 무렵의 드문 *무산소실신*(anoxic syncope)과 간대(clonic)성 움찔(jerk) 증례가 보고되었다.

미해결 문제 및 향후 방향

해당사항이 없거나 알려진 바 없음.

❖ 참고문헌

Bazil C, Malow B, Sammaritano M. Sleep and epilepsy: the clinical spectrum. Amsterdam: Elsevier Science; 2002.

Dinner D, Luders H. Relationship of epilepsy and sleep: an overview. In: Dinner D, Luders H, eds. Epilepsy and sleep: physiological and clinical relationships. San Diego: Academic Press, 2001:2–18.

Malow B. Paroxysmal events in sleep. J Clin Neurophysiol 2002;19:522–34.

Nobili L, Cossu M, Mai R. Sleep-related hyperkinetic seizures of temporal lobe origin. Neurology 2004;62:482–5.

Oldani A, Zucconi M, Ferini-Strambi L, Bizzozero D, Smirne S. Autosomal dominant nocturnal frontal lobe epilepsy: electroclinical picture. Epilepsia 1996;37:964–76.

Provini F, Plazzi G, Tinuper P, Vandi S, Lugaresi E, Montagna P. Nocturnal frontal lobe epilepsy. A clinical and polygraphic overview of 100 consecutive cases. Brain 1999;122:1017–31.

Scheffer I, Bhatia K, Lopes-Cendes I, et al. Autosomal dominant nocturnal frontal lobe epilepsy. A distinctive clinical disorder. Brain 1995;118:61–73.

Shouse M, Martins da Silva A, Sammaritano M. Circadian rhythm, sleep, and epilepsy. J Clin Neurophysiol 1996;13:32–50.

Tassinari C, Dravet C, Roger J. CSWS: Encephalography related to electrical status epilepticus during slow sleep. Electroencephalogr Clin Neurophysiol 1977;43:529–30.

Tinuper P, Provini F, Bisulli F, et al. Movements disorders in sleep: guideline for differentiating epileptic from non-epileptic motor phenomena arising from sleep. Sleep Med Rev 2007;11:255–67.

Zucconi M. Sleep-related epilepsy. Handb Clin Neurol 2011;99:1109–37.

수면관련 두통
Sleep Related Headaches

대체 이름

다양하다(임상적 및 병리학적 하위유형 참조).

필수 특징

수면관련 두통은 수면 중 또는 잠에서 깨어날 때 발생하는 다양한 중등도와 지속시간을 보이는 일측성 또는 양측성 두통질환이다. 수면 중 또는 각성 시 발생한다는 공통된 특징을 갖는 다양한 두통이 포함된다. 수면관련 두통의 특정 하위유형의 특성은 아래의 *임상 및 병태생리 아형* 섹션에서 설명한다.

관련 특징

특정 수면관련 두통 유형과 관련된 개별 형태는 다음 섹션에서 설명한다.

임상 및 병태생리 아형

대부분의 수면관련 두통은 수면 중에도 발생할 수 있는 주간 두통이다. 여기에는 편두통, 군발두통 및 만성돌발반두통(chronic paroxysmal hemicrania)과 같은 일차두통이 포함된다. 예를 들면 수면면두통(hypnic headache)과 같이 수면으로만 발생하는 다른 두통이 있다. 또한, 의학적, 신경과적, 정신과적 및 수면장애와 관련된 질환이 수면관련 두통을 유발할 수 있다.

편두통은 4시간에서 72시간 사이에 지속되는 중등도 내지 중증 강도의 일반적인 재발성 두통이다. 통증은 일반적으로 일측성이고 박동성이며, 일상적인 신체활동에 의해 악화되고 구역 그리고/또는 빛공포증 또는 소리공포증과 동반된다. 편두통은 낮이나 수면 중에 발생한다. 약 50% 편두통 발작은 오전 4시에서 오전 9시 사이에 발생한다. 편두통은 특정 수면 단계와 관련이 없다. 환자는 렘수면에서 편두통으로 깨어났거나 두통이 N3수면과 관련하여 발생할 수 있다. "고전편두통, classical migraine"에는 (환자가 깨어있는 경우) 조짐(aura)이 선행되는데, 보통 4분에서 60분 동안 지속되며, 일반적으로 같은쪽(homonymous) 시야결함, 섬광맹점(scintillating scotoma)으로 구성된다. 일부 환자에서는 조짐이 두통기 동안 시작되거나 두통기간에도 계속될 수 있다. 대조적으로, "일반편두통"은 조짐으로 시작하지 않는다. 신경기능장애의 다른 징후로는 같은쪽 감각이상(paresthesia), 근력약화, 실어증이 있다. 뇌간조짐편두통 증상에는 현기증, 이명, 구음장애, 청력감소, 복시, 운동실조, 양측 저린 증상, 의식수준의 변화가 포함된다. 반신마비를 동반한 가족 증후

군이 잘 묘사되어 있다. 반신마비는 두통의 동측 또는 반대편이다.

군발두통은 강도가 심하고 편측을 침범하며, 눈 주위 또는 측두 부위의 두통으로 빠르게 시작하여 10분에서 15분 안에 정점에 이른다. 일반적으로 15분에서 3시간(평균 60분) 지속되는 비교적 짧은 지속시간을 갖는다. 두통은 군발기간 동안 매일 발생한다. 일반적으로 1-2개월 동안 매일 1~3회의 발작이 발생한다. 대부분의 환자는 매년 한 번의 군발기간을 갖지만 환자마다 다를 수 있다. 두통은 매일 같은 시간에 일어나는 경향이 있는데, 군발 삽화의 75%는 오후 9시에서 오전 10시 사이에 일어난다고 보고되었다. 하나 이상의 두부 자율신경 증상(예: 동측 결막충혈, 눈물, 코막힘, 콧물, 이마 및 얼굴 발한, 축동, 안검하수 또는 눈꺼풀부종)이 항상 동반된다. 수면 중에 잘 발생한다는 것이 알려져 있으며, 이는 렘수면과 밀접한 관련이 있다.

만성돌발반두통은 군발두통과 매우 유사하며 하나 이상의 두부 자율신경 증상과 관련된 심한 일측성 안와, 상악 또는 측두 통증으로 구성된다. 그러나 두통은 일반적으로 지속시간이 짧고 (2-30분 지속) 하루에 5번 이상 자주 발생한다. 군발두통과 달리 만성돌발반두통은 인도메타신에 잘 반응한다. 이 두통은 렘수면과도 밀접한 관련이 있다.

수면두통은 흔하지 않은 유형의 두통으로, 적어도 15분(1~180분)이상 지속되는 한 달에 15회 이상 빈도로 나타난다. 발병은 일반적으로 50세 이후이지만, 비슷한 두통은 어린이를 포함한 젊은 사람에게는 거의 묘사되지 않는다. 군발두통과 비교하여, 수면두통은 강도가 약하고, 종종 양측성이며 두부 자율신경 증상이 없다. 단독으로 구역, 빛공포증 또는 소리공포증이 있을 수 있다. 밤 동안 1-3번 발생할 수 있고, 많은 환자들이 야간에 두통이 같은 시간에 발생한다고 보고했다. 렘수면 중에 두통이 발생하는 경향이 있다. 그러나, 이들은 또한 N3단계 수면 중에 발생하는 것으로 보고되었다. 리튬, 인도메타신 및 카페인에 대한 긍정적인 치료 반응이 많은 환자에서 보고되었다.

다른 의학적(예: 고혈압), 신경학적(예: 뇌종양, 동정맥 기형, 뇌 정맥 혈전증 및 외상), 정신과적(예: 우울증)장애 및 수면장애(예: 코골이 및 OSA)도 두통을 일으킬 수 있다. 수면 중 또는 수면에서 깨어날 때 발생한다. 두개 내압이 증가한 환자(예: 뇌종양, 혈종, 동정맥기형 또는 뇌정맥혈전증으로 인한)는 아침에 두통 또는 재발 후 시작되는 두통을 호소할 수 있으며, 환자가 30분에서 60분 동안 상승한 후에 개선될 수 있다. 구역, 구토, 국소 신경결함의 징후 및 유두종이 있을 수 있다. 두통은 구부러지거나 재채기 또는 두개 내압을 더 증가시킬 수 있는 다른 활동으로 악화될 수 있다.

수면관련 두통은 야간 수면을 방해할 수 있지만 이 합병증의 정확한 유병률은 알려져 있지 않다.

인구통계

수면관련 두통의 정확한 유병률은 알려져 있지 않다. 두통클리닉의 한 연구에 따르면 모든 두통 환자의 17%가 야간 또는 이른 아침 두통에 대해 호소하고 있으며, 그 중 절반은 식별 가능한 수면장애와 관련이 있다. 그러나 많은 주요 두통장애는 수면 중에도 발생할 수 있다. 수면관련 편두통은 나이가 들면서 빈도가 증가하는 것으로 보고되었다.

선행 및 유발요인

편두통에는 환자마다 다른 여러 가지 요인이 있다. 그러나 스트레스, 이완, 날씨 및 기압의 변화, 수면 양상의 변화, 저혈당증 및 특정 음식(예: 초콜릿, 중국 음식, 알코올)은 편두통을 유발하는 것으로 알려져 있다. 또한 알코올은 개인에게 군발두통 및 만성돌발반두통을 유발할 수 있다. OSA 와 동반된 저산소증은 군발두통을 유발하는 것으로 보고되었다. 그러나, 수면무호흡은 다른 유형의 두통을 앓을 수 있으며 독립적으로 아침두통을 유발할 수 있다. 수면 양상과 불면증의 변화는 환자에게 두통이 생길 수 있다.

가계 양상

이 장애가 있는 환자의 최대 80%에서 편두통에 대한 가족력이 있다. 가족반신마비편두통은 염색체 1과 19에서 확인된 다양한 유전자 돌연변이를 갖는 상염색체 우성 양상으로 유전된다. 군발 두통은 편두통과 같은 가족적 성향이 강하지는 않지만 군발두통이 있는 계보발단자(probabnd)의 1차 친척은 군발두통이 발생할 가능성이 7배 더 높으며, 일란성 쌍둥이의 일치율은 100%이다. 수면두통의 유전 양상은 알려져 있지 않다.

발병, 경과 및 합병증

편두통은 일반적으로 여성보다 남성에서 약간 더 일찍 발병하며, 10대에서 20대 사이에 시작된다. 군발두통의 평균 연령은 28세이다. 만성돌발반두통은 어린 시절부터 노년기에 이르기까지 광범위하게 발병한다. 수면두통 환자의 대부분은 나이가 40세에서 82세 사이의 노인이다. 뇌종양은 노인에서 더 흔하며, 대부분의 경우 50년에서 늦게까지 발생한다.

대부분의 수면관련 두통은 양성이며 나이가 들면서 빈도가 감소하는 경향이 있다. 몇 달에서 몇 년까지 자발적인 완화가 있을 수 있다. 임신은 이러한 두통에 다양한 영향을 미친다. 편두통은 나이가 들어감에 따라 감소하는 경향이 있으며 여성의 경우 폐경기 후에 멈출 수 있다. 이름에서 알 수 있듯이 군발두통은 군발로 발생하며 몇 개월에서 몇 년 동안 통증이 없는 간격이 동반된다. 그들은 또한 나이가 들면서 감소하는 경향이 있다. 수면두통은 드물게 발생한다. 뇌종양 환자의 두통은 두개 내압의 증가와 관련이 있으며 일차 병변의 치료 및 두개내압의 감소로 개선되는 경향이 있다. 일부 OSA 환자는 무호흡 치료 후 두통이 개선되었다고 보고된다.

수면관련 두통은 수면효율 저하로 수면 중단 및 불면증을 유발할 수 있다. 수면 중에 규칙적으로 발생하는 군발두통은 일시적인 상황불면증을 유발할 수 있으며, 이는 군발두통의 완화 또는 치료 후 해결될 수 있다. 수면관련 두통(예: 뇌종양)의 병인에 따라 다른 합병증이 발생할 수 있다.

발달 문제

해당사항이 없거나 알려진 바 없음.

병리와 병태생리

몇몇 해부학적 영역은 수면과 두통의 생리학에 공통적이다. 여기에는 뇌줄기(brainstem)과 사이뇌(diencephalon), 특히 수도관주위회색질(periaqueductal gray matter)의 배가쪽(ventrolateral)과 후방 시상하부가 포함된다. 신경화학적 관점에서, 아데노신, 멜라토닌 및 오렉신도 수면조절과 두통의 진화에 관여한다. 렘수면의 기능장애 및 각성 메커니즘은 많은 두통 장애에 공통적이다. 유전자 이상 결과는 수면장애가 두 가지 형태의 가족 편두통에서 발생함을 나타낸다. 그러나 수면과 두통의 관계에 대한 현재의 기계적인 설명은 추론적이다.

객관적 소견

수면관련 두통의 수면다원검사 측면을 더 잘 정의해야 한다. 편두통은 렘수면 또는 N3단계 수면과 관련하여 발생하는 것으로 보고되었다. 편두통 환자에서 과도한 단계의 N3수면도 보고되었다. 그러나 대규모 통제 연구는 사용할 수 없다. 군발두통의 50%와 대부분의 만성돌발반두통은 렘수면과 관련이 있다. 수면 중 OSA와 저산소증은 다른 수면관련 두통을 악화시키거나 두통의 독립적인 원인일 수 있다. 수면두통은 수면 중에 발생하며, 최근 렘수면 중에 드물게 N3단계 수면 중에 두통이 보고된다. 따라서, 수면관련 두통의 대부분은 렘수면과 어떤 관계가 있는 것으로 보이지만, 개별 두통증후군을 정의하거나 질병특이 수면다원검사 측면은 없다.

두통을 유발할 수 있는 구조적, 혈관적 또는 전염병 과정을 배제하기 위해 신경영상검사(컴퓨터 단층 촬영 또는 두부 자기공명영상스캔 또는 혈관 조영술)를 수행할 수 있다.

감별진단

수면관련 두통은 수면 중에 발생하는 공통된 표현을 갖는 다른 두통 개체의 이종 그룹이다. 그들은 수면과 관련이 없는 다른 두통 상태와 차별화되어야 한다. 여기에는 *부비동염, 치아 감염, 귀 감염, 열병, 양성 두개내압상승, 두개내저압, 혈관염, 두부 외상, 알코올 중독* 또는 *이갈이와 관련된 긴장형두통*이 포함된다. 초기 발현은 두통만 나타나지만, 자세한 이력 및 검사로 이러한 조건 중 하나를 식별한다.

*긴장형두통*은 머리 주위에 띠 모양의 조임 느낌이 있는 양측성 두통이다. 50세 이상의 환자에서, *거대세포동맥염*은 측두부 부위에 압통이 있는 일측성 또는 양측성 두통이 있을 수 있으며, 류마티스다발근육통(polymyalgia rheumatica) 및 시력상실을 비롯한 시각문제가 동반될 수 있다.

*폭발머리증후군*은 수면기간과 관련하여 발생할 수 있기 때문에 두통의 감별진단에 포함된다. 환자는 통증이 없는 쪽 머리에서 폭발음이 들린다고 보고한다.

미해결 문제 및 향후 방향

해당사항이 없거나 알려진 바 없음.

❖ 참고문헌

Brennan KC, Charles A. Sleep and headache. Semin Neurol 2009;29:406 – 17.

수면관련 후두경련

Sleep Related Laryngospasm

대체 이름

협착음(stridor), 후두기능장애(laryngeal dysfunction).

필수 특징

수면관련 후두경련은 기도 근육의 기능장애 또는 기관지 연조직 부종으로 인한 그렁거림, 기류의 중단이 발생하고, 그 결과 잠에서 깨게 되는 장애이다. 환자는 수면 중에 기도의 공기흐름이 완전히 또는 거의 중단되어 갑자기 잠에서 깨게 된다. 짧은 호흡중단(약 5~45초 지속)에 이어 그렁거림이 나타나는데, 이는 몇 분 동안 지속되고 점차 정상적인 호흡으로 회복된다. 공황이나 질식에 대한 두려움을 동반하거나 청색증이 관찰되기도 한다. 어떤 경우에는 수면 중 후두경련이 잦은 그렁거림(가족들은 코골이와 구별하기 어려울 수 있음), 동반된 빈맥, 간헐적인 상부기도 막힘으로 나타나기도 한다.

관련 특징

수면관련 후두경련으로 인한 각성 시 동반되는 두려움과 공황이 때로는 불면증을 유발할 수 있다. 일부에서는 위식도역류가 동반된 것이 확인되었다. 아주 흔한 경우는 아니지만, 수면관련 후두경련의 기저에 폐쇄수면무호흡이 있을 수도 있다.

임상 및 병태생리 아형

수면관련 후두경련은 신경퇴행질환인 다계통위축에서 나타날 수 있다.

인구통계

유병률 데이터는 없다. 전형적인 발병연령은 알려져 있지 않으나, 다계통위축으로 인한 경우에는 노년층에서 발병한다.

선행 및 유발요인

수면관련 후두경련은 위식도역류와 관련이 있다. 후두종양 및 다계통위축을 포함한 다른 장애에서 나타나는 후두기능장애는 수면관련 협착음 및 간헐적인 후두경련을 유발할 수 있다. 수면제 또는 다른 중추신경진정제의 사용에 의해 유발될 수 있다. 드물게 강직-간대발작이 어린이의 수면관련 후두경련의 원인일 수 있다.

가계 양상

해당사항이 없거나 알려진 바 없음.

발병, 경과 및 합병증

후두경련은 다계통위축의 흔한 사망원인이다.

발달 문제

알려져 있지 않다.

병리와 병태생리

병리적으로 알려진 신경퇴행질환(예를 들어, 다계통위축)과 관련이 없는 경우, 병리 및 병태생리는 잘 알려지지 않았다. 수면관련 후두경련은 기관근육 기능장애, 비후점적 또는 상기도 연조직의 자극을 유발하는 위 식도의 역류와 관련이 있다. 후두 종양 및 다계통위축은 후두기능장애를 유발하여 수면관련 후두경련을 유발할 수 있다

객관적 소견

수면관련 후두경련은 소리녹음을 하면서 수면다원검사를 시행하면 관찰할 수 있다. 수면의 모든 단계에서 볼 수 있지만 렘수면에서 가장 심각하다. 후두경련은 수면다원검사 코골이 채널에서 코골이와 비슷하게 보일 수 있지만, 소리녹음을 통해 흡기 시 고음의 소리가 확인되면 후두경련으로 확인된다. 경우에 따라 폐쇄수면무호흡도 함께 진단될 수 있다. 환자나 가족들은 후두경련을 코골이 또는 수면무호흡으로 착각할 수 있다. 이런 경우 수면다원검사가 감별에 도움을 줄 수 있다. 야간후두경련만을 주 증상으로 보였던 소아에서 수면다원검사 또는 수면결핍(sleep deprived) 뇌파검사를 통해 발작을 확인하게 되는 경우도 있다. 성대기능을 검사하고 상부기도 병리를 확인하기 위해서 상부기도의 내시경검사가 필요하다. 위식도 내시경검사에서 역류의 증거가 발견될 수도 있다.

감별진단

*폐쇄수면무호흡*은 숨막힘이나 헐떡임과 동반된 수면 중 각성, 과도한 주간졸림, 피로감 또는 불면증을 유발할 수 있다. 폐쇄수면무호흡이 의심 진단인 경우에는 수면다원검사가 필요하다. *수면관련 위식도역류*는 밤 동안 후두경련 없이 기침이나 질식을 유발할 수 있다. 그러나 이러한 삽화는 일반적으로는 가슴 통증 또는 "heartburn"으로 묘사되는 경우가 더 많다. 상기도로의 명백한 위산역류로 자극이나 부종이 발생하면 수면과 관련된 후두경련이 유발될 수 있다. *야경증*은 호흡장애 또는 질식의 느낌, 빠른 심장박동 및 안절부절 못하는 증상으로 나타난다. 그러나 야경증은 어린이에게 가장 흔하며 대부분의 환자는 기도가 막히는 느낌을 잘 호소하지 않는다. *공황장애*는 호흡곤란, 교감신경항진 및 사망에 대한 두려움과 함께 갑작스럽게 잠에서 깨는 증상을 호소할 수 있다. 그러나 대부분의 환자는 낮에 공황이 발생한다. *야간 천식*은 수면 중 기침, 천명음 또는 호흡곤란을 유발할 수 있다. *렘수면행동장애(RBD)*는 후두 경련의 감별진단일 수 있지만, 일반적으로 수면다원검사 특성과 꿈을 행동으로 옮기는 삽화의 여부에 의해 구별할 수 있다.

미해결 문제 및 향후 방향

출판된 연구보고는 일반적으로 증례 시리즈에 국한되어 있다. 후두경련, 수면관련 호흡장애

및 위식도역류 사이의 관계에 대한 구별이 필요하다.

❖ 참고문헌

Aloe F, Thorpy M. Sleep-related laryngospasm. Arq Neuropsiquiatr 1995;53:46–52.

Campbell A, Pierce R. Brief upper airway dysfunction. Respir Med 1994;88:125–9.

Guilleminault C, Eldridge F, Phillips J, Dement W. Two occult causes of insomnia and their therapeutic problems. Arch Gen Psychiatry 1976;33:1241–5.

Iriarte J, Urrestarazu E, Alegre M, Goni C, Viteri C, Artieda J. Sleep-related laryngospasm: A video polysomnographic recording. Epileptic Disord 2006;8:70–2.

Kavey N, Whyte J, Blitzer A, Gidro-Frank S. Sleep-related laryngeal obstruction presenting as snoring or sleep apnea. Laryngoscope 1989;99:851–4.

Roland MM, Baran AS, Richert AC. Sleep related laryngospasm caused by gastroesophageal reflux. Sleep Med 2008;9:451–3.

Thorpy M, Aloe F. Choking during sleep. Sleep Res 1989;18:314.

Thorpy M, Aloe F. Sleep related laryngospasm. Sleep Res 1989;18:313.

Thurnheer R, Henz S, Knoblauch A. Sleep-related laryngospasm. Eur Respir J 1997;10:2084–6.

수면관련 위식도역류
Sleep Related Gastroesophageal Reflux

대체 이름

위식도역류(gastroesophageal reflux), 야간 위식도역류(nocturnal gastroesophageal reflux), 누운자세 위식도역류(supine gastroesophageal reflux), 야간가슴쓰림(nocturnal heartburn), 역류식도염(reflux esophagitis), 식도염(esophagitis), 가슴쓰림(heartburn).

필수 특징

수면관련 위식도역류는 수면 도중에 위 내용물이 하부식도괄약근을 지나 식도, 혹은 더 위쪽으로 넘어갈 때 발생한다. 증상은 일반적으로 각성(arousal or awakening) 중에 인지된다. 증상은 전형적인 역류 증상이 없는 경우에도 가슴쓰림, 흉골 화끈거림, 가슴 불편, 입안의 신맛 또는 쓴 맛, 역류, 쓴물 올림, 기침, 질식감 또는 설명할 수 없는 과도한 주간졸림을 포함할 수 있다. 수면관련 위식도역류는 수면개시와 수면유지불면증, 이른 아침각성, 수면장애, 수면 중 각성, 상쾌하지 않은 수면, 주간 기능장애 및 과도한 주간 수면과 관련이 있다. 위식도역류는 잠재적으로 천식을 유발할 수 있고, 흡인에 취약하며 기침의 원인이 된다. 위식도역류는 만성폐질환, 낭성섬유증(cystic fibrosis), 특발폐섬유증, 폐이식 환자의 세기관지염폐쇄증후군(bronchiolitis obliterans syndrome)에서 동반되기도 한다. 수면관련 위식도역류는 수면관련 후두경련과 관련이 있으며, 폐쇄수면무호흡 환자에게서도 흔하다.

관련 특징

동반 증상으로는 연하곤란증, 연하통, 후두 인두염, 후두경련, 상복부 쓰림, 만성기침, 천명 또는 흉통(협심증과 혼동 가능)이 있다. 수면개시 및 수면유지불면증, 과도한 주간졸림, 주간피로, 주간기능저하와 작업생산성 감소가 동반된다. 수면관련 위식도역류 환자는 건강관련 삶의 질이 떨어지고 병원에 더 자주 방문하게 된다.

임상 및 병태생리 아형

해당사항이 없거나 알려진 바 없음.

인구통계

위식도역류 증상은 매월 최대 44%, 매주 20%의 미국 성인에 영향을 미친다. 주간 가슴쓰림 환자의 79%는 수면 중 위식도역류 증상을 호소하고, 57%는 이 증상이 다음날 일하는 능력에 영향을 미친다고 보고했다. 수면심장건강연구에서, 15,315명의 피험자 중 25%가 수면 중에 가슴쓰림을 보고했다. 5개의 대규모 집단 연구를 검토하였을 때, 수면 중 가슴쓰림의 평균 유병률은 54%± 22%(표준 편차)였다. 폐쇄수면무호흡 환자에서는 수면관련 역류 증상이 최대 62%까지 나타난다. 또한, 천신환자의 일련조사에서는 50%가 가슴쓰림(heart burn)으로 인해 잠에서 깨어났다. 따라서 수면시간 동안 위식도역류 증상이 흔하다. 수면 중 위식도역류의 남녀의 알려진 차이는 없다. 그러나 바렛식도는 여성보다 남성이 더 많이 발생한다.

선행 및 유발요인

수면관련 위식도역류의 유발요인은 취침 전 2시간 이내에 먹기, 체질량지수 증가, 미란성식도염 및 틈새탈장을 포함한다. 수면 중 가슴쓰림의 예측인자에는 알코올 또는 탄산음료의 소비 또는 수면시간 전에 벤조디아제핀을 사용하는 것이 포함된다. 수면 중 가슴쓰림의 다른 예측인자에는 불면증, 고혈압, 천식, 코골이 또는 주간졸림이 있다. 위식도역류와 수면장애의 관계는 양방향이다. 수면관련 위식도역류는 짧은 수면시간, 잠들기 어려움, 수면 중 각성, 수면의 질 저하 및 때이른 아침 각성과 관련이 있다. 반대로, 수면부족은 위산에 대한 식도 통각과민상태를 유도하여 가슴쓰림 증상을 악화시킨다.

가계 양상

해당사항이 없거나 알려진 바 없음.

발병, 경과 및 합병증

위식도역류는 영유아를 포함한 모든 연령대에서 발생한다. 수면장애는 위식도역류가 없는 영아와 어린이에 비해 위식도역류가 있는 영아와 어린이에서 더 자주 발생한다. 위식도 역류의 발병률은 나이가 들면서 증가한다. 위식도역류는 노인에게서 더 심하고, 합병증과 관련이 더 높다.

위식도역류는 거의 완치되지 않는 만성질환이지만 생활습관조절, 약물 및 수술요법으로 조절할 수 있다. 수면관련 위식도역류 환자에서, 약물요법은 위약대조시험에서 수면장애와 주간기능을 개선시켰다. 장기 결과 데이터는 부족하다. 치료하지 않으면 위식도역류는 일반적으로 진행되며 여러 합병증을 야기할 수 있다. 식도합병증은 식도염, 식도미란, 식도협착, 협착궤양, 식도선암으로 진행할 수 있는 바렛식도를 포함한다. 역류는 또한 연하곤란, 체중 감소, 상부위장관출혈을 유발할 수 있다. 수면관련 위식도역류는 주간 역류와 비교하여 미란식도염, 협착, 바렛식도, 식도선암과 더 연관되어 있다. 식도 외 합병증에는 필수 특징 섹션에서 논의한 바와 같이 폐합병증이 포함된다.

병리와 병태생리

두 가지 주요 병태생리학적 기전이 개별 역류삽화를 유발한다. 일시적인 하부식도괄약근의 이완(식고 수축이 없는 일시적인 하부식도괄약근 이완)은 위식도역류 삽화의 53%~74%를 차지한다. 일시적인 하부식도괄약근의 이완은 하부식도와 위 사이의 압력 차이를 감소시켜 위 내용물의 역류를 촉진한다. 10 mmHg 이하로 하부식도괄약근의 압력 저하는 복강 내 압력이 하부식도괄약근의 압력을 넘어서게 되어, 위 내용물이 식도로 역류되는 두 번째 기전으로 작용한다.

수면관련 위식도역류의 병태생리는 주간 위식도역류와 유사(즉, 일시적인 하부식도괄약근 이완과 낮은 하부식도괄약근 압력)하다. 그러나 수면 중에는 위식도역류가 발생할 때 식도의 산 제거 기전이 잘 작동하지 않아 증상 발생에 영향을 미친다. 수면이 시작되면 상부식도괄약근의 압력이 감소하고 N3수면 중에 가장 낮아져 흡인에 취약해진다. 상부식도괄약근의 수축반사는 수면 중에 렘수면을 포함하여 그대로 유지된다. 하부식도괄약근의 압력은 수면 중에 변하지 않는다. 수면은 일시적인 하부식도괄약근의 이완을 유발하는 임계값을 증가시키므로, 보통 역류는 안정된 수면 중에는 발생하지 않으며 각성 시에 국한되어 발생된다. 수면 중에 위식도역류 사건이 발생하면 식도역류물의 제거가 연장되고 각성이 필요하다. 수면은 근위부의 역류물의 상부식도괄약근으로의 이동을 촉진한다. 중탄산염이 포함되어 산중화를 할 수 있는 타액의 분비 역시 수면 중에는 중단된다. 식도의 연동 및 역류물 제거에 필요한 삼키기는 수면 중에 발생하지 않으며, 각성 시에 이루어진다. 수면은 또한 위의 연동기능을 방해하여 위 배출을 지연시킨다. 주기사지운동과 무호흡을 포함한 각성을 유발하는 사건은 일시적인 하부식도괄약근의 이완과 위식도역류사건을 유발할 수 있다. 역류물 제거는 각성을 필요로 하기 때문에, 각성반응을 감소시키는 약물(벤조디아제핀과 졸피뎀 포함)은 역류물 제거를 연장시키고 수면 중에 흡인의 위험을 증가시킬 수 있다.

위식도역류의 병리소견에는 비정상적인 식도내압, 내시경검사, 식도생검 결과가 포함된다. 식도 내압검사에서는 일시적인 하부식도괄약근의 이완빈도 증가, 식도연동수축진폭 변경 또는 감소, 하부식도괄약근의 압력감소를 포함한다. 내시경검사에는 경미한 홍반, 미란, 궤양에서 협착에 의한 심한 미란에 이르는 변화가 포함된다. 바렛식도는 원주조직(columnar tissue)이 원위부 식도의 정상 편평상피를 대체할 때 진단된다.

객관적 소견

수면관련 위식도역류에는 진단검사가 필요하지 않다. 수면 중에 가슴쓰림 또는 역류의 전형적인 증상이 있는 경우 진단이 이루어질 수 있다.

수면다원검사의 적응증에 해당하지 않는다. 식도저항을 측정하면서 동시에 시행되는 식도 pH 측정은 개별 위식도역류 사건을 객관적으로 측정한다. 식도검사는 어려운, 불응성 또는 치료에도 불구하고 증상이 계속될 때 권장된다.

수면관련 위식도역류는 처음 2시간의 수면시간 동안 발생할 가능성이 높다. 또한, 활동기록기와 함께 시행된 식도 pH검사를 시행한 연구에서, 산역류 사건은 주로 누운 자세에서 잠이 들어있는 시기에 비해 누운 자세에서 잠에서 깨는 시기에 일어났다. 역류 사건은 좌측보다 우측을 아래로 눕거나 똑바로 누운 자세에서 더 잘 발생한다.

식도 pH 또는 저항검사 없는 수면다원검사에서 위식도역류는 종종 삼킴과 턱근전도의 현저한 증가와 관련된 각성으로 나타난다. 식도 pH검사는 산성역류사건을 감지하고, 수면다원검사 결과와 통합하여 해석될 수 있다. 식도 pH검사의 민감도와 특이도을 개선하기 위해 24시간 동안 수행해야 하며, 이 경우 대략 90%에 이른다. 원위부 pH감지기는 하부식도괄약근 위로 5cm 위에 위치한다. 근위부 pH감지기는 종종 상부식도괄약근 근처에 배치된다. 산역류 사건은 pH가 4.0 미만으로 떨어질 때 정의되며, 이 변수는 pH가 4.0 미만인 시간(%)으로 보고된다. 총기록시간, 직립시간 및 바로누운자세시간에 걸쳐 pH가 4.0 미만인 시간의 백분율이 보고된다. 바로누운자세(이 검사에서)는 환자가 침대에 있는 기간으로 정의된다. 주관적 증상은 기기의 장치 또는 일기의 사건 표지자를 사용하여 확인한다. 바로누운자세 또는 수면기간 동안 정상적인 식도 pH기준은 다음과 같다: 1) 원위부 pH <4-3.5% 미만; 및 2) 근위부 pH <4-0.6% 미만. 식도 pH검사가 수면다원검사와 통합된 경우 식도사건은 각성, 무호흡증, 후두 경련 및 증가된 턱근전도톤을 포함한 수면사건과 관련될 수 있다. 식도 pH검사를 활동기록기와 동시에 수행하여 산역류 사건을 수면 및 각성 기간과 연관시킬 수 있다. 카테터 없는 무선 pH시스템도 이용 가능하며 일반적으로 내시경검사를 통해 식도에 배치된다.

식도저항검사는 pH검사와 결합하여 식도의 액체, 가스 또는 액체가스를 감지할 수 있으며 산성 및 비산성역류 사건을 모두 평가할 수 있다. 식도저항검사의 사용은 때때로 소화기센터에서 수행되며, 이 기술은 수면다원검사와 통합하기가 어렵다.

다른 객관적인 측정에는 식도염 및 다른 식도합병증을 평가하기 위해 생검이 있거나 없는 식도 내시경검사가 포함된다. 바렛식도의 진단을 위해 조직학적 평가가 필요하다.

감별진단

주된 감별진단은 *소화궤양질환* 및 *협심증*이다. 위식도역류와 관련된 흉통은 때때로 협심증과 구별할 수 없다. *십이지장궤양*은 일반적으로 상복부통증을 동반하며, 이는 때때로 위식도역류 환자가 경험하는 통증과 유사할 수 있다. 위식도역류와 관련될 수 있는 다른 상태에는 폐쇄수면무호흡, *수면관련 비정상삼키기*, *수면관련 후두경련*이 포함된다. 호흡기와 pH검사를 포함한 수면다원검사를 통해 이러한 질환을 감별할 수 있다.

미해결 문제 및 향후 방향

해당사항이 없거나 알려진 바 없음.

❖ 참고문헌

Allen L, Poh CH, Gasiorowska A, et al. Increased oesophageal acid exposure at the beginning of the recumbent period is primarily a recumbent-awake phenomenon. Aliment Pharmacol Ther 2010;32:787–94.

Bajaj JS, Bajaj S, Dua KS, et al. Influence of sleep stages on esophago-upper esophageal sphincter contractile reflex and secondary esophageal peristalsis. Gastroenterology 2006;130:17–25.

Fass R, Johnson DA, Orr WC, et al. The effect of dexlansoprazole MR on nocturnal heartburn and GERDrelated sleep disturbances in patients with symptomatic GERD. Am J Gastroenterol 2011;106:421–31.

Fass R, Quan SF, O'Connor GT, et al. Predictors of heartburn during sleep in a large prospective cohort study. Chest 2005;127:1654–66.

Fujiwara Y, Arakawa T, Fass R. Gastroesophageal reflux disease and sleep disturbances. J Gastroenterol 2012;47:760–9.

Gagliardi GS, Shah AP, Goldstein M, et al. Effect of zolpidem on the sleep arousal response to nocturnal esophageal acid exposure. Clin Gastroenterol Hepatol 2009;7:948–52.

Gerson LB, Fass R. A systematic review of definitions, prevalence, and response to treatment of nocturnal gastroesophageal reflux disease. Clin Gastroenterol Hepatol 2009;7:372–8.

Ghaem M, Armstrong KL, Trocki O, et al. The sleep patterns of infants and young children with gastrooesophageal reflux. J Paediatr Child Health 1998;34:160–3.

Green BT, Broughton WA, O'Connor JB. Marked improvement in nocturnal gastroesophageal reflux in a large cohort of patients with obstructive sleep apnea treated with continuous positive airway pressure. Arch Intern Med 2003;163:41–5.

Harding SM, Richter JE, Guzzo MR, et al. Asthma and gastroesophageal reflux: acid suppressive therapy improves asthma outcome. Am J Med 1996;100:395–405.

Harding SM. Gastroesophageal reflux during sleep. Sleep Med Clin 2007;2:41–50.

Locke GR 3rd, Talley NJ, Fett SL, et al. Prevalence and clinical spectrum of gastroesophageal reflux: a population-based study in Olmstead County, Minnesota. Gastroenterology 1997;112:1448–56.

Mainie I, Tutuian R, Shay S, et al. Acid and non-acid reflux in patients with persistent symptoms despite acid suppressive therapy: a multicentre study using combined ambulatory impedance pH monitoring. Gut 2006;55:1398–402.

Schey R, Dickman R, Parthasarathy S, et al. Sleep deprivation is hyperalgesic in patients with gastroesophageal reflux disease. Gastroenterology 2007;133:1787–95.

Shaheen NJ, Weinberg DS, Denberg TD, et al. Upper endoscopy for gastroesophageal reflux disease: Best

Practice Advice from the Clinical Guidelines Committee of the American College of Physicians. Ann Intern Med 2012;157:808–16.

Shaker R. Castell DO, Schoenfeld PS, et al. Nighttime heartburn is an under-appreciated clinical problem that impacts sleep and daytime function: the results of a Gallup survey conducted on behalf of the American Gastroenterological Association. Am J Gastroenterol 2003;98:1487–93.

Sontag SJ, O'Connell S, Miller TQ, et al. Asthmatics have more nocturnal gasping and reflux symptoms than nonasthmatics, and they are related to bedtime eating. Am J Gastroenterol 2004;99:789–96.

수면관련 심근허혈

Sleep Related Myocardial Ischemia

대체 이름

불안정협심증(unstable angina), 급성관상동맥부전(coronary insufficiency-acute), 야간협심증(nocturnal angina), 누움협심증(angina decubitus), 변형협심증(variant angina), 프린츠메탈협심증(Prinzmetal angina), 혈관수축협심증(vasospastic angina), 협심증(angina pectoris), 죽상경화증 심장질환(atherosclerotic heart disease), 무증상심장허혈(asymptomatic ischemia), 침묵허혈(silent angina).

필수 특징

수면관련 심근허혈은 야간 수면 중에 심근으로의 혈류가 감소되는 것이 특징이다. 수면관련 심근 허혈의 증상은 주간 심장허혈의 삽화와 매우 유사하다. 환자는 흉부 압박감이나 통증으로 수면에서 깨어 나게 되며 "꽉 조이는 듯한" 불편감을 묘사하기도 한다. 통증은 뺨과 턱, 팔, 특히 왼쪽 팔로 번질 수 있다.

관련 특징

수면관련 심근허혈의 급성삽화는 때때로 심방 또는 심실 부정맥을 유발한다. 좌심실의 이완장애 혹은 허혈성 승모판 역류로 인해 수면 중 갑자기 호흡곤란을 느끼며 잠에서 깨어날 수도 있다. 다른 관련 증상은 심장허혈의 유발요인에 따라 다르다. 폐쇄수면무호흡과 관련된 경우, 야간 산소포화도의 저하가 가장 심할 때 사건이 발생한다. 렘수면 중에 발생하는 혈역학적 변화 또는 혈관경련과 관련된 심장허혈은 렘수면이 자주 발생하는 이른 아침에 일어날 수 있다. 야간 저혈압과 관련된 허혈은 혈압이 가장 낮은 N3수면 중에 발생할 가능성이 높다.

임상 및 병태생리 아형

알려진 바 없다.

인구통계

유병률, 성비, 연령대에 대한 자세한 내용은 종합적으로 평가되지 않았다. 야간 협심증의 원인에 따른 인구통계에서 일부 추정할 수 있다. 폐쇄수면무호흡에 의해 유발된 수면관련 심근허혈의 경우, 남성에서 OSA의 높은 빈도는 중 OSA를 가진 중년 남성이 특히 관상동맥질환이 더 심한 경우 야간협심증을 경험할 가능성이 높다는 것을 시사한다. 변형협심증(혈관경련 또는 프린츠메탈 협심증이라고도 함)은 젊은 인구, 특히 여성과 아시아계에서 더 흔하다. 야간저혈압에 이차적인 심장허혈은 노인, 특히 다수의 고혈압 치료제를 복용하는 중증의 혈관병 환자, 특히 자율기능장애(나이 또는 당뇨병과 관련된)가 혈압의 항상성 전을 손상시킬 수 있는 환자에서 더 자주 나타난다.

선행 및 유발요인

선행요인으로는 이미 진단된 관상동맥질환 또는 대동맥협착증과 같은 심장판막질환이 있다. 관상동맥의 혈액 충진(filling)은 이완기 동안 발생하기 때문에, 심한 대동맥역류와 같은 이완기 혈압감소와 관련된 상태는 특히 기존의 관상동맥질환이 있는 경우 야간협심증을 유발할 수 있다. 마찬가지로, 서파(N3)수면 중에 발생할 가능성이 높은 저혈압 소인은 위험을 높일 수 있다. 수면관련 심근허혈의 발병을 유발하는 관상동맥질환의 통상적인 위험인자는 고혈압, 당뇨병, 흡연, 고지혈증을 포함한다.

후향적 및 전향적 연구에 따르면 폐쇄수면무호흡은 심근경색과 갑작스러운 야간 사망의 원인이 될 수 있다. 렘수면에서 더 심해지는 산소포화도의 감소는 특히 공존하는 폐질환 또는 복부비만과 함께 심장허혈을 유발할 가능성이 높다. 혈관경련협심증 환자에서, 비선택적 β-아드레날린 수용체차단제의 사용은 이론적으로 혈관경련의 가능성을 증가시킬 수 있다. 저혈압에 이차적으로 야간협심증이 있는 환자의 경우, 수면 전에 투여된 과다 고혈압제와 장기간 작용하는 니트로글리세린이 기여할 수 있다. 마지막으로, 암페타민, 코카인 및 다른 자극제와 같은 약물 남용은 적절한 임상적 맥락에서, 심근허혈의 평가에서 고려될 필요가 있다.

가계 양상

가계 양상은 기저 질병 과정의 양상을 반영한다.

발병, 경과 및 합병증

폐쇄수면무호흡과 관련된 협심증의 경우, 야행협심증의 첫 번째 증상은 수면무호흡과 관상동맥질환의 중증도가 수면관련심근허혈을 유발할 정도로 심할 때에 발생할 수 있다. 여러 연구에서 여성의 생명을 위협하는 폐쇄수면무호흡관련 심장허혈이 기록되어 있지만 중년에서 노인, 특히 과체중 환자에서 가장 흔하게 발생하는 것으로 알려져 있다. 여러 연구에서 심한 관상동맥 협착증이 없는 경우에도 폐쇄수면무호흡 환자에서 심장 허혈이 보고되었다. 폐쇄수면무호흡의 결과로 발생하는 심전도의 변화(ST구역[segment] 변화)는 폐쇄수면모흐흡증을 치료하면 호전될 것으로 기대된다. 근본적인 병인에 관계없이, 수면관련 심근허혈의 잠재적 합병증은 급성좌심실기능 장애, 허혈승모판역류 및 폐부종, 부정맥, 심지어 심근경색과 사망으로의 진행을 포함한다.

병리와 병태생리

폐쇄수면무호흡과 관련된 수면관련 심근허혈의 경우, 무호흡관련 저산소혈증과 무호흡종료시의 혈압과 심박수의 상승은 모두 상대적으로 심근 산소결핍을 초래할 수 있다. 기저에 심한 관상동맥질환이 있다면 심근 산소결핍을 더욱 악화시킬 것으로 예상된다. 렘수면 중 심혈관신경조절의 현저하고 급격한 변동으로 인해 수면 중에 변형협심증이 발생할 가능성이 주간보다 더 높다. 저혈압과 관련된 야간협심증의 경우, 적절한 수면 중 이완기혈압의 유지가 심근관류에 중요하다. 노년기, 당뇨병과 약물효과로 인한 자율신경부전은 적절한 혈압을 유지하기 위한 심혈관기능의 능력을 둔화시킨다.

객관적 소견

수면 중 심전도검사에서 수평(horizontal) 또는 하향경사(downsloping) ST구역(segment) 하강이 1 mm 이상이거나 ST구역 상승이 1 mm 이상이면 진단한다. 수면관련 관상동맥허혈의 심전도증거는 때때로 흉부불편 등의 증상이 없는 경우(침묵허혈)에도 나타날 수 있으며, 홀터검사 또는 원격측정(telemetry)에서 기록될 수 있다.

일반적으로, 심근허혈을 나타내는 ST구역 이상은 1 mm 이상의 수평 또는 하향경사 하강 또는 ST 구역 상승이며, 이는 대부분의 수면검사실에서 사용되는 단일전극심전도(single lead ECG)에서 검출될 수 있다. 그러나, 허혈변화를 검출할 때 단일전극심전도의 감도가 좋지않기 때문에, 협심증의 증세는 있으나 단일전극심전도가 정상인 경우에는 다전극(multichannel)심전도로 평가되어야 한다.

수면관련 호흡장애가 없는 환자의 수면관련심근허혈은 렘수면과 관련이 있을 수 있다. 혈압과 심박수가 떨어지는 서파수면은 심근허혈과 관련이 있다. 수면관련 호흡장애, 특히 폐쇄수면무호흡증은 산소불포화 및 그에 따른 수면관련 심근허혈을 유발할 수 있다. 심장부정맥이 있다면 야간허혈에 대한 평가를 조속히 시행해야 한다.

감별진단

수면관련 심근허혈은 *위식도역류*와 감별되어야 하며, 둘 다 가슴 불편감을 호소할 수 있다. 경우에 따라 12-전극심전도가 필요할 수 있지만 통증의 특성, 관련 증상 및 이전 병력은 감별에 도움이 된다. *야간공황발작*은 흉벽통증과 호흡곤란을 호소할 수 있다. 야간공황발작 환자의 대부분은 주간공황발작의 이력을 가지지만, 적은 비율에서 야간발작으로만 나타나기도 한다. 야간공황발작은 일반적으로 N2에서 N3수면으로 전환하는 동안 발생한다.

심부전과 폐질환을 포함한 *야간호흡곤란*의 다른 원인은 심근허혈삽화와 혼동될 수 있지만, 이러한 경우에는 전형적인 흉부흉통이 분명하지 않다.

흉부종괴, 흉막염, 대동맥동맥류 또는 기타 *흉부질환*으로 인한 흉통이 감별진단으로 고려되어야 한다. 흉벽통증은 외상, 근육경련 또는 부동(immobility)과 같은 다양한 원인에 의해 이차적으로 발생할 수 있다.

미해결 문제 및 향후 방향

수면관련 심근허혈의 다양한 원인의 유병률과 인구통계에 관한 보다 포괄적인 자료가 필요하다. 수면관련 심근허혈과 심근경색의 일주기변화 그리고 갑작스러운 사망, 특히 치료와 결과와의 관계를 탐색하기 위해서는 추가정보가 필요하다.

❖ 참고문헌

Caples S, Rosen C, Shen W, et al. The scoring of cardiac events during sleep. J Clin Sleep Med 2007;15:147–54.

Franklin K, Nilsson J, Sahlin C, Naslund U. Sleep apnoea and nocturnal angina. Lancet 1995;345:1085–7.

Gami A, Howard D, Olson E, Somers V. Day-night pattern of sudden death in obstructive sleep apnea. New Engl J Med 2005;352:1206–14.

Muller J, Ludmer P, Willich S, et al. Circadian variation and the frequency of sudden cardiac death. Circulation 1987;75:131–8.

Nowlin J, Troyer WJ, Collins W, et al. The association of nocturnal angina pectoris with dreaming. Ann Intern Med 1965;63:1040–6.

Schroeder J, Motta J, Guilleminault C. Hemodynamic studies in sleep apnea. In: Guilleminault C, Dement W, eds. Sleep Apnea Syndromes. New York: Alan R. Liss, 1978:177–96.

Sert Kuniyoshi F, Garcia-Touchard A, Gami A, et al. Day-night variation of acute myocardial infarction in obstructive sleep apnea. J Amer Coll Cardiol 2008;52:343–6.

Verrier R, Muller J, Hobson J. Sleep, dreams, and sudden death: the case for sleep as an autonomic stress test for the heart. Cardiovasc Res 1996;31:181-211.

부록 B: 물질유발수면장애의 ICD-10-CM 분류

물질유발수면장애에 대한 ICD-10-CM 분류는 ICD-9-CM 분류에 비해 더 복잡하다. F10.xxx-F19.xxx 시리즈(ICD-10-CM의 물질유발 정신 및 행동장애에 대한 일반 섹션)에는 물질유발 수면장애에 대한 관련 코드가 포함되어 있다. 여기에는 알코올, 아편유사제, 진정제, 코카인, 기타 자극제 및 기타 정신 활성 물질에 의해 유발되는 수면장애에 대한 특정 코드가 있다. 그러나, 대마초, 환각제, 니코틴 및 흡입제에 대한 수면관련 코드는 없어서 이러한 경우에는 "분류되지 않은"또는 "기타" 코드를 사용해야 한다. 물질유발수면장애에 대한 적절한 코드의 자세한 목록은 아래 표에 포함되어 있다.

물질	관련 ICD-10-CM 코드
알코올	F10.182 알코올유발 수면장애관련 알코올 남용 F10.282 알코올유발 수면장애관련 알코올 의존 F10.982 알코올유발 수면장애로 분류되지 않은 알코올 사용
아편유사제	F11.182 아편유사제유발 수면장애관련 아편유사제 남용 F11.282 아편유사제유발 수면장애관련 아편유사제 의존 F11.982 아편유사제유발 수면장애로 분류되지 않은 아편유사제 사용
대마초	F12.188 다른 대마초유발장애와 관련된 대마초 남용 F12.288 다른 대마초유발장애와 관련된 대마초 의존 F12.988 다른 대마초유발장애로 분류되지 않은 대마초 사용
진정제, 수면제 또는 항불안제	F13.182 진정제, 수면제 또는 항불안제 유발 수면장애관련 진정제, 수면제 또는 항불안제 남용 F13.282 진정제, 수면제 또는 항불안제 유발 수면장애관련 진정제, 수면제 또는 항불안제 의존 F13.982 진정제, 수면제 또는 항불안제 유발 수면장애로 분류되지 않은 진정제, 수면제 또는 항불안제 사용
코카인	F14.182 코카인유발 수면장애관련 코카인 남용 F14.282 코카인유발 수면장애관련 코카인 의존 F14.982 코카인유발 수면장애로 분류되지 않은 코카인 사용

물질	관련 ICD-10-CM 코드
기타 자극제 (암페타민 및 카페인 포함)	F15.182 자극제유발 수면장애관련 기타 자극제 남용 F15.282 자극제유발 수면장애관련 기타 자극제 의존 F15.982 자극제유발 수면장애로 분류되지 않은 기타 자극제 사용
환각제 (엑스터시, PCP, phen- cyclidine 포함)	F16.188 기타 환각제유발 장애관련 환각제 남용 F16.288 기타 환각제유발 장애관련 환각제 의존 F16.988 기타 환각제유발 장애로 분류되지 않은 환각제 사용
니코틴	F17.208 기타 니코틴유발장애로 분류되지 않은 니코틴 의존 F17.218 기타 니코틴유발 장애관련 니코틴 의존, 권련 F17.228 기타 니코틴유발 장애관련 니코틴 의존, 씹는 담배 F17.298 기타 니코틴유발 장애관련 니코틴 의존, 기타 담배 제품
흡입제 (휘발성 용매 포함)	F18.188 기타 흡입제유발 장애관련 흡입제 남용 F18.288 기타 흡입제유발 장애관련 흡입제 의존 F18.988 기타 흡입제유발 장애로 분류되지 않은 흡입제 사용
기타 정신 활성물질 (다성분 약물 사용 포함)	F19.182 향정신성물질유발 수면장애 관련 기타 향정신성 물질 남용 F19.282 향정신성물질유발 수면장애 관련 기타 향정신성 물질 의존 F19.982 향정신성물질유발 수면장애로 분류되지 않은 기타 향정신성 물질 사용

용어풀이(Glossary)

Actigraphy(활동기록기): 전형적으로 손목 착용 운동센서를 통한 상대적 신체 움직임 정도를 수면과 각성을 측정하기 위해 사용하는 신체활동 계측기.

Alveolar Hypoventilation(폐포저환기): 폐 가스교환장치의 환기가 이산화탄소 생산(배설)에 비해 감소되어 동맥 이산화탄소 분압이 증가된 상태. 폐포 환기는 분시환기량(일회호흡량 × 호흡률)에서 사강환기를 뺀 것과 같다.

Apneic Threshold(무호흡 역치): 이 값 아래로 내려가는 경우 비렘(NREM)수면 중 중추무호흡을 발생시키는 이산화탄소 분압.

Ataxic Breathing(실조호흡): 호흡에 대한 오피오이드의 특징적인 효과로 일회호흡량과 호흡률의 불규칙한 변화로 이루어진 호흡 양상.

Autonomic Arousal(자율신경각성): 심박수 및 혈압을 포함한 교감신경계의 활성을 특징으로 하는 수면 중 자율 신경계 활동의 급격한 변동.

Biological Day/Night(생물학적 낮/밤): 사람에서 생물학적인 낮 시간은 각성 및 관련 기능이 촉진되는(예를 들어, 내인성 멜라토닌 수준이 낮을 때) 내부 하루주기시간을 의미한다. 생물학적인 밤 시간은 수면 및 관련 기능이 촉진되는(예, 내인성 멜라토닌 수준이 높을 때) 내부 하루주기시간을 의미한다.

Cataplexy(탈력발작): 의식이 유지된 상태에서 일반적으로 양측 대칭적인 갑작스러운 근육긴장의 소실이 짧은(< 2분) 시간 동안 발생하는 1번 이상의 삽화. 이 삽화는 보통 긍정적인 강한 감정에 의해 유발되는데, 거의 모든 환자가 웃음과 관련된 감정에 의해 유발되었던 경험을 보고한다.

Chemosensitivity(화학민감도): 이산화탄소 분압의 증가 또는 산소분압의 감소에 대한 화학 수용체의 민감도를 의미하며, 사람의 경우에는 이들 자극과 관련된 환기의 증가에 의해 측정할 수 있다.

Chronotype(일주기형): 수면과 각성 그리고, 하루 종일 다양한 신체적, 정신적 활동에 대한 개별 타이밍 선호도를 의미하며, "아침형"은 활동 및 수면개시를 좀 더 일찍 하는 것을 선호하고; "저녁형"은 활동 및 수면개시를 좀 더 늦게 하는 것을 선호한다는 의미를 지칭한다.

Circadian Misalignment(하루주기리듬불일치): 내부 하루주기 타이밍과 관련하여 부정확하거나 부적절한 수면 및 각성 타이밍(예, 생물학적 밤 동안 전체적으로 또는 부분적으로 발생하는 각성 삽화 그리고/또는 생물학적 하루 동안 전적으로 또는 부분적으로 발생하는 주요 수면삽화).

Circadian Period(하루주기기간, tau): 하나의 하루주기를 완료하는데 걸리는 시간(예, 첫 번째 날의 하루주기 단계에서 두 번째 날의 동일한 하루주기 단계까지의 시간).

Circadian Phase(하루주기위상): 하루주기리듬 내에서 특정 사건이 발생하는 시간(예: 시작, 오프셋, 최저점, 최고점).

Circadian Rhythm(하루주기리듬): 거의 24시간에 가까운 주기성을 갖는 생물학적인 반복으로 시간에 따라 반복된다(외부 또는 비 생체시계 요소에 의해 영향을 받지 않은 리듬).

Comorbid Insomnia(동반불면증): 공존하는 어떤 수면장애 또는 수면에 지장을 주는 의학적과 정신과적인 장애 그리고, 물질 의존/남용 장애가 부분적 또는 전적으로 영향을 주었다고 추정되는 불면증증후군.

Conditioned Arousal(조건각성): 만족스러운 수면에 실패했던 침실과 같은 특정 환경에 대한 되풀이되는 연계에 의해 발생하는 각성반응.

Cortical Arousal(대뇌피질각성): 대뇌피질활동의 활성을 의미하며, 적어도 3초 이상 지속되는 갑작스러운 뇌파의 빠른 주파수로의 이동

Cyclic Alternating Pattern(순환교대파형, CAP): 비렘수면 동안 발생하는, 백그라운드 활동(단계 B)을 방해하는 일시적 뇌파 사건(단계 A, 하위 유형 A1, A2 및 A3). CAP는 수면불안정성을 의미하는 민감한 지표이며, 보통 수면연속성에 부정적인 영향을 미치는 수면장애에서 많이 관찰된다.

Dim Light Melatonin Onset(DLMO): 낮았던 낮 시간 동안의 멜라토닌 수준보다 증가하는 것

으로 지정되는 생체주기단계의 표지자로, 보통 혈액 또는 타액 멜라토닌 수준을 통해 평가된다. 멜라토닌 레벨은 빛에 노출되면 감소하므로 희미한 빛 아래에서 측정할 필요가 있다.

Dopaminergic(도파민성): 신경전물질 도파민과 관련된.

Dystonia(근긴장이상): 느린 속도의 반복적인 움직임 또는 비정상적인 자세를 초래하는 불수의적인 근육 수축.

Early Morning Awakening(이른아침각성): 발병 전 일상적인 수면 양상과 비교했을 때, 전체 수면시간의 감소를 수반하고, 원하는 기상시간보다 최소 30분 전에 수면이 종료되는 것.

Electromyogram(근전도): 근육 수축으로 동반되는 전기적 활동을 이용한 근육활동의 생리적인 기록. 수면 모니터링 목적으로 사용하는 근전도는 일반적으로 근육 내 전극보다는 피부 표면전극을 사용하여 기록한다.

Entrained/Entrainment(동조된/동조): 생체시계와 외부 환경시간 사이의 안정적인 위상관계 정립과 관련하여, 외부 환경(예, 빛 어둠 주기)과 내부 생체시계를 동기화시키는 과정(동조, Entrainment), 또는 성공적인 최종 결과(동조된, Entrained).

Fatigue(피로): 활동 수준을 줄이거나 제한하려는 욕구와 함께 동반되는 에너지부족상태. 이 증상은 주관적인 졸림 및 의도하지 않은 수면 삽화와는 구분되어야 한다.

Homeostasis(항상성): 살아있는 유기체가 생리 과정을 조정하고 조절하여 내부 평형을 유지하는 경향.

Hypercapnia(고이산화탄소혈증): 깨어 있는 동안 45 mmHg(> 45 mmHg) 초과로 이산화탄소의 동맥 분압이 상승하는 것.

Hypersomnolence(과다수면): 정상적으로 깨어있는 동안 발생하는 과도한 졸림.

Hypersomnia(과수면): 과도한 졸림이 특징인 장애(예, 특발과다수면).

Hypnagogic Hallucinations(입면환각): 깨어난 상태에서 잠이 들 때 발생하는 생생한 꿈같은 경험.

Hypnopompic Hallucinations(출면환각): 잠에서 일어날 때 발생하는 생생한 꿈같은 경험.

Myalgia: 근육통.

Nonrestorative Sleep(비회복수면): 상쾌하지 않고, 낮은 질로 인지되는 수면으로, 잠에서 깨어날 때 휴식을 취하지 않은 것 같은 느낌을 초래하게 되는 수면.

Odds Ratio(교차비, 오즈비): 두 변수 간의 연관성 정도를 평가하는 통계학 용어로, 어느 한 그룹에서 발생하는 어떤 사건의 확률을 다른 그룹에서 발생하는 확률과 비교한 값.

Oneirism: 보통 렘수면 동안 나타나며 꿈에서 하는 행동을 밖으로 하는 것.

Out of Center Sleep Testing(간이이동수면검사): 수면센터 외부에서 일반적으로는 환자의 집에서 제한된(전형적으로 호흡과 관련된) 센서를 사용하여 기록하는 수면검사.

Parasomnia Pseudo-Suicide(사건수면 허위자살): 당국에 의해 자살에 의한 것으로 잘못 알려진 사망으로 보통은 비렘수면에서 발생하는 복합사건수면으로 발생하는 사망.

Parkinson Disease(파킨슨병): 서동, 강직, 떨림, 자세불안정, 그리고 종국에는 인지저하가 발생하는 신경퇴행 운동장애.

Phase Advance/Delay(위상전진/지연): 하루주기위상이 더 일찍(동쪽으로 제트기여행을 하거나, 좀 더 일찍 자는 수면 일정과일정과 같은 전진) 또는 더욱 뒤로(서쪽으로 제트기여행 하거나, 좀 더 늦게 자는 수면일정과 같은 지연) 이동한 내부 생체시계의 타이밍 이동.

Phase Response Curve(위상반응곡선): 신호가 존재할 때, 내부 생체시간의 기능으로서 시간신호(예, 빛)에 대한 하루주기 위상이동의 반응을 설명하는 그래픽 표현.

Phase Tolerance(위상내성): 부적절한 내부 생체시간에 깨어 있거나 잠들 수 있는 능력.

Physiological Hyperarousal(생리적 과각성): 수면잠복기검사(MSLT)의 평균 잠복기증가, 중

추신경계(CNS)의 대사율 증가 및 포도당대사 증가(PET검사), 심박수 변동성 감소와 심박수 증가를 통해 알 수 있는 만성생리학적 각성상태.

PHOX2B: 한 쌍의 유사 호모박스 유전자이며, 여기서 발생하는 돌연변이는 선천중추저환기증후군의 이상을 설명할 수 있다.

Prevalence(유병률): 주어진 시점에 질병이나 상태의 영향을 받는 인구의 비율; 유병률은 질병이나 상태가 얼마나 널리 퍼져있고, 그것 때문에 어느 정도 사회에 부담을 주는 지를 측정하는 척도다.

REM Sleep without Atonia, REM-without Atonia(렘수면무긴장소실): 렘수면의 정상 근육 무긴장의 간헐적 또는 지속적인 소실.

Reverse First Night Effect(역행첫날밤효과): 수면검사실에서 첫날 밤에 평소보다 더 잘 자는 성향.

Sleep Attacks(수면발작): 졸림의 전구 증상이 거의 없거나 전혀 없이 부적절하게 잠에 빠지는 상태.

Sleep Diary(수면일기, Sleep Log): 개인이 수 일에서 수 주에 걸쳐 야간 수면의 시간과 질을 기록하여 사용하는 도구.

Sleep Drunkenness(잠에 취한 상태, prolonged sleep inertia): 반복적으로 잠에 빠져들고, 과민성, 자동 행동과 혼돈이 동반되면서, 밤 수면 또는 낮잠 이후 잠에서 깨어나기 어려운 상황이 지속되는 것.

Sleep Homeostasis(수면항상성): 이전에 깨어 있는 시간과 수면 이력의 기간에 따라 좌우되는 수면 경향을 나타내는 과정.

Sleep Hygiene(수면위생): 전반적인 수면시간 및 질에 영향을 미치는 생활 방식(카페인 섭취, 술 및 담배 사용, 식이요법 등) 및 환경적 요인(빛, 소음, 온도)에 관한 일련의 규칙/지침.

Sleep Onset REM Period(입면기렘수면, SOREMP): 수면잠복기반복검사 또는 하룻밤 수면다원검사에서 수면개시 15분 이내에 발생하는 렘수면.

Sleep Related Abnormal Sexual Behaviors(수면관련 이상성행동): 전형적으로 비렘수면에서 발생하며, 수면 중 발생하는 다양한 성적 행동을 포함한 영역.

Sleep Related Violence(수면관련 폭력): 환자와 우연히 가까이 있는 다른 사람(일반적으로 가족 구성원)에 의해 도발될 때 나타나는 비렘수면연관 사건수면과 관련된 폭력적인 행동.

Suggested Immobilization Test(운동억제검사): 깨어난 상태에서 쉬는 동안 하지불안증후군의 관련 감각요소와 주기하지운동을 평가하는 절차. 대상자가 침대에서 조용하게 깨어있는 채로 다리를 뻗은 상태로 앉아 호흡 측정이 없는 표준 수면다원검사를 1시간 동안 기록하게 된다.

찾아보기

한글

영문

A

B · C

D

E · F

G · H · I

J · K · L

M

N

O

P

R

S

T · U

V · W